Schattauer

Flora von Spreti | Wulf Bertram | Thomas Fuchs

Kunsttherapie kompakt

Schöpferisch denken – therapeutisch handeln

Unter Mitarbeit von
Wulf Bertram
Erik Boehlke
Peter Buchheim
Rainer Buland
Karin Dannecker
Dietrich von Engelhardt
Sebastian Euler
Thomas Fuchs
Nicole Giese-Kroner
Nurjehan Gottschild
Alfred Haberkorn
Thomas Hellinger
Peter Henningsen
Diana Jallerat
Mechtild Katzorke
Helmut Kirchlechner
Tilman Kluttig
Achim Kobe
Sonja Kulhanek
Sylvio Lütscher
Philipp Martius
Juliane Melches
Mechthild Neises-Rudolf
Gabriele Pitschel-Walz
Luise Reddemann
Caroline Renz
Thomas Röske
Gerd Rudolf
Carolina Schindler
Volker Schöwerling
Flora von Spreti
Esther Stalujanis
Florian Steger
Hans Stoffels
Elisabeth Stöger
Doris Titze
Sigrid Völker
Gottfried Waser
Jürgen Wertheimer
Barbara Wild

Schattauer

Besonderer Hinweis:
Die Medizin unterliegt einem fortwährenden Entwicklungsprozess, sodass alle Angaben, insbesondere zu diagnostischen und therapeutischen Verfahren, immer nur dem Wissensstand zum Zeitpunkt der Drucklegung des Buches entsprechen können. Hinsichtlich der angegebenen Empfehlungen zur Therapie und der Auswahl sowie Dosierung von Medikamenten wurde die größtmögliche Sorgfalt beachtet. Gleichwohl werden die Benutzer aufgefordert, die Beipackzettel und Fachinformationen der Hersteller zur Kontrolle heranzuziehen und im Zweifelsfall einen Spezialisten zu konsultieren. Fragliche Unstimmigkeiten sollten bitte im allgemeinen Interesse dem Verlag mitgeteilt werden. Der Benutzer selbst bleibt verantwortlich für jede diagnostische oder therapeutische Applikation, Medikation und Dosierung.
In diesem Buch sind eingetragene Warenzeichen (geschützte Warennamen) nicht besonders kenntlich gemacht. Es kann also aus dem Fehlen eines entsprechenden Hinweises nicht geschlossen werden, dass es sich um einen freien Warennamen handelt.

MIX
Papier | Fördert gute Waldnutzung
FSC® C083411
FSC www.fsc.org

Schattauer
www.schattauer.de
J. G. Cotta'sche Buchhandlung Nachfolger GmbH
Rotebühlstraße 77, 70178 Stuttgart
Fragen zur Produktsicherheit: produktsicherheit@klett-cotta.de

Gestaltungskonzept: Farnschläder & Mahlstedt, Hamburg
Cover: Jutta Herden, Stuttgart
unter Verwendung einer Abbildung von Adobe Stock/New Africa
Gesetzt von Eberl & Koesel Studio, Kempten
Gedruckt und gebunden von CPI books GmbH, Leck
Lektorat: Mihrican Özdem, Landau
ISBN 978-3-608-40143-1
E-Book ISBN 978-3-608-11965-7
PDF-E-Book ISBN 978-3-608-20580-0

1. Nachdruck, 2026

Bibliografische Information der Deutschen Nationalbibliothek
Die Deutsche Nationalbibliothek verzeichnet diese Publikation in der Deutschen Nationalbibliografie; detaillierte bibliografische Daten sind im Internet über http://dnb.d-nb.de abrufbar.

Herausgeberin und Herausgeber, Autorinnen und Autoren

Herausgeberin und Herausgeber

Dr. med. Dipl.-Psych. Wulf Bertram
Arzt und Psychotherapeut
Arminstraße 25
70178 Stuttgart

Prof. Dr. med. Dr. phil. Thomas Fuchs
Universitätsklinikum Heidelberg
Klinik für Allgemeine Psychiatrie
Voß-Straße 4
69115 Heidelberg

Prof. Flora von Spreti
Agricolastraße 8A
80687 München

Autorinnen und Autoren

Erik Boehlke
Vorstandsvorsitzender des GIB e. V. und der GIB-Stiftung
Facharzt für Neurologie und Psychiatrie
Germanenstraße 33
13156 Berlin

Prof. Dr. med. Peter Buchheim
Innere Wiener Straße 12
81667 München

Ass. Prof. Dr. MAS Rainer Buland
Universität Mozarteum
Institut für Spielforschung
Schwarzstraße 24
5020 Salzburg
Österreich

Prof. Dr. habil. Karin Dannecker
Weißensee Kunsthochschule
Studiengang Kunsttherapie
Schönstraße 90
13086 Berlin

Prof. Dr. phil. med. habil. Dietrich von Engelhardt
Fichtestraße 7
76133 Karlsruhe

PD Dr. med. Sebastian Euler
Stv. Klinikdirektor
UniversitätsSpital Zürich
Klinik für Konsiliarpsychiatrie und Psychosomatik
Culmannstrasse 8
8091 Zürich
Schweiz

Nicole-Giese-Kroner
Syker Vorwerk
Zentrum für zeitgenössische Kunst
Am Amtmannsteich 3
28857 Syke

Nurjehan Gottschild MAS
General Arnold Straße 13
5020 Salzburg
Österreich

Alfred Haberkorn
Sebnitzerstraße 30
01099 Dresden

Thomas Hellinger
Kyffhäuser Straße 11
01309 Dresden

Prof. Dr. med. Peter Henningsen
Direktor der Klinik für Psychosomatische Medizin und Psychotherapie
Klinikum rechts der Isar der TU München
Langerstraße 3
81675 München

Diana Jallerat
Diplom-Heilpädagogin/Kunsttherapeutin
Klinik Höhenried gGmbH
Abt. für Psychosomatik
82347 Bernried

Mechthild Katzorke
catlinafilm katzorke & schöwerling
Sophie-Charlotten-Straße 84
14059 Berlin

Helmut Kirchlechner
Atriumhaus
Psychiatrisches Krisen- und Behandlungszentrum
Bavariastraße 11
80336 München

Dipl.-Psych. Tilman Kluttig
Zentrum für Psychiatrie Reichenau
Klinik für Forensische Psychiatrie und Psychotherapie
Feursteinstraße 55
78479 Reichenau

Achim Kobe
Hauptstraße 7
10827 Berlin

Sonja Kulhanek
Kunsttherapeutin M. A.
Zentrum für Psychiatrie Reichenau
Klinik für Forensische Psychiatrie und Psychotherapie
Feursteinstraße 55
78479 Reichenau

Silvio Lütscher
Casa Zita/Casa Torre
6694 Prato-Sornico/Lavizzara
Schweiz

Prof. Dr. Philipp Martius
Hochschule München
Praxis am Schlossplatz
Dr.-Karl-Aschoff-Straße 2
55543 Bad Kreuznach

Prof. Juliane Melches
Alanus Hochschule für Kunst und Gesellschaft
Villestraße 3
53347 Alfter

Prof. apl. Dr. med. Dr. rer. nat. Mechthild Neises-Rudolf
Schlehenweg 11
69181 Leimen-Lingental

PD Dr. rer. biol. hum. Gabriele Pitschel-Walz
Leitung der Arbeitsgruppe »Psychologie und Psychotherapie in der Allgemeinmedizin«
Institut für Allgemeinmedizin und Versorgungsforschung
Technische Universität München, Klinikum rechts der Isar
Orleansstraße 47
81667 München

Prof. Dr. med. Luise Reddemann
Holzgasse 4
53925 Kall

Caroline Renz
Zentrum für Psychiatrie Reichenau
Feursteinstraße 55
78479 Reichenau

PD Dr. phil. Thomas Röske
Sammlung Prinzhorn
Klinik für Allgemeine Psychiatrie
Zentrum für Psychosoziale Medizin
Universitätsklinikum Heidelberg
Voßstraße 2
69115 Heidelberg

Prof. Dr. Gerd Rudolf
Klinik für Allgemeine und Psychosomatische Medizin der Universität Heidelberg
Thibautstraße 2
69115 Heidelberg

Carolina Schindler
Kunsttherapeutin MA in der Kinder- und Jugendpsychiatrie
des Universitätsklinikums Island
Listmeðferðarfræðingur MA
Barna- og unglingageðdeild Landspítalans
Dalbraut 12
105 Reykjavík
Island

Volker Schöwerling
catlinafilm katzorke & schöwerling
Sophie-Charlotten-Straße 84
14059 Berlin

Dr. phil. Esther Stalujanis
Klinische Psychologin
UniversitätsSpital Zürich
Klinik für Konsiliarpsychiatrie und Psychosomatik
Culmannstrasse 8
8091 Zürich
Schweiz

Univ.-Prof. Dr. Florian Steger
Universität Ulm
Institut für Geschichte, Theorie und Ethik der Medizin
Parkstraße 11
89073 Ulm

Prof. Dr. med. Hans Stoffels
Park-Klinik Sophie Charlotte
Private Fachklinik für Psychiatrie
Heubnerweg 2a
14059 Berlin

Elisabeth Stöger
Dorfstraße 58
6072 Lans bei Innsbruck
Österreich

Prof. Doris Titze
Kyffhäuser Straße 11
01309 Dresden

Prof. Sigrid Völker
Dechenstraße 12
53115 Bonn

PD Dr. med. Gottfried Waser
Praxis für Psychiatrie/Psychotherapie
Rümelinbachweg 20
4054 Basel
Schweiz

Prof. Dr. Jürgen Wertheimer
Internationale Literaturen
Universität Tübingen
Wilhelmstraße 50
72074 Tübingen

Prof. Dr. med. Barbara Wild
Fakultät Umwelt Gestaltung Therapie
Hochschule für Wirtschaft und Umwelt Nürtingen-Geislingen
Campus: CI11 035
Sigmaringer Straße 15/2
72622 Nürtingen

Geleitwort

Vor ca. 40 Jahren hatte ich das Glück, der Künstlerin Flora von Spreti zu begegnen und sie zur Mitwirkung am therapeutischen Programm einer neu zu errichtenden psychiatrischen Universitätsklinik zu gewinnen. Die Patienten, die dort Aufnahme fanden, befanden sich in einer durch schicksalhafte äußere Umstände mitverursachten Lebenskrise oder waren infolge einer krankheitsbedingten Erstarrung und Entmächtigung des eigenen Ichs ihrer bisherigen Lebenswelt entfremdet. Für diesen Personenkreis entwarf Flora ein als Kunsttherapie bezeichnetes gruppentherapeutisches Behandlungsverfahren, das täglich für die Dauer von 2 Stunden im Tagesraum einer Akutstation durchgeführt wurde. Die Teilnehmenden an dieser Gruppentherapie wurden dazu angeregt, ein von der Therapeutin vorgegebenes einfaches, lebensweltliches Thema bildlich darzustellen und danach über ihre Bildgestaltung, falls sie dazu bereit waren, in Anwesenheit der anderen Gruppenteilnehmer zu sprechen. Die Gestaltungen, welche hierbei entstanden, waren meist einfache Darstellungen eines vorgegebenen Themas und vermittelten verständlicherweise nur selten den Eindruck hoher Kunstfertigkeit. Dennoch ließen sich die Produkte, die aus dieser Gruppentherapie hervorgingen, zurecht als Kunst in einem erweiterten Sinn des Wortes interpretieren, weil sie – wie jede echte Kunst – mit dem Bedürfnis hervorgebracht wurden, die Bedrängnis eines gegenwärtigen Leidenszustands zu transzendieren, um die Erfordernisse des Alltags wieder bewältigen zu können.

In den Jahrzehnten, die seit der Einführung der Kunsttherapie in der von mir geleiteten psychiatrischen Klinik verstrichen, wurde diese Behandlung zum festen Bestandteil therapeutischer Programme in zahlreichen psychiatrischen, psychosomatischen und geriatrischen Institutionen. Flora von Spreti erwarb sich durch ihre fachliche Erfahrung und aufgrund ihrer gewinnenden Persönlichkeit hohes internationales Ansehen. In Zusammenarbeit mit fachlich kompetenten Ärzten oder Psychologinnen gelang es ihr, den Anwendungsbereich der Kunsttherapie bei vielen verschiedenartigen seelischen Störungen in mehreren reich bebilderten Monografien eingehend darzustellen. Wenn sie sich nunmehr zur Herausgabe eines neuen Buches über die Kunsttherapie entschlossen hat, so dürfte es nicht ihre Absicht gewesen sein, ein weiteres Unterrichtswerk zu verfassen. Vielmehr ging es ihr vermutlich darum, den Blick auf die von ihr kreierte Behandlungsform zu erweitern. Für den Erfolg eines derartigen Vorhabens wird es voraussichtlich von Vorteil sein, wenn man sich nicht auf die Fähigkeit zur Produktion von Kunstgegenständen beschränkt, sondern auch solche Aspekte der Kunsttherapie in Betracht zieht, die darauf abzielen, die Rezeption verschiedenartiger Kunstrichtungen – also auch solche der Musik, der Dichtung, des Theaterspiels oder der Filmkunst – zu fördern.

Dass man bei einer derartigen Erweiterung des Gesichtsfeldes zu einer vertieften Einsicht in die Wirksamkeit der Kunsttherapie gelangen kann, will ich an zwei Beispielen veranschaulichen, die beide dem von mir bevorzugten Kunstbereich, der Literatur, entstammen.

Äneis. Das erste Beispiel entnehme ich einer Szene aus der vom römischen Dichter Vergil gegen Ende des ersten Jahrhunderts v. Chr. verfassten Äneis (Aen. 1, 450–485). Äneas, der Held dieses Epos, verlässt mit einer Gruppe von Gefährten seine durch mörderisches Kriegsgeschehen bereits völlig zerstörte Heimatstadt Troja und wird nach jahrelanger Irrfahrt über das Mittelmeer schließlich von einem Seesturm an die lybische Küste geworfen. Zu Fuß erreicht er die nahe gelegene, erst kürzlich gegründete, mit kostbaren Bauten versehene Stadt Karthago und macht an einem Tempel der Göttin Juno Halt, dessen Wände mit künstlerisch wertvollen aus dem Felsgestein gemeißelten szenischen Darstellungen geschmückt sind. Der Blick des Äneas fällt auf mehrere Abbildungen, die vom grausamen trojanischen Krieg und vom Untergang der brennenden Stadt Troja berichten. Auf diesen Bildern sind die Kriegshelden Achill und Hektor deutlich zu erkennen; auch die langjährige ruhmreiche Herrschaft des Königs Priamus wurde auf den Darstellungen festgehalten. Mit tiefer Erschütterung betrachtet Äneas der Reihe nach diese Kunstwerke. Selbst hier, an einem von Troja weit entfernten Ort erinnere man sich also noch immer an das tränenreiche Geschick (»sunt lacrimae rerum«) der trojanischen Kämpfer, selbst hier sind, wie er feststellt, die ruhmvollen Taten der Vergangenheit nicht völlig vergessen. Überall auf der Welt und zu jeder Zeit wird das Denken der Menschen vom Bewusstsein der Sterblichkeit erfasst (»mentem mortalia tangunt«).

(Wie sehr erinnert Vergils Beschreibung des trojanischen Krieges auch heute noch an die grausamen aktuellen Geschehnisse unserer Zeit.)

Die von mir zitierten Verse Vergils weisen auf einen wenig beachteten Aspekt der Kunstbetrachtung hin. Die Rezeption von Kunstwerken vermittelt dem Menschen die Fähigkeit, an dem Erleben von Dauer, an der Erfahrung von unbegrenzter Zeit teilzuhaben. Die Begegnung mit Kunst setzt dem biologischen Diktat des Todes und dem historischen Bewusstsein der Vergänglichkeit die Hoffnung entgegen, dass alles, was dem Leben des Individuums Bedeutsamkeit verleiht, auch nach dem Verlöschen leiblicher Funktionen Bestand haben wird. Die Kunsttherapie stellt eine wichtige Voraussetzung dafür dar, dass auch kranken, hochbetagten und verzweifelten Personen eine solche Hoffnung nahegebracht werden kann.

Rainer Maria Rilke. Ein weiteres literarisches Beispiel für die Wirkungsmacht der Kunsttherapie stammt aus der Wende vom 19. zum 20. Jahrhundert. Es geht hierbei um ein Gedicht von Rainer Maria Rilke (2020) mit dem Titel »Archaïscher Torso Apollos« (S. 531). Apoll wurde im griechischen Altertum als Gott des Lichts und der Sonne verehrt und galt zugleich als Schirmherr der schönen Künste und der Musen. In den ersten Versen des Rilke-Sonetts wird das Aussehen des aus der Frühzeit des griechischen Altertums stammenden, in einer Pariser Sammlung aufbewahrten Torso des Apoll beschrieben. Rilke hebt das Leuchten und Glänzen hervor, das von der ganzen Figur ausstrahlt; es ist so, als werde der auf den Torso gerichtete Blick des Betrachters von diesem auf das menschliche Gegenüber zurückgeworfen. Mit anderen Worten: Nicht nur die Kunstliebhaberin betrachtet ein Kunstwerk, sondern sie wird zugleich ständig von diesem angeblickt. Am Ende des Sonetts wandelt sich auf einmal der bislang sachlich beschreibende Charakter der Verse und macht einer lyrischen Atmosphäre Platz. Der Betrachter des Torsos wird als ein persönliches Du mit den Worten angesprochen: »... denn da ist keine Stelle, / die dich nicht sieht. Du musst dein Leben ändern« (S. 531). Der dramatische Schlusssatz endet nicht mit einem Ausrufezeichen, sondern mit einem Punkt. Es handelt sich also nicht um einen ethischen Imperativ; gemeint ist wohl eher die Tatsache, dass der den Betrachter anblickende Kunstgegenstand ein Ideal-Ich darstellt, das dem Real-Ich um mehrere Schritte voraus ist und sich der unerwünschte Abstand nur durch eine ständige spannungsreiche Bemühung des Betrachters verringern lässt. Offen bleibt nur, wer eigentlich die sprechende Person ist, die den Betrachter des Torsos persönlich anspricht. Wahrscheinlich ist es derjenige, der den Bewunderern des Torsos das Rilke'sche Sonett vorliest. Und sicher ist der Gedanke nicht gänzlich abwegig, dass es sich bei dieser Person um eine Kunsttherapeutin gehandelt haben könnte ...?

Nun bitte ich Flora von Spreti um Nachsicht, dass ich in dieses Geleitwort einige bekenntnishafte Anmerkungen hineingeschmuggelt und hierbei die mir zu Gebote stehende Seitenzahl überschritten habe. Ich wünsche dem von ihr herausgegebenen Buch eine weite Verbreitung bei vielen nachdenklichen Lesern.

Hans Lauter
im Januar 2022

Literatur

Rilke RM (2020). Gesammelte Werke. Die Gedichte. München: Anaconda.

Inhalt

Teil I Schöpferisch denken – schöpferisch handeln

Teil II Annäherung

Teil IV Praxis Kunsttherapie

Teil V Historische Erinnerungen

Teil VI Praxis: Handwerk

Teil I

Schöpferisch denken – schöpferisch handeln

DIETRICH VON ENGELHARDT

1 Das Verrückte im Künstler oder die Kreativität des Wahnsinns

1.1 Thematisches Spektrum

Die Verbindung von Wahnsinn und Kreativität ist seit der Antike ein zentrales Thema der Kultur- und Medizingeschichte. Wahnsinn wird nicht nur als körperlich bedingte Krankheit mit psychischen Symptomen verstanden, ihr wird immer wieder ein geistiger Sinn zugeschrieben. Künstler widersprechen in ihrem Leben und ihren Schöpfungen gesellschaftlichen und etablierten Normen des Denkens, Fühlens und Verhaltens; Geisteskranke können ihrerseits kreativ sein und Kunstwerke hervorbringen. Vielfältig sind die Darstellungen und Deutungen des Wahnsinns oder der Geisteskrankheit in Literatur, Malerei und Musik. Allen Künsten werden therapeutische Funktionen zugeschrieben; Medizin selbst gilt nicht nur als Wissenschaft (scientia), sondern stets auch als Kunst (ars), vereint Natur- und Geisteswissenschaften, ist in ihrem Wesen Medical Humanities oder humane Humanmedizin.

1.2 Chancen und Risiken im historischen Verlauf

In der Antike gibt es die Rede vom göttlichen Wahnsinn (theía manía), der den menschlichen Verstand und seine geistigen Möglichkeiten übertrifft. Plato (1983) unterscheidet vier Formen: mantischer, mystischer, poetischer und erotischer Wahnsinn. Abweichende Positionen und Bewertungen zwischen Physik und Metaphysik stehen sich in jener Epoche gegenüber. Epilepsie (epilambánein = ergriffen werden) bedeutet Ergriffensein durch einen Geist; das Verständnis dieser Krankheit als »heilige Krankheit« (morbus sacer) wird in der Hippokrates zugeschriebenen Schrift »Von der heiligen Krankheit« (4. Jh. v. Chr.) entschieden abgelehnt, da sie eine ebenso natürliche Ursache wie alle anderen Krankheiten habe.

Sokrates stellt in den platonischen Dialogen dem Wahnsinn als menschlicher Krankheit den göttlichen Wahnsinn als Grund außergewöhnlicher Begabung und Leistungen in der Philosophie, Dichtung und Politik gegenüber: »Nun werden uns aber die bedeutendsten Güter durch Wahnsinn (manía) zuteil, sofern er als göttliche Gabe kommt« (Plato 1993, S. 28). Kenntnisse, die nur über Ausbildung und Erfahrung gewonnen werden, gehen über ein durchschnittliches Niveau nicht hinaus: »Denn alle guten Ependichter singen nicht aufgrund eines Fachwissens (téchne), sondern in göttlicher Begeisterung (éntheos) und Ergriffenheit alle diese schönen Dichtungen« (Plato 1963, S. 19). In dieser Perspektive ist auch Seneca von der aristotelischen Auffassung überzeugt: »Keine hohe Begabung (magnum ingenium) gibt es ohne eine Beimischung von Wahnsinn (dementia)«; alltäglicher Verstand bringe nur Trivialitäten hervor, allein geistiger Schwung und »göttliche Eingebung« (instinctus sacer) schafften große Werke – »etwas Erhabeneres als ein sterblicher Mund (aliquid cecinit grandius ore mortali)« (Seneca 1989, S. 173).

Mittelalter und Moderne setzen mit neuen Akzenten und veränderten Schwerpunkten diese Tradition fort. Offenbarungen und Prophetien manifestieren für scholastische Theologen den Einbruch von Transzendenz in die Immanenz, sind Dokumente aktiver Passivität oder geistige Akte in einem Modus des Erleidens. Glossolalie oder Xenolalie sind vom Heiligen Geist eingegebenes Verstehen und Sprechen, die über individuelle und damit begrenzte Möglichkeiten hinausreichen.

> »Und es erschienen ihnen Zungen wie von Feuer, die sich verteilten; auf jeden von ihnen ließ sich eine nieder. Alle wurden mit dem Heiligen Geist erfüllt und begannen, in fremden Sprachen zu reden, wie es der Geist ihnen eingab.« (Apostelgeschichte, 3–4)

Künstler leiten selbst ihr Schaffen vom Einfluss höherer Kräfte ab. Auf dem Bild »Der hl. Lukas malt die Madonna« (um 1520) von Jan Gossaert führt ein Engel dem Künstler die Hand. Albrecht Dürers sinnend-untätige Frauengestalt auf seinem Gemälde »Melencolia« (1514) zeigt die zeitüberdauernde Verbindung von Melancholie und Kreativität. Mit den Attributen Handwerksgeräte, magisches Quadrat, Leiter, Sanduhr, Waage, Komet, Putto, Hund, Fledermaus werden Beziehungen der Melancholie zu Theologie, Philosophie, Medizin, Technik und Künsten hergestellt. Biografische Hintergründe sind offensichtlich; Dürer leidet an schwermütigen Stimmungen, die Zahl 1514 auf dem Bild ist zugleich das Todesjahr seiner Mutter.

Philosophie und Theologie sind ihrerseits von diesen Zusammenhängen überzeugt. Richard Burton (1988) hebt in der »Anatomie der Melancholie« (1621) die Verwandtschaft von Wahnsinn (dementia) und Genialität (magnum ingenium) hervor und verspricht mit der Lektüre seines Werkes nicht nur theoretische Erkenntnis, sondern Melancholikern und auch sich selbst Hilfe und Trost. »Ich rede aus schmerzlicher Erfahrung (experience), und ich möchte anderen aus Mitgefühl (fellow-feeling) helfen« (Burton 1988, S. 24). Friedrich Wilhelm Joseph Schelling (1983) erkennt eine innere Nähe von Verstand und Wahnsinn: »Was wir Verstand nennen, wenn es wirklicher, lebendiger, aktiver Verstand ist, ist eigentlich nichts als geregelter Wahnsinn« (S. 414). Menschen ohne diesen verborgenen Wahnsinn hätten einen leeren und unfruchtbaren Verstand. Immer wieder müsse aber erlebt werden, wobei Schelling an seinen geisteskranken Freund Friedrich Hölderlin gedacht haben wird, dass die regulative und kompensatorische Kraft des Verstandes zu schwach sei und dieser dem Wahnsinn erliege: »Allein es gibt Fälle, wo auch der Verstand den in der Tiefe unseres Wesens schlummernden Wahnsinn nicht mehr bewältigen kann« (S. 414).

Künstler sind sich der ständigen seelisch-geistigen Gefährdung als Preis für ihre Kreativität bewusst. Friedrich Hölderlin führt in antiker Tradition sein eigenes seelisches Leiden auf das Wirken überirdischer Mächte zurück: »Mich hat Apollo geschlagen« (Hölderlin 1969, S. 362). Marcel Proust zählt physische und psychische Belastungen, die zu wenig beachtet und anerkannt würden, zu wesentlichen Voraussetzungen und Begleiterscheinungen künstlerischer Leistungen:

> »Wir genießen kunstvolle Musik, schöne Bilder, tausend erlesene Köstlichkeiten, aber wir wissen nicht, was sie ihre Schöpfer an Schlaflosigkeit, an Tränen, an krampfhaftem Lachen, an Nesselfieber, Asthma, Epilepsie gekostet haben oder an Todesangst, die schlimmer als alles ist.« (Proust 1975, S. 404 f.)

Der Psychiater und Philosoph Karl Jaspers, der die Beziehungen von Geisteskrankheit und Kreativität intensiv bei Strindberg, van Gogh, Hölderlin und Nietzsche untersucht hat, versteht »Enthusiasmus« ebenfalls nicht nur als psychologische Begeisterung, sondern in einem tieferen Sinn als Immanenzwerdung der Transzendenz, die bei Denkern und Künstlern zu beobachten und von mystischer Ekstase zu unterscheiden sei.

> »Immer bleibt der enthusiastischen Einstellung das Merkmal, daß alles ans Ganze gesetzt wird, dass das Opfer der eigenen Individualität (das aus allen begrenzten Einstellungen erlebnismäßig unbegreiflich ist) selbstverständlich wird, und daß jener einzigartige Seelenzustand mit Kraft lebendig ist, den Philosophen und Dichter immer wieder als Rausch, Schwärmerei, Liebe, Wahnsinn beschrieben haben.« (Jaspers 1971, S. 118)

Geisteskranke sind in allen Kunstarten kreativ, nicht selten auch erst nach der Erkrankung, mit der die künstlerische Tätigkeit aber auch abnehmen oder verloren gehen kann. Bei Hölderlin bricht die Kreativität mit der schizophrenen Erkrankung nicht ab, hält, wenn auch mit Einschränkungen, bis an sein Lebensende an. Von immanenter Resignation und transzendenter Hoffnung ist ein Gedicht von ihm aus dem Jahre 1812 erfüllt: »Die Linien des Lebens sind verschieden, / wie Wege sind, und wie der Berge Grenzen. / Was hier wir sind, kann dort ein Gott ergänzen / mit Harmonien und ewigem Lohn und Frieden« (Hölderlin 1951, S. 268). Hölderlins dichterische Produktivität in den späteren Jahren bringt Jaspers in einen Bezug zu seiner geistigen Erkrankung, mit Anregungen für medizinisches und philosophisches Verständnis. »Wie eine kranke Muschel Perlen entstehen läßt, so können schizophrene Prozesse einzigartige geistige Werke entstehen lassen« (Jaspers 2013, S. 130). Bedeutende Beispiele der Malerei Geisteskranker enthalten die Sammlung Morgenthaler der Psychiatrischen Klinik Waldau und die Sammlung Prinzhorn der Heidelberger Psychiatrischen Universitätsklinik. In der Landesnervenklinik Gugging bei Wien leben geisteskranke Maler und Dichter in einem Haus zusammen (Navratil 1983), das 2007 in ein Museum umgewandelt wurde.

1.3 Repräsentationen in Kunst und Literatur

Vielfältig und zahlreich sind Literatur und Künste an Darstellungen und Deutungen der Verbindung von Wahnsinn und Kreativität seit der Antike.

Die prophetische Gabe der Seherin Sibylle von Cumae ist in Vergils »Aeneis« (29–19 v. Chr.) göttlichen Ursprungs mit Auswirkungen auf Körper und Seele. Als die Seherin Apollo um einen Schicksalsspruch bittet,

> »bleibt ihr Gesicht, ihre ganze Erscheinung nicht mehr dieselbe, nicht mehr geordnet ihr Haar, es keucht ihre Kehle, und in wildem Rasen (rabies) schwillt ihr die Brust. Größer erscheint sie, ihre Stimme hat nichts Menschliches mehr (nec mortale sonans), denn es streift sie der Anhauch (numen) des Gottes, der ihr schon ganz nahe ist.« (Vergil 6,47–50, 2005, S. 247)

Platonische Weisheit, paradiesische Einfalt, religiöse Begeisterung und Geisteskrankheit werden von Erasmus von Rotterdam (1977) im »Lob der Torheit« 1511 aufeinander bezogen. Wer aus dem Zustand der ekstatischen oder wahnsinnigen Entrücktheit (dementia) zurückkehrt, kann die normale Wirklichkeit nur schwer akzeptieren:

> »Sie erinnern sich nur nebelhaft und wie nach einem Traum, was sie gehört, gesehen, gesagt und getan haben, und wissen nur so viel, dass sie in tiefster Seligkeit waren, als sie so entzückt wurden. Deshalb bedauern sie auch, dass sie wieder zu Besinnung gekommen sind, und möchten am liebsten auf immer in solcher Verrücktheit (insania) von Sinnen sein.« (Erasmus von Rotterdam 1977, S. 111)

Wahnsinnsarien erklingen seit dem Barock, im 19. Jahrhundert vor allem in italienischen Opern von Gioachino Rossini, Vincenzo Bellini, Gaetano Donizetti, Giuseppe Verdi und Giacomo Puccini. In Donizettis »Lucia di Lammermoor« (1835) ermordet Lucia an ihrem Hochzeitstag in einem Ausbruch des Wahnsinns ihren verhassten Bräutigam, hält sich nun frei für ihren Geliebten, erleidet einen Zusammenbruch (»di ragion la trasse amore«) und stirbt.

Ursachen und Folgen des Wahnsinns werden ambivalent beurteilt. Francisco de Goya lässt auf dem Gemälde »El sueño de la razón produce mostruos« (1797/1798) aus dem Schlaf oder Traum der Vernunft Ungeheuer entstehen. Fantasie ist schöpferisch, kann aber ebenso Vernichtung und Krankheit hervorrufen: »Wenn die Menschheit als

Ganzes träumen könnte, müßte [der geisteskranke Sittlichkeitsverbrecher] Moosbrugger entstehen«, erkennt Robert Musil (1984, S. 76) in dem Roman »Der Mann ohne Eigenschaften«. Wahnsinn soll das Bewusstsein auch für Wahrheiten öffnen können. Novalis (1981a) lässt »Heinrich von Ofterdingen« (1802) »freiwilligen Wahnsinn« erleiden, um »den Sinn der Welt« zu erraten (S. 344). Wahn und Wahrheit berühren und unterscheiden sich: »Der Unterschied zwischen Wahn und Wahrheit liegt in der Differenz ihrer Lebensfunktionen. Der Wahn lebt von der Wahrheit; die Wahrheit hat ihr Leben in sich« (Novalis 1981b, S. 414).

Bewusstseinserweiternde Fähigkeiten relativieren verbreitete Unterscheidungen von Gesundheit und Krankheit. In den »Nachtwachen des Bonaventura« (1804) von E. A. F. Klingemann (1974) wird die irritierende Frage gestellt: »Ja, wer entscheidet es zuletzt, ob wir Narren hier in dem Irrenhause meisterhafter irren, oder die Fakultisten in den Hörsälen? Ob vielleicht nicht gar Irrtum, Wahrheit; Narrheit, Weisheit; Tod, Leben ist« (S. 120). Im Übrigen soll Wahnsinn, wovon Jean Paul (2000) überzeugt ist, ebenso wenig das Bewusstsein total zerstören wie physische Krankheit nicht vollständig den Körper des Menschen, andernfalls hätte jede Therapie auch keinen Sinn: »Auch der Wahnsinn muss der Seele eine uneroberte heilige Nervenstelle lassen, wie die vernünftigen Träume und vernünftigen Sterbeaugenblicke der Wahnsinnigen beweisen« (S. 1214).

Dem Ausbruch des Wahnsinns gehen in Honoré de Balzacs Roman »Louis Lambert« (1832) geniale Leistungen voraus: »Eine tiefe Meditation, eine schöne Ekstase sind vielleicht beginnende Katalepsien.« (Balzac 1972, S. 574). Lamberts Sinnesorgane sind hoch entwickelt, vor allem gilt das für seinen Geruchssinn, er verfügt über das zweite Gesicht, leidet an Bewusstseinsabsencen, nervöser Hysterie und tiefer Melancholie, die mit Verzweiflung und Hoffnungslosigkeit einhergeht: »Und läßt mich das Nichts im Grund der gewissesten Reichtümer sehen (le néant au fond des plus certaines richesses)« (Balzac 1972, S. 561). Bei aller Trauer über die geistige Erkrankung wird Lambert die Möglichkeit überirdischer Weisheit nicht abgesprochen:

> »Die Philosophen werden dem Blättersprossen nachtrauern, das in der Knospe vom Frost getroffen wurde; aber sicherlich werden sie seine erschlossenen Blüten in Regionen erblicken, die höher gelegen sind als die höchsten Stätten der Erde (les plus hauts lieux de la terre).« (Balzac 1972, S. 538)

Der Ich-Erzähler in Gérard de Nervals Erzählung »Aurélia« (1855) fragt sich, ob sein Leiden wirklich Geisteskrankheit sei,

> »[...] denn niemals habe ich meinesteils mich wohler gefühlt. Mitunter schien es mir, als hätten meine Kraft und mein Tätigkeitsdrang sich verdoppelt; ich glaubte, alles zu wissen, alles zu verstehen; meine Einbildungskraft (imagination) gewährte mir unendliche Entzückungen (des délices infinies). Soll ich ihnen nachtrauern, nun, wo ich das, was die Menschen Vernunft (raison) nennen, wiedererlangt habe?« (Nerval 1989, S. 361)

Die überirdische Erweiterung des Bewusstseins von Fürst Myschkin in der Aura vor seinen epileptischen Anfällen in F.M. Dostojewskijs Roman »Der Idiot« (1868/1869) stellt die normative Gleichsetzung von »krank = negativ« und »gesund = positiv« infrage:

> »Die Empfindung des Lebens, des Bewußtseins verzehnfachte sich in diesen Augenblicken, die nur die Dauer eines Blitzes hatten. Der Verstand, das Herz waren plötzlich von ungewöhnlichem Licht erfüllt; alle Aufregung, alle Zweifel, alle Unruhe löste sich gleichsam in eine höhere Ruhe auf, in eine Ruhe voll klarer, harmonischer Freude und Hoffnung, voll Sinn und letzter Schöpfungsursache (polnoe razuma i okončatel'noj pričiny).« (Dostojewskij 1963, S. 347)

Steigerung und Befreiung im Wahnsinn beschreibt der Psychiater und Schriftsteller Mario Tobino in seinem Roman »Die freien Frauen von Magliano« (1953). Eine seiner Patientinnen

> »machte ihrem Herzen Luft; ja sie war es, sie enthüllte ihre Seele, sie stieg auf die Bäume und sang; sehr behende war sie wie eine Seeräuberin, eine Heldin, mit reinen, rötlichen Gesichtszügen und feurigen Augen; die Fahne der Unterdrückten entfaltete sich in der Weite des Lichts; endlich war sie frei, in ihrem Reich, im Wahnsinn (infine libera nel suo regno, nel manicomio).« (Tobino 1988, S. 9)

1.4 Therapie – Kunst

Wahnsinn und Kreativität stehen in wechselseitigen Zusammenhängen, werden wiederholt in Werken der Kunst und Literatur beschrieben und interpretiert, die selbst wieder zur Behandlung von Geisteskrankheiten beitragen können. Kunst ist Therapie, Therapie auch Kunst.

Vom Besuch der Tragödien erwartet Aristoteles (2008) kathartische Wirkungen: »Durch Mitleid (éleos) und Furcht (phóbos) bewirkt sie eine Reinigung eben dieser Gefühle« (S. 9). Der Musik wird ebenfalls in jener Zeit heilende Kraft zugeschrieben, so auch im Alten Testament: »Sooft nun ein Geist Gottes Saul überfiel, nahm David die Zither und spielte darauf. Dann fühlte sich Saul erleichtert, es ging ihm wieder gut, und der böse Geist wich von ihm« (1. Samuel 16, 23). Die antiken Ärzte Xenokrates und Asklepiades von Bithynien empfehlen Musik zur Therapie Geisteskranker. Auch in der arabischen Medizin werden der Musik heilende Kräfte bei seelischen Krankheiten zugesprochen. Mit der Niederschrift ihrer Visionen lindert im Mittelalter die Äbtissin, Ärztin und Naturforscherin Hildegard von Bingen ihr lebenslanges Leiden an Körper, Seele und Geist. Mit Musik und ihrer eigenen Leidensgeschichte wird Shakespeares

»Pericles« (1607) von seiner Tochter Marina aus Melancholie und Sprachlosigkeit befreit. In Goethes »Wilhelm Meisters Wanderjahre« (1821/1829) trägt der kranke Flavio zum Prozess seiner Genesung durch eigenes Dichten bei, zusätzlich unterstützt durch das Klavierspiel von Hilarie, zugleich unter der Aufsicht des Arztes. »Hier nun konnte die edle Dichtkunst abermals ihre heilenden Kräfte erweisen. Innig verschmolzen mit Musik heilt sie alle Seelenleiden« (Goethe 1967, S. 206).

Künstler wissen aus eigener Erfahrung, dass Kunst aber auch belasten kann. In Conrad Ferdinand Meyers Novellenfragment »Der Gewissensanfall« (1916) bringt die Lektüre »Meine Gefängnisse« (1832/1843) des italienischen Schriftstellers Silvio Pellico (1960) bei der Mutter des Majors die »Schwermut, die freilich schon lang in ihr gebrütet haben mochte, zum Ausbruch« (Meyer 1976, S. 563). Nach Franz Kafka (1958) sollen Bücher wie »die Axt für das gefrorene Meer in uns« (S. 28) wirken, sollen positive Entwicklungen unter zugleich schmerzhaften Empfindungen auslösen. Gottfried Benn (1987) erwartet von Kunstwerken die Befreiung von »analytisch applanierten Psychen, hedonisierten Genitalien, Flucht in die Neurose: happy end« wie ebenfalls vom »Zivilisationsschotter« der Gegenwart (S. 241). Romano Guardini (1954) weist auf Chancen und Gefahren der Literatur hin. »Denn, wenn das Buch uns beschenken, uns trösten und stärken kann – wie tief kann es auch beunruhigen, irreführen und zerstören« (S. 34). Graham Greene (1981) hält es für unbegreiflich, »wie alle jene, die nicht schreiben, komponieren oder malen, es zuwege bringen, dem Wahnwitz (madness), dem Trübsinn (melancholia) und der panischen Angst (panic and fear), die dem menschlichen Dasein innewohnen, zu entfliehen« (S. 306).

Alle Richtungen der Kunsttherapie wie der Psychotherapie können in allen medizinischen Disziplinen Bedeutung gewinnen und in Diagnostik und Therapie, in Prävention und Rehabilitation, im Umgang des Kranken mit seiner Krankheit, in seiner Beziehung zum Therapeuten und zu seiner Lebenssituation Anwendung finden.

1.5 Gesellschaft – Kultur

Mit den Zusammenhängen von Wahnsinn und Kreativität beschäftigen sich seit der Antike Medizin, Philosophie, Theologie, Kunst und Literatur – in den Ursachen, Erscheinungen und Therapie, als Unterstützung und Beistand, in der Subjektivität des Kranken, in den sozialen Reaktionen und geistig-symbolischen Deutungen. Die Erfahrungen, Initiativen und Theorien der Vergangenheit können auch in der Gegenwart zum besseren Verständnis der Kunst und des Künstlers, der Geisteskrankheit und des Geisteskranken beitragen. Der Raum der Geschichte und Kultur manifestiert das Spektrum menschlicher Möglichkeiten in Theorie und Praxis.

Kunst und Realität unterscheiden sich und sind zugleich aufeinander bezogen. Kunst stellt gängige Einstellungen gegenüber der Geisteskrankheit infrage und fördert verständnisvolle und menschliche Reaktionen, entwirft Anregungen für Psychiatrie,

Psychotherapie und Kunsttherapie, manifestiert das ebenso substanzielle wie komplexe Verhältnis von Objektivität und Subjektivität, Normalität und Abweichung, Gesundheit und Krankheit, Behinderung und Begabung, Freiheit und Unfreiheit. Evidenzbasierte Medizin heißt empirisch-statistischer Beweis, aber ebenso unmittelbare Einsicht; personale Medizin muss neben genetisch-biologischer Individualität auch die Person des Kranken, sein Bewusstsein, seine Gefühle, Gedanken und Wünsche sowie seine soziale Situation berücksichtigen; Präzisionsmedizin schließlich meint nicht nur objektive, sondern ebenso subjektive Genauigkeit, Selbstwahrnehmung des Kranken, Beobachtungen seiner Umwelt und Beurteilungen des Therapeuten. Entscheidend sind Kreativität und Wahnsinn in ihren unterschiedlichen Formen und Beziehungen, Toleranz und Solidarität gegenüber kranken Künstlern, Verbindung von Therapie, Ästhetik und Ethik.

Literatur

Aristoteles (2008). Poetik [griech. um 355 v. Chr.]. Werke in deutscher Übersetzung: Bd. 5. Berlin: Akademie Verlag.
Balzac H de (1972). Louis Lambert [franz. 1832]. In: Die Menschliche Komödie. Bd. 12. München: Goldmann; S. 417–593.
Benn G (1987). Zur Problematik des Dichterischen [1930]. Sämtliche Werke, Bd. 3. Stuttgart: Klett-Cotta; S. 232–247.
Burton R (1988). Anatomie der Melancholie [engl. 1621]. Zürich: Artemis.
Dostojewskij FM (1963). Der Idiot [russ. 1868/1869]. München: Piper.
Erasmus von Rotterdam (1977). Das Lob der Torheit [lat. 1511]. Stuttgart: Reclam.
Goethe JW (1967). Wilhelm Meisters Wanderjahre [1821/1829]. Werke, Bd. 8. Hamburg: Christian Wegner.
Greene G (1981). Fluchtwege [engl. 1980]. Wien: Zsolnay.
Guardini R (1954). Lob des Buches. Basel: Hess.
Hippokrates (1996). Der Eid des Arztes: Von der heiligen Krankheit [griech. 4. Jh. v. Chr.]. Frankfurt a. M.: Insel.
Hölderlin F (1951). Sämtliche Werke Bd. 2. Stuttgart: Kohlhammer.
Hölderlin F (1969). Sämtliche Werke Bd. 10. Stuttgart: Kohlhammer.
Jaspers K (1971). Psychologie der Weltanschauungen [1919]. Berlin: Springer.
Jaspers K (2013). Strindberg und van Gogh. Versuch einer vergleichenden pathographischen Analyse [1921]. München: Piper.
Jean Paul (2000). Selina oder über die Unsterblichkeit der Seele [1827]. Werke, Abt. 1, Bd. 6. Darmstadt: WBG; S. 1105–1236.
Kafka F (1958). Briefe 1902–1924. Frankfurt a. M.: Fischer.
Klingemann EAF (1974). Die Nachtwachen des Bonaventura [1804]. Frankfurt a. M.: Insel.
Meyer CF (1976). Der Gewissensanfall [1916]. Sämtliche Werke, Bd. 2. München: dtv; S. 556–564.
Musil R. (1984). Der Mann ohne Eigenschaften [1930–1952]. Reinbek: Rowohlt.
Navratil L (1983). Die Künstler aus Gugging. Wien: Medusa.
Nerval G de (1989). Aurelia [franz. 1855]. In: Die Töchter der Flamme. Erzählungen und Gedichte. Werke, Bd. 3. München: Winkler; S. 361–428.
Novalis (1981a). Paralipomena zum »Heinrich von Ofterdingen« [1802]. Schriften, Bd. 1. Darmstadt: WBG; S. 335–358.

Novalis (1981b). Vermischte Bemerkungen und Blüthenstaub [1798]. Schriften, Bd. 2. Darmstadt: WBG; S. 412–470.
Pellico S (1960). Meine Gefängnisse [ital. 1832/1843). Gauting: Lynx.
Plato (1983). Ion [griech. um 413 v. Chr.]. München: Heimeran.
Plato (1993) Phaidros [griech. zwischen 420 und 400 v. Chr.]. Göttingen: Vandenhoeck & Ruprecht.
Proust M (1975). Auf der Suche nach der verlorenen Zeit [franz. 1913–1927]. Werke, Bd. 5. Frankfurt a. M.: Suhrkamp.
Schelling FWJ (1983). Stuttgarter Privatvorlesungen [1810]. In: Schriften von 1806–1813. Darmstadt: WBG; S. 361–428.
Seneca LA (1989). Über die Seelenruhe [lat. zwischen 49 und 62 n. Chr.]. In: Philosophische Schriften, Bd. 2. Darmstadt: WBG; S. 100–173.
Tobino M (1988). Die freien Frauen von Magliano [ital. 1953]. Darmstadt: Luchterhand.
Vergil (2005). Aeneis [lat. 29 bis 19 v. Chr.]. Zürich: Winkler.

THOMAS FUCHS

2 Kunst und das »Als-ob«

Anthropologische Anmerkungen

Künstlerische Tätigkeit ist ihrem Wesen nach herausgehoben aus den Zweck-Mittel-Zusammenhängen, die das alltägliche Handeln regieren. Welche Absichten und Ziele die Künstlerin auch immer verfolgen mag, das Kunstwerk als solches ist kein »Werkzeug«, es dient keinem unmittelbaren Zweck oder Gebrauch, es steht für sich selbst. Insofern ist Kunst Ausdruck der spezifisch menschlichen Freiheit, sich von der unmittelbaren Notwendigkeit der Daseinsfristung zu emanzipieren. Was ist das Wesen dieser Freiheit, worum geht es bei ihr? Wir können uns dies vielleicht am besten anhand eines der ältesten Zeugnisse menschlicher Kreativität deutlich machen: der Produktion von Bildern, die ihren Anfang vor über 30 000 Jahren mit den Höhlenmalereien nahm. Welche besondere menschliche Fähigkeit ist es, die sich im bildnerischen Ausdruck manifestiert?

2.1 Zur Anthropologie des Bildes

Ein Bild ist ein eigenartiges Gebilde zwischen Sein und Nicht-Sein: Es zeigt uns etwas, was es doch selbst nicht ist. Es präsentiert etwas Abwesendes. Wir sehen nicht eine farbige Leinwand oder ein schwarz-weißes Papier, sondern wir sehen – gewissermaßen durch diese Materialien hindurch – den dargestellten, den gemalten oder fotografierten Gegenstand. Der Kunsthistoriker Gottfried Boehm (1994) hat von der »ikonischen Differenz« zwischen Bild und Bildmaterial gesprochen. Sie ist Ausdruck der spezifisch menschlichen Fähigkeit, das bloß Faktische gewissermaßen einzuklammern und es als ein anderes zu sehen. Wir sehen das Bild als Bild, das heißt, wir sehen das Dargestellte so, *als ob* es das Wirkliche wäre. Der Rahmen des Bildes grenzt eine andere, fiktionale oder symbolische Welt von der gewöhnlichen Realität ab. So ist das Bild ein ganz anderes Ding als ein Stein, ein Apfel oder auch ein Tisch; Bilder gibt es nur für Wesen, die ihre Darstellungsfunktion, ihre »Als-ob«-Funktion begreifen, die also das Vermögen der Fiktionalität haben. Das lateinische *fictio* bedeutet Bildung, Formung, Gestaltung. Hans Jonas (1973) hat daher die Bildproduktion als das wesentliche Kriterium angesehen, das den Menschen vom Tier unterscheidet: Der Mensch zeigt sich zuallererst als Bilderschöpfer, als *homo pictor*.

Diese Fähigkeit zur Fiktion, zum Als-ob, ist aber nun keineswegs eine rein individuelle Errungenschaft, sondern an sich intersubjektiver Natur. Das erkennen wir bereits am Begriff der Darstellung: Dargestellt wird etwas immer für jemand anderen. Indem wir ein Bild als Bild sehen, denken wir immer schon jemanden mit, der dieses Bild gemacht hat. Und wenn wir auf den Ursprung der fiktionalen oder Als-ob-Funktion zurückgehen, so finden wir ihn in dem Sprung, den das Kind etwa um den 8./9. Lebensmonat herum macht, wenn es zum ersten Mal begreift, dass seine Mutter ihm mit dem ausgestreckten Finger etwas zeigen will; dass dieser Finger also nicht einfach ein Finger ist, sondern etwas be-deutet, nämlich das, was man findet, wenn man seine Richtung als vorgestellte Linie weiterverfolgt (Fuchs 2000). Zur gleichen Zeit beginnt das Kind auch, der Mutter Dinge zu zeigen, und vergewissert sich durch einen kurzen Blick zurück, ob die Mutter auch den gleichen Gegenstand sieht wie es selbst. Diese Fähigkeit der »gemeinsamen Aufmerksamkeit« (joint attention), wie es die Entwicklungspsychologie nennt, ist der eigentliche Beginn der Interpersonalität. Kinder beginnen nun zu begreifen, welche Dinge ein anderer aus seiner Warte sehen kann und welche nicht, so als ob sie an seiner Stelle wären. Eine Person zu sein, heißt im Kern, die Intentionen anderer nachvollziehen zu können, also mit ihnen »in die gleiche Richtung zu blicken«.[1]

Die Fähigkeit, etwas als etwas anderes zu nehmen, wie etwa den gestreckten Finger als Zeigefinger, ist also untrennbar verknüpft mit der Fähigkeit, es aus der Sicht der anderen zu sehen und ihre Perspektive mitzudenken. Auf dieser zentralen personalen Fähigkeit beruhen nun alle Darstellungs- und Symbolfunktionen, die sich in der Folge entwickeln, etwa zunächst die Fähigkeit des Kindes, im Spiel bestimmte Rollen und Haltungen von Erwachsenen einzunehmen und dabei so zu tun, als ob ein Holzknopf ein Stück Brot oder ein Pappkarton ein Schiff sei, dann die Fähigkeit, beim Malen einen wirklichen Gegenstand im Bild darzustellen, und schließlich die Fähigkeit, einen Gegenstand mit einem Wort zu bezeichnen. All dies sind Vermögen, in deren Ausübung die anderen als Teilnehmende immer mitenthalten und mitgedacht sind, selbst wenn dies dann auch ohne ihre Anwesenheit geschieht. Der mögliche Betrachter oder Hörer ist Teil der kreativen Äußerung; seine innerlich vorweggenommenen oder auch tatsächlichen Antworten wirken bei jedem künstlerischen Akt mit.

Das Bild ist also, wie Hans Jonas (1973) sagt, das Phänomen, an dem wir den Menschen erkennen können, denn in ihm manifestiert sich sein Vermögen der Fiktionalität, das immer ein gemeinsames, intersubjektiv begründetes Vermögen ist. Doch noch eine andere Fähigkeit liegt der Bildproduktion zugrunde, die freilich mit der Fiktionalität eng verwandt ist, nämlich die Vorstellungs- oder Einbildungskraft, die Imagination. Wie das Bild selbst, so vergegenwärtigt auch die Einbildung etwas Abwesendes, sie operiert mit Nicht-Physischem, nur Vorgestelltem, und so ist das Bild nichts anderes als die nach außen gesetzte Einbildung; die Darstellung ist die materialisierte Vorstel-

---

1 »[Personen] sind uns nur gegeben zusammen mit einer gemeinsamen Welt und so, dass wir sie verstehen, indem wir mit ihnen ›in die gleiche Richtung blicken‹, das heißt ihre Intention mitvollziehen« (Spaemann 1996, S. 67). Zum Begriff und zur Entwicklung der Person siehe auch Fuchs 2002.

lung. Die menschliche Fantasie hat die Macht über die Bilder der Dinge und kann sie daher auch beliebig fingieren, verwandeln, umformen und neu kombinieren.

Mit der Fähigkeit zur Imagination und zur Fiktion ist eine ungeheure Freiheit gewonnen, ein unbegrenztes Reich des Möglichen eröffnet. Für Schiller (1795/1966) ist der Mensch dort frei, wo »alles Wirkliche seinen Ernst (verliert)« (S. 480), also seinen unmittelbar nötigenden Charakter, und wo er mit den Möglichkeiten spielen kann. Im Spiel und in der Kunst betritt er eine Welt des Als-ob, eine Welt des Scheins, nicht im illusionär-täuschenden Sinn, sondern im Sinne der Freiheit von unmittelbarem Realitätsdruck. Der Wirklichkeitssinn erweitert sich um einen »Möglichkeitssinn«, wie Musil (1930/2013) es nannte. Wir sehen nicht nur das Faktische, sondern zugleich immer auch das Mögliche im Faktischen. Die bildnerische und überhaupt künstlerische Produktion ist die Veräußerlichung dieser inneren Freiheit, die Rückübertragung der Imagination in die stoffliche und sichtbare Welt – ein Handeln, das dabei doch immer ein »Probehandeln« bleibt, da es sich im Rahmen der Kunst bewegt.

In dieser Verwandlung von vorgestellter Form in Stoff betätigt sich zugleich eine weitere Freiheit des Menschen, nämlich die, welche ihm die Beherrschung seines Körpers ermöglicht. Erst die freie Verfügung über die Motorik erlaubt es, die Glieder nicht nach einem festen Reiz-Reaktions-Schema zu bewegen, sondern gemäß einer geistig entworfenen Form. Auch dies ist ja ein Vermögen, das wir am Künstler bewundern: seine Glieder gemäß den innerlich vorgebildeten Gestalten zu deren Ausführung zu leiten und so eine nur vage vorgestellte in eine reale, stoffliche und bestimmt geformte Gestalt zu überführen. Dieses Gestaltungsvermögen, in dem etwas zu etwas anderem gemacht, verwandelt und geformt wird, nannten die Griechen »poiesis«, und darin ist impliziert, dass der menschliche Leib als Gestaltender selbst »poietisch«, künstlerisch verfasst ist.

Damit ist freilich zunächst eher die klassische, die Form betonende Auffassung der Kunst bezeichnet. In jedem künstlerischen Prozess liegt aber weiter die Möglichkeit, gefühlsmäßig Erlebtes auszudrücken, und das heißt ganz wörtlich: nach draußen zu bringen, es sich äußerlich gegenüberzustellen, es in die Distanz des sichtbaren Bildes zu rücken. Denn im Bild kehren nicht nur innere Bilder wieder, sondern auch die Ausdrucksgestalten und Gefühlstöne des Erlebens, die sich in den Farben, Formen und Motiven des Bildes niederschlagen. Das Bild hat die Eigenschaft, die Empfindungen seines Schöpfers widerspiegeln zu können, mag dies nun in sehr sublimierter oder in spontan-expressiver Weise geschehen. Und zugleich bedeutet jedes Gestalten eines empfundenen Gefühls auch einen Prozess des Ordnens, Feststellens und damit Zur-Ruhe-Bringens von Bedrängendem oder Aufwühlendem im eigenen Inneren.

Die Wirkung, die das so entstandene Bild nun auf den Betrachter ausübt, ergibt sich wesentlich daraus, dass er seinerseits an ihm seine Einbildungskraft betätigen kann – weshalb die Kunst ja oft gerade im Andeuten und Weglassen besteht, das der Imagination Raum lässt. Die Wirkung entsteht weiter aus den Leib- und Gefühlsempfindungen, die das Bild auch im Betrachter wachruft – seit der Entdeckung des neuronalen Spiegelsystems lässt sich dies auch auf neurobiologischer Ebene nachweisen (Freedberg und Gallese 2007). Wir spüren das Beklemmende in Edvard Munchs Bild »Der Schrei«, weil wir die gesehene Gestalt in entsprechende leibliche Bewegungsimpulse übersetzen, weil wir uns selbst unwillkürlich ein wenig so fühlen, als seien wir selbst die Person, der sich der Schrei entringt. Wir nehmen den Schwung des Pinsels oder die feinen Tüpfelchen auf dem Bild unterschwellig so wahr, als hätten wir den Pinsel selbst in der Hand. Die besondere, über das Bild vermittelte Kommunikation zwischen Künstlerin und Betrachter liegt also darin, dass das ursprünglich von der Künstlerin Imaginierte, Empfundene und Erlebte im Bildbetrachter seinerseits ähnliche oder verwandte Imaginationen und Empfindungen auslöst.

Diese Überlegungen zur Anthropologie des Bildes und seiner Entstehung vermitteln eine andere Konzeption, als es die romantische Vorstellung einer Schöpfung aus den unbewussten Tiefen der Seele nahelegt. Künstlerische Tätigkeit ist nicht reiner Akt der Spontaneität. Jedes Bild setzt schon im Betrachten, erst recht aber im Schaffensprozess die Fähigkeit der Fiktionalität, die Erfassung des Als-ob voraus. Es entsteht in einem Möglichkeitsraum, der durch die Kraft der Vorstellung und Imagination eröffnet wird und der dem Menschen die Freiheit des Als-ob, des Spiels und einer vom unmittelbaren Realitätsdruck befreiten Kreativität gibt. Das Bild entspringt unserem Möglichkeitssinn. Zugleich ist jedes Bild bereits intersubjektiver Natur, denn es enthält im Entstehen wie im Betrachten implizit die gemeinsame Aufmerksamkeit (joint attention) auf das Dargestellte. Jedes Bild ist ein Kommunikationsangebot an den Betrachter, der mit dem Bildschöpfer – selbst wenn er nicht anwesend ist – »in die gleiche Richtung blickt« und dabei nicht nur die geschaffenen Gestalten und Motive wiedererkennt, sondern auch ihren Ausdruck mimetisch in sich nachbildet und nachempfindet.

2.2 Das Bild der Kunsttherapie

Diese Überlegungen geben uns Hinweise auf die Rolle des künstlerischen Ausdrucks für psychisch kranke Menschen. Namentlich psychotische Patienten werden von inneren Bildern, wuchernden Assoziationen und intensiven äußeren Eindrücken überschwemmt, für die unsere alltägliche Sprache keine geeigneten Worte zur Verfügung stellt. In dieser Lage eröffnet ihnen das Bild eine abgegrenzte Sonderwelt, in der sie ihren bedrängenden, namenlosen Erlebnissen eine nicht-verbale Form und Gestalt geben können. Es ist gerade die eigentümliche Stellung des Bildes zwischen Sein und Nicht-Sein, die es zu einem Raum für das sonst Unsagbare, das Unwirkliche und das Schreckliche macht; zu einem Spiegel, in dem sich der Patient in seinem Erleben und Erleiden doch selbst wiedererkennen kann.

Psychisch kranke Menschen sind andererseits nur eingeschränkt in der Lage, auf ihre Umgebung aktiv Einfluss zu nehmen und in der gemeinsamen sozialen Realität zu agieren. Ihre Handlungsfreiheit ist mehr oder minder schwer beeinträchtigt. Nun bedeutet die künstlerische Gestaltung, wie wir sahen, zunächst die Freiheit, über den eigenen Körper und das Material zu verfügen und einen inneren Entwurf auch zu einer sichtbaren Ausführung zu bringen. Unabhängig davon, wie gut dies gelingt – den Raum des Bildes kann der Kranke oft leichter gestalten als die bedrohliche äußere Realität. So vermittelt die bildnerische Tätigkeit auf einfache Weise ein Erlebnis von Selbstwirksamkeit: Entwurf, Aktion und sichtbares Ergebnis schließen sich zu einem Kreis.

Statt sich mit der oft bedrohlichen Alltagsrealität direkt zu konfrontieren, kann der Kranke im bildnerischen Gestalten eine andere Wirklichkeit betreten, zu der er durch seine Imagination Zugang hat – das eigentümliche Zwischenreich der Kunst, des Als-ob. Wenn der Mensch dort frei wird, wo das Wirkliche seinen Ernst verliert, wie Schiller (1795/1967) sagt, wo wir uns also im Spiel, in der Kunst vom unmittelbaren Realitätsdruck emanzipieren können, dann liegt darin auch für psychisch Kranke ein Weg, die Freiheit des Spiels mit den eigenen Möglichkeiten wiederzugewinnen.

Zugleich wird das Bild zu einem – wenn auch indirekten – Signal und einem Kommunikationsangebot für die anderen. Denn die präverbale Welt des Ausdrucks, der Farben und Formen ist uns allen gemeinsam, selbst wenn wir nicht die gleiche Sprache sprechen. Gerade die indirekte Weise der Mitteilung ist für psychisch kranke Menschen oft die Möglichkeit, in einer geschützten Weise mit anderen in Kontakt zu treten. Statt der häufig belastenden unmittelbaren Konfrontation der Blicke ausgesetzt zu sein, erlaubt es das Bild, die Blicke zu parallelisieren, in die gleiche Richtung zu blicken und damit die personale Grundsituation der frühen Kindheit als sichere Basis wiederzufinden. So stellt das Bild eine einzigartige Brücke zur Welt des Kranken dar, die allerdings nicht einfach von vorneherein offensteht: Es kommt darauf an, die Möglichkeit dieser Brücke zu erkennen, ihre Entstehung zu fördern und zu begleiten. Dies ist die Aufgabe der künstlerischen Therapien.

Ihre wohl wichtigste Grundlage ist der innere Zusammenhang von Kreativität und Emotionalität: Sowohl der kreative als auch der emotionale Ausdruck stellen eine verbindende Beziehung zwischen Innen und Außen, Selbst und Anderem her. Gefühle enthalten eine Erlebnis- und eine Ausdruckskomponente: Ihre leibliche Resonanz in Form von Psychomotorik, Muskelspannung, Herz-, Atemrhythmus usw. wirkt nach innen und nach außen zugleich. In Gefühlen nehmen wir eine persönlich bedeutsame Situation leiblich, ganzheitlich und bewertend wahr. Zugleich sind Gefühle immer auch interpersonale Signale, die leiblich-empathisch verstanden werden. Ihr Ausdruck wird zum Eindruck, den sie im Anderen auslösen. Gefühle sind die primäre Sprache der menschlichen Kommunikation.

So betrachtet setzt sich im kreativen Akt fort, was in der mimischen und gestischen Expressivität begonnen hat: Die Gestaltung intensiviert die im Gefühlsausdruck erlebte Resonanz nach innen und nach außen hin. Künstlerische Therapien sprechen nicht nur die sensorische und atmosphärische Wahrnehmung an, sondern auch das propriozeptive Leibempfinden, das unmittelbar mit dem emotionalen Erleben verknüpft ist. Damit fördern sie die Selbstwahrnehmung, den intuitiven Selbstsinn. Gerade dort, wo der unmittelbare Ausdruck gehemmt ist, stellt das künstlerische Medium einen über den Leib hinausreichenden Ausdrucksraum zur Verfügung. Zugleich richten sich die kreativen Gestaltungen indirekt an andere, seien es Therapeuten oder andere Beteiligte. Der potenzielle Betrachter ist Teil der kreativen Äußerung; seine innerlich vorweggenommenen oder auch tatsächlichen Antworten wirken bei der Entstehung jedes Bildes oder anderer Gestaltungen mit. So werden die Strukturen, Bewegungen und Farben des Bildes zu Trägern eines emotionalen Erlebens, das Künstler und Betrachtende, Patienten und Therapeuten miteinander verbindet. Die Kunsttherapie vermag dieses Erleben ins Bewusstsein zu heben und die Bilder schließlich auch als Basis für die verbale Kommunikation zu nutzen. Sie eröffnet damit einen Zugang zu verborgenen Erlebnissen und Anteilen der Patienten, und ihre Botschaften bleiben nicht ungehört.

Literatur

Boehm G (1994). Die Wiederkehr der Bilder. In: G Boehm G (Hg), Was ist ein Bild? München: Fink; S. 11–38.

Freedberg D, Gallese V (2007). Motion, emotion and empathy in esthetic experience. *Trends in Cognitive Sciences, 11*(5): 197–203.

Fuchs T (2000). Leib, Raum, Person. Entwurf einer phänomenologischen Anthropologie. Stuttgart: Klett-Cotta.

Fuchs T (2002). Der Begriff der Person in der Psychiatrie. Nervenarzt, 73: 239–246. Wiederabgedruckt unter dem Titel: Maske, Selbst, Selbstentfremdung. Zur Anthropologie und Psychopathologie der Person. In: T Fuchs (2002). Zeit-Diagnosen. Philosophisch-psychiatrische Essays. Kusterdingen: Die Graue Edition; S. 135–163.

Fuchs T (2008). Das Bild als Spiegel. In: P Martius, F von Spreti, P Henningsen (Hg), Kunsttherapie bei psychosomatischen Störungen. München: Urban & Fischer bei Elsevier; S. 27–32.

Jonas H (1973). Homo pictor. Von der Freiheit des Bildens. In: H Jonas (Hg), Organismus und Freiheit. Ansätze zu einer philosophischen Biologie. Göttingen: Vandenhoeck & Ruprecht; S. 226–257.

Musil R (1930/2013). Der Mann ohne Eigenschaften. München: Anaconda.

Schiller F (1795/1966). Über die ästhetische Erziehung des Menschen, 15. Brief. München: Hanser.

Spaemann R (1996). Personen: Versuche über den Unterschied zwischen »etwas« und »jemand«. Stuttgart: Klett-Cotta.

THOMAS HELLINGER

3 Struktur künstlerischen Handelns

3.1 Die Tradition des Bildermachens

Bei der Konferenz »The Big Question: Art/Not Art?«, die am 27. Februar 1978 in der University of Minneapolis stattfand, sagte der Künstler Philip Guston (2013) in seinem Vortrag im Jahr 1978:

> »Ich denke, das zu sehen, ist der wahrscheinlich mächtigste Wunsch eines Malers, eines Bildermachers. Zu sehen, was der Kopf denken und sich vorstellen kann, dies für sich selbst zu realisieren, durch sich selbst, so konkret wie nur möglich. Ich denke, das ist das stärkste und gleichzeitig auch archaischste Verlangen, das es schon seit fünfundzwanzigtausend Jahren gibt, ununterbrochen.« (S. 58)

Guston beschreibt die Triebkraft künstlerischen Handelns: das Sichtbarmachen dessen, was wir uns vorstellen, was wir denken, und letztendlich was wir mit all unseren Sinnen wahrnehmen. Und er spricht vom Bildermachen. Als bildender Künstler, genauer als Maler und »Bildermacher«, werde ich die Prozesse untersuchen, die mir dabei wesentlich erscheinen. Mein Fokus gilt den gezeichneten und gemalten Bildern, die auf einem zweidimensionalen materiellen Träger entstehen.

Die Vielzahl künstlerischer Ansätze in der heutigen Zeit, deren Ausdruck sich – neben den klassischen Disziplinen – der Medien bedient, die unsere heutige Industrie- und Mediengesellschaft hervorgebracht hat, erscheint unüberschaubar. Gleichwohl sehe ich, dass bei aller Unterschiedlichkeit die Frage der Sichtbarkeit, des Sichtbarmachens und der daraus resultierenden Erkenntnis im Mittelpunkt künstlerischen Handelns steht. Selbst die Konzeptkunst, die in den 60er-Jahren des letzten Jahrhunderts die Vorherrschaft des Visuellen infrage stellte und die damit die Objekte in der Kunst entmaterialisierte, verweigerte sich nicht der Vorstellung, dass eine schriftlich formulierte Idee auch realisiert werden kann. Dies mussten jedoch nicht zwangsläufig die Ideengebenden ausführen, sondern sie konnten ebenso von den Rezipienten bewerkstelligt werden. Dabei weisen die Kunstschaffenden dem Publikum eine neue, aktivere Rolle zu, die heute mit dem Phänomen des Partizipatorischen in der Kunst häufig in Erscheinung tritt.

Eine Parallele und in gewisser Weise eine Fortführung findet die Konzeptkunst der

1960er-Jahre in der digitalen Netzkunst heute. Für diese stellt die Partizipation eine Grundvoraussetzung dar. Denn das Medium »Internet« muss in seiner Beschaffenheit als körperlos bezeichnet werden. Die Künstlerinnen, die mit diesem Medium arbeiten, haben demnach gar nicht mehr die Wahl, ihre Vorstellung in ein haptisches Material zu übersetzen. Die Bedeutung des Netzes basiert auf der möglichen weltumspannenden Kommunikation und ist ohne die Partizipation unterschiedlicher sozialer Gruppen nicht denkbar. Das Kunstwerk existiert nur dann, wenn der Rezipient »online« ist.

Inzwischen versuchen Hightech-Unternehmen mithilfe von Künstlicher Intelligenz Kunstwerke zu generieren. Der Ehrgeiz besteht darin, dass Algorithmen Kreativität entwickeln. In seinem Buch »Die Kunst der Zukunft« schreibt Hanno Rauterberg (2021): »Ein künstlich intelligentes System wäre erst dann in einem umfassenden Sinne kreativ, wenn es sich selbst als schöpferisch wahrnehmen und auch so beschreiben könnte« (S. 35 f.). Um »Kunstwerke« errechnen zu können, muss der Computer allerdings von Menschen mit einer großen Datenmenge gespeist werden. Diese werden dann von Algorithmen verarbeitet, die ebenfalls von Menschen programmiert wurden. Dabei stellt sich die Frage, ob ein künstlich-intelligentes System überhaupt seine eigenen kreativen Prozesse wahrnehmen und beurteilen kann. Interessant ist, dass die errechneten Ergebnisse wiederum durch Drucke auf Leinwand materialisiert werden oder als »digitale Originale« auf dem Kunstmarkt hohe Preise erzielen. Dies zeigt die Sehnsucht der Menschen nach dem materiellen Bild und dem Original.

In meinen Ausführungen komme ich deshalb wieder auf die lange Tradition des Bildermachens zurück, die von Philip Guston als »archaisches Verlangen« bezeichnet wird. Dabei werde ich, neben der kulturellen bzw. kunstgeschichtlichen Einbindung und den darauf basierenden Sehgewohnheiten, besonders auf die Struktur bildnerischen Arbeitens eingehen. Der Blick der Betrachtenden auf das Bild ist dabei ebenso wichtig wie der Blick der Künstler. Der Raum im Bild, das Bild als Medium, die Form als Inhaltsträger, das Verhältnis von Bildidee und Material und der Prozess der Formfindung werden in den einzelnen Kapiteln untersucht.

3.2 Der Raum im Bild

Kunstwerke sind immer Träger von Zeichen. Die gestaltete Form und der kulturelle Kontext bestimmen deren Lesbarkeit. Beim Betrachten verknüpfen sich gesellschaftliche Prägungen mit persönlichen Seherfahrungen. So können wir Kunstwerke lesen und durch sie kommunizieren. Die Kunst verschiebt oder unterläuft jedoch immer wieder die tradierten Zeichensysteme und schafft so neue Bilder, die unsere Wahrnehmung irritieren sowie letztendlich verändern.

Die Menschen schaffen mit den Kunstwerken Objekte, die im kulturellen wie im religiösen Zusammenhang Bedeutung transportieren, unter Umständen bestimmte festgelegte Funktionen übernehmen und schließlich als kulturelles Gedächtnis in uns weiterleben. Sind sie einmal in der Welt, verändern sie sich nicht mehr in ihrer materiellen Gestalt, außer dass Alterungsprozesse oder ungünstige Umwelteinflüsse zu Veränderungen und Schäden führen können. Und dennoch verändert sich die Wahrnehmung der Bilder im Laufe der Zeit. Sie finden einen neuen Ort, werden in veränderten Situationen wahrgenommen, werden vielleicht millionenfach reproduziert oder landen heutzutage im Internet, jederzeit als Lichtpunkte abrufbar.

Ebenso verändern sich die Menschen, die die Bilder ansehen. Und da wir mit Bildern leben und die Welt in Bildern verstehen, erscheint der Mensch als »Ort der Bilder«. Diesen Zusammenhang hat Hans Belting (2001) in seinem Buch »Bild-Anthropologie« beschrieben.

> »Im anthropologischen Blick erscheint der Mensch nicht als Herr seiner Bilder, sondern – was etwas ganz anderes ist – als ›Ort der Bilder‹, die seinen Körper besetzen: Er ist den selbst erzeugten Bildern ausgeliefert, auch wenn er sie immer wieder zu beherrschen versucht. Seine Bilderzeugnisse aber beweisen, dass der Wandel die einzige Kontinuität ist, über die er verfügt.« (S. 12)

Bilder können zwar schmückende Funktionen haben bzw. im Laufe der Zeit entwickeln, in ihrem Ursprung haben sie aber die Funktion, kulturelle Erfahrungen und deren Bedeutung in einem Medium transformiert sichtbar zu machen. Ernst Gombrich (1995) schreibt mit Blick auf Entwicklungen in der Kunstgeschichte: »Die Geschichte der Kunst ist nicht die Geschichte technischer Fortschritte, sondern die Geschichte sich wandelnder Vorstellungen und Bedürfnisse« (S. 44). Dies zeigen Bilder, die seit Jahrtausenden vom Menschen geschaffen wurden, von den ersten Höhlenmalereien bis in die Gegenwart.

Beim bildnerischen Arbeiten auf einer begrenzten Fläche entstehen räumliche Beziehungen innerhalb derselben. Wenn eine horizontale Linie gezeichnet wird, können wir die einfachste Form einer Landschaft sehen. Eine gestaltete Figur erzeugt eine räumliche Situation, und umgekehrt zeigen uns mögliche Raumangaben im Bild etwas über Größe und Position einer Figur. Mehrere Formen auf der Bildfläche stehen immer in einem räumlichen Zusammenhang und Farbe schafft ebenfalls Raum. Alles, was sich innerhalb der Bildgrenzen ereignet, bedingt sich gegenseitig und trägt zur Bildwirkung bei.

Die Bildfläche wird durch die Gestaltung transformiert, und dabei entsteht eine räumliche Illusion, ein Illusionsraum, der etwas darstellt, was eigentlich nicht vorhanden ist. Dabei ist die Struktur des dargestellten Bildraums wesentlich für die Bildwirkung und den daraus resultierenden Rezeptionsprozess. Immer wieder gab es in der Kunstgeschichte fundamentale Veränderungen der Raumauffassung im Bild. Ich erinnere nur an Giotto, der am Übergang vom 13. ins 14. Jahrhundert in seinen Fresken durch die Neuordnung des Bildraumes einen Handlungsspielraum für seine Figuren öffnete. Der Bildraum wurde zum Handlungsraum für das Bildgeschehen (→ Abb. 3-1).

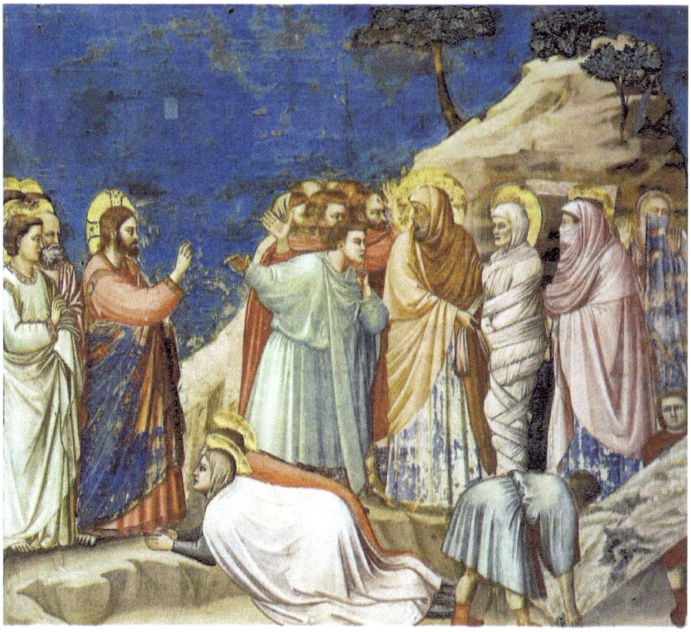

Abb. 3-1: Giotto di Bondone, »Die Auferweckung des Lazarus«, *um 1303/1305, Fresko, ca. 185 × 200 cm, Padua, Arenakapelle.*

Mit der Erfindung der zentralperspektivischen Darstellung durch den italienischen Bildhauer und Architekten Filippo Brunelleschi im Jahr 1410 etablierte sich eine Raumvorstellung in der europäischen Malerei, die in ihrer wesentlichen Bildauffassung von der Renaissance bis zum Beginn des 20. Jahrhunderts Gültigkeit besaß. Erst Paul Cézanne und die Maler des Kubismus unterbrachen das bisher erzeugte Raumkontinuum, in dem die Beziehungen der einzelnen Formen geregelt waren, und begründeten eine Bildwirklichkeit, die vom Betrachterstandpunkt unabhängig war. Der Bildraum wurde nicht mehr von den Vorstellungen einer zentralperspektivischen Ordnung bestimmt, sondern die Bildfläche selbst wurde zum Gegenstand der Malerei mit autonomen, auf sich selbst verweisenden bildnerischen Gesetzmäßigkeiten (Hellinger 2010). Dazu schreibt der Philosoph Franz Littmann (2007):

> »Ab sofort gab es keinen unveränderlichen, alles erfassenden Blickpunkt mehr. Stattdessen wurden viele Beobachtungen gleichzeitig angestellt. Der Bildbetrachter war nicht mehr bloßer Registrator von Sinnes- und Wahrnehmungsdaten, sondern musste, wie in der naturwissenschaftlichen, experimentellen Forschung, Berechnungen anstellen, Beobachtungen vergleichen und Schlüsse ziehen.« (S. 7)

3.3 Das Bild als Medium

Wir erleben unsere Umwelt, erkennen Zusammenhänge und bewerten diese. Daraus können gedankliche Entwürfe und Bildideen entstehen, sich aber auch innere Bilder prägen und Emotionen hervorgerufen werden. Alles kann zum wichtigen Impuls werden und am Beginn einer künstlerischen Handlung stehen. Mit der Umsetzung in ein sichtbares Medium gibt es ein Gegenüber, eine erlebbare Realität, die von Beginn an unsere Vorstellungen spiegelt. Dieses Gegenüber erweist sich im Vergleich zu den gedanklichen Bildentwürfen als etwas Gegensätzliches, denn die dem jeweiligen Material innewohnenden Eigenschaften und Ausdrucksqualitäten sowie der individuelle Umgang damit bestimmen den visuellen Eindruck. Am Ende ist die Bildidee im Medium aufgehoben.

Das Medium Bild tritt uns als Körper gegenüber. Es hat neben der materiellen auch eine mentale Eigenschaft, das heißt, es existiert in unserer Vorstellung, in inneren Bildern, wie z. B. Erinnerungen, Träumen oder Visionen. Die äußeren Bilder, die wir wahrnehmen, beziehen sich immer auf etwas Abwesendes, wovon wir nur das Bild wahrnehmen. John Berger (1982) schreibt dazu:

> »Sichtbar sein heißt anwesend sein: Wer abwesend ist, ist unsichtbar. Eine Stimme, ein Duft oder irgend etwas mikroskopisch Kleines kann anwesend und dennoch unsichtbar sein, nicht umständehalber, sondern seiner Natur wegen. Die Funktion der Malerei ist es, eine Abwesenheit mit dem Schein der Anwesenheit zu füllen.« (S. 227)

Verändern wir den Fokus und betrachten die Bildfläche aus der Perspektive des Produzenten während des Herstellungsprozesses, können wir von einem Experimentierfeld sprechen, einem geschützten Raum, in dem erprobt und geforscht werden kann. Denn das, was wir schließlich betrachten, entsteht in einem mehr oder weniger langen Prozess, der die unterschiedlichsten Stadien und Veränderungen durchlaufen hat. Dieser komplexe Vorgang hat mit dem Gegensatz zu tun, der sich zwischen der Bildidee und der Materialität des Bildes auftut.

3.4 Der Prozess der Formfindung

Die Materie – in der Malerei der Bildträger und das Farbmaterial bzw. die Beschaffenheit des Stiftes in der Zeichnung – ist die Voraussetzung, um etwas zu gestalten. Im künstlerischen Prozess wird das Material geformt. Die Eigenschaften desselben sind zwar Grundlage für das Erscheinungsbild, aber sie treten hinter der Form zurück. Das Material wird transformiert, wird Träger von etwas, das in der Vorstellung existiert, aber erst durch die Form sichtbar wird. Philip Guston sagt: »Malen heißt, eher, etwas in

Besitz zu nehmen als etwas abzubilden« (zit. nach Schwarz 2013, S. 93). Damit verweist er auf das Phänomen, dass das Abzubildende immer in eine Form umgesetzt wird, die letztlich dem Bildkörper innewohnt.

Der Prozess der Bildherstellung wird oft mit einem Zwiegespräch verglichen, im Sinne eines Gesprächs zwischen zwei Personen. Auch im religiösen Zusammenhang wird dieser Begriff benutzt, wenn etwa von einem Zwiegespräch mit Gott gesprochen wird, von dem wir allerdings nicht wissen, ob er überhaupt existiert. Was bedeutet aber ein Zwiegespräch mit der Fläche, die mit einem Material bearbeitet wird?

Indem die Künstlerinnen das Material formen, vertrauen sie diesem ihre Bildidee an, um sie sichtbar werden zu lassen. Und erst in der Sichtbarkeit durch das Material kommen sie zu einer Beurteilung der Form. Jeder formale Eingriff führt zu einer Veränderung des Bildes und zu einer Neubewertung des sichtbaren Gegenübers. Mit der ersten Setzung im Bild beginnt diese Art Zwiegespräch. Alles weitere baut darauf auf, entwickelt sich in der Folge.

Mit den ersten Strichen, Punkten und Umrisslinien bzw. Farbformen und Farbflächen entstehen Setzungen, aneinandergereihte Zeichen, die in ihrem Wesen abstrakt sind. Das Zusammenspiel der abstrakten Zeichen erzeugt eine Bildwirklichkeit, die sich zu einem Abbild, vielleicht zu einer Figur verdichtet, aber auch in abstrakten Formen oder Rhythmen in Erscheinung treten kann. Je deutlicher die erzeugte Bildillusion uns gegenständliche Situationen erkennen lässt, desto stärker verschwinden die abstrakten Zeichen in unserer Wahrnehmung. Paul Cézannes späten Bilder zeigen dieses Gleichgewicht zwischen den beiden Aspekten (→ Abb. 3-2). Es sind gegenständliche Abbildungen, bestehend aus gut erkennbaren einzelnen zusammengefügten Farbformen. Aus diesen entsteht ein Flächengebilde zusammenhängender Teile, das sich aus der Farbmodulation entwickelt und eine autonome Bildstruktur darstellt.

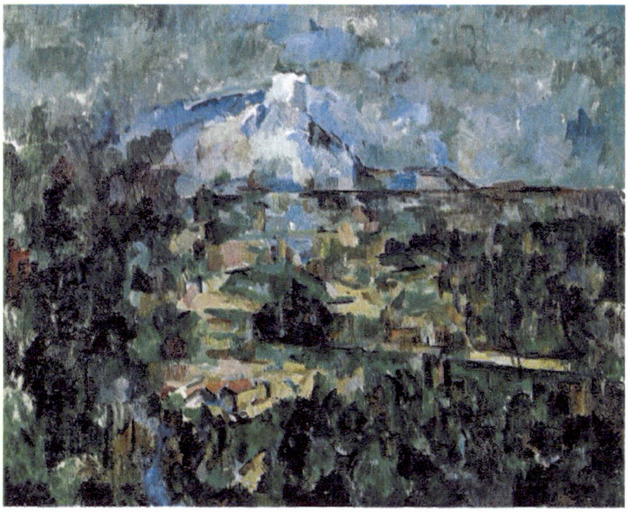

Abb. 3-2: Paul Cézanne, »La Montagne Sainte-Victoire«, *um 1904/1906, Öl auf Leinwand, 60 × 72 cm.*

Beim Betrachten von Bildern können wir einerseits entdecken, inwieweit sich die abstrakten Zeichen in den Dienst der Abbildung stellen oder als eigenständige Bildchiffren wirksam werden, andererseits erleben wir, dass neben dem erkennbaren Bildzusammenhang das eingesetzte Material eine elementare Wirkung auf unsere Wahrnehmung entfaltet. Dessen Eigenschaften können die Bildwirklichkeit dominieren und so dem Bild andere wichtige Impulse verleihen. Sie werden dann über das Dargestellte hinaus zum wesentlichen Inhaltsträger. Die in diesem Zusammenhang häufig benutzten Begriffe wie Klarheit, Strenge, Energie, Rhythmus, Spannung, Bewegung, Ruhe, Zartheit, Opulenz, Sinnlichkeit, um nur einige zu nennen, beschreiben neben der emotionalen Reaktion auf die Formen der Gestaltung meistens auch die Wirkung des geformten Materials.

Was hier in Einzelaspekten beschrieben wurde, ist ein komplexer Prozess. Der Maler Francis Bacon schildert in den Gesprächen, die David Sylvester mit ihm zwischen 1962 und 1979 geführt hat, sehr detailliert und präzise seine Erfahrungen, Gedanken und Empfindungen, die aus seinen Malprozessen resultieren. Dabei spricht er immer wieder von der Notwendigkeit, feste Bildvorstellungen aufzugeben, von seiner Abhängigkeit vom Zufall und von der Unberechenbarkeit des Farbmaterials.

> »So habe ich neulich den Kopf von jemandem gemalt, und was die Augenhöhlen, die Nase, den Mund darstellte, waren, wenn man es genau untersucht, einfach Formen, die nichts zu tun hatten mit Augen, Nase, Mund; aber die Art, wie sich die Farbe von einer Kontur in die andere hineinbewegte, schuf eine Ähnlichkeit mit dem Menschen, den ich zu malen versuchte. Ich hörte auf. Einen Augenblick dachte ich, ich hätte nun etwas erhalten, das dem, was ich suchte, viel näher kam. Dann, am nächsten Tag habe ich versucht, das weiterzutreiben, es noch klarer herauszuarbeiten, noch näher heranzugehen, und ich habe das Bild vollständig verloren, weil eben ein solches Bild ein Seiltanz ist zwischen dem, was man figurative Malerei nennt, und der Abstraktion.« (Bacon, zit. nach Sylvester 1962, S. 13)

> »Ich glaube aber, daß man, ebenso wie bei der abstrakten Malerei, unabsichtlich Zeichen auf die Leinwand setzt, die geheimnisvolle Wege andeuten, auf denen man die Wirklichkeit einfängt, der man nachjagt. Wenn mir etwas gelingt, gelingt es von dem Augenblick an, in dem ich nicht mehr bewußt weiß, was ich tue. Ich habe oft festgestellt, daß ein Gegenstand, wenn ich einer Vorstellung im Sinne des mehr Abbildhaften genauer gefolgt bin, höchst banal geworden ist. Ich habe ihn dann aus lauter Wut und Verzweiflung durch unkontrollierte Pinselzüge, die ich auf das Bild setzte, völlig zerstört – und plötzlich habe ich dann entdeckt, daß das Ganze dem Bild, das ich einzufangen suchte, ähnlicher geworden ist, so wie es sich meinem visuellen Instinkt nach anfühlte. In meinem Fall ist es wirklich eine Frage, ob es gelingt, eine Schlinge auszulegen, mit der man die Realität in ihrem lebendigsten Augenblick einfangen kann.« (Bacon, zit. nach Sylvester 1966, S. 55)

In den Aussagen Bacons erfahren wir viel darüber, wie Malprozesse verlaufen können und wie sich das Verhältnis des Bildes zur Wirklichkeit darstellt. Letztendlich erfahren wir auch viel über das Entstehen von Kunst. Wenn dies auch nur ein möglicher Ansatz ist – der Prozess der Bildherstellung ist individuell sehr verschieden –, so verweist er doch auf wesentliche Aspekte, die der Struktur künstlerischen Handelns zugrunde liegen.

3.5 Gedanken aus dem Atelier

In diesem letzten Unterkapitel möchte ich einige persönliche Erfahrungen und Erkenntnisse aus meiner Arbeit als Bildender Künstler beschreiben. Die folgenden Ausführungen sind die Erfahrungsgrundlage der oben entwickelten Gedanken.

Das Bildermalen ist für mich eine Handlung mit offenem Ausgang. Die Anspannung am Anfang ist groß, ebenso die Erwartung. Das, was als vage Erscheinung in meiner Vorstellung auftaucht – wie eine Ahnung von etwas, das ich als Bild begreifen möchte, um es zu ergreifen, festzuhalten –, entgleitet mir andauernd, verdichtet sich zeitweise, ohne jedoch klare Konturen zu zeigen. Ich muss anfangen, die ersten sichtbaren Zeichen auf die Fläche zu setzen.

Dies bedeutet für mich, den vorhandenen Raum der Malfläche auszumessen, mir meinen Aktionsraum bewusst zu machen, in der eine erste Raumstruktur entsteht. Diese ist bestimmend für den weiteren Arbeitsverlauf und zeigt eine erste mögliche Bildordnung, die die weiteren gestalterischen Schritte beeinflusst und trägt. Zwischendurch scheint sie völlig zu verschwinden, wird überlagert durch neu hinzugekommene Bildelemente, durch korrigierende Eingriffe, und bleibt doch immer spürbar. Am Schluss ist sie möglicherweise in veränderter Form wieder sichtbar und mitunter sogar bildbestimmend.

Die ersten Schritte sind wesentlich, weil sie eben bildbestimmend und deshalb oft mit dem Gefühl des Scheiterns verbunden sind. Das Scheitern ist überhaupt ein ständiger Begleiter ebenso wie die Spannung, von Überraschungen und unverhofften Wendungen getragen zu werden. Denn die bildnerische Arbeit ist mehr als das Ausführen handwerklicher Tätigkeiten, mehr als das Erreichen eines geplanten Ergebnisses. Es bedarf eines großen eigenen Vertrauens, Entscheidungen zu treffen, die unter Umständen paradox erscheinen und doch einen wesentlichen Impuls für die Bildentwicklung geben können.

Seit 2002 arbeite ich mit fotografischen Schwarz-Weiß-Vorlagen, die ich während des Malvorgangs auf die Bildfläche projiziere. Die Architekturansichten oder Bilder naturnaher Licht-Schatten-Phänomene werden am Computer auf ihre Hell-Dunkel-Struktur reduziert und zeigen am Ende eine abstrakte Raumstruktur. Bei der Projektion auf die bereits bearbeitete Bildfläche verbinden sich die hellen und dunklen Lichtformen mit dem jeweiligen Zustand des Bildes und führen mit der manuellen

Übertragung zu neuen Bildzuständen, die manchmal paradox erscheinen. Aber genau das ist die Funktion dieser »von außen« gegebenen Formimpulse. Sie verändern den Bildzustand, sorgen für Überraschungen und treiben so den Bildprozess voran.

Wenn ich mich ganz auf die bildnerische Arbeit einlasse, tue ich das als Mensch mit allen Stärken und Schwächen. Im Grunde male ich mich ein Stück selbst. Das scheint mir der Grund dafür zu sein, dass es gelegentlich den Anschein hat, als ginge es um Leben und Tod.

Bildzustände zu verändern kann in bestimmten Phasen zu einem existenziellen Akt werden, weshalb man durchaus davor zurückschreckt und vorsichtig kleinliche »Bildkosmetik« betreibt. Wohlwissend, dass dies sinnlos ist. Aber in diesem Moment ist man für mehr nicht bereit. Der radikale Schritt geschieht dann aus Verzweiflung oder Fatalismus oder Mut.

Emotionale Nähe, analytische Distanz, bildnerisches Denken und unbewusstes Handeln, dies alles sind wichtige Momente beim Herstellen von Bildern. Dabei kann meine Wahrnehmung je nach Stimmung präzise und konzentriert, aber auch flüchtig sein. Das gleichzeitige Arbeiten an mehreren Bildern ermöglicht mir, die unterschiedlichen Bildzustände während des Entstehungsprozesses zu vergleichen oder angefangene Bilder beiseitezustellen und ruhen zu lassen. Manchmal brauchen Bilder diese Zeit.

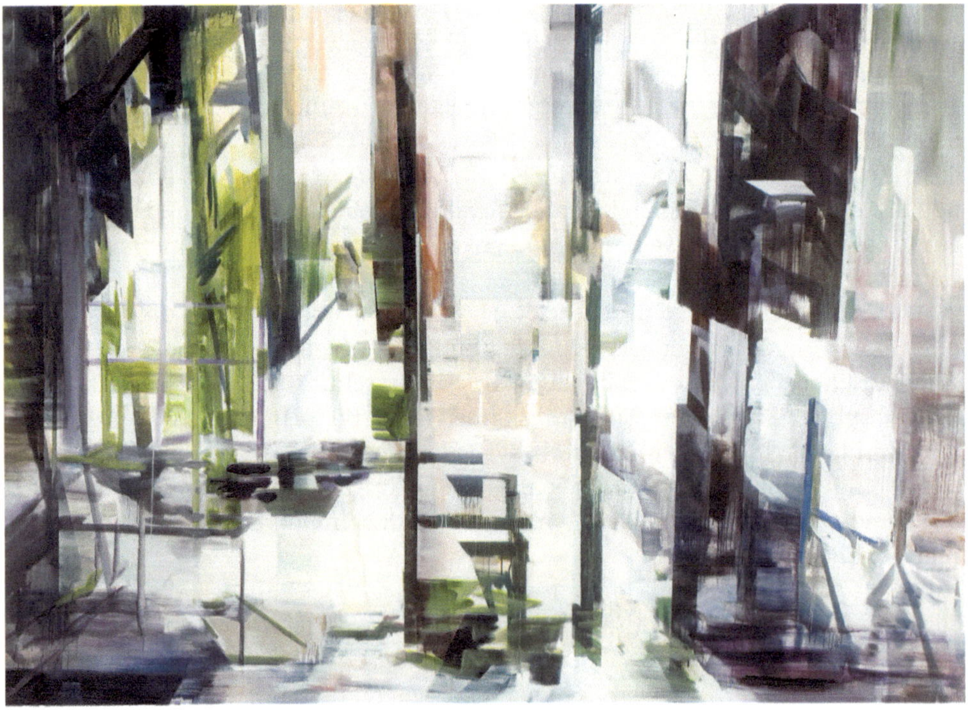

Abb. 3-3: Thomas Hellinger, ohne Titel, *2008, Öl auf Nessel, 180 x 230 cm. Foto: David Brandt.*

Auch der erste Blick beim Betreten des Ateliers kann wichtig sein. Die eigenen Bilder neu zu sehen, gibt mir Aufschluss über den momentanen Zustand und die weiteren Schritte. Und manchmal ist es der durch die Lichtprojektionen provozierte Zufall, der mir den Weg weist und für den ich offen bleiben muss. Die Arbeitsprozesse verlaufen unterschiedlich. Eine feste Regel gibt es nicht. Es hat durchaus etwas Magisches, wenn unerwartet das sichtbar wird, nach dem ich gesucht habe. Die Entscheidung, den bildnerischen Prozess zu beenden, fälle ich in dem Moment, wo es mir gelingt, mit unvoreingenommenem Blick die eigenen Arbeiten zu betrachten.

Philip Guston (2013) sagte in seinem anfangs erwähnten Vortrag:

> »Das Malen geschieht nicht auf einer Oberfläche, sondern auf einer Ebene, die man imaginiert. Da bewegt sich was im Kopf und Seele. Ist also überhaupt nichts Physisches. Eine Illusion vielmehr – ein Stück Magie, und darum ist, was man sieht, eben doch nicht das, was man sieht.« (S. 49)

Literatur

Belting H (2001). Bild-Anthropologie. München: Fink.

Berger J (1982). Das Kunstwerk. Der Ort der Malerei. In: Ders. (Hrsg.), Das Sichtbare und das Verborgene (S. 227–234). München: Carl Hanser.

Gombrich EH (1995). Die Geschichte der Kunst. Berlin: Phaidon.

Guston P (2013). Vortrag bei der Konferenz »The Big Question: Art/Not Art?« (gehalten 1978). In: Sylvester D, Ein Gespräch mit Philip Guston. Bern: Piet Meyer; S. 47–86

Hellinger T (2010). Der Bildraum als realer Illusionsraum. In: Sinapius P, Wendlandt-Baumeister M, Niemann A, Bolle R (Hrsg.), Bildtheorie und Bildpraxis in der Kunsttherapie (S. 119–130). Frankfurt: Peter Lang.

Littmann F (2007). Flüchtige Bewegungen zerstören die vertraute Sicht der Welt. In: Hellinger T (Hrsg.), Flüchtige Raumsequenzen. Ausstellungskatalog. Dresden: Sandstein.

Rauterberg H (2021). Die Kunst der Zukunft. Berlin: Suhrkamp.

Schwarz D (2013). Nachwort. In: Sylvester D (Hrsg.), Ein Gespräch mit Philip Guston. Bern: Piet Meyer.

Sylvester D (1986). Gespräche mit Francis Bacon. München: Prestel.

LUISE REDDEMANN

4 Künstlerische Verarbeitung und Kunsttherapie

»Ob sich kranke Anteile in der Künstlerpersönlichkeit erhalten oder ob eine Genesung eintritt – das Werk hat heilende Kraft« (Simenauer 1976, S. 1100). Es ist bekannt, dass viele Kunstschaffende in ihren Werken traumatische Erfahrungen verarbeiten und dass dies als Selbstheilungsprozess verstanden werden kann. Ziel dieses Kapitels ist es, einige Anregungen zu geben, künstlerisches Schaffen respektvoll als Überlebenskunst zu betrachten und möglicherweise daraus für therapeutische Ansätze zu lernen. Künstlerpersönlichkeiten können als Vorbilder und Anregende gelten, sodass das Kreative in den Menschen, die uns als Patienten begegnen, entdeckt, anerkannt und gefördert werden kann. Ich wähle, um dies zu verdeutlichen, das Schaffen einiger bekannter Kunstschaffenden des 20. Jahrhunderts aus. Eines Jahrhunderts, das durch den Verlust menschlicher Werte gekennzeichnet ist. Die Folgen davon erkennen wir immer mehr. Sie wirken auch in den nächsten Generationen weiter.

Die Werke, auf die ich hier eingehe, scheinen mir zwei unterschiedliche Räume zu eröffnen: Räume zu klagen, Verzweiflung zum Ausdruck zu bringen und auch Räume der Resilienz und Salutogenese.

4.1 Nelly Sachs (1891–1970)

»Alles beginnt mit der Sehnsucht«, so beginnt ein Gedicht von Nelly Sachs. Und mit diesen Worten wurde sie vom Nobelpreiskomitee vorgestellt, als sie 1966 den Nobelpreis für Literatur erhielt. Sehnsucht ist der Motor ihrer Gedichte, Sehnsucht nach Worten, die »an ihrer Quelle [...] die Horizonte in die wahren Himmel rücken können« (Sachs 2010). Sachs ist eine der bedeutendsten Dichterinnen des 20. Jahrhunderts, ihr Gedicht »Völker der Erde« wirkt wie ein Aufruf. 1940 verließ sie gemeinsam mit ihrer Mutter wegen der Bedrohungen durch den Nationalsozialismus mithilfe der schwedischen Schriftstellerin Selma Lagerlöf Deutschland und emigrierte nach Schweden. Dort lebte und arbeitete sie bis zu ihrem Tod 1970.

> »Fast wäre sie wie ihre Freundinnen Gertrud Kolmar und Helene Herrmann von den Nazis ermordet worden, und wir wüssten nicht einmal ihren Namen. Denn die spätere ›Dichterin jüdischen Schicksals‹ und Nobelpreisträgerin für Literatur erhielt den Befehl für den Abtransport und das Visum nach Schweden am selben Tag [...]. Mit 17 Jahren erlebte sie eine tiefe, aber hoffnungslose Liebe, die ihr Leben und Schaffen entscheidend beeinflusste; viele von ihren späteren Gedichten kreisen um den ›toten Bräutigam‹, der (nach Hilde Domin) 1940 von der Gestapo verhaftet und später ermordet wurde [...].« (Horsley 2014, o. S.)

Sie hat gelitten unter den Zuschauenden, »Unter deren Blicken getötet wurde« (Sachs 2010). Und sie kann ein weitverbreitetes Gefühl in Worte fassen: »Wie man auch einen Blick im Rücken fühlt / So fühlt ihr an euerm Leibe / Die Blicke der Toten« (Sachs 2010). Das Entsetzen über den Holocaust und ihre Jahre im Exil durchziehen ihr ganzes Werk.

1965 erhielt Nelly Sachs den Friedenspreis des Deutschen Buchhandels, den sie mit den Worten »Trotz aller Grausigkeiten der Vergangenheit, glaube ich an Dich« entgegennahm, und ein Jahr später gemeinsam mit dem israelischen Schriftsteller Samuel Josef Agnon den Nobelpreis für Literatur »für ihre herausragenden Werke, die das Schicksal Israels mit ergreifender Kraft und Ehrlichkeit interpretieren und wiedergeben« (Art Directory, o. J., o. S.).

> »Neben der harten Arbeit des Überlebens (Sachs arbeitete zeitweise als Wäscherin) und der anstrengenden Pflege der kranken Mutter begann sie, Gedichtzyklen und szenische Dichtungen zu schreiben. Trotz ihrer großen Produktivität wurde Sachs bis Ende der 50er-Jahre in der Bundesrepublik ignoriert. Die Schrecken der Vergangenheit suchten die fast Siebzigjährige noch einmal heim, sie brach 1960 zusammen.« (Horsley 2014, o. S.)

In ihrem Gedicht »Völker der Erde«, geschrieben 1948/1949, also bald nach dem Ende des Zweiten Weltkriegs und der NS-Zeit, geht es ihr um die Notwendigkeit, Sprache präzise zu nutzen und nicht mit ihrer Hilfe Unwahrheiten zu verbreiten: »Völker der Erde, / O daß nicht Einer Tod meine, wenn er Leben sagt – / und nicht Einer Blut, wenn er Wiege spricht – « Wir sollen die Worte »an ihrer Quelle« lassen. Worte könnten »Horizonte in die wahren Himmel rücken«, das ist ihre Hoffnung als Dichterin. Und sie ruft dazu auf, »nicht mit den Messern des Hasses / den Laut, der mit dem Atem zugleich geboren wurde«, zu zerschneiden. So setzte sie sich mit der auf ihr und dem israelischen Volk lastenden Schwere der Erfahrung des Holocaust auseinander und machte deutlich, dass diese Schwere alle Völker betrifft, also jeden Menschen.

Besonders eindrucksvoll scheinen mir die Sätze »O dass nicht einer Tod meine, wenn er Leben sagt – / und nicht einer Blut, wenn er Wiege spricht –« Es fallen die Gedankenstriche auf, vor allem der letzte am Ende des Gedichts löste bei mir den Impuls aus, ihn zu entfernen, bis ich verstand, dass Nelly Sachs damit Ungewissheit ausdrücken möchte. Eine Ungewissheit, die sich inzwischen erneut in bittere Wahrheit verwandelt hat, und eine, die viele schwer belastete Patienten ertragen müssen.

4.2 Rainer Maria Rilke (1875–1926)

Als junges Mädchen war ich – wie viele meines Alters – begeistert von Rilkes Gedicht über den Panther, in dem es heißt:

> »Ihm ist, als ob es tausend Stäbe gäbe / und hinter tausend Stäben keine Welt / Der weiche Gang geschmeidig starker Schritte, / der sich im allerkleinsten Kreise dreht, / ist wie ein Tanz von Kraft um eine Mitte, / in der betäubt ein großer Wille steht.« (Rilke 2020, S. 485)

Viele meiner Generation erkannten sich darin, das Gebrochene und die Kraft, die nach einem Leben in größerer Freiheit strebte. Rilke schrieb dieses Gedicht im Alter von 27 Jahren, als er in Paris weilte und sich von inneren Fesseln zu befreien begann. Er kann mit dem eingesperrten Panther fühlen, dem er im Jardin des Plantes begegnet. Und vielleicht ist es kein Zufall, wenn er in der fünften Duineser Elegie zu den Gauklern auf Pariser Plätzen zurückkehrt und fragt: »Wer aber *sind* sie, sag mir, die Fahrenden, diese ein wenig / Flüchtigern noch als wir selbst, die dringend von früh an / wringt ein *wem, wem* zu Liebe / niemals zufriedener Wille?« (Rilke 2020, S. 789). Sind sie Vertreter von Hoffnung auf Freiheit? Darum hat Rilke wohl lebenslang gerungen, denn er weiß: »... schon das frühe Kind / wenden wir um und zwingens, dass es rückwärts / Gestaltung sehe, nicht das Offene, das / im Tiergesicht so tief ist. Frei von Tod« (Rilke 2020, S. 798).

Rilke hat den Lesenden trotz seiner schwierigen Sprache viel zu sagen, insbesondere zum Thema (früh-)kindliche Traumatisierung. Der Psychoanalytiker Erich Simenauer hat aus Anlass des 100. Geburtstags von Rilke eine lesenswerte Studie über ihn vorgelegt, die 1976 in der »Psyche« publiziert wurde. Anders als Simenauer, der sich ausschließlich in der damals vorherrschenden Herangehensweise auf Rilkes innerseelisches Konfliktpotenzial bezieht, beschäftigt mich Rilkes Traumageschichte und wie er die aus heutiger Sicht gravierenden traumatischen Erfahrungen verarbeitet hat. Für ihn dürfte das Schreiben, und besonders das der Duineser Elegien, Selbsttherapie gewesen sein. Er schreibt, dass seine »Arbeit eigentlich nichts anders als eine derartige« – sprich analytische – »Selbstbehandlung« (zit. nach Simenauer, S. 1096) gewesen sei. Ein langer selbsttherapeutischer Prozess – Rilke schrieb an den Elegien über zehn Jahre.

Diesen selbsttherapeutischen Prozess beginnt Rilke in der ersten Elegie mit einer Klage: »Wer, wenn ich schreie, hörte mich denn aus der Engel / Ordnungen?« (Rilke

2020, S. 777). Simenauer nennt Rilke einen Einsamen, auf sich Geworfenen, der Mitleid zynisch von sich gewiesen habe. Er sei ein Gefangener seiner Hemmungen gewesen und ein Opfer seiner seelischen Konflikte bis in die Leiblichkeit hinein (Simenauer 1976, S. 1082). Rilke klagte viel über diverse Krankheiten: Mattigkeit und Schreckhaftigkeit, Kopfschmerzen, langwierige Zahnleiden.

> »Eine Unzahl hypochondrischer Leidenszustände mit körperlichen Übelzuständen wechseln ab mit Angstzuständen und Phobien. Furcht vor Identitätsverlust, Absenzen wie im petit mal, sensorische Störungen und solche des Gedächtnisses und der Zeitwahrnehmung sind dokumentiert. Rilke glaubte, das Entsetzliche mit jedem Luftpartikel einatmen zu müssen [...] Der depressive Anteil an seiner Struktur kommt in der von ihm beklagten Hilflosigkeit und Hoffnungslosigkeit zum Ausdruck.« (Simenauer 1976, S. 1082 f.)

Im Gegensatz zu Simenauer, der, wie erwähnt, von einer Konfliktpathologie ausgeht, verstehe ich Rilkes Schwierigkeiten als Ausdruck einer komplexen posttraumatischen Störung. Simenauer kommt zu dem Schluss, dass sich Urvertrauen bei Rilke aufgrund einer hochproblematischen Mutterbeziehung nicht entwickeln konnte. Wir nennen das, was Rilke erlebte, heute emotionale Vernachlässigung und psychische Gewalt und wissen besser als vor 40 Jahren, dass solche frühkindlichen Erfahrungen nicht nur zu Störungen der Bindungsfähigkeit führen, sondern auch den Grundstein legen können zu mannigfachen körperlichen, psychosomatischen und psychischen Störungen, wie ich sie oben erwähnt habe.

»Ein jeder Engel ist schrecklich.« Hinter dem scheinbar Schönen droht der Schrecken. In Märchen ist die Rede von der Stiefmutter, wenn die Mutter böse und bedrohlich wird. Rilke verfremdet noch mehr, wenn er von den schrecklichen Engeln spricht. Für ihn ist es schrecklich, das Kind »eines Engels« zu sein, der sich für nichts interessiert und den es dann in Reaktion nicht »zu brauchen vermag«, weil der Engel es nur »aus Versehen« wahrnimmt. Nach meiner Auffassung sind die Engel Repräsentanten der erschreckenden und schrecklichen Mutter, die ihr Kind zur Erhöhung ihres Selbstwertes benötigt. Noch im Erwachsenenalter blieben Frauen für Rilke bedrohlich, »umschwärmt zwar in der Entfernung, gefürchtet als Gefahr in realer Gegenwart« (Raddatz 2009, S. 15). Über seine Mutterbeziehung schreibt er:

> »Ach, wehe, meine Mutter reißt mich ein. / Da hab ich Stein auf Stein zu mir gelegt, / und stand schon wie ein kleines Haus, um das sich groß der Tag bewegt, / sogar allein. / Nun kommt die Mutter, kommt und reißt mich ein. / Sie reißt mich ein, indem sie kommt und schaut. / Sie sieht es nicht, dass einer baut. / Sie geht mir mitten durch die Wand von Stein. / Ach wehe, meine Mutter reißt mich ein.« (Rilke 2020, S. 715)

Rilkes Gedichte und Elegien helfen zu verstehen, was Traumatisierungen durch nahestehende Menschen anrichten und wie sie insbesondere ein Kind verändern oder an seiner gesunden Entwicklung hindern können. Ein solcher Mensch scheint immer damit zu rechnen, wieder verraten zu werden. »Denn das Schöne ist nichts / als des Schrecklichen Anfang«, schreibt Rilke (2020, S. 777), und die dichterische Sprache kann eine Brücke bauen, um den eigenen Schmerz auszudrücken und die Hoffnung auf Befreiung zu vermitteln. Vor allem in der neunten Elegie scheinen Befreiung und Lösung möglich geworden zu sein. Die Beziehung zum Engel hat sich nämlich verändert:

> »Preise dem Engel die Welt«, heißt es jetzt auf einmal. Und »Drum zeig / ihm [dem Engel] das Einfache [...] Sag ihm die Dinge. [...] Zeig ihm, wie glücklich ein Ding sein kann, wie schuldlos und unser [...] Erde, du liebe, ich will. O glaub, es bedürfte / nicht deiner Frühlinge mehr, mich dir zu gewinnen [...] Immer warst du im Recht, und dein heiliger Einfall / ist der vertrauliche Tod. / Siehe, ich lebe. Woraus? Weder Kindheit noch Zukunft / werden weniger ... Überzähliges Dasein / entspringt mir im Herzen.« (Rilke 2020, S. 802 f.)

Rilke nutzt ein literarisches Mittel, das Enjambement, zu Deutsch Zeilensprung. Ich erlebe diese Enjambements als etwas, was mich ständig aufmerksam sein lässt, so als würde Rilke mich auffordern, genau hinzusehen, genau hinzuhören. Wenn schon seine Mutter ihn nicht wahrnahm, so soll es nun wenigstens die Leserin, ist mein Einfall dazu. In Therapien sehen wir uns in ähnlicher Weise gefordert. Letztlich geht es darum, dass Rilke sich selbst mehr zuhört, und das scheint er ja zu tun. Zehn Jahre hat er sich Zeit gelassen für die Elegien, er, der sonst so eilig, ja gehetzt unterwegs war.

Der durch die narzisstischen Bedürfnisse einer unglücklichen Mutter ausgebeutete Sohn geht einen langen Weg der Befreiung, und neben vielen anderen Wegen ist es seine Dichtkunst, die ihm hilft, schließlich doch zu sich selbst und seiner Liebe zur Erde, weit entfernt von der Bigotterie der Mutter, zu finden. Nur erwähnen möchte ich, dass Rilke als Jugendlicher auch Opfer von Gewalt und sexualisierter Gewalt war.

4.3 Niki de Saint Phalle (1930–2002)

Niki de Saint Phalle wurde am 29. Oktober 1930 geboren. Ihr Vater war ein französischer Adliger, die Mutter Amerikanerin. Sie sei ein »Depressionsbaby« gewesen, sagte sie von sich selbst. Im doppelten Sinn: Die Mutter litt während der Schwangerschaft an einer Depression, den Vater kostete die schwere Wirtschaftskrise (The Great Depression), die die 1930er-Jahre in den USA bestimmte, sein Vermögen – keine günstigen Bedingungen, um auf die Welt zu kommen. Die Geburt war schwierig, ja lebensbedrohlich, da die Nabelschnur sich um den Hals gewickelt hatte. 1931 wurde Niki zu ihren Großeltern nach Frankreich gegeben und erst 1933 wieder zurückgeholt. 1937 erfolgte der Umzug der Familie von Greenwich/Connecticut nach New York, die Ferien verbrachte sie auf dem Schloss der Großeltern in Frankreich.

Elterliche Gewalt wurde in Form von schwarzer Pädagogik ausgeübt, das heißt, Gewalt wurde gerechtfertigt nach dem Motto: Wer sein Kind liebt, züchtigt es. Die Mutter schlug sie mit den Borsten ihrer Haarbürste ins Gesicht. Der Vater peitschte sie, bis ihre Beine bluteten. Gut ging es dem Kind bei der schwarzen Köchin. Und sie las heimlich Geschichten, hatte ihre Wachträume, die ihr halfen, die schlimmen Tagesereignisse zu vergessen. Sie dachte sich eine »magic box« aus, angefüllt mit Träumen. Zutritt haben nur selbst erschaffene Figuren. Der Wunsch, aus eigener Kraft ein Ziel zu erreichen, für das man etwas ganz Besonderes leisten muss, prägte sich ihr tief ein.

Im Alter von 12 Jahren, ein Jahr nach einem Unglück, durch das die Großmutter starb, wurde sie vom Vater sexuell missbraucht. Das Mädchen zeigte in der Folge ein auffälliges Verhalten: Sie schnitt Grimassen und stahl in Kaufhäusern. Sie verfasste wütende Hassbriefe und glühende Liebesbriefe an Gott. 1953 musste sie eine psychiatrische Klinik aufsuchen. Sie begann zu malen; die Beschäftigung mit der Kunst half ihr aus der Krise. Doch dann erreichte sie ein Brief ihres Vaters, der sich zum Missbrauch an ihr bekannte und versuchte, sich zu rechtfertigen. Sie zeigte diesen Brief ihrem Psychiater. Der Arzt erklärte, der Vater sei verrückt, es sei nie etwas geschehen. Erneut war sie mit ihrer Verzweiflung allein. Doch Niki de Saint Phalle gab nicht auf und entschied sich erneut fürs Malen. In ihren frühen Bildern, so erklärte sie, habe sie ihre Wünsche lebendig werden lassen, ihre Gefühle, ihre Widersprüche, Sehnsüchte, vergessene Erinnerungen und Schatten (Schröder 2002).

Ihr erster Mann sagte später, dass ihr Glaube an das Leben, an die Zukunft unerschütterlich gewesen sei. Später trennte sie sich von ihrer Familie. Ihr Mann unterstützte sie weiter, sorgte für die Kinder, die sie so oft sehen konnte, wie sie wollte (Schröder 2002).

Sie besuchte und bewunderte den Park von Antoni Gaudí in Barcelona, den er als Gartenstadt geplant hatte, und nahm sich vor, dass sie einmal solch einen Garten bauen werde. 1961 organisierte sie eine Schießaktion auf ein Bild, das sie »Tir« nennt, erntete damit viel Erfolg und wurde in die Gruppe der Nouveaux Réalistes aufgenommen – das ist eine Künstlergruppe, die sich von der abstrakten, informellen Kunst abgrenzt und neue Techniken und alltägliche Gegenstände in ihre Kunst integriert. Niki de Saint Phalle schuf Kunstwerke, in denen sie ihre Aggressionen ausdrückte. Objekte von Tod und Verwüstung. Der Mond in den Bildern, der für Weiblichkeit steht, ist schwarz und zeigt immer Spuren von Gewalt. Sie entwarf ein ironisches »Porträt ihres Geliebten«, indem sie auf ein schwarzes Brett ein Herrenhemd klebte und ihm eine dunkelbraune Krawatte umband. An der Stelle des Kopfes ist eine Wurfscheibe, auf die sie Pfeile warf.

> »1961 schoss ich auf Papa, alle Männer, bedeutende Männer, auf die Gesellschaft mit ihrer Ungerechtigkeit, auf die Kirche, auf die Schule, auf meine Mutter. Ich schoss auf meine Gewalttätigkeit und brauchte sie nicht länger mit mir herumzuschleppen. Es war eine großartige Therapie für mich.« (de Saint Phalle, zit. nach Schröder 2002, S. 83)

Später sagte sie von sich:

> »Sehr jung erhielt ich die Botschaft, dass Männer Macht hatten, und die wollte ich. Die Rollen der Männer schienen wesentlich mehr Freiheit zu gewähren, und ich war entschlossen, diese Freiheit zu meiner eigenen zu machen. Ich würde ihre Welt, die mir abenteuerlich, geheimnisvoll und aufregend erschien, unbefugt betreten.« (de Saint Phalle, zit. nach Schröder 2002, S. 83)

Niki de Saint Phalle war fähig, ihren eigenen Weg zu gehen und sich nicht nach der Meinung der anderen zu richten, wenn es ihrer Wahrheit nicht entsprach. Vor Beginn der Frauenbewegung war sie bereits eine emanzipierte Frau. So hörte sie mit den sehr erfolgreichen Schießbildern auf, als sie für sie ihre Wichtigkeit verloren. Sie beschäftigte sich jetzt mit Stoffskulpturen, die bei Betrachtenden wenig Begeisterung auslösten, und aus dieser Arbeit heraus entwickelte sie ihre »Nanas«, üppige Frauenfiguren, vorwiegend aus Polyester gefertigt.

> »Meine Nanas haben etwas sehr Unschuldiges. Sie sind freundlich, glücklich [...] durch alle Zeiten und Kulturen hindurch sind Mythen und Symbole periodisch wiedergefunden und neu erschaffen [worden]. [...] So sind zum Beispiel die Nanas Skulpturen ganz aus unserer Zeit – und doch muss man bei einigen sofort an die Venus von Willendorf denken. [...] Was ich vorschlage, ist eine Lösung der Freude.« (de Saint Phalle, zit. nach Schröder 2002, S. 110 f.)

Sie schickte ihre Nanas in die Welt. Es wurde ein Triumphzug.

Niki de Saint Phalle zerbrach nicht an der Untreue ihres Partners Jean Tinguely, sondern verarbeitete ihr Erleben in der Kunst. Sie reiste allein, beschäftigte sich mit dem Buddhismus, und ihre Kunst veränderte sich. Sie baute Traumhäuser, die von manchen Kritikern für kitschig gehalten wurden. 1971 baute sie in Jerusalem einen freundlichen Riesen, den »Golem«, von dem die Kinder, für die er geschaffen wurde, begeistert waren. Danach entstand der Drache, ein Spielhaus.

1972 machte sie einen Film mit dem Titel »Daddy«, in dem sie sich mit dem Inzest auseinandersetzte. Sie stieß auf eisige Ablehnung. Das Thema war auch in den 1970er-Jahren noch ein absolutes Tabu. Niki de Saint Phalle war ihrer Zeit weit voraus. Unbeirrt setzte sie die Arbeit an den Nanas fort, 1974 entstanden drei Figuren für Hannover, die sie nach berühmten Frauen der Stadt Charlotte, Karolin und Sophie nannte.

Als Folge einer Vergiftung durch die Polyesterdämpfe erkrankte sie schwer an einer Lungenentzündung und schwebte zwischen Leben und Tod. Sie war 44 Jahre alt und innerhalb von 20 Jahren zu einer der bedeutendsten Künstlerinnen des 20. Jahrhunderts geworden.

Wieder gesundet entdeckte sie den Reiz der Natur und nahm Düfte und Farben intensiv wahr. Das Element Luft wurde ihr wichtig: »Ich will wie ein Vogel fliegen und die Unendlichkeit entdecken« (de Saint Phalle, zit. nach Schröder 2002, S. 160). Neue Skulpturen entstehen: Skinnies, die Dünnen. »Die Skinnies atmen. Es handelt sich um Luftskulpturen mit mythologischen Themen. Durch sie sind der Himmel oder Pflanzen sichtbar« (de Saint Phalle, zit. nach Schröder 2002, S. 169).

Nach dem Tod von Tinguely und gegen Ende ihres eigenen Lebens schuf Niki de Saint Phalle Figuren, in denen sie ihrem Mann, sich selbst, ihrem Lebenswerk ein Denkmal setzte: Die Figuren sind beweglich, Maschinen spielen eine Rolle, sind aber unsichtbar. Die Künstlerin schuf damit, wie so oft, etwas Neues und blieb doch verbunden mit dem Mann, den sie liebte.

Ihr Garten, die Erfüllung ihres Wunsches aus jungen Jahren, ist als »Tarot-Garten« bekannt, weil sie darin wichtige Figuren aus dem Tarot darstellt.

> »Dem Tarot verdanke ich ein besseres Verständnis der Welt und der Probleme im Leben – auch die Einsicht, dass jede Schwierigkeit gelöst werden muss, damit man erneute Hürden in Angriff nehmen kann, um schließlich die innere Einsicht und den Garten des Paradieses zu erreichen.« (de Saint Phalle, zit. nach Schröder 2002, S. 177)

Niki de Saint Phalle identifizierte sich insbesondere mit dem Tarot-Bild des Narren. Schaut man sich ihr Werk an, so findet sich ihre Lust am Spiel und am Narrentum fast durchgängig. Für den Narren gelten die Gesetze von Moral und Konvention weniger. Ich glaube, wenn wir unseren seelisch schwer verletzten Patienten helfen wollen, sollten wir Wege jenseits der Moral und der Konvention immer wieder in Betracht ziehen können.

4.4 Schlussworte

Betrachtet man die Lebenswege der Frauen und Männer, die ich hier vorgestellt habe, so besticht ihr Optimismus, ihre Gradlinigkeit, ihre Fähigkeit, auf Bestätigung zu verzichten und nur zu tun, was ihnen ihre innere Stimme gebot. Die Traumata in ihren Lebensgeschichten sind so gravierend, dass es wie ein Wunder erscheint, dass sie dennoch produktiv waren und dass sie diese mit so kreativer Produktivität überlebten. Die Betrachtung ihrer Biografien und ihrer Kunst könnte eine Antwort geben auf die Frage: Wie bewältigen Menschen Leiden? Für alle scheint zu gelten, dass sie Hoffnung hatten, Hoffnung, die durch ihre Kunst genährt wurde.

Literatur

Art Directory (o. J.). Nelly Sachs. Stockach: Autor. Verfügbar unter http:/www.nelly-sachs.de/
Hoarsley J (2014). Nelly Sachs. Boston: Institut für Frauen-Biographieforschung Hannover/Boston. Verfügbar unter https:/www.fembio.org/biographie.php/frau/biographie/nelly-sachs/
Raddatz FJ (2009). Rilke. Überzähliges Dasein. Eine Biografie. Zürich: Arche.
Rilke RM (2020). Gesammelte Werke. Die Gedichte. München: Anaconda.
Sachs N (2010). Werke. Kommentierte Ausgabe in vier Bänden. Band 1: Gedichte 1940–1950. Berlin: Suhrkamp.
Schröder S (2002). Ein starkes verwundetes Herz. Niki de Saint Phalle: Ein Künstlerleben. Freiburg i. Br.: Herder.
Siemenauer E (1976). Rainer Maria Rilke in psychoanalytischer Sicht. *Psyche, 30(12),* 1081–1112.

Teil II

Annäherung

ELISABETH STÖGER UND PETER BUCHHEIM

5 Kunsttherapeutische Arbeit in einer Katathym-imaginativen Psychotherapie (KIP)

Vom Malen eines Bildes zum Betrachten und Verstehen des inneren Beziehungserlebens

Therapien sind Begegnungen besonderer Art zwischen Menschen. Zu einer solchen Begegnung kam es zwischen mir als Therapeutin (Elisabeth Stöger) und einem Patienten, als dieser mich in meiner Praxis aufsuchte. Nachdem sich seine Freundin von ihm getrennt und er auch seinen Arbeitsplatz verloren hatte, war er in eine schwere Depression geraten. Eine Kollegin hatte den 24-jährigen Patienten mit einer kurzen Vorinformation zur Behandlung an mich weiterverwiesen.

5.1 Erstkontakt mit einer eindrucksvollen Szene

Erste Sitzung. Herr D. erschien in meiner Praxis mit Stützkrücken, ein Bein bis zum Knie im Gipsverband, dunkler Jogginganzug mit schwarzer Manteljacke, die Mütze in die Stirn gezogen. Unter dem Mund-Nasen-Schutz schaute ein dunkler Bart hervor – ein offenbar verletzter und verwildert aussehender junger Mann, der verzweifelt und niedergeschlagen wirkte. Wie er hier erschien und wie und worüber er spontan sprach, überraschte mich sehr, und ich fragte mich in dieser Szene, was auf mich zukommen und in welche Rolle ich als Therapeutin geraten würde.

Seine Freundin hatte ihn aus der Wohnung geworfen und damit vor 2 Monaten die Beziehung beendet, obwohl es schon konkrete Hochzeitspläne gab. Seither fand er alles sinnlos, wollte nicht mehr leben und fühlte ständig ein starkes Brennen und einen kaum aushaltbaren Schmerz in der Brust. Seine Hilflosigkeit und Ratlosigkeit, keinen Ausweg aus der Situation zu finden, waren deutlich. Mit seiner Erwartung an die Therapie verband er auch die Hoffnung, die Freundin nach Besserung seines Zustandes womöglich zurückgewinnen zu können. Spontan sprach er auch gleich über die in seiner Kindheit erlebte massive Gewalt durch seinen Vater und die Scheidung der Eltern, als er 9 Jahre alt war. Seine eigene Aggressivität gegenüber seiner Mutter und Schwester, sein Zerstören von Gegenständen und ein selbstverletzendes Verhalten hatten dazu geführt, dass er mehrere Monate in einer Kinder- und Jugendpsychiatrie behandelt werden musste.

Seine Schilderungen der früher erlebten Misshandlungen und der aktuellen Beziehungsprobleme waren zwar eindrucksvoll, aber nicht kohärent, sodass es für mich als Therapeutin schwer war, ein anschauliches Bild über ihn und seine Lebenserfahrungen zu gewinnen. Ich hatte auch das Gefühl, dass er emotionale Reaktionen auf die Verletzungen, Kränkungen und Enttäuschungen nicht zulassen und mir auch nicht zeigen konnte. Zudem wurde für mich das Verstehen der so eindrucksvollen Szene, die im ersten Kontakt entstandenen war, erschwert durch das Tragen einer FFP2-Maske wegen des damaligen Corona-Lockdowns, das die verbale und mimische Kommunikation einschränkte. In dieser klinisch und psychodynamisch noch recht unklaren Situation begann ich meine Arbeit mit dem Patienten von Beginn an als eine in Katathym-imaginativer Psychotherapie (KIP) ausgebildete Therapeutin mit einem Bild.

ZUR KATATHYM-IMAGINATIVEN PSYCHOTHERAPIE

Die Katathm-imaginative Psychotherapie (KIP) basiert auf das Katathyme Bilderleben von Hanscarl Leuner (1994). Leuner hat dieses umfassende Verfahren zur »Darstellung unbewussten Seelenerlebens« in den 1950er-Jahren entwickelt. In Imaginationen, von der Therapeutin begleiteten Tagträumen, wird die unbewusste Psychodynamik ähnlich wie in Nachtträumen in Szene gesetzt, weshalb auch von »Symboldrama« gesprochen wird. Die entstehenden inneren Bilder werden ganzheitlich mit allen Sinnen, kinästhetisch, und in einer besonderen Intensität erlebt. Es kann sehr hilfreich sein, wenn die Imaginationen vom Patienten nachgestaltet werden, indem Bilder dazu gemalt werden.

In der klassischen KIP wird während der ersten Stunden eine Blumenimagination gemacht. Die Therapeutin bittet den Patienten, ihr zu erzählen, was vor seinem inneren Auge auftaucht. Die Imagination der Blume ermöglicht eine erste Vorstellung von der katathymen Imagination, und anhand eines Tagtraumes wird deutlich, ob eine Symbolisierungsfähigkeit vorhanden ist.

In den Imaginationen und in den gestalteten Bildern, die in der therapeutischen Beziehung entstehen, werden neben unbewussten Wünschen, Ängsten und Konflikten auch internalisierte frühere Beziehungserfahrungen und Objektrepräsentanzen in der Dynamik von Übertragung und Gegenübertragung aktiviert (Bahrke und Nohr 2018).

Supervision. Die Therapie wurde von Beginn an von einem Supervisor begleitet, der sich an den psychodynamischen Konzepten von Otto Kernberg (1984) orientiert. Diese Konzepte fokussieren die Übertragung und die Objektbeziehungen insbesondere bei strukturell gestörten Patienten. Sie basieren auf der klinischen Erfahrung, dass in der Interaktion zwischen schwer gestörten Patienten und den Therapeuten von Beginn an internalisierte, oft verzerrte Selbst- und Objektrepräsentanzen früherer negativer Beziehungserfahrungen der Patienten aktiviert und von den Therapeuten identifiziert und interpretiert werden. So ergab sich aus dieser Zusammenarbeit, dass in der Supervision nicht nur ein Augenmerk auf das aktuelle Beziehungserleben, sondern auch auf die internalisierten Selbst- und Objektrepräsentanzen des schwer gestörten Patienten in der therapeutischen Beziehung gelegt wurde. Mit Blick auf diese beiden sich ergänzenden Konzepte versuchten wir, unsere Wahrnehmungen der Interaktionsprozesse zu reflektieren – die eine Sichtweise in die andere zu übersetzen.

5.2 Zweite Sitzung und weiterer Fortgang der Therapie

Arbeiten mit Imagination und mit dem Bild. Die Anfangssituation, in der es um ein erstes szenisches Verstehen der Situation und der Interaktion mit dem Patienten und den Aufbau der therapeutischen Beziehung ging, war noch unübersichtlich und eher verwirrend. In der zweiten Sitzung wollte ich noch einmal den Rahmen für unsere gemeinsame Arbeit klären. Obwohl mein Patient schon Therapieerfahrung hatte, drängte es mich, ihm im Sinne eines imaginativen Vorgehens mein Verständnis von Therapie als »Garten« anzubieten: »Wir werden gemeinsam schauen, wie ihr Garten beschaffen ist, welche Blumen und Pflanzen darin wachsen, wie Sie ihn verändern und gestalten möchten.« Der Patient griff »Garten« sofort auf und sagte: »Mein Garten ist ein Friedhof mit einer einzigen Blume, das ist meine Ex-Freundin.« Und weiter: »Bevor eine Blume blüht, fliegt ein Stein darauf.«

Wohl weil der Patient so schnell auf symbolischer Ebene reagiert und geantwortet hatte, traute ich mich, ihn zu fragen, ob er das Bild auch malen könne, jetzt gleich in wenigen Minuten, damit ich mir den Friedhof besser vorstellen könne. Es stellte sich heraus, dass mein Patient gern malt, schon früher gern gemalt hat, allerdings seit ungefähr einem Jahr nicht mehr, weil er wegen seines Perfektionismus nie zu einem Ende kam. Jetzt schien er durch meine Intervention in zweierlei Hinsicht entlastet: Zum einen konnte er sich in einem ihm vertrauten Medium, dem Malen, ausdrücken, zum anderen konnte durch den von mir vorgegebenen zeitlich begrenzten Rahmen von wenigen Minuten das Bild ohnehin nicht perfekt werden. Er faltete das Din-A4-Blatt, das ich ihm gegeben hatte, zur Hälfte, und malte mit Ölkreiden das erste Bild (→ Abb. 5-1).

Nach ungefähr 10 Minuten hatte der Patient die Zeichnung abgeschlossen und meinte, dass sie seinen eigenen Ansprüchen nicht genüge, aber er sie doch so stehen lassen könnte. Ich nahm etwas Zufriedenes an ihm wahr, als ob ein im Bild »davonschwebender Patient« in diesem Augenblick doch bei mir landen konnte.

Beim Betrachten des Bildes richtete sich mein Blick auf die folgenden erkennbaren Inhalte: Vier Vögel fliegen am mittleren rötlichen Teil eines Abendhimmels, rechts oben steht eine weiße Sonne. Zwischen den Vögeln und der Sonne am obersten Bildrand schwebt, ganz klein und dünn gezeichnet, mit dem Kopf nach unten eine kleine Figur, die droht, davonzufliegen, nur eine Schnur hält sie, die mit einer pink-gelben

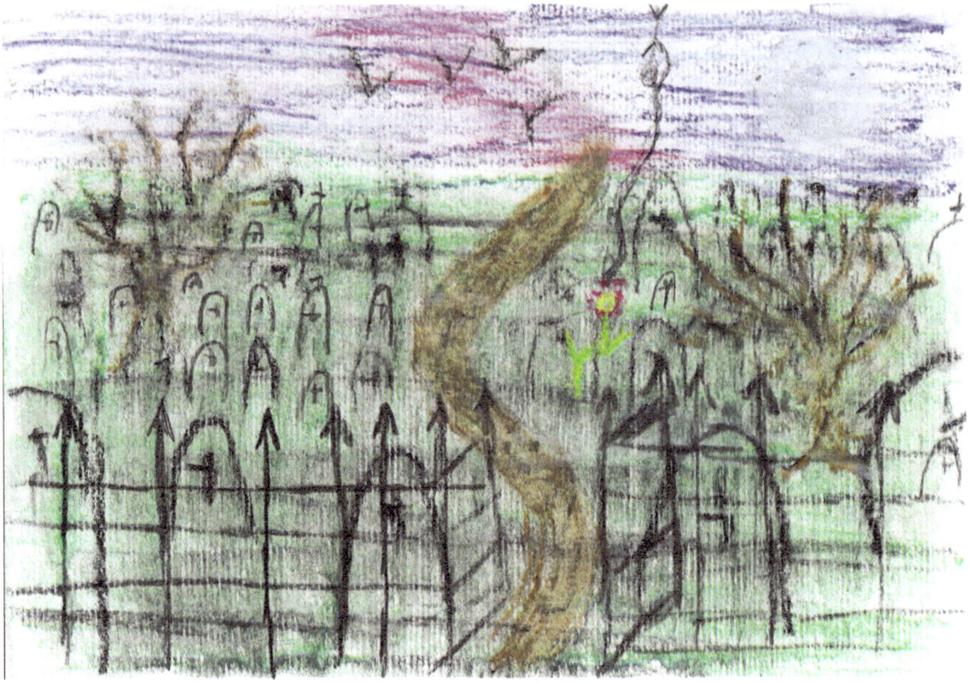

Abb. 5-1: Bild von Herrn D. zum Thema »Therapie als Garten«.

Blume mit hellgrünen Blättern verbunden ist. Die Blume wächst über die Grabsteine hinaus, zwischen denen sie rechts neben dem Weg steht. In der unteren und mittleren Hälfte des Bildes stehen viele Grabsteine, schwarz umrandet mit schwarzen Kreuzen, die aus der grünen, schwarz durchzogenen Wiese ragen. Im Vordergrund steht ein schwarzer Zaun mit Pfosten wie Speerspitzen. Das Tor im Zaun ist offen, ein brauner Weg schlängelt sich durch den Friedhof bis zum Horizont. Auf der rechten und linken Seite des Wegs stehen zwei kahle Bäume, einer davon reicht bis in den violetten Himmel.

Supervision. Das Vorgehen in der beschriebenen Fallvignette entspricht nicht einer klassischen Katathmy Imaginativen Psychotherapie mit längeren Imaginationen zu Standardmotiven (wie Blume, Wiese, Bach, Berg, Haus), sondern meiner modifizierten Arbeitsweise. Hierbei entstehen im Gespräch aus Bildern Metaphern, die entweder der Patient einbringt und mir auf diese Weise etwas verständlicher macht, oder die ich einbringe, um etwas von ihm Erzähltes für uns beide anschaulicher und begreifbarer zu machen. So antwortete Herr D. auf meine Frage, wie es ihm gerade gehe: »Ich glaube, ich bin zurzeit ein bisschen wie eine Ente unterwegs, auf der Oberfläche schaut es ganz ruhig aus, aber unter dem Wasser paddelt sie gehörig.«

Mit meiner Frage und seiner Antwort haben wir eine besondere Form der Kommunikation gefunden. Mit Metaphern und Bilder können wir sein fragmentiertes emotionales Erleben und seine bedrohlichen verinnerlichten Beziehungserfahrungen im Zusammenhang sehen. Wir verstehen seine Angst, Trauer, Wut und Scham über den aktuellen Verlust seiner Freundin besser, ebenso seine noch abgewehrte Wut und Verachtung über die in ihm repräsentierten früheren Vernachlässigungen und Verletzungen durch einen gewalttätigen Vater eine wenig einfühlsame Mutter.

Ich und mein Supervisor versuchten beim Betrachten des Bildes, zu identifizieren und zu verstehen, welche emotionalen Reaktionen und welche Metaphorik seiner inneren Beziehungsrepräsentanzen er beim Malen symbolisch gestaltet haben könnte.

Vier schwarze Vögel am rötlichen, dämmrigen Himmel könnten die vier Mitglieder seiner Familie repräsentieren, die durch Gewalt bedroht und durch Vernachlässigung wenig verbunden ist. Zwei kahle Bäume könnten für die nicht einfühlsamen, kalten und ihn ängstigenden Eltern stehen. In der kleinen, fragilen, auf dem Kopf stehenden Figur könnte er sich selbst dargestellt haben: ein vernachlässigtes, verlassenes Kind, das keinen sicheren, geborgenen Platz in diesem Friedhofsgarten hat und voller Angst, Schmerzen und Verlassenheit »davonzufliegen« scheint. Eine einzige, allerdings sehr brüchige Verbindung über eine dünne Schnur zeigt sich in der gelben Blume, die als sein Beziehungswunsch zur Ex-Freundin gesehen werden könnte, die als steuerndes inneres Objekt den davonschwebenden Patienten noch auf der Erde hält. Zugleich könnte auch eine unbewusste, auf die Therapeutin übertragene Sehnsucht nach einer fürsorglichen mütterlichen Instanz zu erkennen sein – ein Kind, das von der Mutter geliebt werden möchte. Der braunrote Weg, der durch das offene Tor durch den Garten der Therapie zum Horizont führt, könnte für seine Erwartung an eine hilfreiche Behandlung stehen.

An den vielfältigen Aspekten dieses früh entstandenen Bildes konnten ich und mein Supervisoruns orientieren, um das emotionale Erleben des Patienten die Repräsentanzen seiner Beziehungserfahrungen schon zu Beginn der Behandlung besser zu verstehen und für die weitere Psychotherapie und Supervision zu nutzen. Seine frühe Darstellung dieses Garten-Friedhofsbildes und die wenn auch noch hypothetischen Interpretationen haben auch für die anschließenden Therapiesitzungen und Supervisionen eine kreative Atmosphäre geschaffen. Wir konnten durch weitere im Therapieverlauf entstehenden Bilder immer wieder sehen und reflektieren, wie und wo der Patient gerade in seinem inneren Erleben steht und welche neuen korrigierenden Erfahrungen er in der Psychotherapie macht.

Literatur

Bahrke U, Nohr K (2018). Katathym Imaginative Psychotherapie. Lehrbuch der Arbeit mit Imaginationen in psychodynamischen Psychotherapien (2. Aufl.). Berlin: Springer.

Kernberg OF (1984). Schwere Persönlichkeitsstörungen. Theorie, Diagnose, Behandlungsstrategien. Stuttgart: Klett-Cotta.

Leuner H (1994). Lehrbuch der Katathym-imaginativen Psychotherapie: Grundstufe, Mittelstufe, Oberstufe (3. Aufl.). Bern: Huber.

THOMAS RÖSKE

6 Die Entwicklung der Sicht auf künstlerische Werke Psychiatrieerfahrener von 1800 bis heute

Sicherlich waren immer schon unter denjenigen Menschen, die als psychisch krank diagnostiziert und deshalb von der Gesellschaft abgesondert wurden, einige, die gezeichnet und plastisch gearbeitet haben, soweit sie Neigung dazu hatten und sich Mittel verschaffen konnten – allein schon, weil sich damit die Zeit strukturieren ließ.

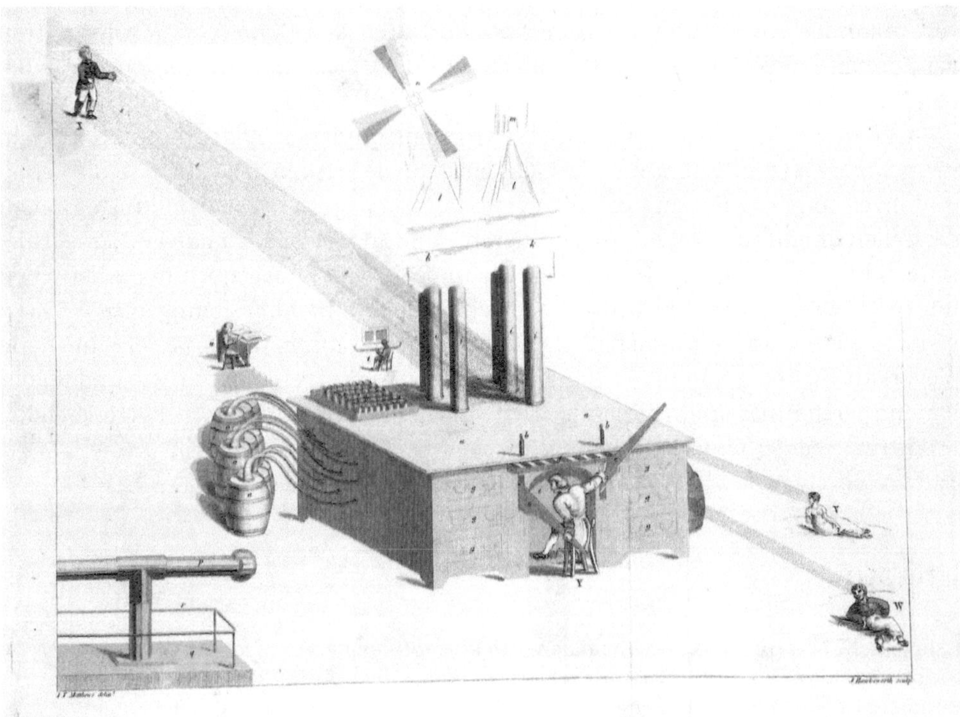

Abb. 6-1: James Tilly Matthews, Air Loom: *In: John Haslam, Illustrations of Madness, London 1810.*

Erhalten haben sich Beispiele erst seit dem späten 18. Jahrhundert, und das auch nur deshalb, weil sie von Prominenten stammten, wie etwa dem Teehändler James Tilly Matthews (1770–1815), der eine Rede des Premierministers William Pitt durch den Ausruf »Verräter!« gestört hatte. 1810 wurde seine Zeichnung einer Beeinflussungsmaschine, genannt Air Loom, als Stich publiziert (→Abb. 6-1), die er für Verwirrungen im Denken hoher britischer Politiker verantwortlich machte (Brand-Claussen und Röske 2006; Jay 2014).

Zugelassen oder sogar unterstützt wurde künstlerisches Arbeiten der übrigen Patienten nur, wenn Ärzteschaft und Pflegende den Eindruck hatten, dass die so Beschäftigten weniger störten als andere. Die Produkte vernichtete man zumeist als wertlos, zumal sie in der Regel weder formal noch inhaltlich der offiziellen Ausstellungskunst glichen und oft von ihren Urhebern nicht einmal als Kunst gemeint waren, sondern etwa als technische Zeichnungen, »Beweise« für besondere Wahrnehmungen, Belege für Visionen oder sogar als magische Eingriffe in die Realität.

Die Situation änderte sich erst, als Psychiater in der zweiten Hälfte des 19. Jahrhunderts wissenschaftliches Interesse für »Irrenkunst« entwickelten und deshalb eigene Sammlungen anzulegen begannen. Dabei zeichneten sich bald zwei Auffassungen ab, die bis heute nachwirken. Die eine sieht die Werke im Sinne eines Appendix zu den Krankenakten ihrer Schöpfer als Indikatoren der diagnostizierten psychischen Krankheit. Die andere wertet sie als Kunst oder Gegenposition zur offiziellen Kultur. Mein Aufsatz zeichnet die historische Entwicklung der beiden Perspektiven anhand exemplarischer Publikationen nach und diskutiert den aktuellen Stand.

6.1 Diagnostische Perspektive

Das Pathologisieren reicht weiter in die Vergangenheit zurück als die ästhetische Wertung, da Artefakte aus psychiatrischem Kontext zunächst vor allem Ärzten und Pflegenden zu Gesicht kamen. Als erster stellte der Gerichtsmediziner und Psychiater Cesare Lombroso (1835–1909) in der vierten Auflage seines Buches Genio e follia (ital. zuerst veröffentlicht 1882, dt. 1887) ausführlich Merkmale von »Kunst der Irrsinnigen« vor, wobei er neben Beispielen für die bildende Kunst auch kurz solche aus dem Bereich der Musik behandelte (zu Lombroso siehe MacGregor 1989, S. 91 ff.). Für seine Betrachtung von Malerei, Zeichnung und Bildhauerei von Anstaltsinsassen stützte er sich auf frühere Autoren, aber auch auf eigene Beobachtung an Werken von 107 Kranken. Charakteristika, die er feststellen zu können meinte, sind auf unterschiedlichen Ebenen angesiedelt, betreffen zum einen Inhalte, Form und Qualität der Werke, zum anderen deren Deutung durch die Schöpfer.

Lombroso (1887, S. 191 ff.) zufolge

- ist der Gegenstand vieler Werke von der Krankheit angeregt;
- wird die Originalität des künstlerischen Schaffens durch die Krankheit gesteigert;

- besteht die Originalität oft in Seltsamkeiten, die sich nur aus den besonderen Gedanken der Kranken verstehen lassen;
- zeigen viele Kranke eine Neigung, Zeichnung und Schrift zu verbinden und/oder
- eine Neigung zu Arabesken und zum Ornament und/oder
- eine Neigung zu sexuellen Motiven;
- verfolgen viele Kranke keinen nützlichen Zweck mit ihrem künstlerischen Tun oder
- sehen einen solchen nicht (auch keinen Kunstwert);
- werden die Werke durch absurde und hässliche Formen und Farben bestimmt oder
- durch eine übergroße Sorgfalt in Details;
- dominieren bloße Nachahmung und Wiederholung.

Das meiste dieses vorgeblich Typischen wurde im 20. Jahrhundert relativiert, weil sich die Kunst mehr und mehr ausdifferenzierte. So scheint es aus heutiger Sicht schwer verständlich, nach Aufkommen der Abstraktion die Neigung zum Arabesken und Ornamentalen oder nach der Begründung des Surrealismus die Neigung zu sexuellen Gehalten noch als spezifisch für eine psychische Krankheit zu werten. Und doch haben Psychiater an diesen »Indizien« festgehalten und weitere hinzugefügt – und darüber hinaus sogar professionelle Kunst ihrer Zeit auf solcher Grundlage psychischer Krankheit verdächtigt (Brand-Claussen 2001; Gockel 2010).

Seinen Höhepunkt erreichte das Bemühen um ärztliche Diagnostik von Patientenkunst mit dem Buch »Die Merkmale schizophrener Bildnerei« (Erstauflage 1962) von dem Psychiater Helmut Rennert (1920–1994), der von 1952 bis 1958 in Jena, dann bis 1984 in Halle tätig war. 1966 erschien das Buch in erweiterter Auflage. Es erläutert einen auf fast einhundert formale und inhaltliche angebliche Charakteristika angeschwollenen Katalog, den der Autor für eine so große Leistung hielt, dass er ihn in der zweiten Auflage auch in englischer, französischer, italienischer und russischer Übersetzung bot.

Allerdings ist schon die Grundlage des Buches fragwürdig, da Rennert (1966) fast ausschließlich Beispiele aus Publikationen anderer Autoren ohne persönliche Kenntnis der Originalwerke und ihrer Urheber heranzog und die Auswahl wie auch die Diagnosen unkritisch übernahm. Zudem überzeugt die Zuordnung der Beispiele zu den behaupteten »Merkmalen« in vielen Fällen nicht. Und schließlich beschreiben die meisten seiner Merkmale nicht bloß, sondern interpretieren bereits eine Normabweichung, und zwar letztlich im Sinne einer psychiatrischen Diagnose.

In Rennerts Katalog findet sich auch die »Überschreitung ästhetischer Regeln«. Was er damit meinte, verdeutlichen andere seiner Merkmale: Allgemein benennen es Formulierungen wie »Verzerrung« und »Umformung des bildnerischen Ausdrucks«, konkreter »Disproportionierung der Figuren«, »gedrängtes Durcheinander«, »randvolle Überladung« und »Kombination heterogener Materialien«. Dass Rennert damit ein Abweichen von einem Schönen meint, machen die Punkte »fratzenhafte Gesichter« und »monströse Neubildungen« deutlich. Aufschlussreich ist zudem das Merkmal »Mangel an Perspektive«. Denn die gemeinte Zentralperspektive ist bekanntlich eine erst in der Frührenaissance entwickelte darstellerische Konvention, die keine Entsprechung im menschlichen zweiäugigen Wahrnehmen hat.

Die Norm, an der Rennert die Werke von Anstaltspatienten misst, ist damit klar erkennbar die seit ca. 1500 entwickelte sogenannte »klassische« Ästhetik des Schönen, die auf Ordnung, Klarheit und Kohärenz beruht. Sie begegnete im Laufe der Jahrhunderte vielfältiger Opposition; endgültig stellten ihre Vorherrschaft moderne und avantgardistische Kunstschaffende im frühen 20. Jahrhundert infrage. Allein unter faschistischen und sozialistischen Diktaturen wurde sie für gewisse Zeit gewaltsam wieder durchgesetzt. Dass sich Rennert an ihr orientierte, ist möglicherweise dadurch zu erklären, dass er zunächst im deutschen Faschismus und später im DDR-Sozialismus seine ästhetische Prägung erhalten hatte. Allerdings hingen auch im kapitalistischen Westen bis in die 1960er-Jahre noch viele Menschen dieser konservativen Ästhetik an, wie die lang anhaltende Kontroverse um Hans Sedlmayrs Buch »Verlust der Mitte« (1948) zeigt.

Mit dem Abweichen von der klassischen Norm, dem vorgeblich Hässlichen, meint Rennert aber das Kranke. Das wird begrifflich fassbar in seinen Merkmalen »Regression«, »Erstarrung« und »Zerfall des bildnerischen Ausdrucks« (Röske 2012). Abgesehen davon, dass sich die Begriffe Regression, Erstarrung und Zerfall auf Verläufe beziehen und der Psychiater in seinem Buch nur Einzelbilder präsentiert, fiele es selbst angesichts mehrerer chronologisch geordneter Werke einer Person schwer, sie überzeugend mit Inhalt zu füllen. Denn in die Kunstbetrachtung begründet eingeführt sind diese Termini aus der Psychoanalyse und Psychiatrie bis heute nicht. Solches naive Anwenden medizinischer Normierung von gesund und krank auf künstlerische Gestaltung ist das größte Problem an Rennerts Vorgehen, setzt er damit doch das Gerede über vorgebliche »Entartung« von Kunst, das in der Zeit des Nationalsozialismus seinen traurigen Höhepunkt erlebte, auf einer scheinbar wissenschaftlichen Ebene fort.

Umso erstaunlicher ist es, dass Rennerts Buch nicht nur bis zur Studentenrevolte und Psychiatriereform (Röske 2008a), sondern von manchen führenden Psychiatern und Kunsttherapeuten auch danach ernst genommen wurde. So beruft sich etwa noch 2001 ein Aufsatz über »Das Selbstporträt im Verlauf psychischer Erkrankungen« explizit auf den kompletten Merkmalskatalog Rennerts (Spreti und Rentrop 2001).

6.2 Ästhetische Perspektive

Das Betrachten der Werke von Anstaltsinsassen als Kunst beginnt mit dem Taschenbuch »L'art chez les fous« (1907). Bezeichnenderweise ist der Autorenname Marcel Reja ein Pseudonym des Psychiaters Paul Meunier (1873–1957), das er auch bei literarischen Veröffentlichungen verwendete (zu Reja siehe MacGregor 1989, S. 161 ff.). Obgleich er vorsichtig von »embryonalen Formen der Kunst« spricht (Reja, zit. nach Eissing-Christophersen und Le Pare 1997, S. 161), war seine Sichtweise zu neu, um sich als Arzt schon dazu bekennen zu können. Meunier geht auf Werke der bildenden Kunst und der Literatur von Anstaltsinsassen ein. Den Abschnitt »Die Zeichnungen der Verrückten« (Reja, zit. nach Eissing-Christophersen und Le Pare 1997, S. 21 ff.) teilt er in »Verrückte ohne künstlerische Vorbildung« und »mit künstlerischer Vorbildung«. Beide Teile beginnen mit einfachsten Hervorbringungen, bei denen es Meunier zufolge »Künstlerisches oder Schönes« noch nicht oder nicht mehr gibt (S. 24). Auch für die jeweils anschließend betrachteten Beispiele »Dekorative[r] Kunst« macht der Autor vor allem einen »Betätigungsdrang« verantwortlich (S. 24). Die Entdeckung der gegenstandslosen Malerei und Zeichnung in der Moderne war zeitlich zu nah, um Meunier als Vergleich dienen zu können. Erst den Beispielen der jeweils dritten Gruppe, »Werke, in denen Ideen und Gefühle zum Ausdruck kommen« (S. 27 ff.), erkennt er eigentlichen Kunstcharakter zu. Wesentlich sieht der Psychiater für die ungewöhnliche Kreativität der Verrückten aber ihre Krankheit verantwortlich und damit das Unbewusste. Auf dieser Grundlage vergleicht er die vorgestellten Werke anschließend mit den »Zeichnungen der Kinder und der Wilden« (S. 87 ff.).

Fand das Buch Meuniers unmittelbar wohl nur eine begrenzte Rezeption, machte die Studie »Ein Geisteskranker als Künstler« (1921) des Psychiaters Walter Morgenthaler (1882–1965) den darin vorgestellten Adolf Wölfli (1864–1930), Insasse der Anstalt Waldau bei Bern, bekannt (→ Abb. 6-2) (Morgenthaler 1921; MacGregor 1989, S. 208 ff.). Morgenthaler war mutig genug, nicht nur von Kunst zu sprechen, sondern Wölfli einen Künstler zu nennen. Die persönliche »besondere Ausprägung von Objektivitätsfunktionen« (ein Begriff von Hermann Ebbinghaus), der hervorstechende Hang zur Ordnung, mache ihn dazu, nicht die Krankheit. Vor allem wegen dieser ersten Monografie über einen künstlerisch tätigen Psychiatriepatienten wird an Wölflis Œuvre bis heute die Qualität der Werke anderer Psychiatrie-Erfahrener gemessen.

Einen Schritt weiter ging der Kunsthistoriker und Psychiater Hans Prinzhorn (1886–1933) mit seinem Buch »Bildnerei der Geisteskranken« (1922), ein Klassiker, der in vieler Hinsicht von anhaltender Bedeutung ist und bis heute unverändert nachgedruckt wird; Übersetzungen liegen mittlerweile in sechs Sprachen vor. Die Studie basiert auf der wesentlich von Prinzhorn zusammengetragenen Sammlung der Psychiatrischen Universitätsklinik Heidelberg. Zusammen mit dem Klinikleiter Karl Wilmanns hatte der Assistenzarzt seit 1919 Aufrufe an psychiatrischen Einrichtungen vor allem im deutschsprachigen Raum ausgesandt. Daraufhin kamen bis zu Prinzhorns Weggang von der Klinik 1921 mehr als 5000 Zeichnungen, Malereien, Skulpturen und textile Arbeiten von Anstaltsinsassen aus den Jahren seit 1838 zusammen.

Trotz des medizinisch klingenden Untertitels seines Buches, »Ein Beitrag zur Psychologie und Psychopathologie der Gestaltung«, hat Prinzhorn als erster die ästhetische Wertschätzung unterschiedlichster Patientenwerke zu begründen versucht. Angesichts der vielfältigen Heidelberger Sammlung bestreitet er sogar, dass es eindeutige Charakteristika gebe: »Man kann nicht mit Sicherheit sagen: dies Bildwerk stammt von einem Geisteskranken, weil es diese Merkmale trägt« (Prinzhorn 1922, S. 337). Für ihn waren alle Werke, von der einfachen Kritzelei bis zum ausgearbeiteten Werk, als »Ausdruck von Seelischem« anzuerkennen (Prinzhorn 1922, S. X). Hierin schlägt sich Prinzhorns Neigung zur Psychoanalyse nieder, mit der er sich damals unter Psychiatern starken Anfeindungen aussetzte (Röske 1995, S. 221 ff.; Hoffmann 2008).

Im ersten Teil seines Buches entwickelt Prinzhorn eine komplexe triebbasierte Ausdruckstheorie der Kunst. Danach ist das Zusammengehen von »Ausdrucksbedürfnis«, »Spieltrieb« und »Schmucktrieb« verantwortlich für einen grundlegenden »Gestaltungsdrang«, dessen erste Äußerung »objektfreie, ungeordnete Kritzelei« ist. Für differenziertere Gestaltungsweisen sind ihm zufolge dann entweder eine »Ordnungstendenz« oder eine »Abbildetendenz« verantwortlich. Wenn sich diese beiden mit einem »Symbolbedürfnis« zusammenschlössen, komme es zu »symbolischer oder abstrakter Gestaltung«. Das Hinzutreten des »Mitteilungsbedürfnisses« führe schließlich zur Schrift (siehe das Schema in Prinzhorn 1922, S. 20) – ein Entwicklungsschritt, der den Ausdruckstheoretiker nicht mehr interessierte.

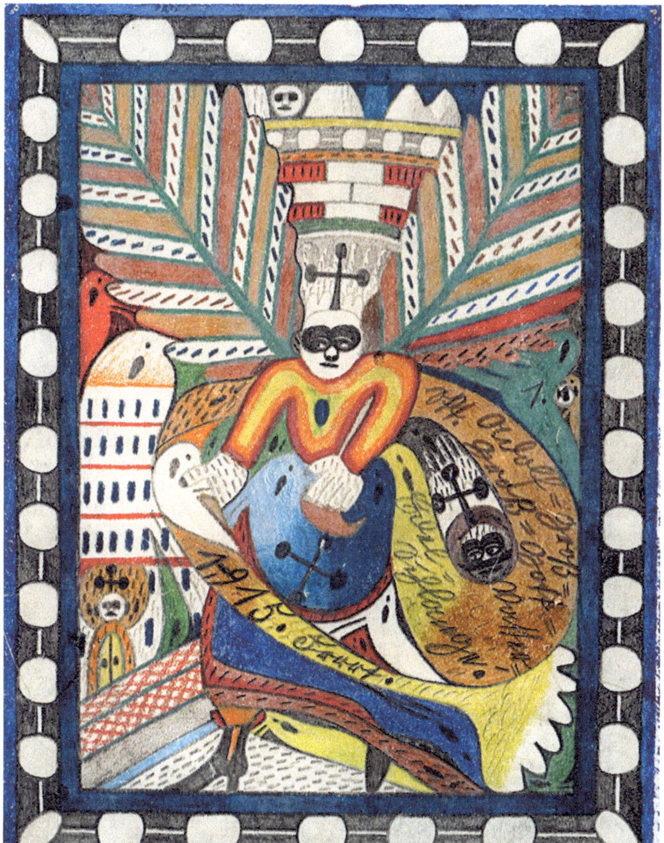

Abb. 6-2: Adolf Wölfli, Skt. Adolf = Groß = Groß = Vatter = Edel = Schlange, *1915, Museum Sammlung Prinzhorn, Heidelberg.*

Im zweiten Teil seines Buches illustriert Prinzhorn zum einen diesen Entwicklungsgang mit zahlreichen Beispielen aus der Heidelberger Sammlung; deren Werke schienen ihm besonders gut dafür geeignet, weil sich Anstaltsinsassen »triebhaft, zweckfrei« ausdrückten: »sie wissen nicht, was sie tun« (Prinzhorn 1922, S. 343). Zum anderen stellt er zehn »schizophrene Meister« mit kurzem biografischen Abriss und Überblick ihres Œuvres vor. Der dritte Teil der Studie zieht dann Schlüsse aus dem Vorangegangenen und erörtert das Verhältnis der »Geisteskrankenbildnerei« zu anderen künstlerischen Werken am Rande westlicher Hochkunst, aber auch zu dieser selbst. Dafür, dass viele seiner Zeitgenossen von der Anstaltskunst fasziniert waren, macht Prinzhorn schließlich mit Karl Jaspers (1977, S. 179 ff., siehe auch Röske 2008b) ein »schizophrenes Weltgefühl« seiner Zeit verantwortlich.

Folgt man Prinzhorns anfänglichem Hinweis, er vermeide den Begriff Kunst, weil er ein »Werturteil« einschlösse, in diesem Buch aber »Bildwerke [...] durchaus nicht wertend gemessen, sondern psychologisch erschaut« würden (Prinzhorn 1922, S. 3), scheint das ein Rückschritt im Vergleich zu Morgenthalers Ansatz. Die Stufung der Patientenwerke von der einfachsten zur komplexen Gestaltung und das Betonen des Unbewussten erinnern ohnehin an Meunier. Doch verrät eine Stelle weiter hinten im Buch eine zusätzliche Absicht Prinzhorns hinter dem neudefinierten Begriff »Bildnerei«. Hier stellt er fest, dass zeitgenössische Künstler jenes den Anstaltsinsassen zugängliche »primäre Erleben, das vor allem Wissen steht und allein inspirierte Gestaltungen zeugt«, ersehnten, dass sie aber letztlich »fast nur intellektuelle Ersatzkonstruktionen« zuwege brächten (Prinzhorn 1922, S. 347 f.).

Die Werke der Anstaltsinsassen sind Prinzhorn also Vorbild einer eigentlichen Kunst, die professionelle Künstler mit ihrer Befangenheit in Tradition und Kalkül nicht erreichen könnten. Diese Idee einer Gegenkunst reagierte sicherlich auf den Verlust des Glaubens an eine Vernunftkultur, die zum Wahnsinn des Ersten Weltkriegs geführt hatte. Ähnlich vielen Kunstschaffenden seiner Zeit war Prinzhorn als Zeuge des sinnlosen Massenmordens zum »Nihilisten« geworden (Prinzhorn 1927, S. 278; Röske 1995, S. 55 ff.), der nach einem radikalen Neuanfang suchte – im »inneren Afrika« der Kultur Europas.

Allerdings verdeckte Prinzhorns Prämisse einer vorwiegend aus dem Unbewussten gespeisten Ausdruckskunst lange Zeit die Tatsache, dass ein Großteil der Werke von Anstaltsinsassen mit demonstrativer und kommunikativer Absicht geschaffen wurde. Allem voran stand dabei der Wunsch, wahrgenommen und nicht vergessen zu werden, dicht gefolgt von dem, normal zu sein, das heißt als intelligentes, vollwertiges Mitglied der Gesellschaft anerkannt zu werden. Deshalb findet sich oft ein Anknüpfen an das Leben und an Tätigkeiten vor der Internierung, deshalb entstanden viele Maschinenzeichnungen und technische Erfindungen, deshalb auch teils kritische Auseinandersetzungen mit der psychiatrischen Umgebung (Beyme und Hohnholz 2018). Diese Anliegen haben in den letzten Jahren vor allem Projekte herausgestellt, die in Archiven und historischen Krankenakten gefundene Werke dokumentierten (Hirsch et al. 2018; Dohle et al. 2018).

6.3 Art brut und Outsider Art

Prinzhorns Ansatz einer ästhetischen Aufwertung der »Irrenkunst« war folgenreich. Nicht nur haben viele Kunstschaffende seit dem Expressionismus und Surrealismus aus dem Text und den Abbildungen seines Buches allgemeine wie konkrete Anregungen für eigene Werke gezogen. Der französische Künstler Jean Dubuffet (1901–1985) hat später überdies den kulturkritischen Impetus von »Bildnerei der Geisteskranken« aufgenommen (ob wissentlich, ist nicht klar) und bekräftigt, indem er seit 1945 in den »art culturelles« eine »Art brut« entgegenstellte (franz. brut = roh). Damit bezeichnete Dubuffet (1991) eigenwillige Werke von Menschen am Rande der Gesellschaft, die sich keiner künstlerischen Tradition und auch keiner gegenwärtigen Strömung zuordnen lassen. Er gab zwar vor, sich um den Geisteszustand von Schöpfern dieser »eigentlichen Kunst« nicht zu kümmern: »Wir sind der Ansicht, [...] dass es ebenso wenig eine Kunst der Geisteskranken gibt wie eine Kunst der Magenkranken oder der Kniekranken« (Dubuffet 1991, S. 94). Doch stammten die meisten Werke, die er in seiner Collection de l'art brut zusammentrug, von Kranken psychiatrischer Anstalten (Gorsen 2006). Dieses Eintreten für einen Neuanfang der Kunst nach dem Zweiten Weltkrieg fand ein noch größeres Echo als Prinzhorns Projekt nach dem Ersten. Vor allem die Kunstschaffenden der internationalen Gruppe CoBrA, aber auch viele individuell arbeitende Maler und Bildhauer der 1950er- und 1960er-Jahre ließen sich davon anregen.

Weitere 25 Jahre später, um 1970, gab es den nächsten Schub im Entdecken der Werke Psychiatrie-Erfahrener als Kunst. Dafür war weniger die in ganz Europa wachsende Kritik am Anstaltswesen verantwortlich, die schließlich zu tiefgreifenden Reformen führte. Vielmehr wirkte der Enthusiasmus für Art brut bei einer Reihe von europäischen und US-amerikanischen Kunstschaffenden, Sammlerinnen, Galeristinnen und Ausstellungsmacherinnen als Motor, von denen zudem viele durch das Streben nach persönlicher Authentizität und Bewusstseinserweiterung in den 1960er-Jahren geprägt waren, sei es durch die Kleinianische Psychotherapie (Guignon 2004), sei es durch Drogen- oder Meditationserfahrung. Nun erst wurde Art brut zu einem eigenen Sektor des Kunstmarktes, und zwar unter dem Begriff »Outsider Art«.

Eingeführt 1972 durch das gleichnamige Buch des Romanisten Roger Cardinal (1972) über Art brut für den angloamerikanischen Markt hat er sich bald zu einem Umbrella Term verselbstständigt und bezeichnet heute etwa auch sogenannte Contemporary Folk Art. Just im Jahr 1972 erschien zudem Prinzhorns Buch erstmals in englischer Übersetzung und Harald Szeemann präsentierte auf der von ihm kuratierten documenta 5 unter der Überschrift »Parallele Bildwelten« zum ersten Mal »Bildnerei der Geisteskranken« (Röske 2021). In den kommenden Jahrzehnten spezialisierten sich mehr und mehr Sammlerinnen und Galerien auf Outsider Art; eigene Zeitschriften, Kunstmessen und Auktionen sowie eigene Museen entstanden: So wurde für Dubuffets Collection de l'art brut 1976 in Lausanne ein eigenes Haus eröffnet, 1995 in Baltimore das Visionary Art Museum, 2001 das Museum Sammlung Prinzhorn in Heidelberg. Doch blieb diese Outsider-Art-Welt noch weitgehend abgegrenzt vom übrigen Kunstbetrieb. Eine frühe Ausnahme der Grenzüberschreitung bildete die Ausstellung

»Parallel Visions. Modern Artists and Outsider Art«, die 1992/1993 in Los Angeles, Madrid, Basel und Tokyo zu sehen war.

Seit 2000 wird auch diese Beschränkung mehr und mehr aufgehoben, das Interesse an Outsider Art bei Sammlern von Gegenwartskunst sowie bei entsprechenden Galerien und Museen wächst sprunghaft. Einige große Häuser richten eigene Abteilungen für diese Kunstform ein, das Musee d'art moderne Lille Metropole in Villeneuve d'Ascq eröffnet 2010 sogar einen eigenen Anbau, populäre Ausstellungshäuser wie die Schirn Kunsthalle in Frankfurt a. M. oder die Hayward Gallery in London veranstalten Überblicksschauen zum Thema (»Weltenwandler« 2010/2011, »The Alternative Guide to the Universe« 2013), die Internationalen Tage in Ingelheim feiern 2011 Adolf Wölfi als Star des 20. Jahrhunderts, und 2013 ist auf der 55. Biennale Venedig die Hauptpräsentation im Arsenale unter dem Titel »Palazzo Enciclopedico« einer anregenden Mischung von moderner sowie zeitgenössischer Ausstellungskunst und Outsider Art gewidmet.

Die Gründe für diesen Boom dürften über die Faszination für das Exotische und den Wunsch, sich damit zu schmücken, hinausgehen. Zum einen verliert sich wohl langsam die Scheu vor psychischer Erkrankung; die vielfältigen Anstrengungen zur Reintegration von Psychiatrie-Erfahrenen in die Gesellschaft zeigen Erfolge auch in einem Einstellungswandel. Zum anderen erhalten in einer Zeit, da mehr und mehr Menschen unter wirtschaftlich prekären Umständen zu leben gezwungen sind und Alternativen zum krisenhaften Spätkapitalismus suchen, Gegenbeispiele zum herkömmlichen Kulturbetrieb offenbar eine immer größere Bedeutung. Seit der Romantik fungierte der Wahnsinnige als Projektionsfigur für junge Künstler, die sich gegen die bürgerliche Gesellschaft auflehnten. Heute werden künstlerische Werke, die von psychischen Ausnahmeerfahrungen ausgehen, offenbar auch von vielen Kunstinteressierten als modellhafte symbolische Reaktionen auf den »Wahnsinn« gesellschaftlicher Realität geschätzt. Besucherinnen des Museums »Sammlung Prinzhorn« zeigen in der Regel ein ungewöhnlich hohes Einfühlungsvermögen in die Ergebnisse idiosynkratischer Kreativität, die dort vorgestellt werden.

6.4 Diskussion aktueller Entwicklungen

Das Vereinnahmen der Werke von Psychiatrie-Erfahrenen durch den Kunstbetrieb birgt allerdings das Risiko ähnlich großer Missverständnisse wie ihr Pathologisieren durch Psychiater. Werden sie wie die Ausstellungskunst des 20. Jahrhunderts mit spärlichen Zusatzinformationen in White Cubes präsentiert, drohen zumindest bei einigen wesentliche Inhalte übersehen zu werden. Peter Gorsen (1990) hat schon in der Zeit der aufkommenden Kommerzialisierung von Outsider Art vor der »Verkunstung« (S. 26) der Werke von Psychiatrie-Erfahrenen im Sinne einer Überbetonung ihrer Ästhetik gewarnt.

Heute, da an fast allen psychiatrischen Einrichtungen Kunsttherapie und oft zusätzlich offene Ateliers angeboten werden, in denen Interessierte ohne therapeutischen Kontext gestalterisch arbeiten und die Ergebnisse zeigen können, setzen sich viele Psychiatrie-Erfahrene differenziert mit der Wirkung ihrer Werke auseinander. Oft bezeichnen sie ihre Bilder, Zeichnungen und Skulpturen bereits selbst als Kunst und sehen sie als Teil der öffentlichen Kultur unserer Zeit. Da sie mit der Ästhetisierung ihrer Werke rechnen, ist deren Integration in den Ausstellungsbetrieb weniger prekär, obgleich Besonderheiten von Form und Inhalt möglicherweise auch hier als bloße persönliche Handschrift missverstanden werden können.

Daneben gibt es aber nach wie vor Psychiatrie-Erfahrene, deren Kreativität stärker von ihrer Existenz geprägt ist als gewöhnlich bei Ausstellungskünstlern und für die das Zeigen ihrer Werke in einem Kunstkontext nicht im Vordergrund steht, wenn sie überhaupt daran denken – auf diese Eigenheit der Haltung hatte bereits Lombroso hingewiesen. Den Werken solcher Menschen droht durch herkömmliche Ausstellungsformen das Beschneiden ihres spezifischen Potenzials. Dafür sei hier ein Beispiel angeführt.

Beispiel Vanda Vieira-Schmidt. Die 1949 in Berlin geborene Vieira-Schmidt wuchs auf Madeira auf. Mit 17 zurück in Berlin arbeitete sie nach einer Ausbildung zunächst als Kosmetikerin, später betrieb sie ein portugiesisches Restaurant. Seiner Schließung 1990 folgte eine schwere Zeit für sie, die zum ersten Psychiatrie-Aufenthalt führte. Seit 1995 lebt Vieira-Schmidt in betreuten Wohngemeinschaften. Hier arbeitet sie seitdem daran, die Welt zu retten. Unermüdlich zeichnet sie auf DIN-A4-Blätter Symbole, die gegen das Böse gerichtet sind. Sie glaubt, mit der deutschen Armee zu kooperieren; im Verteidigungsministerium stehe ein spezieller Computer, der die Zeichnungen als farbige Videos lesen könne. Mit seiner Hilfe vermöchten Vieira-Schmidts Werke, politische und kriegerische Konflikte lösen zu helfen.

In den ersten Jahren entstanden mehrere Hundert Blätter pro Tag. Bis 2005 hat Vieira-Schmidt sie im Keller ihrer Wohnung gestapelt in der Gewissheit, dass ihre Gesamtheit den Weltfrieden sicherstellte. Als sie dann in eine kleinere Wohnung umziehen musste, wurden die mehr als 500 000 Zeichnungen erstmals von Betreuern entdeckt. Zur Begutachtung nach Berlin gebeten, konnte ich sie vom Außergewöhnlichen dieses Projekts überzeugen. Das Gesamtwerk wurde nach Heidelberg transportiert und im Foyer des Museums Sammlung Prinzhorn ausgestellt (→ Abb. 6-3). In einem Video erläuterte Vieira-Schmidt die Hintergründe ihres »Weltrettungsprojekts«.

Nach zwei Jahren ging das Werk auf Reisen. Es war in Bochum, Berlin (Kleisthaus 2008), Marburg und Rottenburg zu sehen. 2011 wurde es, ergänzt um mittlerweile über 250 000 neue Zeichnungen, vom umgestalteten Militärhistorischen Museum in Dresden übernommen, wo es auf Dauer im obersten Stock des Einbaus von Daniel Liebeskind präsentiert wird (Protte 2011; Röske 2015). An diesem Ort haben Vieira-Schmidts Bemühungen um den Weltfrieden einen passenden Kontext gefunden. Das hindert nicht, ihre Werke auch weiterhin in rein künstlerischem Zusammenhang zu platzie-

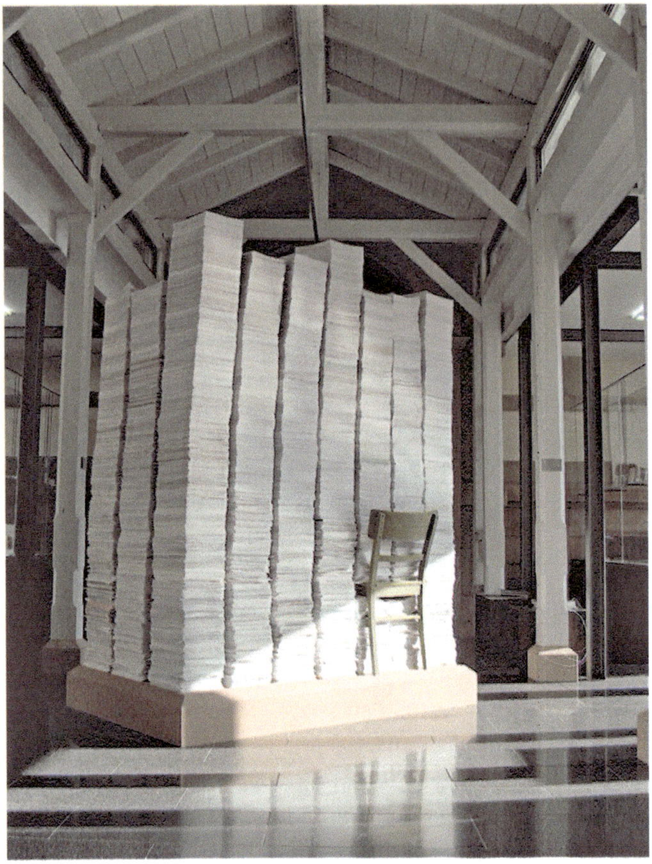

Abb. 6-3: Vanda Vieira-Schmidt, Weltrettungsprojekt, *1995–2005. Präsentation im Museum Sammlung Prinzhorn 2006.*

ren, wie es etwa prominent 2016/2017 in der Ausstellung »The Keeper« im New Yorker New Museum geschah (Gioni und Bell 2017). Es hilft aber, das besondere Anliegen von Vieira-Schmidt im Auge zu behalten.

Denn selbst wenn heute Ausstellungskünstlerinnen im Sinne »künstlerischer Forschung« Alternativen zum akademischen Vorgehen erkunden, unterscheidet sich ihr spielerischer Umgang mit wissenschaftlichen Verfahrensweisen deutlich von Vieira-Schmidts ernsthaftem Einbeziehen irrationaler Momente bei ihrem künstlerischen Tun. Gleichwohl ist ihr Anliegen nachvollziehbar, geht es doch hier (wie bei ähnlichen Werken oft) um den Wunsch, Ohnmachtsgefühle zu überwinden und gesellschaftlich Nützliches zu bewirken. Dass die dafür eingesetzten Mittel uns auf den ersten Blick unangemessen erscheinen, entwertet das Anliegen nicht, verleiht ihm vielmehr einen eigentümlichen Nachdruck.

Integration der Werke. Diese Erkenntnis steht denn auch hinter der aktuellen Tendenz zunehmender Integration (oder Inklusion) entsprechender Werke in den Kunstkontext. Seit einigen Jahren beginnen Ausstellungskuratoren sich Themen für ihre Projekte zuzuwenden, die Werke der Outsider Art zwanglos einzubeziehen erlauben, indem sie bei der besonderen Lebenserfahrung ihrer Schöpfer ansetzen. Ein Beispiel ist die Schau »Psyche als Schauplatz des Politischen« der Kunsthalle Baden-Baden 2019, die besondere psychische Erfahrungen in Werken von Gegenwartskünstlern einigen Werken historischer Anstaltsinsassen gegenüberstellte (Holten 2019). Ein anderes ist die Ausstellung »Crip Time« im Frankfurter Museum für Moderne Kunst 2021/2022, die zum ersten Mal die Perspektive der Disability Studies zum Ausgangspunkt für ein kuratorisches Konzept machte. Der schon seit den 1990er Jahren in den Sozialwissenschaften berücksichtigte Ansatz Disability Studies untersucht, wie »Behinderung« gesellschaftlich produziert wird, wie also Menschen von der Gesellschaft behindert werden, und zielt darauf, vorgeblich »Behinderte« zur Selbstermächtigung zu verhelfen. Erst seit wenigen Jahren wird diese Perspektive, die nicht zuletzt über die verwandten Mad Studies erlaubt, Psychiatrie-Erfahrene einzubeziehen (Röske 2020), in den Kunstwissenschaften aufgegriffen.

Insofern werden existenzielle Werke von Psychiatrie-Erfahrenen in Zukunft wohl vermehrt in gesellschaftlich relevanten Ausstellungen von Kunstmuseen und Ausstellungshallen zu sehen sein. Der Prozess der Integration in den Kunstbetrieb ist eingeleitet und unumkehrbar. Dass dabei auch der in vieler Hinsicht problematische Begriff Outsider Art obsolet wird, ist zu begrüßen.

Literatur

Beyme I von, Hohnholz S (Hg) (2018). Vergissmeinnicht – Psychiatriepatienten und Anstaltsleben um 1900. Aus Werken der Sammlung Prinzhorn. Heidelberg: Springer.

Brand-Claussen B (2001). Häßlich, falsch, krank. »Irrenkunst« und »irre Kunst« zwischen Wilhelm Weygandt und Carl Schneider. In: Mundt C, Hohendorf G, Rotzoll M (Hg), Psychiatrische Forschung und NS-»Euthanasie«. Beiträge zu einer Gedenkveranstaltung an der Psychiatrischen Universitätsklinik Heidelberg. Heidelberg: Wunderhorn; S. 265–329.

Brand-Claussen B, Röske T (Hg) (2006). Air Loom. Der Luftwebstuhl und andere gefährliche Beeinflussungsapparate. Ausstellungskatalog Sammlung Prinzhorn. Heidelberg: Wunderhorn.

Cardinal R (1972). Outsider Art. London: Vista.

Dohle O, Feistmantl U, Telsnig E (Hg) (2018). »Trotl bin ich nicht« – Kreatives Schaffen in der Landesheilanstalt Salzburg 1849–1969 (Schriftenreihe des Salzburger Landesarchivs Nr. 28). Salzburg: Land Salzburg.

Dubuffet J (1991). Art brut: Vorzüge gegenüber der kulturellen Kunst [zuerst erschienen 1949]. In: Dubuffet J (Hg), Malerei in der Falle. Antikulturelle Positionen. Schriften Bd. 1. Bern: Gachnang und Springer; S. 86–94.

Eissing-Christophersen C, Le Pare D (Hg) (1997). Marcel Reja. Die Kunst bei den Verrückten. Wien: Springer.

Gioni M, Bell N (Hg) (2016). The Keeper. Ausstellungskatalog New Museum. New York: New Museum.
Gockel B (2010). Die Pathologisierung des Künstlers. Künstlerlegenden der Moderne. Berlin: Akademie Verlag.
Guignon C (2004). On Being Authentic. London: Routledge.
Gorsen P (1990). Der Dialog zwischen Kunst und Psychiatrie heute. In: Benkert O von, Gorsen P (Hg), Von Chaos und Ordnung der Seele. Ein interdisziplinärer Dialog über Psychiatrie und moderne Kunst. Berlin: Springer; S. 1–53.
Gorsen P (2006). Art Brut versus Art Fou. Sammeln als Positionssuche bei Jean Dubuffet. In: Röske T, Brand-Claussen B, Dammann G (Hg), Wahnsinn sammeln. Outsider Art aus der Sammlung Dammann. Ausstellungskatalog Sammlung Prinzhorn. Heidelberg: Wunderhorn; S. 48–56.
Hirsch H, Luchsinger K, Röske T (Hg) (2018). Extraordinaire! Unbekannte Werke aus psychiatrischen Einrichtungen in der Schweiz. Zürich: Scheidegger & Spiess.
Hoffmann K (2008). Hans Prinzhorn: Seine Auseinandersetzung mit der Psychoanalyse in Dresden und Frankfurt a. M. (1922–1928). *Luzifer Amor. Zeitschrift zur Geschichte der Psychoanalyse*, 41: 153–159.
Holten J (Hg) (2019). Psyche als Schauplatz des Politischen, Ausstellungskatalog Kunsthalle Baden-Baden. Berlin: Hatje Cantz.
Jaspers K (1977). Strindberg und van Gogh. Versuch einer vergleichenden pathographischen Analyse [zuerst erschienen 1922]. München: Piper.
Jay M (2014). A visionary madness. The case of James Tilly Matthews and the Influencing Machine. Berkeley: North Atlantic Books.
Kleisthaus (Hg) (2008). Vanda Vieira-Schmidt – Weltrettungsprojekt. Ausstellungskatalog Kleisthaus Berlin. Berlin: Kleisthaus.
Lombroso C (1887). Genie und Irrsinn in ihren Beziehungen zum Gesetz, zur Kunst und zur Geschichte. Leipzig: Reclam.
MacGregor JM (1989). The discovery of the art of the insane. Princeton: Princeton University Press.
Morgenthaler W (1921). Ein Geisteskranker als Künstler. Leipzig: Bircher.
Prinzhorn H (1922). Bildnerei der Geisteskranken. Ein Beitrag zur Psychologie und Psychopathologie der Gestaltung. Berlin: Springer.
Prinzhorn H (1927). Die erdentrückbare Seele. *Der Leuchter, 8:* 277–296.
Prinzhorn H (1972). Artistry of the mentally ill: A contribution to the psychology and psychopathology of configuration. Wien: Springer.
Protte K (2011). Weltrettungsprojekt. In: Pieken G, Rogg M (Hg), Das Militärhistorische Museum der Bundeswehr. Ausstellungsführer. Dresden: Sandstein; S. 142.
Rennert H (1966). Die Merkmale schizophrener Bildnerei. Jena: Fischer.
Röske T (1995). Der Arzt als Künstler. Ästhetik und Psychotherapie bei Hans Prinzhorn (1886–1933). Bielefeld: Aisthesis.
Röske T (2008a). Die Psychose als Künstler. Leo Navratils »Schizophrenie und Kunst« – eine Kritik. In: Theunissen G (Hg), Außenseiter-Kunst. Außergewöhnliche Bildnereien von Menschen mit intellektuellen und psychischen Behinderungen. Bad Heilbrunn: Klinckhardt; S. 103–117.
Röske T (2008b). »Suchende Kierkegaard-Natur« und »Enfant terrible«. Karl Jaspers und Hans Prinzhorn. In: Meyer-Bohlen M, Bormuth M (Hg), Wahrheit ist was uns verbindet. Philosophie, Kunst, Krankheit. Bremen: Hauschild; S. 320–330.
Röske T (2012). Zwischen Krankheitssymptom und Kunst – Werke von Psychiatrie-Erfahrenen. In: Mentzos S, Münch A (Hg), Das Schöpferische in der Psychose (Forum der psychoanalytischen Psychosentherapie, Bd. 28). Göttingen: Vandenhoeck & Ruprecht; S. 107–126.

Röske T (2015). Widerstände gegen Werke von Psychiatrie-Erfahrenen. In: Mentzos S, Münch A (Hg), Widerstände gegen ein psychodynamisches Verständnis der Psychosen (Forum der psychoanalytischen Psychosentherapie, Bd. 31). Göttingen: Vandenhoeck &Ruprecht; S. 169–179.
Röske T (2020). Der lange Weg zur Selbstermächtigung. Kunst von Psychiatrie-Erfahrenen aus Sicht der Disability Studies. In: kritische berichte 4, Kromsdorf/Weimar: Jonas; S. 44–55.
Röske T (2021). 1972: Von der Art brut zu den Individuellen Mythologien. In: Schulze-Stampa C, Schmid G (Hg), Kunst und Krankenhaus. Interdisziplinäre Zusammenarbeit und Perspektivwechsel in Gesundheitsförderung und Prävention. Stuttgart: Kohlhammer; S. 37-54.
Sedlmayr H (1948). Verlust der Mitte. Die bildende Kunst des 19. und 20. Jahrhunderts als Symptom und Symbol der Zeit. Salzburg: Otto Müller.
Spreti F von, Rentrop M (2001). Das Selbstporträt im Verlauf psychischer Erkrankungen. In: Spreti F von, Förstl H, Breindl K, Martius P (Hg), Selbstbilder in Psychose und Kunst. Portraitgestaltung als Spiegel psychischer Befindlichkeit. München: Akademischer Verlag München; S. 65–82.

KARIN DANNECKER

7 Der ästhetische Moment – Intersubjektivität und Veränderungsprozesse in der Kunsttherapie

7.1 Einführung

Wie Kunsttherapie wirkt, wird aus vielen Blickwinkeln diskutiert. In diesem Beitrag möchte ich die Grundlagen eines Paradigmenwechsels zur Wirksamkeit der psychodynamischen Psychotherapie auf die Kunsttherapie übertragen und zu einem vertieften Verständnis der Beziehung zwischen Kunsttherapeutin und Patient gelangen.

Viele Jahre meiner klinischen Arbeit mit psychiatrischen und psychosomatischen Patienten, aber auch die Erfahrungen mit Kunsttherapeutinnen in der Supervision und Ausbildung haben mein Interesse mehr und mehr auf diejenigen Ereignisse im therapeutischen Prozess gelenkt, die zu dem führen, was wir als Veränderungen wahrnehmen. Diese Transformation findet in der Kunsttherapie in dem vielfach beschriebenen Dreieck von »Patientin – Werk – Therapeut« statt. Mit der Neubetrachtung dieses Beziehungsgefüges in der Kunsttherapie sollen die Bedingungen für therapeutisch wirksame Entwicklungen quasi mikroanalytisch untersucht werden. Dabei wird sich zeigen, dass alle Prozesse innerhalb dieser Triade eng miteinander verflochten sind. Die entscheidende Beteiligung des Kunsttherapeuten am Geschehen führt zu einem relationalen, das heißt auf die Beziehung ausgerichteten Ansatz, dem meines Erachtens bislang zu wenig Aufmerksamkeit geschenkt wurde. Das mag daran liegen, dass die Aktivitäten der Kunsttherapeutin vordergründig oft auf wenige Aufgaben reduziert erscheinen. Sie umfassen die Bereitstellung des Settings, die angemessene Versorgung mit künstlerischem Material, die Einhaltung des Rahmens. Sicherlich schließt ihre Rolle eine ermunternde, wohlwollende Haltung ein. Darüber hinaus erscheint, oberflächlich gesehen, ihre aktive Partizipation am Prozess nicht dringend notwendig.

Tatsächlich gibt es in den Kunsttherapiestunden lange Phasen, in denen der Patient ganz bei sich zu sein scheint, während er mit sich und seinem entstehenden Werk beschäftigt ist. Irgendwie ist er allein beim Malen und Zeichnen; eine Atmosphäre von Konzentration auf den Schaffensprozess und »Bitte nicht stören« liegt in der Luft. Diese Situation erfordert Respekt für den selbstbestimmten Raum. Schließlich gehen wir von der These aus, dass allein sein zu können auch eine Fähigkeit ist (Dannecker

2021, Winnicott 1984). Der Patient kann diese Zeit des künstlerischen Schaffens auch als Erholung von der unmittelbaren Beziehung zur Therapeutin und als Phase der Selbstregulierung empfinden (Isserow 2013). In solchen Minuten kann es sein, dass die Kunsttherapeutin entbehrlich ist und sie sich zurückziehen und in Passivität verweilen muss.

Dieses spezielle Setting im kunsttherapeutischen Beziehungsdreieck führt nicht unmittelbar zum Nachdenken über die Rolle der Therapeutin im fortlaufenden Geschehen. In der Theorie und Praxis der Kunsttherapie wird stattdessen die Bedeutung der Dynamik zwischen Patientin und Werk fokussiert, und das in Form und Inhalt eines Werkes zum Ausdruck Gebrachte wird diskutiert. Dabei werden häufig die Selbstheilungskräfte der Kunst hervorgehoben. Aus dieser Perspektive wird der Kunsttherapeutin die Funktion eines Katalysators zugewiesen, indem sie den Raum, das Material und die akzeptierende, wohlwollende Haltung zur Verfügung stellt. Die Kunst selbst wird zum »Container« und Mittelpunkt. Alles dreht sich um den kreativen Prozess und das entstehende Werk. Jedoch wird die Frage der Intervention selten reflektiert, das heißt die Frage, ob oder wann, und wenn ja, warum die Therapeutin im kunsttherapeutischen Prozess des Patienten »dazwischentritt« (Dannecker 2021).

Das ist in der Musik- bzw. Tanztherapie anders: Die Beziehung wird im therapeutischen Prozess fortlaufend von den Therapeuten mitgestaltet. Sie spielen, sie tanzen mit, sie sind als Person in hohem Maß aktiv beteiligt. Bezeichnenderweise finden sich in diesen Bereichen viele Forschungsberichte zur Qualität und Dynamik der therapeutischen Beziehung. Die gegenseitige Bezugnahme von Patientin und Therapeuten über das jeweilige Medium – Musik, Tanz – wird als entscheidend für Veränderungen hervorgehoben. Beispielsweise formulierten Schumacher et al. (2011) zur Untersuchung der Beziehungsqualität in der Musiktherapie »Merkmale synchroner Momente«. Dabei bildet das Konzept der Synchronisation eine wichtige Grundlage für das Verständnis der Rolle und den Interventionstechniken des Therapeuten. Auf der Suche nach einem Wirkungsnachweis musiktherapeutischer Interventionen entstand das Forschungsinstrument EBQ (evidenzbasierte Beziehungsqualität), das mithilfe von Videosequenzen von musiktherapeutischen Sitzungen die Art und Weise fokussiert, wie ein Patient Beziehung zu sich (Körper und Stimme), zu Objekten (Musikinstrumente) und zum Anderen (Musiktherapeut) aufnimmt bzw. aufgenommen hat. Die von den Forscherinnen entwickelten Skalen zur Einschätzung enthalten Merkmallisten, in denen die Ebenen von Beziehung/Kontakt, vorsprachlicher Ausdruck/Affekt, instrumentalem Ausdruck/Instrument und die Interventionen des Therapeuten erfasst werden (Schumacher et al. 2011).

7.2 Die neueren Entwicklungen der psychotherapeutischen Theoriebildung

Entscheidend für Veränderungsprozesse scheinen ganz spezifische Momente zu sein, die, wenn sie von den Therapeuten nicht erkannt werden, oft unbemerkt und ungenutzt vorübergehen. Vertreter dieses Ansatzes der »entscheidenden Momente« in der psychoanalytischen Therapie sind Stern et al. (2002) die in solchen Begegnungen »Schlüsselereignisse in der Behandlung« (S. 976 sehen. Ausschlaggebend für die verändernde Wirkung in der Therapie ist die zeitlich genaue Übereinstimmung im gemeinsamen Tun und Erleben zwischen zwei Personen (Stern et al. 2002).

In der Kunsttherapie finden Begegnungen nicht nur zwischen zwei Personen, sondern auch mit der Kunst statt. Aus diesem Grund beziehen solche wichtigen Momente oft das ästhetisch wahrnehmbare Werk mit ein. Alles, was geschieht, wirkt auf das andere ein. Das heißt, Werk, Patient, Therapeutin üben gegenseitig Einfluss aufeinander aus. In dieser therapeutischen Dreiecksbeziehung möchte ich diejenigen Augenblickserfahrungen untersuchen, die als »entscheidende Begegnungsmomente« Veränderungen bewirken. Weil die Kunst hierbei sinnlich wahrnehmbar mitwirkt, werden wir von ästhetischen Momenten sprechen können.

An anderer Stelle habe ich die für die Beziehungsgestaltung in der Kunsttherapie wichtigen Konzepte der Übertragung und Gegenübertragung und den Beziehungsprozess als ein intersubjektives Geschehen beschrieben (Dannecker 2021). Der Fokus auf das, was sich in der Begegnung von Kunsttherapeut und Patient ereignet, soll im Folgenden vertieft werden.

Alle neueren psychodynamisch ausgerichteten Behandlungstheorien zeigen, dass Entwicklung und Veränderung vorwiegend relational stattfinden und sich das Selbst von Anfang an aufgrund der Beziehung zu anderen bildet. Der intrapsychische Apparat wird nicht mehr wie zuvor als weitgehend geschlossenes, sondern als ein offenes System mit einer vernetzen Seele verstanden (Gödde 2021). Zwischenmenschliche Beziehung und Bezogenheit gelten als Paradigma für die Entwicklung der subjektiven Psyche. Diese als »intersubjektive Wende« bezeichnete Entwicklung in der Psychoanalyse beschreibt ein Modell des therapeutischen Prozesses, das Veränderungen im Rahmen eines dynamischen Erlebens innerhalb der Beziehung ansiedelt. Beide Beteiligten einer dyadisch ausgerichteten Therapie tragen zur Begegnung bei. Gemeinsam konstruieren Patientin und Therapeutin die Realität der Beziehung (Ermann 2010). Nach relationaler Auffassung ist ein psychoanalytisch ausgerichteter Therapeut keine »weiße Leinwand« für die Übertragungen des Patienten, sondern vielmehr »ein höchst lebendiger, aktiver und subjektiver Teilnehmer an einem intersubjektiven Geschehen« (Altmeyer und Thomä 2006, S. 21). Bei der Interaktionserfahrung übernimmt die Spiegelfunktion des Therapeuten nicht die Funktion als projiziertes Selbstbild, sondern er funktioniert als der Andere, aus dessen Perspektive sich der Patient betrachtet (Altmeyer und Thomä 2010, S. 21). Altmeyer (2016) betont, dass besonders die Herausforderungen und Fallgruben der digitalen Moderne mit ihren beunruhigenden Erscheinungen in Form von exzessivem Mediengebrauch, suchtartiger Nutzung vom Smartphone und anonymisierten Kontakten im Internet reale Resonanzerfahrungen erfordern. Denn sie dienen als Beweis dafür, überhaupt vorhanden und von Bedeutung zu sein. Aus diesem Grund sind Resonanzbeziehungen lebens- und überlebensnotwendig, denn unbewusst wird der Andere als jemand gebraucht, der irgendwie reagieren soll.

Wenn wir diesen Paradigmenwechsel mit dem Fokus auf das Beziehungsgeschehen in der Psychotherapie mit der Kunsttherapie vergleichen, können wir nicht umhin, die Rolle der Therapeutin im Lichte der Intersubjektivität zu betrachten, wie der folgende Abschnitt zeigen soll. Zu den professionellen Kompetenzen der Kunsttherapeutin gehören zunächst Introspektionsfähigkeit und der bewusste Umgang mit der Gegenübertragung. Von ihr wird erwartet, dass sie sich elastisch zwischen Einfühlung, Selbstbeobachtung und Urteilsfindung bewegt (Dannecker 2021). Zugleich sollte sie in der Lage sein, sich von der Position des Nachdenkens und Beobachtens zu lösen und den neutralen, validierenden »Standpunkt außerhalb« (Körner 1989) wieder zu verlassen. Sie muss in Bewegung kommen und sich aktiv am Prozess beteiligen. Das kann heißen, dass sie im Schaffensprozess des Patienten eingreift, manchmal ihn auch mit Worten unterstützt und z. B. anregt, Distanz zum Werk herzustellen und mit dem Patienten die Position des Betrachters einzunehmen. Dabei geht sie von der Hypothese aus, dass die gemeinsam gerichtete Aufmerksamkeit bei der Entdeckung der jeweils anderen Perspektive hilft.

Das Nachdenken und Nachempfinden über andere Positionen, die Fähigkeit zur Empathie und zum Mentalisieren werden vertieft. Die imaginative Tätigkeit des Mentalisierens – die aufmerksame Beachtung und Reflexion des eigenen psychischen Zustandes und der psychischen Verfassung anderer Menschen – gehört zu den grundlegenden Faktoren einer psychotherapeutischen Behandlung und ist im Grunde nichts Neues, hebt aber vielmehr darauf ab, was wichtig ist (Allen et al. 2011). In der Kunsttherapie bildet das gemeinsame Schauen und Sprechen (joint attention) eine geteilte Erfahrung, die das Werk zum Leben erweckt und ihm Bedeutung verleiht (Dannecker 2006; Herrmann 2010; Isserow 2013). In dieser Bezogenheit kann der Patient die erhoffte Resonanz erfahren, sich als gesehen und in seiner Individualität bestätigt empfinden und sein Selbst- und Sicherheitsgefühl regulieren (Altmeyer 2016).

Ein Beispiel für die Wirksamkeit aktiv geteilter Erfahrungen in der Kunsttherapie ist folgende Fallvignette.

FALLBEISPIEL Herr M.

Herr M., ein 22-jähriger Informatik-Student, der sich komplett von der Außenwelt zurückgezogen und seine gesamte Zeit nur noch am Computer verbracht hatte, geriet im Rahmen einer Dysthymie in eine suizidale Krise und wurde in die Psychiatrie aufgenommen. Er beklagte sich, dass er Worte nicht so verwenden könne, wie er will. Mit anderen zu kommunizieren, fiele ihm schwer, er könne sich nicht verständlich machen. Von der Kunsttherapie erhoffte er sich diesbezüglich neue Strategien. Künstlerische Vorerfahrungen hatte er keine.

Sein Initialbild (→ Abb. 7-1) erläuterte er umständlich: Er habe in der Zeichnung einen Apparat entworfen, in den man Geld einwerfen könne und es käme fertige

Kunst heraus. Deswegen hieße die Maschine ARTOMAT. Je nach Geldmenge kämen unterschiedliche Leinwände heraus. Sein Studium habe ihn in die Lage gebracht, solche Art von Automaten zu entwickeln.

Man kann erkennen, dass im Automaten blanke Leinwände mit Stäben auf Staffeleien angebracht sind, nur eine ist ausgeworfen und das Bild ist mit Aquarell koloriert. In diesem Initialbild wurde schon deutlich, wie sich der Patient auf umständliche Art an die Kunst anzunähern versuchte. Kunst wurde im Automaten produziert, festgezurrt, konnte gegen Bezahlung herausgeholt werden und befreit aus dem Automaten Farbe annehmen. Das Eingesperrt- und Kontrolliertsein in einer Maschine betraf hier die Kunst.

In der nächsten Stunde zeichnete Herr M. den bizarr erscheinenden Kopf eines Roboters, vor dessen mundlosem eckigem Gesicht an einem Gestell ein löchriges Tuch baumelte (→ Abb. 7-2). Als die Kunsttherapeutin mit ihm die Zeichnung betrachtete und die einzelnen Elemente beschrieb, sagte er, der Roboter sei wie er – er sähe nichts. Die Therapeutin äußerte die Vermutung, dass die Nase vielleicht die Löcher geschaffen habe, um eine Art Durchsicht zu erlangen und mehr zu sehen. Herr M. bestätigte dies. Daraufhin zeichnete er eine transparente Dreiecksbox mit zwei üppig belegten Sandwiches (→ Abb. 7-3), bemalte sie farbig und sagte, er habe großen Hunger. In der restlichen Stunde schuf er eine weitere Zeichnung (→ Abb. 7-4), auf deren linker Seite ein knapp angeschnittenes Rechteck mit einem flüchtigen schwarzen Hintergrund und rotem Pfeil, der auf einen gegenüber an der Blattkante angeschnittenen goldenen Bilderrahmen mit einem als Landschaft angedeuteten Bild weist. Dazwischen nimmt ein ausziehbares Scherengitter den größten Teil des ansonsten leeren Raumes ein und weckt den Eindruck eines großen Abstandes zwischen der flüchtig erscheinenden Form mit dem roten Pfeil und dem wertvoll und klassisch anmutenden Gemälde. Zwar hält das Gitter die beiden sehr unterschiedlichen Bereiche getrennt, potenziell könnte es aber auch zusammengezogen werden. So beschrieb Herr M. diese Zeichnung. Es bestand also Hoffnung auf Veränderung.

Als er seine Bilder in der abschließenden Runde der Gruppe zeigte, sprach Herr M. zum ersten Mal davon, dass er sich nach so etwas wie Kunst als Ausdrucksmöglichkeit sehnte, wo er sonst immer nur »im Kopf« sei. Von den Mitpatienten erhielt er viel Bewunderung, weil er in seinen Zeichnungen so viel von sich ausdrücken würde.

In dieser Kunsttherapiestunde hatten das kurze gemeinsame Betrachten der Zeichnung und der Kommentar der Therapeutin zum Roboterkopf vielleicht bewirkt, dass sich Herr M. mit seinen innersten Konflikten und Sehnsüchten gesehen fühlte. Mit ihren Bemerkungen zum durchlöcherten Tuch vor den starren Augen des Roboters verbalisierte sie, was er sich wünschte: das Nichts-Sehen und damit auch Niemanden-Sehen durchbrechen zu können. Sein bisheriges Scheitern lag darin, dass er das Gefühl hatte, von keinem anderen Menschen registriert worden zu sein mit der Folge, dass es ihm unmöglich war, gute und befriedigende Kontakte herzustellen. Die Einsamkeit des Roboterkopfes ist evident.

In diesem Moment der zu zweit auf sein Bild gerichteten Aufmerksamkeit schien sein Gefühl von großem emotionalem und physischem Hunger geweckt worden zu sein: Die zweite Zeichnung eines voluminösen Sandwiches in Farbe entstand. In der unmittelbar folgenden dritten Zeichnung kam vermutlich seine noch tieferliegende Thematik zwischen dem Leeregefühl – repräsentiert in einem mechanischen roten Pfeil – und der Sehnsucht nach ästhetisch-sinnlicher Form – in der Darstellung eines Kunstwerkes mit Rahmen – zum Ausdruck. Dass sowohl das Sandwich als auch der Bilderrahmen als emotional bedeutsame Objekte zusammenhängen, zeigt sich auch in der Wahl derselben Farben.
Es schien, als ob Herr M. im Verlauf dieser Stunde eine dem Bewusstsein nahe Ahnung bekommen hatte: Sein Verharren in der digitalen Medienwelt mit ihren computergesteuerten Interaktionen verhinderte, dass er echte menschliche Beziehungserfahrungen machen konnte. Der Rückzug hatte zur Vermeidung gedient – vermutlich aus Angst vor Enttäuschungen. Innerhalb der Beziehung mit der Kunsttherapeutin und den Mitpatienten konnte er im künstlerischen Prozess seine Gefühle erforschen und herausfinden, wonach er sich sehnte. Von der Darstellung seiner Isolation über die Wahrnehmung seines Hungers gelangte er zur Kunst. Sie enthielt das Versprechen, ihm etwas symbolisch zur Verfügung zu stellen, was er in der digitalen Welt nicht bekommen hatte: eine lebendige, emotional nährende Welt.

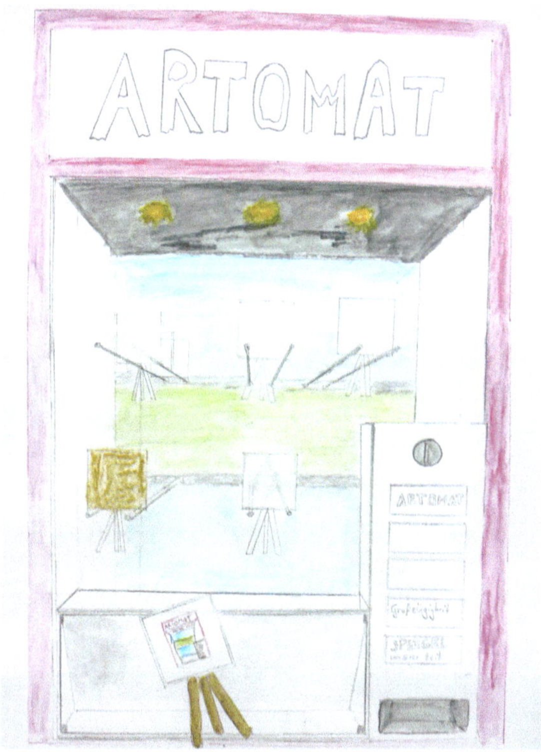

Abb. 7-1:
Erstes Bild von Herrn M.: Artomat.

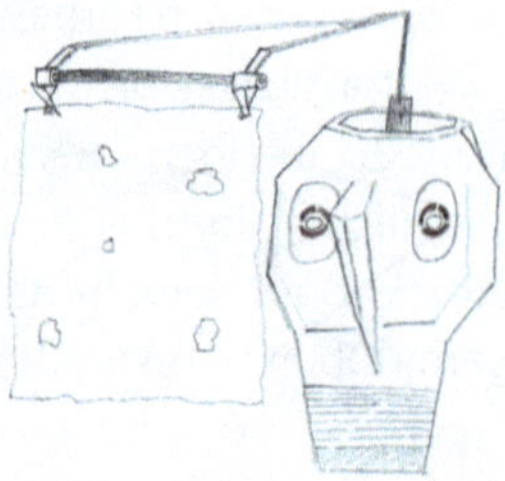

Abb. 7-2:
Zweites Bild: Roboterkopf.

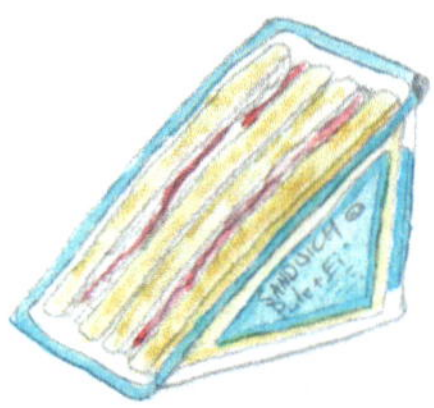

Abb. 7-3:
Drittes Bild: Sandwich.

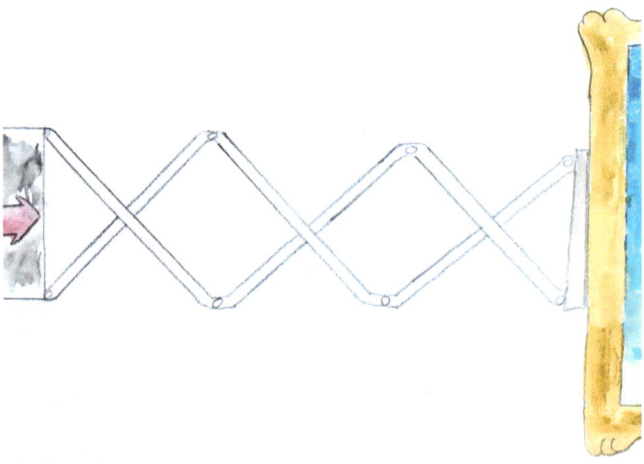

Abb. 7-4:
Viertes Bild: Scherengitter.

7.3 Intervention und Intersubjektivität in der Kunsttherapie

Für die Kunsttherapeutin stellt sich die Frage, ob sie eher als Künstlerin oder als Therapeutin in der Beziehung handelt oder wann sich welche Rolle in den Vordergrund schiebt oder sie zur Deckung gebracht werden müssen. Sie braucht Fähigkeiten, die augenblicklichen Bedürfnisse des Patienten zu erkennen und auf sie passend zu reagieren. Für diese besondere Kompetenz, die die mit der Kunst arbeitenden Therapeutin vom verbal arbeitenden Psychotherapeuten unterscheidet, hat Kramer eine Metapher gefunden, die anschaulich den Handlungsrahmen der Intervention wiedergibt.

MERKE
Was den Kunsttherapeuten auszeichnet, ist die Fähigkeit, eine »Dritte Hand« zu führen, »eine Hand, die den schöpferischen Prozess lenkt, ohne sich störend einzumischen und Bedeutungen zu verzerren oder eigene Bildideen und Wünsche durchzusetzen, die dem Patienten fremd sind« (Kramer 2003, S. 254).

Angelehnt an das »Dritte Ohr« Theodor Reiks, das ein verbal arbeitender Analytiker entwickeln muss, damit er das, was ein Patient zwischen den gesprochenen Zeilen sagt, verstehen kann, muss die Kunsttherapeutin ein spezielles Sehvermögen, ein »Drittes Auge«, schulen, um die vielen verschiedenen Botschaften in den Kunstwerken der Patienten zu erkennen. Mit weitaus mehr Anstrengung muss die Kunsttherapeutin jedoch die Ausbildung der »Dritten Hand« verfeinern, um Patienten bei der Schaffung ihrer Werke hilfreich zu dienen. All jene Erfahrungen, die sie selbst als Künstlerin mit Techniken und Materialien, aber auch dem Schaffensprozess selbst erworben hat, bilden dafür die Grundlage. Zur Dritten Hand gehört nach Kramer das Herstellen einer Umgebung für den Patienten, in der er Produktivität entfalten kann. Im Idealfall ist das ein Atelier, in dem qualitativ gutes und passendes künstlerisches Material vorhanden ist. Eine weitere Funktion der Dritten Hand der Kunsttherapeutin ist auch das innere, empathische Mitschwingen mit den Hoffnungen, Zweifeln, Überraschungen und Freuden, die ein Patient im künstlerischen Prozess erlebt. Diese anteilnehmende Gegenwart der Therapeutin vermittelt und erleichtert dem Patienten die Wahrnehmung eigener Affekte und Erlebnisse – er kann ein größeres Bewusstsein seines Selbst entwickeln.

Jedoch ist die aktivste Seite der Dritten Hand die künstlerische Intervention. Kramer bezeichnet sie als »Dienstleistungen«, die z. B. darin bestehen können, im richtigen Augenblick den passenden Pinsel oder die passende Farbe anzubieten oder Rettungsaktionen durchzuführen, wenn Farben verrinnen oder Skulpturen auseinanderzufallen drohen. Auch wenn eine hilfreiche Linie in der Luft vorgezeichnet wird oder manchmal bei entsprechender Behinderung auch direkt mitgearbeitet wird, zählt dies als Dritte-Hand-Intervention.

Kramer gibt Beispiele, wie sie in detaillierten Schritten die Entstehung eines künstlerischen Werkes in ihrer Arbeit mit Kindern beschreibt und ihre stützenden, den Prozess vorwärtsbringenden Interventionen reflektiert. Sie erachtet ihre eigenen künstlerischen Beiträge in der Beziehung als unentbehrlich, weil sie letztendlich dem Kind zu größerer Autonomie im Ausdruck und in der Form verhelfen.

Aus meiner Sicht ist das Konzept der Dritten Hand eine optimale Benennung der besonderen Kompetenzen von Kunsttherapeuten und es stellt Weichen für wirkungsvolle Interventionsstrategien. Kramer hat ihren theoretischen Rahmen fest in den psychoanalytischen Konzepten der Triebtheorie und der Ich-Psychologie verankert; im Zentrum des kunsttherapeutischen Wirkungsansatzes steht die Sublimierung und das Potenzial zur Ich-Reifung in der Kunst. Dementsprechend ist auch mit der Dritten Hand die Fokussierung auf die Verwandlung des künstlerischen Ausdrucks gemeint. Interventionen werden in Zusammenhang mit der Erweiterung der expressiven Möglichkeiten, der Förderung von Sublimierungsfähigkeit und der Stärkung von Ich-Funktionen gesehen.

Nach Kramer muss die Kunsttherapeutin bei ihren Handlungen Selbstdisziplin und Selbsterkenntnis walten lassen, also ihre subjektiven Impulse und Wahrnehmungen bewusst handhaben, um störende Einflüsse auf den Patienten zu vermeiden. Sie verweist in diesem Kontext auf die Mechanismen und Gefahren der Gegenübertragung und damit auf traditionelle und der Verantwortung der Therapeutin obliegende selbstreflexive Aufgaben.

Der Kunsttherapeut soll beim Führen der Dritten Hand, bei der Intervention, seine Erfahrungen als Künstler zum Tragen kommen lassen, ohne sich dem Patienten mit eigenen Vorlieben aufzudrängen. Er soll das für den Patienten richtige Angebot machen und das zur passenden Zeit, denn nur in feiner Abstimmung mit seinen Bedürfnissen kann der Patient die Hilfe als ich-synton, d. h. ihn und seinen Prozess unterstützend, erleben.

In einem Vortrag illustriert Kramer diesen Augenblick der erfolgreichen Intervention eines Kollegen: Dieser hatte einem autistischen Jungen, der über unzählige Sitzungen immer gleichgroße Papierblätter mit grafischen Mustern überzog und keine leere Stelle übrig ließ, in einer Stunde einmal ein kreisrundes weißes Papier ausgeschnitten und gegeben. Er hatte registriert, dass der Junge Baseball liebte. Von diesem Tag an änderten sich die grafischen Zeichnungen: Das runde Papier sah nun aus wie ein Baseball mit Linien, die Zwischenräume enthielten. Es entstanden viele weitere, mit großem grafischem Verständnis gezeichneten abstrakten Blätter; ganz offenkundig hatte der Junge einen Zuwachs an Kompetenzen erfahren. Was genau den Therapeuten nun bewegt hat, eines Tages ein anderes, rundes Format anzubieten, war nicht rational nachvollziehbar. Kramer verschob die Erklärung in einem Vortrag (1987) humorvoll ins Göttliche: »Das weiß nur der liebe Himmel!« (o. S.). Wie dieser Passungsaugenblick aus psychodynamischer Sicht zustande kommt, ließ Kramer in ihrem erstmals vor 30 Jahren erschienenen Aufsatz zur Dritten Hand des Kunsttherapeuten offen.

7.4 Kommunikation, Intentionalität und Beziehungswissen

Heute liefern uns neuere Erkenntnisse der psychoanalytischen Forschung wichtige Einsichten über die elementare Bedeutung dieser transformierenden Momente. Sie schaffen das Verständnis für den »intrinsisch kooperativen Charakter menschlicher Kommunikation« (Nungesser 2011, S. 647) ebenso wie für die »Fähigkeit zum rekursiven Erkennen geistiger Zustände (›Ich weiß, dass du weißt, dass …‹)« (Nungesser 2011, S. 647). Wie sich diese auf Veränderung und psychische Reifung gerichtete wechselseitige Einflussnahme in der Therapie und spezifisch in der Kunsttherapie zeigt, soll im Folgenden skizziert werden.

Tomasello (2014) beschreibt, wie jede menschliche Kommunikation auf die Erfüllung individueller Ziele ausgerichtet ist. Mit Signalen einer kommunikativen Absicht wie z. B. Augenkontakt, Gesten, Lauten lenkt eine Person die Aufmerksamkeit des Gegenübers auf eine Bezugssituation in der Außenwelt. Solche gerichteten Handlungen verlaufen vorwiegend nonverbal. Erste Anzeichen für diese »referentielle Intention« sieht Tomasello in der schon vorsprachlich zur Kommunikation eingesetzten Zeigegeste der Kleinkinder, mit der sie Dinge verlangen (imperative Gesten) und Erfahrungen und Gefühle mit anderen teilen (deklarative Gesten) (Tomasello 2014). Eine Interpretation der Intention des Kindes, also was es mit der Zeigegeste zu erreichen beabsichtigt, benötigt einen gemeinsamen Erfahrungshintergrund, das heißt, die Beteiligten müssen schon zuvor dem, was gemeint sein könnte, gemeinsam Bedeutung verliehen haben. Für die weitere emotionale und kognitive Entwicklung ist ausschlaggebend, wie die Reaktion des Erwachsenen ausfällt, ob er emotional positiv reagiert oder nichts tut oder sich gar abweisend verhält.

Entwicklungspsychologen und Säuglingsforscherinnen wie Stern, Beebe, Lachmann, Tronick und Trevarthen haben gezeigt, dass schon ein Neugeborenes früheste Fähigkeiten zur präsymbolischen Repräsentation von Interaktionsformen besitzt, mit denen es Erwartungen aufbauen und sein Verhalten organisieren kann. Denn obwohl ein Säugling ohne Absichten und Bewusstheit von sich selbst und anderen zur Welt kommt, zeigt er eine bemerkenswert schlüssige, rhythmische, zweckgerichtete Bewusstseinslage, ein spontanes Ausrichten geformter Bewegungen, selektiver Aufmerksamkeit und affektiver Einschätzung. Er bewegt seinen Kopf und seine Augen, Arme, Hände und Füße als ein zusammenhängendes, integriertes vitales Selbst.

Die Beobachtungen der Forscher richten sich auf die Interaktionsmuster und den Prozess des Aufeinanderbezogen-Seins von Mutter und Kind ab dem Zeitpunkt der Geburt. Kinder haben von Geburt an den Antrieb und die Emotionen zum Handeln, die auf menschliche Intersubjektivität ausgerichtet sind (Trevarthen 2011). Schon Säuglinge bilden Erwartungen, wie Interaktionen verlaufen und reguliert werden (Gefüttertwerden, Spielen, Umgang mit Störungen). Die Mutter stellt sich am Anfang ganz auf das Kind ein: Mit ihrem Gesicht, aber auch mit ihrer Stimme, dem Tonfall, ihrer Art des Haltens spiegelt sie das, was sie vom Kind wahrnimmt – sie ist sein erster Spiegel, sodass es sich selbst wahrnehmen kann (Winnicott 1985; Wright 2009). Dabei ist dies keine Sender-Empfänger-Beziehung, sondern eine Teil-Ganzes-Beziehung, »ein dyadischer Zustand des Bewusstseins« (Buchholz 2014, S. 16).

> »In diesem bidirektionalen Interaktionsfeld ist das Verhalten der einen Person aus dem Verhalten der anderen vorhersagbar (nicht ›verursacht‹). Jeder beeinflusst die Worte und Handlungen seines Gegenübers und wird gleichzeitig durch dessen Worte und Handlungen beeinflusst. [...] Das ist das Wesen allen sozialen Verhaltens.« (Beebe und Lachmann 2004, S. 4)

Je gelungener und zufriedenstellender diese Interaktionen verlaufen, desto mehr lernt das Kind, sich selbst zu regulieren.

Wie Tronick (1989) schreibt, führen erfolgreich verlaufende Interaktionen routinemäßig zu reziproken positiven Veränderungen. Wenn das Baby die Situation als gelungen evaluiert, wird es einen positiven emotionalen Zustand wie Freude oder Interesse erleben, der es zu vertieftem Engagement motiviert – zum ersten Lächeln, zum Blick zurück in das Gesicht der Mutter. Dennoch ist es auch in der Lage, bei negativ empfundenen Affekten sich selbst in einem gewissen Ausmaß zu regulieren. Es kann den Blick abwenden, sich selbst trösten und sich selbst sogar stimulieren. Tronicks Still-Face-Experiment (YouTube 2009) zeigt, wie schnell mangelnde Responsivität zum Nachlassen von vitalen Impulsen und zum Rückzug führt, wenn die Mutter in ihrer Mimik die Erwartungen ihres Babys zu normalem interaktivem Austausch nicht mehr erfüllt, indem sie ihm ihr Gesicht starr und unbeweglich präsentiert. Die Kontingenz des Verhaltens und der Gefühle zwischen Mutter und Kind ist gestört und führt zu affektiven Irritationen des Kindes.

Interaktive Irrtümer können auch repariert werden. Verantwortlich dafür ist die betreuende Person, wenn sie das Misslingen von zielgerichteten, von negativen Emotionen begleiteten Aktivitäten des Babys in eine positive emotionale Erfahrung und damit als Verstärker seiner eigenen Erfahrungen umwandeln hilft (Tronick 1989). Was immer auch das Baby an selbstregulierendem Repertoire zu Verfügung hat, so ist es doch von größter Wichtigkeit, dass die wichtigen Bezugspersonen (Mutter, Vater) sich dem Kind gegenüber hochgradig einfühlsam verhalten. Das sich daraus entwickelnde Wissen über das Zusammensein mit einer anderen Person (Stern 1992) bezeichnen Entwicklungspsychologen als implizites Beziehungswissen. Schon beim präverbalen Säugling entwickelt sich dieses implizite Beziehungswissen, wenn er mit seinen Betreuungspersonen fortlaufend in einem Prozess über eine Abfolge an Anpassungsaufgaben verhandelt. Die daraus entstehenden Anpassungsstrategien über die Möglichkeiten des Bezogenseins mit anderen kommen ein Leben lang zum Tragen (Stern et al. 2002). Zur Unterscheidung vom expliziten Wissen zieht Stern das Beispiel des Malens eines Bildes als analogen, nonverbalen Erfahrungsraum für implizites Wissen heran, während im expliziten Wissen die kognitiv abrufbaren Informationen enthalten sind (Stern 2010).

7.5 Implizites Wissen und der Moment der Begegnung in der Kunsttherapie

Prozesse des sich wechselseitigen Regulierens bestimmen auch den Verlauf in einer psychodynamisch ausgerichteten Therapie. Nach Stern entfaltet sich das implizite Wissen, wenn Veränderungen dazu benutzt werden, Verständnis des eigenen und des Beziehungserlebens des anderen zu erzeugen. Da dies nicht reibungslos und gradlinig verläuft, müssen beide Partner Toleranz für Fehlschläge entwickeln und sich über Korrekturen und Kursänderungen verständigen.

MERKE

Durch feinfühliges Abstimmungsverhalten, durch wechselseitige Anerkennung von persönlichen Motiven, Wünschen und Gefühlen (»Affektabstimmung«), kann sich ein Moving-along-Prozess entwickeln. In der Therapie gehen Patient und Therapeut »miteinander voran«, bis »die beiden Ziele – komplementäre Aktionen und intersubjektive Verständigung über das stimmige Zueinanderpassen – plötzlich in einem Moment der Begegnung realisiert werden« (Stern et al. 2002, S. 983).

Stern hebt hervor, dass dieser Vorgang das implizite Beziehungswissen für den Patienten und den Therapeuten neu arrangiert. Die Veränderung wird als Veränderung der Umwelt, aber auch der Beziehung wahrgenommen. Ein besonderes Merkmal der Modifizierung des impliziten Beziehungswissens ist die plötzliche qualitative Veränderung. Dinge scheinen leichter, gelöster, möglicherweise auch schöner.

Solche Momente können nicht im vorab festgelegt werden. Jedoch sind sie über einen längeren Zeitraum vorbereitet worden (Stern et al. 2002). Stern und seine Mitarbeitenden bezeichnen einen solchen Moment als Gegenwartsmoment, der oft nur kurz ist und Sekunden oder einen Bruchteil einer Sekunde währt, weil er »als subjektive Zeiteinheit der Zeitdauer entspricht, die benötigt wird, um das zu erfassen, ›was jetzt, hier, zwischen uns geschieht‹« (Stern et al. 2002, S. 988). Solche Momente fordern vom Therapeuten erhöhte Aufmerksamkeit, um entsprechend reagieren und Neues in die Beziehung einbringen zu können. Er muss sich sogar in gewisser Weise entscheiden, ob er im vertrauten habituellen Rahmen bleiben will oder nicht. Wenn er bereit ist, passt er den »günstigen Augenblick« ab – etwas passiert, was vorher nicht erwartet worden war. Die Voraussetzungen dafür waren vorher geschaffen worden. So entspricht der »Gegenwartsmoment« dem antiken griechischen Kairos als einmaliger, das weitere Schicksal entscheidender Moment (Stern 2012).

Hier kehren wir zurück zur Dritten Hand. Sie wird von einem Kunsttherapeuten geführt, der sich auf den schaffenden Patienten einstellt, mit ihm mitschwingt, weil er als psychotherapeutisch denkender und ästhetisch wahrnehmender Künstler erahnen kann, was der Patient empfindet und was er braucht, um »voranzukommen«. In der Beziehung mit dem Patienten hat er ein »intersubjektives Repertoire dessen, was man zusammen machen kann« (Stern et al. 2012, S. 95), zur Verfügung. Er stellt sich mit seinem gesamten Erfahrungshintergrund auf den Patienten ein: Er unterstützt ihn aktiv, wenn dieser signalisiert, dass er ihn beim Mischen einer Farbe oder bei der Entscheidung für eine Papiergröße braucht; oder er äußert sich verbal mit einer stimmigen Bemerkung.

Intersubjektive Bezogenheit erfordert von der Therapeutin eine besondere Art von Offenheit. Sie muss bereit sein, mit dem Patienten in einer Haltung des Nicht-Wissens unbekanntes Terrain zu betreten. Nach Stern gehören Ungenauigkeiten zu den Vorgängen in jeder Therapie. Charakteristischerweise zeigen sie sich spontan, improvisatorisch und unerwartet in der interpersonalen Beziehung. Ihr plötzliches Auftauchen kann genutzt werden, um Begegnungsmomente zu katalysieren und Veränderung zu ermöglichen (Stern et al. 2012). Aus diesem Grund werden in der Kunsttherapie strategische Planungen von bestimmten direktiven Interventionstechniken oder auf ein Ziel ausgerichtete Themenvorgaben nicht zu echter Bezogenheit von Patient und Therapeut führen. Wenn die Spielvorgaben und Regeln vom Therapeuten kommen, kann sich kein fein abgestimmtes Wechselspiel ereignen. Zwar mögen Veränderungen oberflächlich wahrnehmbar sein (der Patient ist dem Therapeuten gefolgt), aber die emotionale Erfahrung der selbst mitbewirkten Veränderung, der Urheberschaft, wird weniger tiefgreifend sein. Ebenso wenig vertragen sich Deutungen mit intersubjektiver Partizipation (Bråten 2011). Es braucht »Etwas-Mehr« als Deutungen im Sinne des Bewusstmachens von Unbewusstem, um Veränderungen zu bewirken (Stern et al. 2002). Patienten sind in der Regel verletzlich und haben wenig Selbstwertgefühl. Deutungen ihrer Werke oder ihres Verhaltens können an frühere Anpassungen an mütterliche Sichtweisen erinnern. Möglicherweise übernimmt eine Patientin oberflächlich eine Deutung. Letztendlich wird sie aber dies als eine Wiederholung mangelnder Abstimmung mit ihrem eigenen Erleben wahrnehmen (Wright 2009).

MERKE

Synchrone Momente sind relativ selten in diesem »intersubjektiven Feld«. Aber wenn sie sich ereignen, markieren sie besonders tiefgreifende Reorganisationen der Patient-Therapeut-Beziehung. Auf beide Partner wirken sie vitalisierend, die Beziehung hat sich verändert. Sie wird als erweitert und vertieft empfunden.

Als Beispiel möchte ich eine Szene schildern, in der eine Kunsttherapeutin und ein 4-jähriger, von der Mutter vernachlässigter Junge in einem Kinderheim einen solchen Moment erlebten.

FALLBEISPIEL T.

Der jeder Beziehung misstrauisch begegnende 4-jährige T. war schwer zu bändigen, er versuchte oft, Grenzen zu überschreiten. Vordergründig verhielt er sich wie ein »kleiner Tyrann«, schroff und abwertend, dann aber auch bedürftig und Nähe suchend. Nach einigen anfänglich schwierigen Stunden hatten die Therapeutin und der Junge spielerische Rituale entwickelt, die ihm ein wenig Sicherheit vermittelten.

Dann geschah in einer Stunde mit T. Folgendes, wie die Therapeutin schildert: »Einmal verteilte er mit dem Schrubber Sand im ganzen Raum und versuchte, damit an die Decke zu kommen. Ich half ihm, den schweren Schrubber zu halten, sodass es gelang. Dabei entdeckten wir eine Spinne. T. wollte die Spinne herunterholen und töten, äußerte gleichzeitig Angst. Ich schlug vor, sie in einem Glas zu fangen, anzusehen und später freizulassen. T. wirkte kindlich neugierig und begeistert, beobachtete genau und erschreckte lustvoll. Spielerisch und auf das Ereignis konzentriert beobachtete er, reagierte spontan und vertrauensvoll. Als die Spinne gefangen war, wollte er sie seinen Brüdern zeigen. Stolz und strahlend ging T. in die Gruppe und präsentierte die Spinne im Glas. Anschließend ließen wir sie draußen frei und beobachteten noch, wie sie langsam weglief. Ich hatte das Gefühl, dass dies ein gemeinsames Erlebnis war, welches spielerisches Entdecken zuließ. Ich empfand Erleichterung, als wäre ›das Eis gebrochen‹ und ein Stück ›gemeinsame Welt‹ entstanden, in der T. unbeschwert explorieren konnte. Das Glas sollte durch mich beschriftet werden und T. begann zu kritzeln. In den folgenden Stunden ging es um die Gestaltung von Spinnen, Babyspinnen, große Spinne mit Babyspinnen und immer mal auch die Netze.« Manchmal bat T. die Kunsttherapeutin, ihm bei den Zeichnungen zu helfen, was sie mit zartem Strich tat.
Die Vitalisierung beider, der Therapeutin und des Jungen, kommt im Bericht zu Ausdruck: »Ich hatte Freude am gemeinsamen Tun sowie beim Zuschauen, war stolz und entzückt, als T. eine Idee hatte und das mit großer Begeisterung äußerte, und wir diese umsetzten.«

Der Moment der großen Veränderung kündigte sich im Augenblick der Entdeckung der Spinne an der Decke an. Gemeinsam mit dem Jungen eröffnete die Kunsttherapeutin einen Prozess, der zu einer bisher nicht da gewesenen Intensität in der Beziehung führte. Aufeinander bezogen gingen sie »miteinander voran«. Der Junge konnte sich mehr als zuvor mit seinem Thema auf der symbolischen Ebene der Spinnen befassen. Die Therapeutin erkannte in der Spinne das Symbol für die hochambivalente Beziehung des 4-Jährigen und seiner Mutter.

Schon zuvor hatte es Abstimmungsprozesse gegeben, die nach einigem Hin und Her gelungen waren. Aber erst in jener Stunde kristallisierte sich der »glückliche Augenblick« (Blothner 2004) heraus, der Gegenwartsmoment, der alles, was danach in der Kunsttherapie geschah, veränderte.

7.6 Schlussgedanken

Die Kunst besitzt zweifelsohne eine selbstregulierende und beziehungsstiftende Funktion (Dannecker 2021). Im Entstehungsprozess wird sie zum Gegenüber, das sich formen lässt. Damit übernimmt die Kunst die Rolle einer spiegelnden Mutter, die aber auch manipuliert werden kann. Fuller (1980) sieht die psychodynamische Funktion der Leinwand für den Künstler als Ersatz für das Gesicht einer guten Mutter, eines, das besser ist, als er es im wirklichen Leben erfahren hat. Der Künstler bearbeitet sein Bild, bis es mit seinen Vorstellungen übereinstimmt.

In der Kunsttherapie käme der Prozess ohne die auf die Bedürfnisse des Patienten abgestimmten Interventionen des Therapeuten nicht voran. Weil der Therapeut auch Künstler ist, kann er komplexe ästhetische und therapeutische Abstimmungsprozesse in Gang setzen und auf die künstlerischen, nonverbalen und verbalen Mittelungen des Patienten empathisch reagieren.

MERKE

Mit seiner Dritten Hand ist der Kunsttherapeut aktiver Ko-Konstrukteur. Im fertigen Werk ist deshalb auch immer etwas von ihm enthalten, es ist ein intersubjektives Ergebnis.

Als Kristallisationspunkt der ästhetischen Erfahrung gilt der Moment der Begegnung mit dem Anderen der Kunst. Dieser Augenblick ist verzaubernd, ozeanisch und vitalisierend. In der Kunsttherapie bewirken ästhetische Momente Veränderungen in der Beziehung zu dritt, wenn der Therapeut das »Etwas-Mehr« bereitstellt.

Für die Forschung und zukünftige Theoriebildung in der Kunsttherapie wäre es voraussichtlich ein großer Gewinn, wenn Beziehungsprozesse und Veränderungen mithilfe von Videoaufnahmen von Therapiestunden im Detail untersucht und mikroanalytisch ausgewertet werden. Damit wollen wir den ästhetischen Moment nicht entzaubern, jedoch seine verändernde Wirkung besser verstehen.

Literatur

Allen JG, Fonagy P, Bateman AW (2011). Mentalisieren in der psychotherapeutischen Praxis. Stuttgart: Klett-Cotta.

Altmeyer M (2016). Auf der Suche nach Resonanz. Göttingen: Vandenhoek & Ruprecht.

Altmeyer M, Thomä, H (Hg) (2006). Die vernetzte Seele. Die intersubjektive Wende in der Psychoanalyse. Stuttgart: Klett-Cotta.

Beebe B, Lachmann FM (2004). Säuglingsforschung und die Psychotherapie Erwachsener. Wie interaktive Prozesse entstehen und zu Veränderungen führen. Stuttgart: Klett-Cotta.

Blothner D (2004). Der glückliche Augenblick. Eine tiefenpsychologische Erkundung. Gießen: Psychosozial-Verlag.

Bråten S (2011). Intersubjektive Partizipation: Bewegungen des virtuellen Anderen bei Säuglingen und Erwachsenen. *Psyche – Zeitschrift für Psychoanalyse, 65:* 832–61.

Buchholz M (2014). Patterns of empathy as embodied practice in clinical conversation – a musical dimension. *Frontiers in Psychology, 5,* Article 349.

Dannecker K (2006). Lebendiges Schaffen – Oder: Was hat Pygmalion mit der Kunsttherapie zu tun? In: Schulze C et al. (Hg), Festschrift für Barbara Wichelhaus. München: Kopaed; S. 103–113.

Dannecker K (2021). Psyche und Ästhetik. Die Transformationen der Kunsttherapie (4. Aufl.). Berlin: Medizinisch Wissenschaftliche Verlagsgesellschaft.

Ermann M (2010). Der Andere in der Psychoanalyse. Die intersubjektive Wende. Stuttgart: Kohlhammer.

Fuller P (1980). Art and Psychoanalysis. Guilford: Writers and Readers Publishing Cooperative.

Gödde G (2021). Entwicklungslinien psychodynamischer Psychotherapie. Gießen: Psychosozial.

Herrmann U (2010). Braucht das Selbst ein Bild? Was die Kunsttherapie mit Blinden über das Sehen verrät. In: Sinapius P, Wendlandt-Baumeister M, Niemann A, Bolle R (Hg), Bildtheorie und Bildpraxis in der Kunsttherapie. Frankfurt a. M.: Peter Lang; S. 263–276.

Isserow J (2013). Between water and words: Reflective self-awareness and symbol formation in art therapy. *International Journal of Art Therapy, 18* (3): 122–131.

Körner J (1989). Arbeit an der Übertragung? Arbeit in der Übertragung. *Forum der Psychoanalyse, 5:* 209–223.

Kramer E (1987). Die Dritte Hand in der Kunsttherapie. Vortrag gehalten in einem Seminar am 20. Mai 1987 in Berlin.

Kramer E (2003). Die Dritte Hand des Kunsttherapeuten. In: Ders. (Hg), Kindheit und Kunsttherapie. Graz: Nausner & Nausner; S. 254–268.

Nungesser F (2011). Michael Tomasello: Auf experimentalpsychologischem Wege zu einer kognitiven Kulturtheorie. In: Moebius S, Quadflieg D (Hg), Kultur. Theorien der Gegenwart. Wiesbaden: VS Verlag; S. 671–682.

Schumacher K, Calvet C, Reimer S (2011). Das EBQ-Instrument und seine entwicklungspsychologischen Grundlagen. Göttingen: Vandenhoek & Ruprecht.

Stern DN (1992). Die Lebenserfahrung des Säuglings. Stuttgart: Klett-Cotta.

Stern DN (2010). Der Gegenwartsmoment. Veränderungsprozesse in Psychoanalyse, Psychotherapie und Alltag. Frankfurt a. M.: Brandes und Apsel.

Stern DN, Bruschweiler-Stern N, Lyons-Ruth K et al. (The Boston Change Process Study Group) (2002). Nicht-deutende Mechanismen in der psychoanalytischen Therapie. Das »Etwas Mehr« als Deutung. *Psyche – Zeitschrift für Psychoanalyse, 56:* 974–1006.

Stern DN, Bruschweiler-Stern N, Lyons-Ruth K et al. (The Boston Change Process Study Group) (2012). Veränderungsprozesse. Frankfurt a. M.: Brandes und Apsel.

Tomasello M (2014). Die Ursprünge menschlicher Kommunikation. Frankfurt a. M.: Suhrkamp.

Trevarthen C (2011). What is it like to be a person who knows nothing? Defining the active intersubjective mind of a newborn human being. *Infant and Child Development, 20:* 119–35.

Tronick EZ (1989). Emotions and emotional communication in infants. *American Psychologist, 44* (2), 112–119.

Winnicott DW (1984). Die Fähigkeit zum Alleinsein. In: Ders. (Hg), Reifungsprozesse und fördernde Umwelt. Frankfurt a. M.: Fischer.

Winnicott DW (1985). Spiegeln – Schöpferisches Handeln und die Suche nach dem Selbst. In: Ders. (Hg), Vom Spiel zur Kreativität. Stuttgart: Klett-Cotta.

Wright K (2009). Mirroring and attunement. Self-realization in psychoanalysis and art. London: Routledge.

YouTube (2009). The »Still Face«-experiment by Dr. Edward Tronick (Video). Verfügbar unter www.youtube.com/watch?v=apzXGEbZhto

DORIS TITZE

8 Der schmale Grat zwischen Kunst und Leben

Innere Bilder öffnen sich im Außen und ermöglichen Begegnung. Sie benötigen ein Medium für ihre Äußerung und bleiben diesem Medium verhaftet, solange dieses besteht. Die Verlässlichkeit eines Bildes als analoges Gegenüber stützt im verunsichernden Krankheitsprozess und schafft einerseits Distanz zum (emotionalen) Geschehen, andererseits die Chance, sich selbst (wieder) zu nähern: Bisher unbewusste Ressourcen, künftige Lösungen oder versteckte Konflikte offenbaren sich innerhalb der kunsttherapeutischen Arbeit im gegenwärtigen Werk. Bilder erzählen auf einer gleichzeitig und gleichwertig sichtbaren Ebene, bergen verschiedene Zeiten, Orte, Gedanken und Gefühle. Mit »Bild« meine ich jede sichtbare Gestaltung.

Der Gestaltungsprozess eines Bildes ermöglicht Zeitlosigkeit sowie Zeitenflug, bietet Räume der Versunkenheit und bewusster Reflexion. Er benötigt Offenheit, Bedingungslosigkeit, Ganzheitlichkeit, mehr noch eine subjektiv erlebte Langeweile, um Freiräume zu öffnen. Zielorientiertes kreatives »Training« oder isolierte, diagnosespezifische Methoden scheinen daher so paradox wie kontraproduktiv. Doch Kunsttherapie beinhaltet kein harmloses Wellnessangebot, sondern kann tiefgreifend so schmerzhaft wie beglückend wirken.

8.1 Kunst und Lebenszeit

Getragen von der Idee der Ganzheitlichkeit von Kunst und Leben, schufen Künstler im 20. Jahrhundert nicht nur für sich, sondern auch mit Menschen in Krisensituationen, oft unter schwierigsten Bedingungen, Erinnerungsräume und Visionen: Sie bannten reale Schrecken, indem sie Kunst und Leben trennten, um sie wieder zu einen. Eine Weiterführung ist die Kunsttherapie, die mit therapeutischer und bildnerischer Kompetenz auf die Ressourcen der Menschen blickt, ohne ihren Konflikten auszuweichen. Der schmale Grat, der die Kunst vom Leben trennt, ist dabei wesentlich: Er schafft Abstand zu emotional überwältigenden Erinnerungen, erzeugt Freiräume der Fantasie und transformiert existenzielle Themen.

Sobald wir ein Bild ansehen, nehmen wir etwas Abwesendes wahr, nämlich das, was das Bild zeigen möchte oder wir im schöpferischen Akt unserer Wahrnehmung in ihm sehen. Gegenwärtig ist das Bild in der Zeit seiner Entstehung oder Betrachtung: Selbst ein Foto kann nur einen Augenblick einfangen, einen einzigen menschlichen Ausdruck. Bilder erinnern, denn sie enthalten Zeit. Hans Belting (2013) schreibt zur Fotografie:

> »Es sind immer Fotos von Lebenden, mit welchen eine Todesnachricht gesendet wird. Im Foto, das zu Lebzeiten entstand, werden Tote erinnert, ohne dass sich der Tod im Bild zeigt. Nur der Blick auf das immer noch gleiche Foto hat sich jetzt geändert.« (S. 194)

Ein Bild ist beständig, vom möglichen Alterungsprozess abgesehen, nicht aber unser Verhältnis zu ihm.

»Die Gegenwart [...] dauert deutlich länger als der abstrakte und nicht erlebbare Kippmoment des Jetztpunktes, an dem die Zukunft in Vergangenheit umschlägt«, schreibt Aleida Assmann (2015, o. S.). Die Gegenwart dauere etwa 3 Sekunden, meinen Gehirnforscher wie Ernst Pöppel und Marc Wittmann; sie betonen ebenfalls, dass ihr subjektives Erleben nicht messbar sei (Schwägerl 2015). Thomas Fuchs bezeichnet die implizite Zeit als jene, die wir selbst *sind*, im Gegensatz zur expliziten Zeit, die wir *haben* und die im Außen entsteht (Fuchs 2015). In der impliziten Zeit ist man mit sich und der Welt im Einklang. Bilder gewähren Zeitlosigkeit: Ihre Betrachtung öffnet ein empfindsames Assoziationsfeld des Schauens.

8.2 Das Bild im Dreiklang

Raffaelo Santi (1483–1520) malte im »Selbstbildnis mit einem Freund« (→Abb. 8-1) ein Porträt seines Freundes und seiner selbst (um 1518–1520). Der Freund schaut auf den Maler, während dieser ihm die Hand auf die Schulter legt und aus dem Bild blickt: Zwei Menschen beziehen sich auf ein Drittes, das außerhalb des Bildes liegt. Wir sehen den Blick des Malers und des Freundes vielleicht im Moment des Betrachtens des Bildes. Vielleicht fühlen wir uns selbst angesehen. Vielfältig in das Bild einbezogen schauen wir auf eine Gegenwart, die vergangen ist.

Auch in der Kunsttherapie stehen der Patient, die Therapeutin und das Werk in einem Dreiklang. Inmitten ihrer Triade erzeugen sie den kunsttherapeutischen Prozess (→Abb. 8-2). Dieser fordert im Ringen um ein stimmiges Äußeres des inneren Bildes alle Beteiligten: Die Art und Weise der Gestaltung will mit dem Inhalt kooperieren, wie ungelenk oder gekonnt auch immer dies geschieht. Der Gestaltungsprozess schafft Räume der Selbstvergessenheit sowie bewusster Reflexion. Die Patientinnen sind mit der Wahrnehmung, Handlung und Reflexion ihres Ausdrucks, ihrer Gefühle, Empfindungen und Gedanken befasst. Die Therapeuten arbeiten mit ihrer Wahrnehmung, Empathie, Resonanz und Reflexion bezüglich der Patientin, des Bildes, des Prozesses sowie der eigenen Person. Das Material stellt eigene Forderungen und wirkt anregend,

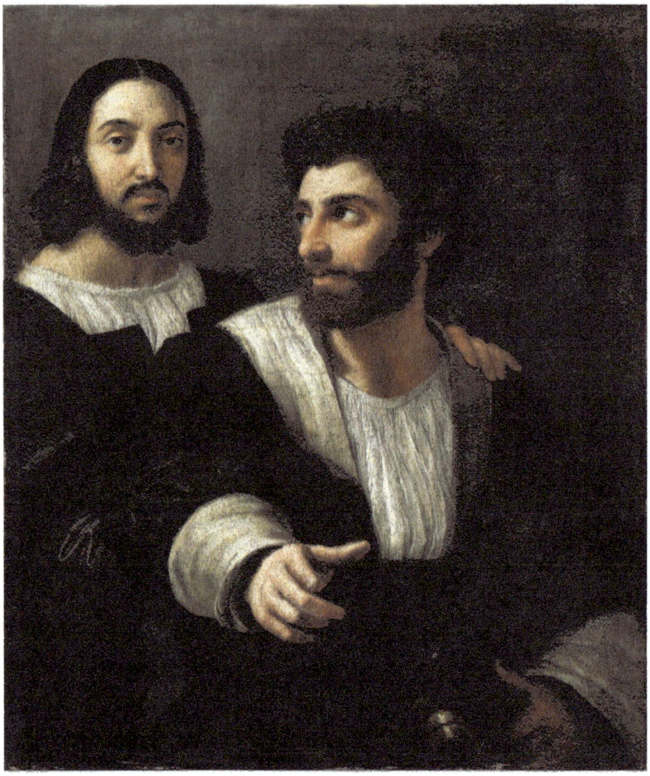

Abb. 8-1: Raffaelo Santo, (Raffael): Selbstbildnis mit einem Freund, *1518, Öl auf Leinwand, 42,1 × 50,1 cm, Musée du Louvre, Paris.*

widerständig, entmutigend oder unterstützend. Das Werk selbst wirkt eigenständig durch seine materielle und immaterielle Präsenz (Titze 2019a).

Geäußerte Bilder, die auch von anderen gesehen werden können, ermöglichen Resonanzprozesse. Im Kontakt mit der äußeren Gestalt fremder oder eigener Bilder beziehen wir uns auf uns selbst, indem wir vor ein autonomes Gegenüber treten. Dies heißt, dass die Fähigkeit zur Ambivalenz und Reflexion unser Menschsein definiert: »Die menschliche Urerfahrung der Reflexion lässt uns uns selbst gegenübertreten und als Figur erleben. Das Unbewusste war ›immer schon da‹ und ›ist um uns‹. Unser Bewusstsein schafft ein Gegenüber, schafft Form«, konstatiert Marie-Luise von Franz (1990, S. 226). Die sichtbare Ebene eines Bildkörpers öffnet eine virtuelle Tiefe. Dieser unendliche Raum der Fantasie erschließt die je eigene Wahrheit der Betrachter.

Das Lesen des Bildes im Gespräch, nicht in einer externen Deutung, erfordert Sensibilität und Kompetenz der Therapeutinnen. Um nicht der subjektiven Wahrnehmung verhaftet zu bleiben, analysieren Kunsttherapeuten sorgfältig das Zusammenspiel von Form und Inhalt: Die Kraft der Linie, die Empfindung der Farbe, die Wahl des Mediums sowie der Fluss der Zeit beeinflussen maßgeblich die inhaltliche, virtuelle Ebene der Gestaltung (Titze 2019b). Umgekehrt bewirkt das inhaltliche Anliegen den

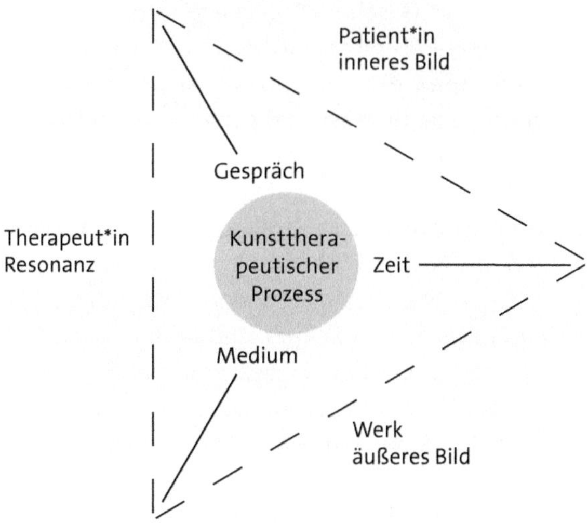

Abb. 8-2: Dreiklang kunsttherapeutischer Prozesse (Titze 2021)

formalen Ausdruck. Das heißt, dass Inhalt und Form sowie Prozess und Werk einander gehören wie Körper und Seele und doch ein jeweils Anderes sind.

8.3 Die Flut der Bilder

Kunst und Leben schwingen ebenfalls miteinander; gleichzeitig sind es verschiedene Welten. Die (auch zeitgenössische) Forderung, Kunst und Leben gleichzusetzen, kann tödlich enden. Der Komponist Stockhausen bezeichnete den Anschlag auf das World Trade Center im Jahr 2001 als Kunstwerk. Er erzeugte damit große Empörung, doch viele faszinierte die Endlosschleife der brennenden Türme im Fernsehen; manche hielten sie zunächst für einen Film. Die mediale Inszenierung des Geiseldramas von Gladbeck 1988 wiederum hatte sich todbringend verselbstständigt: Reporter fuhren im Wagen der Entführer mit, filmten die verängstigte und schließlich getötete Geisel. Ein Foto der Geiselnahme erschien in der Ausstellung »das xx. jahrhundert. ein jahrhundert kunst in deutschland« in den Staatlichen Museen zu Berlin (1999). So holte sich die Kunst vermeintlich die Realität zurück, doch: Die Geiselnahme von Gladbeck, die brennenden Türme von New York können keinen Kunstanspruch erheben, denn sie waren brutale Realität. Die Flut der Bilder verwischt die Grenzen zwischen Fiktion und Realität; wir können in Echtzeit Katastrophen »miterleben«. Solange wir vor dem Bildschirm sitzen, sind wir sicher.

Ereignisse ohne Bilder scheinen nicht mehr stattzufinden. Auch IS-Terroristen arbeiten mit Bildern, die als mediale Waffe das Geschehen bezeugen und verbreiten helfen. Horst Bredekamp (2016) beschreibt die Zerstörung der antiken Ruinen der Oasenstadt Palmyra 2015 als Beispiel des Extrems eines neuen Ikonoklasmus, der sich der Bilder bedient, die er vernichtet und zugleich diese Vernichtung inszeniert. Er konstatiert einen »substitutiven Bildakt«: »Menschen werden getötet, um zu Bildern ihrer Ermordung werden zu können, und Bilder werden zerstört, um Menschen hinzurichten« (Bredekamp 2016, S. 7). Bredekamp zitiert Andreas Kilbs Begriff des »Genozid der kulturellen Erinnerung«, der »sich gegen die Zeugen einer anderen Konfession, eines anderen Lebensbegriffes und einer anderen Definition der menschlichen Würde« richtet (S. 28). Er spricht vom »Doppelcharakter, gegen Körper und Bilder gemeinsam vorzugehen [...] in gnadenloser Konsequenz« (S. 14). Bilder gestalten die Realität, die sie abzubilden vorgeben. Es ist die Frage, ob Bilder von Gewalt die tatsächliche Gewalt ansehen oder fernhalten wollen oder ob sie mit jener Realität, die sie abbilden, zusammenfallen.

Der Film »The Cleaners« von Moritz Riesewick und Hans Block (2018) zeigt exemplarisch den Alltag von fünf jungen Männern aus der philippinischen Hauptstadt Manila, die das Internet von Gewaltbildern säubern sollen. Jeder von ihnen sieht täglich ca. 25 000 Bilder und muss entscheiden, ob er sie löscht oder im Internet lässt. Zehntausende dieser Content-»Moderatoren« arbeiten in Subunternehmen für Firmen wie Facebook, Google und Youtube. Sie werden jenen Bildern ausgesetzt, vor denen sie andere schützen sollen, und niemand fragt danach, was dies in ihnen auslöst. Es ist ein Unterschied, eigene Traumata zu erleben oder jene anderer Menschen zu betrachten, dennoch gibt es sekundäre Traumatisierungen. Therapeutinnen, die in ihrer Arbeit mit Patienten ebenfalls mit traumatischem Geschehen konfrontiert werden, lernen, damit umzugehen; diese Menschen jedoch bleiben ohne Hilfe und werden ausgewechselt, wenn sie nicht mehr funktionieren.

8.4 Antwortbeziehungen

Bilder agieren unmittelbar, das ist ihre große Kraft und Gefahr zugleich: Sie haben unerwartete Triggerfunktionen. Resilienz ist notwendig, um traumatischen Bildern (anderer) begegnen zu können, ohne in ihren Sog zu geraten. Hartmut Rosas Gedanke der Resonanz als Antwortbeziehung unterstützt die Idee, dass wir ein Bild als etwas außerhalb von uns Bestehendes in seiner Differenz zu uns wahrnehmen und uns gleichzeitig davon berühren lassen: »Resonanz [ist ...] keine Echo-, sondern eine Antwortbeziehung; sie setzt voraus, dass beide Seiten *mit eigener Stimme* sprechen, und dies ist nur dort möglich, wo starke Wertungen berührt werden« (Rosa 2016, S. 298). Als Zeuginnen dessen, was anderen widerfahren ist, schwingen wir empathisch mit und bleiben dennoch bei uns. Nur so sind wir ein hilfreiches Gegenüber.

Helm Stierlin betont, dass Künstler gleichzeitig in totaler Nähe sowie in totaler Distanz zu sich selbst arbeiten sowie jene Gegensätze versöhnen müssen; dies sei Therapeutinnen ähnlich, die mit Mitgefühl als Vermittlerinnen jener Pole agieren (Stierlin 1995). Gerade in unserer digitalisierten Welt wird die analoge, widerständige, unvorhersehbare Realität des Außen, des Anderen wieder kostbar. Dieses Andere kann in einer äußeren Verkörperung des inneren Bildes einen Anfang nehmen: als ein (be-)greifbares Gegenüber. Es geht um leibliche Erfahrungen anstelle virtueller Fiktionen. Dies soll nicht Arbeits- und Kommunikationshilfen künstlicher Intelligenz negieren, sondern sich einer zunehmenden Ununterscheidbarkeit zwischen digitalen und realen (Bild-)Welten entgegensetzen.

Obgleich die meisten Menschen heute selbst am Computer Bilder manipulieren (können), sprechen sie Fotografien eine Authentizität zu, die kaum überprüfbar ist. Gerade deshalb ist eine Sensibilisierung der Wahrnehmung notwendig. William T. Mitchell (2008) thematisiert unsere Überflutung durch Bilder, die die eigene Einbildungskraft zu verwässern droht, indem wir zwischen innen und außen nicht mehr unterscheiden können: »Wenn wir verstehen können, wie es den Bildern gelungen ist, ihre gegenwärtige Macht über uns zu erlangen, dann sind wir vielleicht in der Lage, die sie hervorbringende Einbildungskraft zurückzugewinnen« (S. 53). Kunsttherapie versucht, diese schöpferische Kraft (wieder) zu beleben. Innere Bilder erhalten durch den Transfer in eine äußere Form eine neue Aufmerksamkeit, die sich wiederum verinnerlicht. Das im Schauen erzeugte innere Bild lebt weiter und wandelt sich mithilfe des menschlichen Gedächtnisses. Eine differenzierte Wahrnehmung dieser wechselseitigen Zusammenhänge ist ein Kern kunsttherapeutischer Arbeit.

Ein Zeichenprozess bedeutet einen Weg des Erkennens dessen, was bereits angelegt ist und bewusst werden möchte. Es geht, Stierlins Aussage ähnlich, sowohl um das Eintauchen in den Prozess als auch um die Distanz, die man immer wieder zu den eigenen Werken schafft. Eine vermeintliche Eindeutigkeit des Bildes weicht dessen Ambivalenz: Innerhalb seiner Unschärfe und Mehrdeutigkeit verhandeln wir unseren Blick auf uns und die Welt. Sieht man Bilder nach einer längeren Zeit noch einmal, scheinen sie gereift, verändert oder fremd. Manche Bilder bleiben aktuell, andere verlieren ihre Bedeutung.

Im »Bildnis des Dorian Gray«, einem Roman von Oscar Wilde aus dem Jahr 1891, altert das Bild, nicht der Mensch: Dem Bild schreiben sich alle Lebenszüge ein, während der Porträtierte selbst jung und schön bleibt. Indem er das Bild als Zeuge seines Lebens erstechen will (mit demselben Messer, mit dem er den Maler des Bildes ermordete), tötet er sich selbst und nimmt die Alterszüge des Bildes an: Unsere Bilder werfen uns auf uns selbst zurück; wir können sie nicht überlisten. Unsere eigene Identität setzt sich in Relation zum Bild in einem Zusammenwirken von Realität und Fantasie, von Licht und Schatten, von Leben und Tod. Das Porträt bleibt, wie es ist; es altert nicht.

8.5 Mit Haut und Haar

Die Differenz zwischen Kunst und Leben bewegt sich in einem fluktuierenden, magischen Grenzbereich: Amulette oder Masken bilden oft jene Gefahr oder Krankheit ab, die sie abwehren sollen. Augenamulette sollen jenen bösen Blick bannen, den ihre Träger durch fremde Augen befürchten. Manche Künstlerinnen versenken sich in ihre Schmerzen, um sie zu ertragen oder zu überwinden; andere reizen ihre Schmerzgrenzen ins kaum Erträgliche. Die französische Künstlerin *ORLAN* verändert ihr Gesicht durch plastische Chirurgie. Das Videomaterial des siebten chirurgischen Eingriffes in New York im Jahr 1993 wurde live per Satellit weltweit in Galerien übertragen. *ORLAN* besteht auf dem Recht zur Veränderung des eigenen Körpers und sieht sich als Bildhauerin, die mit dem Material Fleisch arbeitet. Jana Sterbak kehrte 1987 das Innere nach außen und schuf ein Kleid aus rohem Fleisch. Sie nannte es »Vanitas. Flesh dress for an albino anorectic«.

Der eigene Körper ist jedoch auch im Alltag ein Medium des Ausdrucks, indem z. B. Haarschnitte neue Lebensphasen begleiten, der Körper geschmückt, bemalt oder verborgen wird. Körperbemalungen und Masken schwingen zwischen Auszeichnung, (sozialer) Identität und Stigmatisierung. Eine frühe »Tattoo-Szene« wirkte in Gefängnissen. Ein Exhäftling beschreibt dies: Der Schmerz beim Tätowieren reiße einen aus der Monotonie, man spüre sich selbst wieder, empfinde etwas Intensives. Nicht nur beim Stechen, auch hinterher, das sei ja eine Wunde, die verheilt. So merke man, dass man noch lebe (Pilcher 2011).

Diese Aussage erinnert an das selbstverletzende Verhalten des sogenannten Ritzens, das oft dazu dient, sich zu spüren. Gerade bei abgespaltenen Gefühlen versuchen Patienten, einen psychischen Leidensdruck über den Körper zu kanalisieren, wenn auch meist nicht bewusst. Diese Vergleiche sollen nicht diejenigen pathologisieren, die sich tätowieren lassen – doch sie könnten einen konstruktiven Zugang zu den Menschen erschließen, die durch körperliche Narben seelische Narben zu überdecken oder wenigstens auszuhalten versuchen. Der Körper selbst ist Träger des (seelischen) Bildes. In dem Moment, in dem man eine Körpergrenze erfährt, trennen sich das Innen und Außen.

Die Kunsttherapie nutzt analoge Masken, um mit ihnen Rollen einzunehmen, Befindlichkeiten oder Wünsche zu äußern. Bettina Homberg schafft mit ihren Patienten, die sie Gestalter nennt, unter anderem sehr vielschichtige Masken (→ Abb. 8-3 und → 8-4). Eine Gipsabformung des eigenen Gesichtes erfordert großes Vertrauen, da man sich in die Hände einer anderen Person begibt und nur noch durch die Nase atmen kann. Die Metamorphose des Materials vom flüssigen in den harten Zustand erwärmt sich beim Abbinden auf der Haut. Diesen Prozess kann man als angenehm oder beängstigend empfinden, da die Körpergrenze deutlich wird und die Maske selbst wie eine zweite Haut wirkt. Die äußere Form der Maske ist kein genaues Abbild und daher manchmal enttäuschend für die Protagonistinnen – oder gerade reizvoll, weil sie »anders aber ähnlich« neue Spielräume eröffnet. Die Originalform eines Gesichtes ergibt sich erst durch einen (Ton-)Abdruck der Innenseite einer Gipsmaske.

Sven Felten ließ seinen gesamten Kopf abformen. Er war

»von der Erkenntnis fasziniert, dass sein Kopf- und Gesichts-Abbild in der Negativform unsichtbar im Innern der ›ganzen Kopf-Gestalt‹ enthalten ist und bleibt, selbst wenn er die Außenform zum Heldenabbild ›Son-Goku‹ weitergestaltet. Somit würde die Kopfskulptur zwei Welten bzw. Wesen in einer Form enthalten: Innen ihn selbst, außen das Bildnis seiner Heldenfigur.« (Homberg 2019, o. S.)

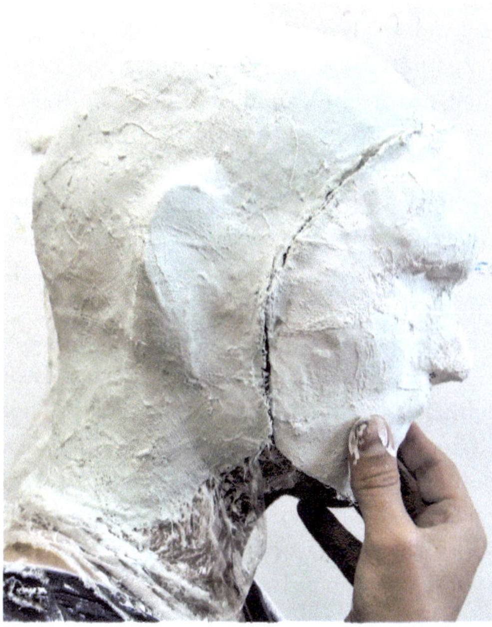

Abb. 8-3: Gipsabformung für eine Maske von Sven Felten: *Gipsbinde, Gips 25 x 20 x 22 cm; 3. Stadium der Maskenherstellung. Foto: Bettina Homberg.*

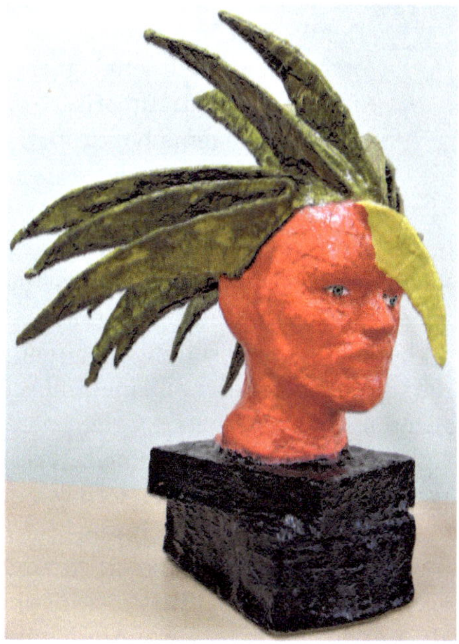

Abb. 8-4: Außenansicht der Maske von Sven Felten: *9. Stadium der Maskenherstellung. Foto: Bettina Homberg.*

8.6 Die Wahrnehmung der Differenz

Eine Maske ist Teil des Körpers und dennoch getrennt von ihm. Sie zeigt Äußerlichkeiten, die ein Inneres erahnen lassen und doch verdecken. Die Spannung zwischen Sein und Schein, zwischen dem Verborgenen und dem Sichtbaren fordert von den Betrachterinnen eine Bejahung von Ambiguität. Auch hier entsteht ein schmaler Grat zwischen dem Bild (von sich selbst), das empfunden wird, und jenem Bild, das bewusst oder unbewusst nach außen getragen wird. In fließenden Übergängen zwischen beabsichtigtem und unbewusstem Ausdruck kann auch die menschliche Mimik wie eine Maske wirken, die erst im Tod erlischt.

Die Persona im jungianischen Sinne kann als Maske im übertragenen Sinne gesehen werden. Sie verbirgt die Schattenanteile des Menschen, um seine (sozial anerkannte) Rollenidentität aufrechtzuerhalten: Unerwünschte und unbewusste psychische Anteile werden nach außen projiziert. Innerhalb eines gelingenden Individuationsprozesses nähern sich der Kern des Menschen und seine Maske einander an. Legt man die Maske ab auf dem Weg zu sich selbst, wird man verletzbar und schutzlos, da man schonungslos mit sich selbst konfrontiert wird. Dies kann erschrecken:

> »Der Wegfall der Projektionen ist alles andere als der Moment des glücklichen Ankommens. Vielmehr legt er einen Zustand des Mangels, der Absenz und des Nichts frei, eine traumatische Wahrheit, die erschreckend ist, und die deshalb meist von Neuem phantasmatisch verdeckt wird oder sich als Gleichgültigkeit und Langeweile maskiert.« (Lesmeister 2012, S. 10)

In Resonanz zu (eigenen) Bildern begegnet man sich grundsätzlich selbst. So einen sich Kunst und Leben, während sie voneinander getrennt sind. Man könnte sagen: Weil sie voneinander getrennt sind, können sie einander begegnen.

Ein Bild ist eigenständig; es ähnelt einem Spiegel, der Zeit enthält. Im Mythos des Narziss versank dieser an einer unberührten Quelle in sein Spiegelbild, weil er es mit sich selbst verwechselte. Es gibt unterschiedliche Versionen des Mythos, doch sicher ist, dass Narziss sein Spiegel*bild* als reale Existenz begriff. Ein Spiegel birgt keine Tiefe, sondern reflektiert nur den sich wandelnden Moment. Ertrank Narziss, weil sein Bild ihn nur wiederholte, aber ihm nichts entgegensetzte? Marion Wendlandt-Baumeister fragt (sich): »Ob es Narziss mit einem Pinsel in der Hand wohl gelungen wäre, sich in ein imaginäres Verhältnis zu sich selbst zu begeben? Ob er im schöpferischen Akt zu einem neuen Verhältnis von Individuum und Bild gelangt wäre?« (Wendlandt-Baumeister 2003, S. 213).

Als im griechischen Mythos Perseus die Gorgone Medusa enthaupten sollte, schaute er über sein poliertes Schild indirekt zu ihr, um ihren direkten Blick zu umgehen, der alle zu Stein erstarren ließ. Das Bild hilft im übertragenen Sinne der Reflexion, sich einem tödlich-direkten, bedrohlichen Moment zu widersetzen und nicht (von Gefühlen) überwältigen zu lassen. Es bietet den Schutz, ein unerträgliches Erleben aus sich herauszustellen. Im kunsttherapeutischen Kontext lernen die Menschen, ihre Bilder von sich zu trennen und zugleich mit ihnen verbunden zu bleiben. Ein Bild als ein von einem selbst getrenntes Gegenüber zu erfahren, schafft Distanz in der Nähe. Gleichzeitig ist das Andere ein Eigenes, indem wir es visuell, emotional und gedanklich (wieder) in uns aufnehmen: Patientinnen, die keinen Zugang zu ihren Emotionen finden, können über den äußeren Spiegel eines Bildes Empathie mit sich selbst gewinnen.

Im »Spiegelstadium« (ein Begriff des Psychoanalytikers Jacques Lacan; siehe z. B. Lacan 1975) erkennt sich das Kind im Alter zwischen 6 und 18 Monaten das erste Mal bewusst von außen, als jemand, der »Ich« und »Nicht-Ich« zugleich ist. Das Kind, das sich bis dahin von innen heraus als (körperlich) fragmentiert erlebte, erfasst nun seine eigene Gestalt als ein Ganzes (Ruhs 1980). Es ist dies eine bewusste Wahrnehmung des

Kindes, des Menschen von sich selbst, in der Entwicklung eines Selbst-Bewusstseins. Man kann dies, kurzgefasst, auf die Distanz beziehen, die man durch den Blick wie von außen auf sich selbst erhält, um sich letztlich (immer wieder neu) begreifen zu können. Dieser Blick kann erstaunen.

Kunst geht oft an die Grenze des Lebens, dennoch bleibt sie Fiktion und Inszenierung. Menschen, die Kunstwerke zerstören, verwechseln die Kunst mit der Realität. Sie fürchten sich vor sich selbst in ihrer Ablehnung des Bildes, das sie angreifen. Eine Verwechslung des Bildes mit sich selbst zerstört dessen heilsame Distanz. John Berger (1990) beschwört den Wert des Bildes als Schutzraum: »Was gemalt ist, überlebt im Schutzraum des Bildes, im Schutzraum des Gesehen-worden-Seins. Die Heimat eines *wahren* Bildes ist dieser Schutzraum« (S. 234).

Bilder möchten gesehen werden und auch nicht: Intime, schambesetzte Schrecken wollen nicht zur Schau gestellt, fotografiert oder veröffentlicht, aber dennoch bezeugt werden. Kunsttherapie benötigt in jeder Hinsicht einen geschützten Raum, der es ermöglicht, sich von quälenden Bildern so gut wie möglich zu befreien und sie nach außen zu legen. Den Therapeuten bleiben ebenfalls innere Bilder aus ihrer Arbeit, und nicht alle sind angenehm. Auch diese Bilder bedürfen einer Äußerung und Distanzierung.

Ingrid Riedel und Christa Henzler (2008) beziehen sich auf Lösungsansätze, die Bilder in der Verknüpfung zwischen äußerem und innerem Bild bereits in sich tragen, indem

> »immer beim Malen und schon beim Imaginieren der Grundsatz gilt: Was ich imaginieren, malen und gestalten kann, ist damit schon mehr als eine bloße Wunschfantasie, ist vielmehr psychisch schon da in mir, in seiner psychischen Wirklichkeit und Energie, die eine Tendenz auf Realisierung hin hat – vielleicht zunächst in der Innenwelt, was bedeutsam genug wäre, aber von dort her dann auch in der Außenwelt.« (S. 128)

Innen- und Außenwelt bedingen sich gegenseitig und der Übergang ist fließend. Die Differenzerfahrung von innerem und äußerem Bild, von Kunst und Leben, bewirkt Bewusstheit.

Literatur

Assmann, A (2015). Wie lange dauert die Gegenwart? Sieben Versuche, sich einem flüchtigen Phänomen zu nähern (Blogbeitrag). Verfügbar unter https://blog.berlinerfestspiele.de/wie-lange-dauert-die-gegenwart/

Belting, H (2013). Faces. Eine Geschichte des Gesichts. München: C. H. Beck.

Berger J (1990). Das Kunstwerk. Der Ort der Malerei. In: Ders., Das Sichtbare und das Verborgene. Essays. München: Hanser; S. 227–234.

Bredekamp, H (2016). Das Beispiel Palmyra. Köln: Walther König.

Franz ML von (1990). Schöpfungsmythen. München: Kösel.
Fuchs T (2015). Zeiterfahrung in Gesundheit und Krankheit. *Psychotherapeut, 2:* 102–109.
Homberg B (2019). Kunsttherapeutische Arbeit im Wohnzentrum Peenetal Gützkow, Behindertenhilfe für erwachsene Menschen (unveröffentlichte Dokumentation).
Lacan J (1975). Das Spiegelstadium als Bildner der Ichfunktion, wie sie uns in der psychoanalytischen Erfahrung erscheint. In: Ders.: Schriften I. Herausgegeben von Norbert Haas. Frankfurt a. M.: Suhrkamp; S. 61–70.
Lesmeister R (2012). Der Andere im Selbst? Zum Problem der Alterität bei C. G. Jung. Analytische Psychologie, 167 (1): 8–28.
Mitchell WJT (2008). Bildtheorie. Frankfurt a. M.: Suhrkamp.
Pilcher K (2011). Fürs Leben gezeichnet. Gefängnistätowierungen und ihre Träger. Herausgegeben von Michael Grimm. Salzburg: Fotohof Edition.
Riedel I, Henzler Chr (2008). Malen in der Gruppe. Modelle für die therapeutische Arbeit mit Symbolen. Stuttgart: Kreuz.
Riesewick M, Block H (2018) (Regisseure). The Cleaners [Film]. Hamburg: Lighthouse Home Entertainment. (Morgenpost-Artikel zum Film: https://www.morgenpost.de/kultur/article 214295405/Den-Horror-aus-dem-Internet-kehren-The-Cleaners.html)
Rosa H (2016). Resonanz: Eine Soziologie der Weltbeziehung. Berlin: Suhrkamp.
Ruhs A (1980). Die Schrift der Seele. Einführung in die Psychoanalyse nach Jacques Lacan. *Psyche, 34* (10): 885–909.
Staatliche Museen zu Berlin (Hg) (1999). das xx. jahrhundert. ein jahrhundert kunst in deutschland. Ausstellungskatalog Berliner Nationalgalerie. Berlin: Nicolai Publishing & Intelligence.
Stierlin H (1995). Adolf Hitler. Familienperspektiven. Frankfurt a. M.: Suhrkamp.
Titze D, Hochschule für Bildende Künste Dresden (2019a). Kreativitätsprozesse in der kunsttherapeutischen Arbeit. In: Dies., Das verkörperte Bild. Porträts aus kunstgeschichtlicher und kunsttherapeutischer Sicht. Dresden: Sandstein; S. 290–292.
Titze D, Hochschule für Bildende Künste Dresden (2019b). Kriterien der Formanalytischen KunstTherapie. In: Dies., Das verkörperte Bild. Porträts aus kunstgeschichtlicher und kunsttherapeutischer Sicht. Dresden: Sandstein; S. 286–289.
Wendlandt-Baumeister M (2003). Selbstbildnisse. In: Dannecker K (Hg), Internationale Perspektiven der Kunsttherapie. Graz: Nausner und Nausner; S. 213.
Wilde O (1890/1891). The picture of Dorian Gray (Das Bildnis des Dorian Gray). In: Lippincott's Monthly Magazine, Philadelphia, Verlag Ward, Lock & Co., London.
Schwägerl Chr (2015, 6. Dezember). Und JETZT alle! *ZEIT Wissen, 6,* o. S. Verfügbar unter https://www.zeit.de/zeit-wissen/2015/06/gegenwart-zeit-jetzt-forschung/komplettansicht

HANS STOFFELS

9 Das Künstlerische und das Therapeutische: Getrennte Welten?

9.1 Bescheidenheit

Sigmund Freud bekannte Im Eingangskapitel seiner Arbeit »Der Moses des Michelangelo«, dass er »kein Kunstkenner« sei, sondern dass er sich im Bereich der Kunst als Laie verstehe (Freud 1914). Diese Bescheidenheit steht einem Psychotherapeuten gut an. Jede Fachdisziplin soll bei ihren Leisten bleiben.

Aber wenige werden bestreiten, dass – grundsätzlich gesprochen – eine psychotherapeutische Behandlung durchaus als eine Kunst verstanden werden kann, die hohe Kunstfertigkeit erfordert, selbst dann, wenn sie sich – wie im Falle der Verhaltenstherapie – als Applikation von Lerneinheiten in vorstrukturierten Dialogen versteht. Kreativität im therapeutischen Dialog ist Bedingung seiner Wirksamkeit. Aber was ist das Produkt dieser Kunst? Ist der Patient, der geheilt wurde, ein Kunstprodukt, eine Kreation der Psychotherapeutin?

9.2 Kunsttheorie

Wir können der Frage nach Definitionen nicht ausweichen, z. B. der Definition dessen, was wir eigentlich unter Kunst verstehen. Wenn wir uns der Theorie der Kunst zuwenden, erfahren wir, dass alle Zeitepochen ihre je eigenen Auffassungen von der Kunst und vom künstlerischen Tun, vom Schönen und Schöpferischen hatten. Diese Auffassungen sind abhängig von den zeitgenössischen Anschauungen des Menschen und der Welt. So sah man in der Antike als Aufgabe der Kunst die Nachahmung der Natur, während z. B. in der Postmoderne alles, was nicht dem unmittelbaren physischen Überleben dient, als »Kunst« apostrophiert wird. Eine Definition dessen, was Kunst ist, wird gerade in unserer Zeit schwierig. Allgemeinverbindliche Aussagen werden nicht akzeptiert. Solche Aussagen werden erfahren als Einengungen des Schöpferischen, das sich gerade durch den Bruch von Regeln, Traditionen, von vorherrschenden Verbindlichkeiten und aktuellen Geschmacksrichtungen auszuzeichnen hat.

Die Theorie der Kunst ist in eine Krise geraten und die französische Dramatikerin Jasmina Reza hat dies zum Thema ihres Stückes »Kunst« gemacht, einem Stück, das leichtfüßig wie eine Komödie daherkommt. In »Kunst« geht es um ein weißes Bild, etwa 1,60 Meter mal 1,20 Meter groß, und wenn man die Augen zukneift, kann man feine weiße Querstreifen erkennen. Das Bild darf nach dem Wunsch des Malers keinen Rahmen haben, weil es – wie es heißt – nicht begrenzt werden dürfe. 200 000 Franc hat der Dermatologe Serge für dieses Bild bezahlt.

Beim Betrachten und Besprechen des Bildes durch zwei Freunde von Serge kommt es zum Streit und die Freundschaft der Männer geht zu Bruch. Es kommt sogar zu Handgreiflichkeiten zwischen den Freunden, und ein Fausthieb trifft ausgerechnet denjenigen, der Frieden stiften will. Offensichtlich handelt es sich bei der Frage nach dem, was Kunst ist, nicht nur um eine akademische Frage.

Dies gibt mir die Erlaubnis, kunstphilosophische Betrachtungen über die Welt des Schönen zunächst zurückzustellen und mich in mein psychotherapeutisches Sprechzimmer zu begeben. Ich schildere eine Kasuistik, über die ich schon in anderem Zusammenhang berichtet habe.

FALLBEISPIEL Der Julklapp

In meiner Sprechstunde konsultiert mich ein 60-jähriger Jurist. Seit längerem leidet er an depressiven und zwanghaften Störungen, und er sucht Beratung, ob Medikamente ihm helfen könnten. Eine mehrjährige psychoanalytische Behandlung hat seine periodischen Verstimmungen und Zwangshandlungen nicht verändert. In der psychoanalytischen Therapie, so berichtet der Patient, habe er seine »Hauptschwäche« erkannt, nämlich dass er sich in seinem Leben von nichts trennen könne, weder von Menschen, noch von Dingen, noch von Gewohnheiten.

Bei der weiteren Anamneseerhebung fiel mir auf, dass der Patient trotz weitgehender Erfolglosigkeit der psychoanalytischen Therapie diese über viele Jahre nicht beenden konnte. Selbst während einer Krebserkrankung hatte er seinem Analytiker die Treue gehalten, obwohl dieser die Initialsymptome seines Dickdarmkrebses psychologisch gedeutet und ihn Gefahr gebracht hatte, weil die körpermedizinische Diagnostik zunächst unterblieb. Um mir seine tiefgreifende Unfähigkeit, sich von Menschen oder Dingen trennen zu können, zu veranschaulichen, erzählt der 60-Jährige aus seiner Kindheit die folgende Geschichte:

Es mag in der ersten oder zweiten Schulklasse gewesen sein. Der Klassenlehrer bereitete eine Weihnachtsfeier vor, in deren Mittelpunkt ein Julklapp stand: Jedes Kind war angehalten, einem anderen Kind eines von seinen Spielzeugen zu schenken, ohne dass der Adressat wusste, von wem das Spielzeug stammte.

Unser Patient geriet in Not, da er sich von keinem seiner Spielzeuge, die er einzeln prüfte, trennen konnte. Der Tag der Weihnachtsfeier rückte näher, und er hatte immer noch kein Geschenk ausgewählt. Er wurde unruhig, schlief schlecht, es quälte ihn. Wenige Stunden vor der Weihnachtsfeier kam ihm ein rettender Gedanke. Er ging hin und malte ein Bild und brachte dieses als Geschenk mit, wobei er sich – wie er jetzt berichtete – vor sich selbst schämte, da er die Enttäuschung des beschenkten Klassenkameraden ahnte, der sicher viel lieber ein kleines Auto, jedenfalls etwas Konkretes, Handhabbares geschenkt bekommen hätte als ein gemaltes Bild.

9.3 Der kreative Betrug

Prüfen wir diese Kasuistik, so stellt sich die Frage, ob sie in nuce eine Theorie des Künstlerischen enthält. Im Hinblick auf unseren Patienten können wir sagen, dass er ein geiziges Kind war, das nichts hergeben wollte, was ihm wertvoll erschien. Vielmehr schuf er ein Ersatzprodukt, das in den Augen eines Kindes ohne größeren Wert ist. In gewisser Weise hat er einen Betrug begangen.

Andererseits können wir unserem Patienten eine kreative Leistung bescheinigen, weil er sein inneres Dilemma erfolgreich bewältigt hat. Es war ein kreativer Betrug. Jedenfalls konnte auch er mit einem Geschenk aufwarten und mithilfe eines gemalten Bildes, eines kleinen Kunstproduktes, zog er den Kopf aus der Schlinge.

Diese Kasuistik wirft die Frage auf, ob es Sinn macht, in allgemeiner Form Kunst und künstlerische Produktivität unter dem Aspekt von Bewältigung einer Not zu betrachten. Kunst wäre in diesem Fall nicht das Originäre, das Urtümliche oder Archaische, das gegen alle Widerstände zur Oberfläche durchbricht, sondern Kunst stünde im Dienst bestimmter Bedürfnisse, eben der Konflikt- und Lebensbewältigung. Kunst wäre das Künstliche, nicht das Unmittelbare und Konkrete, sondern stets Ersatz für das Konkrete, eine Pseudogabe, immer Substitut.

An dieser Stelle sei nochmals erinnert an die Bescheidenheit, mit der sich Freud dem Moses des Michelangelo annäherte. Es wäre gewiss vermessen, all das, was uns als Kunst in seinen vielfältigen Gestaltungen anspricht, allein unter dem psychologischen Gesichtspunkt der Bewältigung von Lebensnot zu betrachten. Später hat allerdings Freud seine Bescheidenheit abgelegt und versucht, Kunst stets als etwas Abgeleitetes zu verstehen. Gemäß seiner Sublimierungstheorie soll Kunst ein Produkt der Triebunterdrückung sein. So wies Freud auf Parallelen zwischen einer neurotischen Symptomatik und dem künstlerischen Prozess hin.

9.4 Engel und Dämonen

Es gibt zahlreiche Beispiele, die den Anschein vermitteln, dass der Künstler seine Neurose, anstatt sie psychotherapeutisch behandeln zu lassen, in Form einer künstlerischen Leistung »bewältigt«. Als ein Beispiel sei auf Rainer Maria Rilke hingewiesen, der unter vielfältigen larviert-depressiven und hypochondrischen Störungen litt. Er erwog, sich in Behandlung zu begeben, lehnte aber schließlich die ihm angebotene Psychotherapie ab. Er habe die Sorge, so schrieb er seinem Freund von Gebsattel, dass im psychotherapeutischen Prozess mit den Dämonen auch die Engel ausgetrieben würden und die zurückbleibende Leere ihn unfähig machen könne, künstlerisch aktiv zu sein (Rilke 1950).

Wir machen die erstaunliche Entdeckung, dass Psychotherapie eine Kunst ist, die – gerade wenn sie erfolgreich ist – möglicherweise Kunst verhindert, und kein geringerer als Thomas Mann hat sich in seiner Novelle »Tonio Kröger« von dieser Idee leiten lassen. Dort schildert er den Künstler als einen gebrochenen Menschen, der sich nach dem normalen, natürlich empfindenden Menschen sehnt. Es sei ein »rätselhafter Gegensatz«, in dem sich der Künstler zu den »Anderen, den Gewöhnlichen, den Ordentlichen« befindet.

In schonungsloser Selbstanalyse verwickelt Thomas Mann sein Alter Ego Tonio Kröger in einen Monolog, der das Künstlertum als etwas tief Zweideutiges, Anrüchiges und Zweifelhaftes anklagt. Intellekt und Gefühl seien beim Künstler voneinander geschieden, und insbesondere stünde ihm das unmittelbare, natürliche, warme Gefühl nicht zur Verfügung. Weiter heißt es:

> »Die Begabung für Stil, Form und Ausdruck setzt bereits dies kühle und wählerische Verhältnis zum Menschlichen, ja, eine gewisse menschliche Verarmung und Verödung voraus. Denn das gesunde und starke Gefühl [...] hat keinen Geschmack. Es ist aus mit dem Künstler, sobald er Mensch wird und zu empfinden beginnt [...] Das Reich der Kunst nimmt zu und das der Gesundheit und Unschuld nimmt ab auf Erden.« (Mann 1903/1957, S. 31 ff.)

Tatsächlich befremdet die aktuelle Kunstszene. Sie scheint unter dem Zwang zu stehen, stets unkonventionell, höchst innovativ zu sein und das Noch-nie-Dagewesene zu produzieren. Gerade geht in Berlin eine Kunstausstellung zu Ende, bei der Tomás Saraceno 200 bis 300 Mitarbeitende beschäftigt hat, die über Nacht komplexe Netze bauten, z. T. Kuppelbauten von erstaunlicher Kühnheit. Die Mitarbeitenden von Saraceno waren Spinnen, die in Glaskästen lebten und nachts tätig wurden. Die produzierten filigranen Fäden und Netze wurden von einem Lichtstrahl erleuchtet, und Saraceno stellte diese Kunst unter ein Motiv, das bereits in der Barock-Kunst präsent war, nämlich das Motiv der Vergänglichkeit. Saraceno nannte seine Kunstausstellung »Vanitas – ewig ist nichts«.

Andererseits beobachten wir eine Gigantomanie in der gegenwärtigen Kunst. Skulpturen müssen mit Kränen bewegt werden und ganze Fabrikhallen werden künstlerisch gestaltet. Im Südwesten Englands will Damien Hirst eine ganze Stadt nach seinen künstlerischen Gesichtspunkten bauen. Bisher war er mit der Präsentation von Tierkörperquerschnitten aufgefallen, die er in Formaldehyd legte und in einer Schnittreihe aufstellte, sei es ein Schaf, ein Hai oder eine Kuh. Die Präsentation dieser Arbeiten erforderte einen hohen Sicherheitsaufwand, da es Sabotageakte gab. Inzwischen gilt Damien Hirst als der Künstler, der mit seinen Kunstwerken den größten Reichtum erworben hat.

9.5 Der a-soziale Künstler

Studieren wir die Biografien von Künstlern, so fällt auf, dass sie nicht selten Außenseiter waren, Exzentriker, eine Belastung für sich und andere, manchmal auch rücksichtslos, asozial und grausam. Als Beispiel sei auf seinen Enkel von Sigmund Freud, den Maler Lucien Freud, verwiesen, der 2011 im Alter von 88 Jahren verstarb. Er gilt als einer der bedeutendsten Künstler unserer Zeit. Kürzlich erzielte eines seiner Bilder den höchsten Preis, der je für das Bild eines zeitgenössischen Künstlers bezahlt wurde.

Lucien Freud hat Zeit seines Lebens alles daran gesetzt, dass über seine Biografie nichts an die Öffentlichkeit dringt. Es heißt, er habe sogar Gangster beauftragt, um diejenigen zu bedrohen, die die Absicht hätten, eine Lucien-Freud-Biografie zu schreiben. Im Jahre 2013 – 2 Jahre nach seinem Tod – erschien in England eine Biographie über ihn, die, soweit wir wissen, Lucien Freud noch zu Lebzeiten als Ausnahme autorisierte (Greig 2014 in deutscher Übersetzung).

Das, was wir über den Künstler erfahren, wird jeden Psychotherapeuten berechtigen, eine schwere Persönlichkeitsstörung mit ausgeprägt impulsiven und dissozialen Zügen bei Lucien Freud zu diagnostizieren sowie eine Spiel- und Sexsucht verbunden mit der Unfähigkeit, zwischenmenschliche Bindungen einzugehen. Wir erfahren, dass Lucien Freud 14 von ihm anerkannte Kinder hat und vermutlich doppelt so viele nicht anerkannte. Dennoch war Lucien Freud, wie sein Biograf schreibt, »der Zentralplanet, um den sich die kleineren Sterne drehten wie um eine wärmende Sonne« (Greig 2014). Dass Lucien Freud sich jemals in einer psychotherapeutischen Behandlung befand, ist nach Greigs Biografie höchst unwahrscheinlich.

Lucien Freuds Biografie gibt Anlass zu der Frage, ob Kunst bzw. künstlerisches Tun therapeutisch ist und heilsame Wirkung in dem Sinne entfalten kann, dass sie stabilisierend auf die brüchige Persönlichkeit wirkt. Und wieder stellen sich Definitionsfragen: Was sind die Ziele einer Psychotherapie? Psychotherapeut/innen mit einem hohen Anspruch werden die Definition wagen, dass Psychotherapie dazu diene, den Patienten zu sich selbst zu führen, sich selbst zu entwickeln und zu verwirklichen. Andere Psychotherapeut/innen werden dies für anmaßend halten und sich mit dem Ziel der Beseitigung störender Symptome begnügen. Die Mehrzahl der Psychotherapeuten wird sich der Definition anschließen, dass es Aufgabe der Psychotherapie sei, dem Menschen die Teilhabe am gemeinschaftlichen Leben zu ermöglichen, indem sie ihn arbeits- und genussfähig macht.

9.6 Grenzenlose Kunst und grenzenlose Psychotherapie?

Inzwischen mehren sich die Anzeichen, dass Psychotherapie die Grenzen einer rein ärztlichen und psychologischen Heilkunst überschreitet. Auch hier ist eine Entgrenzung zu konstatieren im Hinblick auf die Entwicklung immer neuer, unterschiedlicher psychotherapeutischer Verfahren. Die aktuelle Psychotherapieszene ist kaum noch überschaubar, und die kaum noch zählbaren neuen Verfahren überbieten sich in dem Anspruch, sowohl innovativ als auch schulenübergreifend und schulenunabhängig zu sein.

Wer wollte ernsthaft bestreiten, dass z. B. das Nachdenken über sich und seine Beziehungen und seine Beziehungsmuster, ebenso wie sportliche Betätigung, Musizieren, Singen, Malen, Kochen, Meditieren und Fantasieren oder auch das Vorbereiten und Halten eines Vortrages, das Schreiben eines Aufsatzes im Sinne des Sich-zum-Ausdruck-Bringens therapeutische Aspekte beinhaltet? Ich erinnere eine Patientin, die von der Mal- und Kunsttherapie in meiner Klinik in besonderer Weise profitierte. Das depressive Erleben wich einer intensiven Beschäftigung mit Form und Farbe, bei dem ihr künstlerisches Talent zum Vorschein kam. Als sie entlassen werden konnte, begann sie, ihre Wohnung umzugestalten, bemalte Wände und Decken, und ihre Wohnung entwickelte sich zu einem Kunstobjekt, an dessen Ausgestaltung sie unermüdlich tätig war. Ihre anderen Interessen, z. B. die beruflichen, traten ganz in den Hintergrund. Ich erinnere, dass ein Teil des therapeutischen Teams in meiner Klinik daran zweifelte, dass die Patientin geheilt war und endlich zu sich selbst gefunden hatte. Ein anderer Teil des Teams war allerdings von ihrer Heilung und Selbstfindung überzeugt.

Wir beobachten sowohl in der Welt der Kunst als auch in der Welt der Psychotherapie das Bestreben, sich von methodischen Beschränkungen und traditionellen Definitionen zu lösen. Offen bleibt die Frage, was Freiheit und was Willkür ist, was wirkliche Innovation und was Pseudoneuheit ist. In Jasmina Rezas Drama »Kunst« stellt Marc, der sich später zum Fausthieb hinreißen lässt, die Frage: »Ist die Tatsache, dass er [Serge] sich zu diesem unvernünftigen Kauf hinreißen ließ, nicht eine höchst poetische Handlung?«

9.7 Die lebensveränderte Fantasie

In seinen Frankfurter Poetik-Vorlesungen im Jahr 1980 ist der Schriftsteller Adolf Muschg dem Verhältnis von Literatur und Therapie nachgegangen. Als er die Vorlesungen in Buchform publizierte, wurde ihm deutlich, dass das Thema einer zusammenhängenden Behandlung spottet und den Mut zu Aus- und Abschweifungen fordert. Am Ende kommt er zu einem Resümee in einer Sprache, die heute antiquiert klingt. Aber manchmal stellt das, was überholt zu sein scheint, die Herausforderung dar, die in der Zukunft wartet. Muschg (1981) schreibt: »Kunst und Therapie haben ein

Ziel: Befähigung zum eigenen Leben [...]. Die Therapie ist nicht Kunst, aber sie dient der Kunst als Bürgschaft für die Verbindlichkeit, für die Gangbarkeit der lebensverändernden Fantasie.«

Literatur

Freud S (1914/1980). Der Moses des Michelangelo. Studienausgabe Bd. X. Frankfurt a. M.: Fischer.
Greig G (2014). Frühstück mit Lucian Freud. München: Nagel & Kimche.
Mann T (1903/1957). Tonio Kröger. Berlin: Fischer.
Muschg A (1981). Literatur als Therapie? Ein Exkurs über das Heilsame und das Unheilbare. Frankfurter Vorlesungen. Berlin: Suhrkamp.
Rilke RM (1950). Briefe Erster Band 1897–1914. Herausgegeben vom Rilke-Archiv Weimar. Wiesbaden: Insel.

Teil III

Anwendung – Erfahrung – Wirkung

PETER HENNINGSEN

10 Kunsttherapeutisches Handeln

Kunsttherapeuten und ihre Patienten sind in komplexen Handlungen miteinander verbunden – es geht um die verbale und nonverbale Interaktion zwischen ihnen genauso wie um die Aktionen und Reaktionen, die das kunsttherapeutische Produkt hervorbringen und die es in einen interpersonellen, interpretatorischen Rahmen einbringen. Dieses komplexe Handeln im Dreieck »Patient – Therapeut – Kunstprodukt« ist bei psychischen und psychosomatischen Störungen, aber z. B. auch bei Krebserkrankungen therapeutisch wirksam, das belegen z. B. systematische Übersichten über entsprechende Therapiestudien (Uttley et al. 2015; Jiang et al. 2020).

In diesem Beitrag soll uns aber nicht die Frage der Wirksamkeit von Kunsttherapie beschäftigen, sondern die Frage nach der Wirkungsweise: Wie funktioniert kunsttherapeutisches Handeln? Ein erster Ansatz ergibt sich schon daraus, dass hier speziell von kunsttherapeutischem Handeln die Rede ist und nicht nur allgemein von Kunsttherapie. Handlungen sind zielgerichtete Aktivitäten von Personen; in diesen Aktivitäten verschränken sich motorische, sensorische, kognitive und emotionale Anteile, es geht also um genuin psychosomatische Aktivitäten – Körper und Seele sind gleichermaßen beteiligt am kunsttherapeutischen Handeln. In der Frage, wie dieses handelnde Zusammenspiel zu konzipieren ist, haben sich in den letzten Jahren unter dem Stichwort »Verkörperung« oder »Embodiment« neue Perspektiven entwickelt (Fuchs et al. 2010; Röhricht et al. 2014; Henningsen 2021), die ich kurz vorstellen möchte, da sie auch für die uns hier interessierende Frage von Belang sind.

10.1 Vom Computermodell des Geistes zur Embodied Cognition

Bis vor drei Jahrzehnten war das Computermodell des Geistes in weiten wissenschaftlichen Bereichen noch bestimmend für die Konzeption des Zusammenhangs von Denken und Handeln: Nach software-analogen Programmen funktioniert die Hardware des Gehirns und des mit diesem eng verknüpften Körpers mit zentraler Steuerung. Die Psyche lenkt und der Körper führt aus, gewissermaßen. Diese durchaus krude dualistische Vorstellung vom normalen Funktionieren hat ihre Analogie auch in psychotherapeutischen Vorstellungen von Krankheitsprozessen. Dort ist dann die Rede von psychischen Belastungen oder Konflikten, die sich körperlich auswirken, oder, schöner formuliert, vom Körper als Theater der Seele. Karl Valentin hat dieses dualistische Konzept auf den kabarettistischen Punkt gebracht, als er sagte: »Mein Magen tuat mir weh, die Füaß tuan mir weh, der Kopf tuaht mir weh, mein Hals ist entzunden und i selbst befind mich aa net wohl.«

Der Körper ist also Ausführungsorgan und/oder Indikator psychopathologischer Prozesse, er greift in die zentralen psychischen Prozesse des Wahrnehmens, Denkens und Fühlens aber nicht ein. Alles Handeln, auch das kunsttherapeutische, ist danach letztlich sekundär zu den primären psychischen Prozessen, entsprechend wichtig ist das psychotherapeutische Element und entsprechend vernachlässigbar sind im Therapieprozess die materialen, körpernahen Aspekte des Umgangs miteinander und mit dem Kunstprodukt.

Verschiedene Entdeckungen und konzeptionelle Verschiebungen haben dazu geführt, dass mittlerweile nicht mehr in gleicher Weise Seelen ohne Körper Körpern ohne Seele gegenüberstehen, sondern die Verkörperung des Wahrnehmens, Denkens und Fühlens stärker in den Blick gerät. Dazu gehört die Entdeckung der Neuroplastizität des Gehirns (Varela et al. 1991), die unter Aufhebung der Software-Hardware-Trennung bedeutet, dass psychische Prozesse auch mit körperlichen Veränderungen einhergehen, also an erster Stelle mit Veränderungen der Synapsenstruktur und -dichte im Gehirn, an zweiter Stelle mit damit verbundenen Veränderungen der neurohumoralen und neuroimmunologischen Verbindungen. Konzeptuell gehört dazu die Erkenntnis, dass Veränderungen in der Funktionsweise neuronaler Netzwerke nicht als Änderungen eines zentralen Programms / der Software zu verstehen sind, sondern als Veränderungen in den Gewichtungen der einzelnen Knoten des Netzwerks, die miteinander verknüpft als assoziative Lernmaschinen anhand der Rückkopplung von Zuordnungsfehlern das Erkennen komplexer Muster lernen. Dabei wurde in den letzten Jahren immer deutlicher, dass das Gehirn nicht passiv nur Informationen verarbeitet, sondern ständig aktiv Voraussagen mit tatsächlichen Sinnesreizen aus der Umwelt oder dem Körper abgleicht – das sogenannte »prädiktive Prozessieren« (Henningsen 2021).

Dieses neue Grundlagenwissen wird gestützt durch die ebenfalls noch recht neue funktionelle Bildgebung, mit der man dem Gehirn beim Funktionieren zuschauen kann: Man sieht mit der ganzen Magie von Bildern, wie Veränderungen der Hirnfunktion, wie z. B. die Zunahme oder Abnahme des Blutflusses und damit der Nervenaktivität in verschiedenen Hirnzentren, parallel gehen zum Absolvieren von Wahrnehmungs-, Denk- und emotionsfokussierten Aufgaben.

Weitere wichtige Zugänge zu einem veränderten Verständnis der körperlichen Verankerung psychischer Prozesse im Sinne einer »embodied cognition« ergaben sich aus der Entdeckung der Spiegelneuronen, also einer Klasse von Neuronen vor allem im prämotorischen Kortex, die nicht nur bei der Planung und Ausübung eigener Handlungen aktiv sind, sondern auch bei der Beobachtung entsprechender Handlungen anderer. Damit eröffnet sich die Perspektive, dass ein so genuin seelisch anmutender Prozess wie das Verstehen des Anderen zumindest in Teilen über »verkörperte Simulation« läuft, also über die »nachmachende« Aktivierung der gleichen neuronalen Strukturen, die beim Gegenüber aktiv sind. Anders ausgedrückt: Die Existenz der Spiegelneuronen ist ein wichtiger Baustein in einer sensomotorischen und damit körperlichen Fundierung psychischer Prozesse – und zwar aufgefasst in einem *wir-zentrischen* Raum (anstelle eines auf das Individuum zentrierten Raums), in dem die Handlungen des einen die analogen sensomotorischen Aktivierungen des Anderen sind, die zum Verständnis führen.

So unerwartet das klingen mag, aber auch die Entwicklung der Robotik hat zu einem anderen Blick verholfen: Sogenannte kognitive Roboter lernen ohne vorgefertigte Programme mithilfe eines künstlichen neuronalen Netzes, aus Rückkopplungen ihrer Fehler in Interaktion mit ihrer Umwelt bestimmte Aufgaben zu bewältigen. Sie verdeutlichen so über die körperliche Fundierung des Lernens hinaus die Einbettung in die Umwelt als notwendigen Kontext – so spricht man auch von »embedded embodied cognition« (Clark 1997).

Eine letzte, wiederum etwas anders gelagerte neue Erkenntnis sei noch genannt, die unser Verständnis vom Zusammenspiel körperlicher und psychischer Prozesse in den letzten Jahren geändert hat. Es geht hier um eine weitere Ebene, auf der Beziehungserfahrungen Spuren im Körper hinterlassen, diese Ebene geht über die schon erwähnte Neuroplastizität hinaus. In Tierversuchen und in Ansätzen auch beim Menschen konnte mittlerweile geklärt werden, dass frühkindliche belastende Erfahrungen nicht nur psychische Spuren hinterlassen, z. B. im Hinblick auf das Bindungsverhalten, sondern sich auch ganz körperlich auf die Stressregulation auswirken im Sinne eines chronisch vermehrten Anspringens der neurohumoralen und neuroendokrinen Stressachsen. Dieser Zusammenhang ist über epigenetische Mechanismen, also veränderte Genfunktionen bei unveränderter Genstruktur vermittelt.

Alle diese Erkenntnisse verdeutlichen, dass denkendes, fühlendes und allgemein interagierendes Handeln in enger Verwobenheit von psychischen und körperlichen Prozessen in Interaktion mit der Umwelt, und das heißt im Besonderen mit dem Gegenüber geschieht. Für eine solche heute moderne Sichtweise gibt es natürlich historische Vorläufer (auf die die modernen Autoren allerdings nur selten rekurrieren) – genannt seien hier nur das Situations- und Funktionskreismodell des Biologen Jakob von Uexküll (1934) und seines Sohnes, des Psychosomatikers Thure von Uexküll (Uexküll & Wesiack 1988), und das Gestaltkreismodell von Viktor von Weizsäcker (1940/1997).

10.2 Konsequenzen für das Verständnis (kunst-)therapeutischen Handelns

Die unter dem Stichwort »Embodiment« soeben umrissenen Perspektivenänderungen haben für das Verständnis therapeutischen Handelns allgemein erhebliche Konsequenzen. Besonders deutlich wird das naturgemäß für die Körper(psycho)therapie: Früher war es notwendig und üblich, die Wirkung von Körpertherapie gewissermaßen auf dem »Umweg« über die psychischen Effekte zu erklären, die die Körpertherapie auslöst. Geht man aber von der in die Umwelt eingebetteten sensomotorischen und auch sonst körperlichen Basis des Denkens und Erlebens aus, wird eine direktere Wirkung körper(psycho)therapeutischen Handelns auf den gesamten Organismus, sowohl in seinen körperlich wie in seinen psychologisch beschriebenen Aspekten, deutlich: In der gemeinsamen neuen Erfahrung von sensomotorischen, also Wahrnehmungs- und Bewegungsmustern, verändern sich muskuläre und andere physiologische Strukturen (z. B. im Sinne von Entspannung oder größerer Fitness) und gleichzeitig das Erleben des eigenen Körpers (»Leib«), der begleitenden Gefühle und Gedanken wie der Wahrnehmung des Gegenübers und der Umwelt.

Auch für das Verständnis der sogenannten verbalen, auf Gesprächsinteraktion fokussierten Formen von Psychotherapie ergeben sich neue Aspekte. Zum einen wird auch hier klar, dass der therapeutische Prozess nicht als ein körperloser Austausch von Argumenten und Emotionen zu verstehen ist oder, noch extremer, als einseitige Äußerung dieser Gedanken und Gefühle durch den Patienten und Spiegelung derselben durch die Therapeutin, sondern eher als ein zutiefst interpersoneller, beide Personen psychisch wie körperlich involvierender Vorgang, sozusagen als Paartanz. Entsprechend versteht ein Therapeut die Intentionen eines Patienten anhand seiner Haltungen, Bewegungen und Gesten mindestens so sehr wie anhand der geäußerten Absichten. Das Konzept der Übertragung und Gegenübertragung erweitert sich vom Kognitiven und Emotionalen auf den gesamten Bereich des leiblichen Erlebens. In diesem interpersonellen Prozess wiederum geschieht vieles auch »hinter dem Rücken« beider Subjekte, das heißt, es benötigt Zeit, Wiederholung und Erfahrung, damit bzw. bis die sich im »Paartanz« einspielenden sensomotorisch-kognitiv-emotionalen Muster dem Bewusstsein zugänglich werden.

Doch jetzt zur Relevanz dieser veränderten Sichtweisen für das kunsttherapeutische Handeln. Das sensomotorisch hergestellte Werk, ein Bild, eine Figur oder Ähnliches, lässt sich auf verschiedene Weise in einen interpretatorischen Rahmen einholen: Zum einen ist es, aus konventionell patientenzentrierter Perspektive, eine *beseelt entäußerte Verkörperung* einer (kranken) Person und als solche potenziell dreierlei:

- symbolischer Ausdruck psychischer Nöte/Konflikte/Ressourcen
- zeichenhafter Ausdruck von Krankheitsfolgen und Persönlichkeitsstruktur
- unmittelbarer Ausdruck ästhetisch-handwerklicher Kompetenz

Zum anderen ist es aber auch das Ergebnis einer leib-seelischen Kommunikation im Dreieck »Patient – Werk – Therapeut«. Über diese *wir-zentrische Kommunikation* ist auch der Therapeut unmittelbar an der Ausformung des Werks beteiligt, selbst wenn er es nie berührt hat. Die drei oben umrissenen patientenzentrierten Interpretationsaspekte sind also eigentlich auf die Interaktion aller Beteiligten im Dreieck anzuwenden, natürlich mit unterschiedlicher Gewichtung.

Dabei ist selbstverständlich zu berücksichtigen, dass auch der Prozess der Werk-Interpretation ein sensomotorischer ist im Sinne der embodied simulation, insofern das Werk in allen Betrachtern neben kognitiven und emotionalen auch sensomotorisch fundierte Muster aktiviert, im Sinne des Aufnehmens der emotionalen oder auch Handlungsintentionen des Werks, seien sie über die Inhalte/Symbole oder über die Strukturen/Zeichen seines Herstellungsprozesses vermittelt.

Insofern ist Kunsttherapie schöpferisch-therapeutische leib-seelische Praxis mit hoher Relevanz gemeinsam hergestellter und auszudeutender, primär nicht bewusster/kognitiver Prozesse. In ihrer Betonung des Materialen, der körpernahen und der gemeinsamen Hervorbringungsaspekte des Therapieprozesses hat Kunsttherapie in ihrer Praxis schon viel von dem vorweggenommen, was als Theorie des »verkörperten Denkens und Fühlens im wir-zentrischen Raum« mittlerweile in verallgemeinerter Form konzeptuelle Überzeugungskraft und Gültigkeit erlangt hat.

Literatur

Clark A (1997). Being there. Putting brain, body, and world together. Cambridge: MIT Press.

Fuchs T, Sattel H, Henningsen P (Hg) (2010). The embodied self. Dimensions, coherence and disorders. Stuttgart: Schattauer.

Henningsen P (2021). Allgemeine Psychosomatische Medizin. Krankheiten des verkörperten Selbst im 21. Jahrhundert. Berlin: Springer.

Jiang XH, Chen XJ, Xie QQ et al. (2020). Effects of art therapy in cancer care: A systematic review and meta-analysis. *European Journal of Cancer Care, 29:* e13277.

Röhricht F, Gallagher S, Geuter U, Hutto DD (2014). Embodied cognition and body psychotherapy: The construction of new therapeutic environments. *Sensoria: A Journal of Mind, Brain, and Culture, 56 (1): 11–20.*

Üexküll J von (1934). Streifzüge durch die Umwelten von Menschen und Tieren. Berlin: Springer.

Üexküll T von, Wesiack W (1988). Theorie der Humanmedizin. München: Urban und Schwarzenberg.

Uttley L, Scope A, Stevenson M et al. (2015). Systematic review and economic modelling of the clinical effectiveness and cost-effectiveness of art therapy among people with non-psychotic mental health disorders. *Health Technology Assessment, 19* (18): 1–120.

Varela FJ, Thompson E, Rosch E (1991). The embodied mind. Cognitive science and human experience. Cambridge: MIT Press.

Weizsäcker V von (1940/1997). Gesammelte Schriften 4: Der Gestaltkreis. Theorie der Einheit von Wahrnehmen und Bewegen. Frankfurt a. M.: Suhrkammp.

GABRIELE PITSCHEL-WALZ

11 Kunsttherapie und der Einfluss auf Verhalten und Handeln

Die Kunsttherapie gehört in Deutschland heutzutage neben der Ergotherapie, Arbeitstherapie, Musiktherapie oder Bewegungstherapie zu den Spezialtherapien bzw. zu den komplementärmedizinischen Methoden, die in vielen Kliniken für Psychiatrie und Psychotherapie regelmäßig angeboten werden. In Bezug auf die Kunsttherapie wird erwartet, dass die gestalterischen Aktivitäten bei den Patientinnen eine therapeutische Wirksamkeit erzielen und damit die Stabilisierung und Gesundung unterstützen.

11.1 Wirksamkeit

Methodisch robuste empirische Studien zur Wirksamkeit von Kunsttherapie in der Behandlung psychischer Erkrankungen sind rar (Ruddy und Milnes 2005; Deshmukh et al. 2018; Chiang et al. 2019; Hu et al. 2021). In der internationalen Literatur werden »Art Therapies« als psychologische Interventionen gesehen und beinhalten häufig nicht nur Kunsttherapie, sondern auch andere Kreativtherapien wie Musik-, Tanz/Bewegungs-, Theater- oder Schreibtherapie. Daraus ergibt sich eine starke Heterogenität der Studien, was die Beurteilung der Wirksamkeit von Kunsttherapie erschwert. In den S3-Leitlinien Psychosoziale Therapien (Deutsche Gesellschaft für Psychiatrie, Psychotherapie und Nervenheilkunde [DGPPN] 2019) sowie zur Schizophrenie (DGPPN 2020) werden »Künstlerische Therapien« mit Empfehlungsgrad B empfohlen:

> »Musiktherapie, Kunsttherapie bzw. Dramatherapie sollten Menschen mit einer Schizophrenie im Rahmen eines Gesamtbehandlungsplanes und gemessen an den individuellen Bedürfnissen und Präferenzen der Betroffenen zur Verbesserung der psychopathologischen Symptomatik angeboten werden.« (DGPPN 2020, S. 151)

Das National Institute for Health and Clinical Excellence (NICE) hat in seinen Leitlinien für Psychosen und Schizophrenie Art Therapies zur Verbesserung der Negativsymptomatik empfohlen (Attard und Larkin 2016). Es werden jedoch nach wie vor mehr Studien von hoher Qualität, mit ausreichender Power und relevanten Outcome-

Maßen gefordert, um die Wirksamkeit der Kunsttherapie bei den unterschiedlichen psychischen Erkrankungen besser einschätzen und die Verankerung der Kunsttherapie in den Kliniken für Psychiatrie und Psychotherapie einfordern zu können.

In den wenigen Studien zur qualitativen Beurteilung der Art Therapies erreichen diese therapeutischen Interventionen bei Therapeuten wie Patienten eine hohe Akzeptanz und sie werden als hilfreich und bedeutsam erachtet. In der Metaanalyse von Boehm et al. (2014) zu Art Therapies bei Brustkrebspatientinnen, die neben Kunst- auch Musik-, Tanz- und Bewegungstherapie einschloss, zeigte sich ein signifikanter Effekt hinsichtlich der Reduktion von Angst, nicht aber hinsichtlich Depression und Lebensqualität. Die Autoren berichten auch über eine Studie von Forzoni et al. (2010), die Interviews mit Brustkrebspatientinnen durchführten, um Wirkfaktoren von Art Therapy während der Chemotherapie aus Sicht der Patientinnen herauszufinden. Es konnten drei Dimensionen der Wirksamkeit herausgefiltert werden:

- Der entspannende oder stimulierende Effekt der kreativen Tätigkeit selbst
- Die therapeutische Beziehung (sich aussprechen können; das Gefühl, dass jemand zuhört)
- Das Ausdrücken von Gefühlen und seine symbolische Funktion

Diese Ergebnisse entsprechen den bisherigen theoretischen Modellen (Deshmukh et al. 2018), die einmal auf den kreativen Akt als solches fokussieren, auf den Prozess und Kontext des kreativen Tuns, der kognitive, motorische, emotionale und interpersonelle Fähigkeiten erfordert und fördert, sowie auf die Kunst als analytisches Mittel.

Die Kunsttherapie stand – aus der Tradition her gesehen – eher den psychodynamischen psychotherapeutischen Verfahren nahe (Pöldinger 1999) und konzentrierte sich daher vor allem auf die analytische Dimension der Kunsttherapie, durch bildnerisches Gestalten das Unbewusste im Menschen sichtbar werden zu lassen. So sollte sie helfen, die entwicklungsbedingten Hintergründe von Problemen und Krisen zu erkennen und zu bewältigen.

Aus verhaltenstherapeutischer Perspektive spielen heutzutage auch die beiden anderen Dimensionen eine große Rolle. Gerade in der akuten Behandlung in einer Klinik für Psychiatrie und Psychotherapie kann die Kunsttherapie als Basistherapieangebot die grundlegenden therapeutischen Wirkfaktoren nutzen (Grawe et al. 1994), in allen drei Dimensionen Einfluss auf das Verhalten und Handeln des Patienten nehmen und somit den Gesundungsprozess unterstützen.

11.2 Einflüsse auf Verhalten und Handeln

Aktivierung. Patienten, die in eine Psychiatrische Klinik kommen, haben sich die Zeit davor häufig krankheitsbedingt sozial zurückgezogen und sind ihren alltäglichen Tätigkeiten nicht mehr nachgekommen. Sozialer Rückzug und die Reduktion von Aktivitäten fördern Angst und Depression. Der Aufbau einer Tagesstruktur hilft der Patientin, wieder Sicherheit zu entwickeln, und wirkt der Inaktivierung entgegen. In der Klinik werden daher von Anfang an tagesstrukturierende Maßnahmen angeboten. Auch die Kunsttherapie trägt als ein Element im Tagesablauf der Patienten zu ihrer Tagesstrukturierung bei. Der Besuch der Kunsttherapie setzt voraus, dass der Patient vom Bett aufsteht, sich in den Raum der Kunsttherapie begibt, mit der Kunsttherapeutin und gegebenenfalls den Mitpatienten in Kommunikation tritt, sich gedanklich mit einem Thema auseinandersetzt und gestalterisch tätig wird. Allein dieses regelmäßige Aktivwerden trägt langfristig z. B. zu einer Verbesserung der Stimmung bei und hilft dabei, wieder zurück in den Alltagsaktivitätenrhythmus zu finden.

Konzentrationssteigerung. Ein großer Teil der Patienten in Psychiatrischen Kliniken z. B. mit Depression oder Schizophrenie leiden unter Konzentrationsstörungen. In der Kunsttherapie können sie beim bildnerischen Gestalten ihre Konzentrationsfähigkeit testen und langsam aufbauen, ohne Sanktionen zu erfahren. In einer Befragung von Bäuml et al. (2018) fanden nach 4 Wochen Besuch der Kunsttherapie 59,5 % der befragten stationär behandelten Patienten (N = 79) es überwiegend oder ausgesprochen zutreffend, dass die Kunsttherapie die meditative Konzentration fördere.

Emotionale Entlastung. Fragt man die Teilnehmenden, welchen Sinn die Kunsttherapie für sie habe, wird häufig geantwortet: »Das lenkt mich ab.« Durch die achtsame Konzentration auf die Tätigkeit können z. B. das Grübeln, die negativen Gefühle, Schmerzen oder das Stimmenhören zeitweise verhindert, eingeschränkt oder in den Hintergrund geschoben werden, was als Erleichterung erlebt wird. Diese klinische Einschätzung wird auch in der Befragung von Bäuml et al. (2018) bestätigt. 65,8 % der Befragten gaben an, sie würden während der Kunsttherapie kaum an ihre Krankheit denken, und 69,2 % erlebten währenddessen eine Verbesserung ihrer individuellen Symptomatik. In den künstlerischen Werken können darüber hinaus Gefühle wie z. B. Wut, Trauer, Verzweiflung, Ambivalenz manchmal leichter zum Ausdruck gebracht werden als im therapeutischen Gespräch, und dadurch kann bei den Patientinnen durch die Kunsttherapie eine emotionale Entlastung erreicht werden. Diese Erfahrung führt dazu, dass die Kunsttherapie positiv wahrgenommen und die Therapiemotivation gestärkt wird.

Neues Hobby. Patienten, die teilweise seit der Schulzeit nicht mehr gemalt oder gezeichnet haben, erhalten durch die Kunsttherapie die Chance, künstlerisches Gestalten neu zu erfahren. Im Gegensatz zu den oft negativen Schulerfahrungen erleben sie das Malen im Rahmen der Kunsttherapie als eine angenehme und befriedigende Beschäftigung, und nicht selten nehmen sie das Malen als neues Hobby mit nach Hause, das hilft, ihren Alltag besser zu meistern, sodass sich durch die Kunsttherapie auch nachhaltige und präventive Effekte ergeben können.

Selbstwertsteigerung. Geringer Selbstwert zeigt sich bei vielen psychisch Kranken, sei es als Teil der Symptomatik, sei es als Folge der Erkrankung. Die Kunsttherapie kann als eine Möglichkeit gesehen werden, um Selbstwertsteigerung praktisch anzustoßen. In der Befragung von Bäuml et al. (2018) bestätigten 55,7 % der befragten Patienten, dass ihnen durch die Kunsttherapie ihre eigenen Fähigkeiten bewusst würden. Durch die Erfahrung, (wieder) etwas selbst kreativ gestalten zu können, etwas aufs Papier zu bringen und eventuell auch noch dafür Anerkennung durch andere (Kunsttherapeut, andere Therapeutinnen, Mitpatienten, Angehörige) zu erhalten, kann sich ein Stolz über die neu entdeckten Fähigkeiten entwickeln, eine Selbstwertsteigerung erreicht werden, die wiederum den Mut stärken kann, sich anderen neuen Situationen auszusetzen.

Salutogenetische Perspektive. Kommt der Patient in eine Psychiatrische Klinik, stehen zumeist erst seine Defizite im Vordergrund. So berichtet er z. B. im Aufnahmegespräch darüber, was nicht mehr geht bzw. welche Krankheitssymptome aufgetreten sind. Für die Gesundung hat es sich jedoch bewährt, von der Defizitorientierung wegzugehen und eine salutogenetische Perspektive (Antonovsky 1997) einzunehmen und die Betroffenen dabei zu unterstützen, ihre Ressourcen (wieder) zu erkennen und sie zu nutzen. Die Kunsttherapie bietet die Möglichkeit, die eigene Kreativität, bildnerische Fähigkeiten oder die Freude am Tun wieder bzw. neu zu entdecken, auszubauen und auf den Alltag zu generalisieren. Kreativität und Kunst kann zu einem festen Bestandteil ihres Lebens werden. Damit wird der Ausnahmezustand »akute psychische Krankheit« und der Aufenthalt in der Psychiatrischen Klinik Ausgangspunkt für einen eigenen künstlerischen Weg.

Kommunikation. Wie bei anderen therapeutischen Verfahren spielt die therapeutische Beziehung auch in der Kunsttherapie eine große Rolle. Die Kunsttherapeutin geht eine verlässliche Beziehung zum Patienten ein, motiviert ihn zu gestalterischen Aktivitäten, steht ihm zur Seite, interessiert sich für ihn und seine Werke, fühlt sich ein und tritt mit ihm in einen Dialog über die Bedeutung seiner Werke, z. B. seiner Zeichnung. Es können so Themen zur Sprache kommen, die der Patient zunächst nur nonverbal oder symbolisch ausdrücken konnte. Die nonverbalen wie verbalen interpretativen Reaktionen der Kunsttherapeutin auf sein Werk geben dem Patienten Rückmeldung – sei es z. B. Akzeptanz, Lob, Bewunderung, Erstaunen, sei es Abneigung, Furcht oder Ekel.

Findet die Kunsttherapie in der Gruppe statt, kommen noch weitere Wirkfaktoren durch das Gruppensetting (Yalom 1989) hinzu. Die Kranken profitieren von der »Schicksalsgemeinschaft«, können sich in sozialen Interaktionen üben, erhalten vielfältiges Feedback von den Mitpatienten und können von anderen hinsichtlich gestalterischer Techniken, Umgang mit Material, kreativer Ideen, Arbeitshaltung, Sozialverhalten oder auch Einstellungen lernen (Modelllernen). Für einige Patienten kann das Gruppensetting jedoch eine große Herausforderung sein. Die stetige Konfrontation mit dieser für sie angstbesetzten Situation kann die Habituation fördern und die Person dabei unterstützen, soziale Situationen langfristig leichter aufsuchen und aushalten zu können.

Neue Einsichten. In der Kunsttherapie hat der psychisch Kranke die Möglichkeit, Dinge, die ihn bewusst oder unbewusst beschäftigen, nonverbal auszudrücken. Die dargestellten Inhalte oder Symbole können im Gespräch mit der Kunsttherapeutin analysiert werden und darüber zu neuen Erkenntnissen und Einsichten führen. Das gestaltete Bild des Patienten kann darüber hinaus Ausgangspunkt für ein therapeutisches Gespräch werden, in dem sich der Patient mit dem im Bild ausgedrückten Emotionen konfrontiert und auseinandersetzt und der Therapeut mit ihm die Bezüge zur weiteren therapeutischen Arbeit herstellt und für die Erlangung der gesetzten Therapieziele nutzbar macht (z. B. Trauerarbeit bei Verlusterfahrungen, veränderter Umgang mit Wut).

11.3 Kooperation von Kunst- und Verhaltenstherapie

Im ambulanten Setting können ärztliche und psychologische Psychotherapeutinnen mit verhaltenstherapeutischer Ausrichtung und zusätzlicher kunsttherapeutischer Ausbildung kunsttherapeutische Methoden bereits sehr gut in ihre Arbeit integrieren (Schuster 2014). In den Kliniken für Psychiatrie und Psychotherapie, die überwiegend verhaltenstherapeutisch geprägt sind, lassen sich – eine gute berufsgruppenübergreifende Kooperation vorausgesetzt – synergistische Effekte von Kunst- und Verhaltenstherapie erzielen und somit die Wirksamkeit der Behandlung insgesamt verbessern (Malchiodi und Loth Rozum 2012). Zunächst besteht die Möglichkeit, dass die Kunstwerke der Patienten zu diagnostischen Zwecken herangezogen werden. Sie enthalten Informationen, die in die Mikro- wie auch die Makroanalyse einfließen können. Psychotherapeut und Patientin kommen darüber zu einem besseren Verständnis der aktuellen Lebenssituation, der konkreten Problemsituationen und ihrer Entstehungsgeschichte. Andererseits können z. B. künstlerische Ressourcen, die in der Einzelpsychotherapie im Rahmen der Selbstwertstärkung eruiert wurden, in der Kunsttherapie praktisch gefördert, umgesetzt und erfahrbar gemacht werden. Die künstlerischen Ressourcen können darüber hinaus genutzt werden, um Hilfsmittel für die psychotherapeutische Arbeit zu gestalten: z. B. ein »Ruhebild« zur Verwendung bei der Progressiven Muskelrelaxation; Symbole als Erinnerungshilfen; ansprechend gestaltete Selbstinstruktionen; Herstellung einer Ressourcen-Schatzkiste; Darstellung von eigenen Stärken oder Zukunftswünschen; Bilder zur Unterstützung der imaginativen Verfahren; Erstellung von ressourcenorientierten Bildern im Rahmen der Traumatherapie. Eine amerikanische Studie mit elf Veteranen konnte z. B. zeigen, dass Kunsttherapie bei posttraumatischer Belastungsstörung eine hilfreiche Ergänzung zur Cognitive Processing Therapy sein kann (Campbell et al. 2016). Die Arbeit mit Bildern und Metaphern bei der psychoedukativen Arbeit im Rahmen der Verhaltenstherapie kann Patienten zu Kunstwerken inspirieren, die diese Metaphern aufgreifen und ausgestalten und damit zur besseren Verankerung der psychoedukativen Inhalte beitragen (Behrendt 2008). Und Kunst und Kreativität kann auch selbst zur Lösungsstrategie werden, die in der Verhaltenstherapie aufgegriffen wird, um die jeweiligen Therapieziele wie Förderung von Empowerment, von Lebensqualität oder eine verbesserte Work-Life-Balance zu erreichen.

Literatur

Antonovsky A (1997). Salutogenese. Zur Entmystifizierung der Gesundheit. Tübingen: dgvt.

Attard A, Larkin M (2016). Art therapy for people with psychosis: A narrative review of the literature. *Lancet Psychiatry, 3:* 1067–1078.

Bäuml J, Eberl J, von Spreti F (2018). Kunsttherapie aus der Sicht von Patienten und Angehörigen: eine empirische Untersuchung. In: Spreti F von, Martius P, Steger F (Hg), KunstTherapie. Wirkung – Handwerk – Praxis. Stuttgart: Schattauer; 419–429.

Behrendt, B (2008). Bilder, Metaphern und Materialien bei der Vermittlung zentraler psychoedukativer Themen. In: Bäuml J, Pitschel-Walz G (Hg), Psychoedukation bei schizophrenen Erkrankungen. Stuttgart: Schattauer; 189–201.

Boehm, K, Cramer, H, Staroszynski, T, Ostermann, T (2014). Art therapies for anxiety, depression, and quality of life in breast cancer patients: A systematic review and meta-analysis. *Evidence-Based Complementary and Alternative Medicine,* 103297.

Campbell M, Decker KP, Kruk K, Deaver SP (2016). Art therapy and cognitive processing therapy for combat-related ptsd: A randomized controlled trial. *Art Therapy (Alex), 33* (4): 169–177.

Chiang M, Reid-Varley WB, Fan X (2019). Creative art therapy for mental illness. *Psychiatry Research, 275:* 129–136.

Deshmukh, SR, Holmes, J, Cardno, A (2018). Art therapy for people with dementia. *Cochrane Database of Systematic Reviews, 9,* CD011073.

Deutsche Gesellschaft für Psychiatrie, Psychotherapie und Nervenheilkunde (DGPPN) (2019). S3-Behandlungsleitlinie: Psychosoziale Therapien bei schweren psychischen Erkrankungen. Berlin: Springer.

Deutsche Gesellschaft für Psychiatrie, Psychotherapie und Nervenheilkunde (DGPPN) (2020). S3-Leitlinie Schizophrenie. Berlin: Springer.

Forzoni S, Perez M, Martignetti A, Crispino S (2010). Art therapy with cancer patients during chemotherapy sessions: An analysis of the patients'perception of helpfulness. *Palliative & Supportive Care, 8* (1): 41–48.

Grawe K, Donati R, Bernauer F (1994). Psychotherapie im Wandel. Göttingen: Hogrefe.

Hu J, Zhang J, Hu L et al. (2021). Art therapy: A complementary treatment for mental disorders. *Frontiers in Psychology,* 12: 686005.

Malchiodi CA, Loth Rozum A (2012). Cognitive-behavioral and mind-body approaches. In: Malchiodi CA (Ed). Handbook of art therapy (2nd ed.). New York: Guilford Publications; pp 89–102.

Pöldinger W (1999). Welche psychodynamischen Beweggründe liegen Kunst und Kreativität zugrunde? In: Thomashoff HO, Naber D (Hg), Psyche & Kunst. Stuttgart: Schattauer; 120–131.

Ruddy R, Milnes D (2005). Art therapy for schizophrenia or schizophrenia-like illnesses. *Cochrane Database Systematic Reviews, 19* (4): CD003728.

Schuster M (2014). Kunsttherapie in der psychologischen Praxis. Berlin: Springer.

Yalom ID (1989). Theorie und Praxis der Gruppenpsychotherapie. München: Pfeiffer.

JULIANE MELCHES

12 Theorie und Praxis der Kunsttherapie

Das Wesen der Künstlerischen Therapien liegt in ihrer *Dualität*. Kunst *als* Therapie, Kunst *in* der Therapie: Immer wieder werden Kunst und Therapie ins Verhältnis zueinander gesetzt und Synergien zwischen beiden aufgespürt.

Die theoretische Fundierung ist dementsprechend multi- bzw. transdisziplinär, und in der Praxis stehen künstlerische, (psycho-)therapeutische oder pädagogische Haltungen abwechselnd im Vordergrund. *Transdisziplinarität* steht sowohl für eine reziproke Beeinflussung verschiedener Wissenschaftsbereiche untereinander als auch die Wechselbeziehungen unterschiedlicher Erkenntniszugängen wie Kunst und Wissenschaft. Diese Vielfältigkeit kann belebend, anregend aber auch verwirrend sein.

12.1 Die Theorie bereitet den Boden, bietet Halt und Orientierung

Die *kunsttherapeutische Theoriebildung* findet ihre Ausgangspunkte unter anderem in Medizin, Psychologie, Psychotherapie, Pädagogik sowie in Kunst, Kultur oder philosophischer Ästhetik. Dabei dreht sich die Modellbildung im Kern immer um die Dimensionen des Bildnerischen, des Nonverbalen und Körperhaften. Sie rückt überall dort ins Zentrum, wo die verbale Sprache als gemeinsames und geteiltes Medium der Kommunikation in den Hintergrund tritt (wie z.B. im transkulturellen Setting) oder der verbale Ausdruck vom und Zugang zum inneren Erleben nicht ausreichend zur Verfügung stehen (z.B. in der Arbeit mit Kindern, Menschen mit Behinderung, in der Verarbeitung von Erlebnissen aus dem vorsprachlichen Bereich, von Traumata). Zentral für die kunsttherapeutische Modellbildung ist außerdem die Körperlichkeit, und zwar im zweifachen Sinne: der menschliche Körper als der Ort der sinnlichen Wahrnehmung, der Empfindung und der gestalterischen Handlung als auch im Sinne der Verkörperung des inneren Erlebens im künstlerischen Material.

Aus dem Bereich der *Medizin* werden Bezüge zur *Psychiatrie*(-geschichte) hergestellt mit ihrem ehemals primär diagnostischen Blick auf den bildnerischen Ausdruck psychisch Erkrankter. Ferner bezieht sich die kunsttherapeutische Theoriebildung auf Modelle aus der *Psychosomatik*, Mind-Body-Medizin und Embodiment sowie neurowissenschaftliche Erkenntnisse über den Menschen als bildverarbeitendes Wesen.

Im Bereich der *Psychologie* bestehen insbesondere Verbindungen zur Entwicklungspsychologie mit der Erforschung von Bindung, Spiel und Kreativität sowie zur klinischen Psychologie mit ihren Ansätzen zur Salutogenese und Resilienzforschung.

Als zunehmend eigenständige Disziplin bildet die *Psychotherapie* eine der wichtigsten Bezugswissenschaften für die kunsttherapeutische Theoriebildung. Hier sind zum einen *schulenspezifische Modelle* zu nennen wie Bezüge zur psychoanalytischen Erkenntnislehre (z. B. Dannecker 2010), aber auch zu humanistischen (z. B. Rappaport 2009), systemischen (z. B. Schemmel et al. 2018) sowie verhaltenstherapeutischen Ansätzen (z. B. Guddat und Voelzke-Neuhaus 2021). Daneben entwickelt sich eine an *störungs-, klientel- und settingspezifischen Ansätzen* orientierte klinische Kunsttherapie (z. B. Spreti et al. 2022) wie unter anderem in der Behandlung von Menschen mit Traumafolgestörungen (z. B. Reddemann 2017, Reichelt 2008) oder im transkulturellen Kontext (z. B. Gruber und Rolff 2014; Widdascheck 2019). Ebenso sind kunsttherapeutische Bezüge zur *Erforschung übergreifender Faktoren* zu nennen, wie Prozess, Wirkfaktoren, therapeutische Beziehung oder Intersubjektivität.

Kunsttherapeutische Theoriebildung erfolgt im Überschneidungsbereich zwischen Therapie und *(Heil-)Pädagogik* unter Bezugnahme auf entwicklungspsychologische, kunst- und heilpädagogische Modelle und dem Konzept der ästhetischen Erfahrung (z. B. Menzen 2016).

Auf der anderen Seite leitet sich die künstlerisch-therapeutische Theorie aus den *Kunst-, Kultur- und Bildwissenschaften*, der Kunstpsychologie sowie der philosophischen Ästhetik ab. Einige wichtige Positionen zum *künstlerischen Fundament* in der Kunsttherapie wurden von Majer, Niederreiter und Staroszynski in ihrem Sammelband »Kunstbasierte Zugänge zur Kunsttherapie« (2015) zusammengetragen. Die Wirkung von Kunst, sinnlicher Erfahrung, Erkenntnis und Sinngebung durch schöpferische Prozesse stehen hier im Mittelpunkt. Doris Titze (2019) setzt unter anderem die bildnerischen Qualitäten Farbe, Linie, Fläche, Raum und Zeit ins Verhältnis zu den therapeutischen Wirkfaktoren. Boehm (2010) verweist auf die den Bildern eigene Qualität, die sich über die sinnliche Wahrnehmung vermittelt. Die Natur des Bildes beruht auf dem Zeigen, und »*Zeigen* geht mithin nicht in *Sagen* auf und *Sagen* nicht in *Zeigen*« (ebd., S. 20).

Eine eigenständige kunsttherapeutische Theorie in Abgrenzung zu den psychotherapeutischen Modellen rückt die klinische Relevanz der ästhetischen und künstlerischen Konzepte in den Mittelpunkt.

Für eine Theorieentwicklung mit hoher Allgemeingültigkeit scheint die Einnahme einer Metaposition über die verschiedenen künstlerisch-therapeutischen Disziplinen hinweg fruchtbar. Zum Beispiel verknüpfen Eberhard-Kaechele und Aldridge (2011) in einem integrativen Modell die polaren Eigenschaften künstlerisch-therapeutischer Wirkprozesse, wie z. B.

- »Vitalisierung – Aktivierung« versus »Beruhigung – Regulation der Sinne/Affekte« oder
- »Dekonstruktion – Chaos – Scheitern« versus »Strukturierung – Ordnung«.

Fundierte Überblicksartikel zum Stand der kunsttherapeutischen Theoriebildung und Forschung sind bei Mechler-Schönach (2022), Strauß (2022) und Schulze (2018) zu finden. Die benannten Bezugswissenschaften sind ihrerseits wiederum an philosophisch-ethische Metatheorien, Grundbegriffe und -annahmen gebunden. Eine spezifische Basis der Kunsttherapie bildet die anthroposophische Menschenkunde (Rolff und Gruber 2016). Exemplarisch sei auf die Reihen »Wissenschaftliche Grundlagen der Kunsttherapie« (Hg.: Sinapius, Gruber und Wendlandt-Baumeister), »Die Kunst der Kunsttherapie« (Hg.: Titze, HfBK Dresden) sowie »Kunst und Therapie, Zeitschrift für bildnerische Therapien« (Hg.: Menzen, Rech und Wendlandt-Baumeister) verwiesen.

12.2 Die therapeutische Kraft entfaltet sich in der Praxis

Komplementär zur Theorie vereint auch die *kunsttherapeutische Praxis* die beiden Pole Psychotherapie und Kunst. Auf der konkreten Handlungs-, Kommunikations- und Beziehungsebene finden sich einerseits Methoden und Grundhaltungen aus einem breiten Spektrum der psychotherapeutischen Techniken und andererseits die künstlerischen Herangehensweisen. Die Gewichtung der künstlerischen und psychotherapeutischen Anteile variiert in Abhängigkeit von Therapeutenpersönlichkeit und Setting. Grundlegend ist der Wechsel der verbalen und nonverbalen Kommunikationsebenen sowie von einer Kommunikation über und *mit* dem Bild (und anderen künstlerischen Medien).

Das Zentrum der kunsttherapeutischen Praxis bildet das sinnliche Erleben des material- und körperbezogenen, schöpferischen Prozesses. Damit findet der therapeutische Dialog in dem Modus statt, in dem sich auch die Symptome des Patienten ausdrücken: körperlich, wahrnehmungsbezogen und handlungsgebunden (siehe auch Eberhard-Kaechele und Aldrigde 2011).

Die kunsttherapeutische Handlungskompetenz erwächst aus der aktiven künstlerischen Praxis des Therapeuten.

12.3 Theorie und Praxis im Dialog

Wie alle angewandten Wissenschaften besteht die kunsttherapeutische Expertise aus praktischer Erfahrung sowie theoretischer Modellbildung und Fundierung. *Theoriegeleitete Praxis* erzeugt einen klaren Rahmen für die individuellen, schöpferisch-therapeutischen Prozesse und des Erlebens von Transformation. *Erfahrungsbasierte Theorie* steht für die Modellbildung auf der Basis exakter Deskription und Analyse kontextgebundener Prozesse.

Der Dialog von Theorie und Praxis erfordert eine Übersetzung von handlungsbezogenem Wissen in sprachlich gefasste Information und umgekehrt. Dabei gilt es, auszuhalten, dass zwischen dem Denken in Bildern und der Erkenntnisgewinnung nach wissenschaftlich-rationalen Prinzipien immer ein Teil bleibt, der nicht übersetzt werden kann.

In der bildnerischen Resonanz (→ Abb. 12-1) wird das Zusammenspiel *zwischen Theorie und Praxis* ins Bild gebracht. Die Praxis bildet sich als unübersichtlich, dynamisch oder auch schwerwiegend ab, die Theorie als strukturierend, fokussierend oder Halt gebend. Bei längerer Betrachtung tritt Polysemie (Vieldeutigkeit) in den Vordergrund: Steht der herzförmige Kern in der Zeichnung »Kern und Frucht« für die Praxis oder die Theorie?

Viele therapeutische, so auch künstlerisch-therapeutische Ansätze werden in der Praxis entwickelt. Die Beschreibung und Reflexion der praktischen Erfahrung bilden ebenso wie die theoretische Analyse das Fundament der therapeutischen Kompetenz.

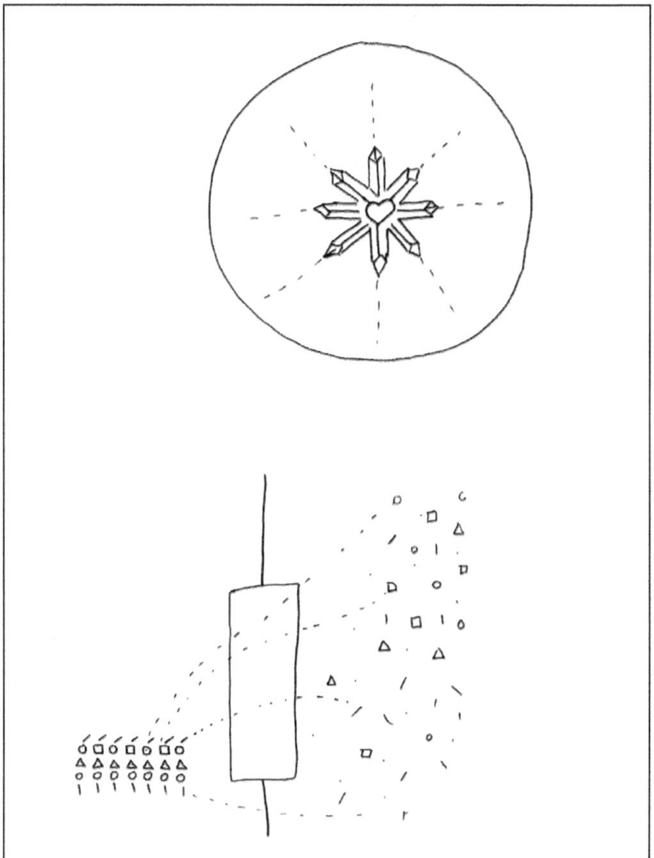

Abb. 12-1: Bildnerische Resonanzen zum Begriffspaar »Theorie und Praxis« der Studentinnen des Aufbaustudiengangs KunstTherapie, Hochschule für Bildende Künste Dresden, 2010.

Wissenschaftliche Theorieentwicklung und Evaluierung benötigen Zeit. Die Praxis eilt oftmals voraus.

Die Entwicklung psychotherapeutischer Theorien ist nicht nur eng mit dem praktischen Handeln verwoben, sie entspricht selbst einer kreativen und in manchen Fällen künstlerischen Leistung. Freuds Fallbeschreibungen können als (verallgemeinerbarer) Einzelfall und als Literatur verstanden werden. Das damit begründete Genre wird als klinische Erzählung bezeichnet. Auch zeitgenössische Psychotherapeuten wie Yalom (2003) loten die Übergänge zwischen fachlich orientierter Fallbeschreibung und literarischem Text aus.

In der Entstehungsgeschichte der Kunsttherapie lässt sich ebenfalls eine enge Verbindung der Dimensionen Praxis, Theorie und Kunst erkennen. Der Film von Margit Pabst »Ich. Du. Er. Sie. Es ... Wollen – Können – Müssen« (2010) berichtet von den individuellen Wegen dreier Pionierinnen der Kunsttherapie: Elisabeth Tomalin, Gisela Schmeer und Edith Kramer. Diese hatten Mitte des 20. Jahrhunderts aus unterschiedlichen Triebkräften und Motiven heraus begonnen, künstlerisches Handeln und therapeutische Praxis zu verbinden und wissenschaftlich zugänglich zu machen.

Die therapeutische Kraft, die in der Begegnung von Kunst und Kunsttherapie liegt, entfaltet sich am stärksten in einem Zustand des *absichtslosen Wartens* jenseits therapeutischer Überlegungen, psychologischer Kategorien und Gestaltungswillen (Schmeer 2014). Wenn es dem Künstler-Therapeuten gelingt, eine spirituelle Position, eine Metaposition einzunehmen, kann in der Stille des Hier und Jetzt *Kunst* entstehen (ebd.).

12.4 Die Forschungsmethode bringt Bild und Fallbericht mit

Das Zusammenspiel von Theorie und Praxis berührt die Frage der Forschungsmethoden ebenso wie das Verhältnis von Kunst und Wissenschaft. Petersen et al. (2011) rufen zu der Entwicklung eigener, den Künstlerischen Therapien angemessener Forschungsstrategien auf. Ein vielversprechendes Beispiel liefert Elbing (2008) mit dem Instrument zur Dokumentation kunsttherapeutischer Prozesse, mit dem z. B. gezeigt werden konnte, dass sich Veränderungen im Arbeitsprozess früher darbieten als in der verbalen Kommunikation mit dem Patienten.

Das Bild in der künstlerisch-therapeutischen Forschung. In der kunsttherapeutischen Forschung kommt dem Bild (im Sinne einer Metakategorie) als Basis, Träger und Ort des künstlerisch-therapeutischen Prozesses eine besondere Rolle zu. Aber in der Welt der Forschung und Theorie herrscht ein tief verwurzeltes Primat der Sprache (Boehm 2010). So bleibt trotz der seit dem 19. Jahrhundert aufkommenden Bilderlust (ebd.) und dem *iconic turn* gegen Ende des 20. Jahrhunderts der Stellenwert des Bildes im Vergleich zum Wort in den meisten Forschungsansätzen weiterhin marginal. Das Interesse an Bildern ist zwar in vielen Wissenschaften gewachsen, aber in ihrer Funktion werden Bilder häufig auf Veranschaulichung reduziert. Daraus folgt, dass für den Einbezug des Bildes in die Erforschung des kunsttherapeutischen Prozesses kaum Instrumente zur Verfügung stehen. Eine methodische Hürde liegt auch in dem sogenannten erweiterten Bildbegriff. Herstellungszusammenhang, technisch-mediale Beschaffenheit, Funktions- und Bedeutungsebenen divergieren sowohl innerhalb der zeitgenössischen Kunst als auch außerhalb. Im Bereich der Sozialforschung entwirft Bohnsack (2011) einen methodischen Zugang zu stillen und bewegten Bildern, die von einer Verständigung über das Bild zu einer Verständigung *durch* das Bild führen soll.

> »Erst wenn auch Bilder als selbst-referentielle Systeme zum Gegenstand der Analyse werden, [...] werden wir hier ähnliche Fortschritte zu verzeichnen haben wie im Bereich der Textinterpretation, so dass wir dem vielbeschworenen »iconic turn« auch in der qualitativen resp. rekonstruktiven Sozialforschung zumindest in Ansätzen näher kommen werden.« (Bohnsack 2011, S. 53)

Der Fallbericht als Brücke zwischen Theorie und Praxis. In der kunsttherapeutischen Forschung steht bisher eine Vielzahl an Fallberichten vereinzelten Wirksamkeitsstudien (randomisiert-)kontrollierten Designs gegenüber (Gruber 2011). Auch in der psychotherapeutischen Literatur liegt der Anteil an Fallberichten mit knapp 50 % recht hoch (Krampen et al. 2007).

Im quantitativen Paradigma und in der Hierarchie der evidenzbasierten medizinischen Forschung (EBM) konnten sich Einzelfallstudien zwar etablieren, ihre wissenschaftliche Beweiskraft wird allerdings als gering eingestuft. Zweifelsohne sind in der künstlerisch-therapeutischen Forschung quantitative Studiendesigns nicht nur für eine berufspolitische Positionierung von großem Wert.

Die Wahl der Methode hängt vom Untersuchungsgegenstand und der Fragestellung ab. Vielleicht ist der Grund für die zahlreichen Fallberichte nicht nur in mangelnden zeitlichen und finanziellen Ressourcen oder personellen Kompetenzen zu suchen, sondern auch in ihrer Eigenschaft, der Komplexität der therapeutischen Situation gerecht zu werden (Petersen 2003, Tüpker 2006).

Im qualitativen Paradigma, so Lamneck (2010), stellen die Einzelfallstudien einen Forschungsansatz mit vielschichtiger methodischer Vorgehensweise dar. Die Funktion von Fallberichten geht über die Generierung von Hypothesen und der Vorbereitung quantitativer Studien hinaus. Die Beschränkung auf einen Fall oder auf wenige Fälle macht eine mikroanalytische Prozessbeobachtung aus verschiedenen Blickwinkeln heraus möglich. Dabei sind sie auf das Zusammenwirken einer Vielzahl von Faktoren sowie das Herausarbeiten *typischer* Vorgänge ausgerichtet.

Eine deutlichere Orientierung an den Gütekriterien der qualitativen Forschung, wie intersubjektive Nachvollziehbarkeit, Kohärenz und reflektierte Subjektivität (Flick et al. 2007), könnte auch den künstlerisch-therapeutischen Fallberichten zu mehr Gewicht verhelfen.

Der künstlerisch-therapeutische Fallbericht kombiniert Text und Bild. Im Unterschied zu psychotherapeutischen Fallstudien enthalten künstlerisch-therapeutische Praxisberichte meist sowohl Text- als auch Bildmaterial. Das Bild, verstanden als selbstreferenzielles System, ist nicht nur in der Praxis, sondern auch in der Theorie Träger von Erkenntnissen, die sich über die wissenschaftliche Sprache nicht vermitteln lassen. Künstlerisch-ästhetische Strategien sollten einen festen Platz in der Forschung erhalten. Damit einhergehende Irritationen sind intendiert, motivieren diese doch zum Nachdenken und weiterer Auseinandersetzung.

12.5 Die Praxis verbindet sich mit dem Projekt

Die Künstlerischen Therapien zeichnen sich gegenüber anderen therapeutischen Verfahren in ihrer verbreiteten *Projektpraxis* aus, die auch in zahlreichen Projektberichten ihren Niederschlag findet. Projekte definieren sich als singulär, innovativ und zeitlich begrenzt. Im Sinne der Forschung sind sie eine Variante des *Einzelfalls*.

Die Projektpraxis in den Künstlerischen Therapien rückt die Kunst in das Zentrum des Geschehens. Auch das künstlerische Tun ist als idiografisches Phänomen gekennzeichnet. Im zeitgenössischen Kunstbetrieb hat der Begriff (Kunst-)*Projekt* fast schon den Begriff (Kunst-)*Werk* vertrieben. Insbesondere durch den hohen künstlerischen Anteil sind künstlerisch-therapeutische Projekte besonders öffentlichkeitswirksam. In temporären Ausstellungen, dauerhaften Installationen, Theater- oder Musikaufführungen etc. werden sie präsentiert und dokumentiert.

Im Rahmen von Projekten werden therapeutische Routinen räumlich und zeitlich wie auch inhaltlich und formal verlassen. Der Frei-Raum ist wörtlich zu verstehen und bildet ein wesentliches Merkmal der Künstlerischen Therapien (Mechler-Schönach und Spreti 2005).

Literatur

Boehm G (2010). Wie Bilder Sinn erzeugen. Die Macht des Zeigens (3. Aufl.). Berlin: Lizenzausgabe für die Wissenschaftliche Buchgesellschaft.

Bohnsack R (2011). Qualitative Bild- und Videointerpretation (2. Aufl.). Regensburg: Verlag Barbara Budrich, UTB.

Dannecker K (2010). Psyche und Ästhetik. Die Transformationen der Kunsttherapie (2., durchgesehene Aufl.). Berlin: Medizinisch Wissenschaftliche Verlagsgesellschaft.

Eberhard-Kaechele M, Aldrigde D (2011). Das Spezifische der Künstlerischen Therapien: Anregungen für eine Theoriebildung aus der Tanztherapie. Musiktherapeutische Umschau, 32 (3): 193–205.

Elbing U (2008). Die Entwicklung eines neuen Instruments für die Dokumentation kunsttherapeutischer Prozesse. In Institut für Weiterbildung im Deutschen Arbeitskreis Gestaltungs-

therapie / Klinische Kunsttherapie und Katholische Hochschule für Sozialwesen Berline (Hg), Konvergenzen Divergenzen Transformationen. Freiburg: Druckwerkstatt im Grün.
Flick U, von Kardorff E, Steinke I (Hg) (2007). Qualitative Forschung. Ein Handbuch (5. Aufl.). Reinbek bei Hamburg: Rowohlt Taschenbuchverlag.
Gruber H (2011). Kunsttherapeutische Forschung im Spannungsfeld von klinischer Evidenz und wissenschaftlicher Anforderung. In: H Gruber, B Wichelhaus (Hg), Kunsttherapie mit Kindern und Jugendlichen. Aktuelle Bezüge aus klinischen und sozialen Anwendungsfeldern. Berlin: EB-Verlag Dr. Brandt; S. 93–106.
Gruber H, Rolff H (Hg) (2014). Kunsttherapie und interkulturelle Verständigung. Berlin: EBVerlag.
Guddat S, Voelzke-Neuhaus M (Hg) (2021). Kunsttherapie im Rahmen der DBT, Skillsatelier für Patienten und Patientinnen mit Borderline-Persönlichkeitsstörung. Stuttgart: Schattauer.
Krampen G, Schui G, Wiesenhütter J (2007). Evidenzbasierung in der Psychotherapieforschung. Poster, 5. Workshop für Klinische Psychologie und Psychotherapie / 25. Symposium der Fachgruppe Klinische Psychologie und Psychotherapie der DGPs vom 17. bis 19. Mai 2007 in Tübingen.
Lamneck S (2010). Qualitative Sozialforschung (5., überarb. Aufl.). Basel: Beltz.
Majer H, Niederreiter L, Staroszynski T (Hg) (2015). Kunstbasierte Zugänge zur Kunsttherapie. Potentiale der Bildenden Kunst für die kunsttherapeutische Theorie und Praxis. München: kopaed.
Mechler-Schönach Ch, Spreti F von (2005). FreiRaum. Zur Praxis und Theorie der Kunsttherapie. *Psychotherapeut, 50* (3): 163178.
Mechler-Schönach Ch. (2022). InSzene Kunsttherapie. In: F von Spreti, M Rentrop, H Förstl (Hg), Kunsttherapie bei psychischen Störungen (3. Aufl.). München: Elsevier; S. 41–49.
Menzen KH (2016). Kunsttherapie in der Förder- und Heilpädagogik: Neurobiologische Grundlagen. Heidelberg: Universitätsverlag Winter GmbH
Pabst M (Regie) (2010). Ich. Du. Er. Sie. Es ... Können – Sollen – Müssen [Film]. Agentur T. A. F. Text. Art. Film.
Petersen P (2003). Forschungsmethoden Künstlerischer Therapien (unter Berücksichtigung von Wirksamkeitsstudien). Aufruf zur Besinnung auf die eigenen Quellen. In: R Hampe, P Martius, A Reiter A et al. (Hg), Trauma und Kreativität. Therapie mit künstlerischen Medien. Bremen: Verlag Universität Bremen; S. 385–394.
Petersen P, Gruber H, Tüpker R (2011). Forschungsmethoden Künstlerischer Therapien. Wiesbaden: Dr. Ludwig Reichert Verlag.
Rappaport L (2009). Focusing-oriented art therapy. Accessing the bodys wisdom and creative intelligence. London: Jessica Kingsley Publishers.
Reddemann L (2017). Imagination als heilsame Kraft. Ressourcen und Mitgefühl in der Behandlung von Traumafolgen (21. vollst. überarb. Aufl.). Stuttgart: Pfeiffer bei Klett-Cotta.
Reichelt S (2008). Prozessorientiertes Malen als traumatherapeutische Intervention: Ein Beitrag zur ressourcenfundierten Bewältigung von Extremerfahrungen in Kindheit und Adoleszenz. Regensburg: Roderer.
Rolff H, Gruber H (Hg) (2016). Anthroposophische Kunsttherapie. Grundlagen und Aspekte. Berlin: EB Verlag.
Schemmel H, Selig D, Janschek-Schlesinger R (2018). Kunst als Ressource in der Therapie: Praxisbuch einer systemisch-lösungsfokussierten Kunsttherapie (2. überarb. und erweiterte Aufl.). Tübingen: dgvt.
Schmeer G (2014). Das »er denn Sinn ändern und von vorn anfangen müsse«. Reflexionen zur Kunst in der Kunsttherapie. *Kunst und Therapie (1)*: 13–17.
Schulze C (2018). Zur forschungsmethodischen Orientierung in der Kunsttherapie. Anforderungen und Perspektiven. In: F von Spreti, P Martius, F Steger (Hg), KunstTherapie. Wirkung – Handwerk – Praxis. Stuttgart: Schattauer; S. 401–409.

Spreti F von, Rentrop M, Förstl H (Hg) (2022). Kunsttherapie bei psychischen Störungen (3. Aufl.). München: Elsevier.

Strauß B (2022). Kunsttherapie und Wissenschaft. In: F von Spreti, M Rentrop, H Förstl (Hg), Kunsttherapie bei psychischen Störungen (3. Aufl.). München: Elsevier; S. 51–58.

Titze D (2019). Das verkörperte Bild. Porträts aus kunstgeschichtlicher und kunsttherapeutischer Sicht. Aus der Reihe: Die Kunst der Kunst Therapie. Band 8. Dresden: Sandsteinverlag

Tüpker R (2006). Wissenschaftlichkeit in der kunsttherapeutischen Forschung. Warum Wissenschaft und Kunst befreundet sein können – oder auch nicht. Vortrag am 19. Oktober 2006 an der Fachhochschule Ottersberg.

Widdascheck C (2019). KUNSTtherapie mit Menschen in Migration. Die therapeutische Relevanz künstlerischer Arbeit. Fluchtaspekte. Vandenhoek & Ruprecht.

Yalom ID (2003). Was Hemingway von Freud hätte lernen können (2. Aufl.). München: Goldmann.

ESTHER STALUJANIS UND SEBASTIAN EULER

13 Mentalisieren und Mentalisierungs-basierte Therapie (MBT) – Einführung und Anwendungsmöglichkeiten

13.1 Was bedeutet »Mentalisieren«?

Unter »Mentalisieren« verstehen wir die Fähigkeit, über innerpsychische Zustände (Gedanken, Gefühle, Wünsche, Bedürfnisse) von anderen und von sich selbst gewahr zu sein, diese als dem Verhalten zugrunde liegend zu verstehen und darüber nachzudenken (Euler & Walter 2020). Je nach gerade vorherrschendem emotionalen Zustand oder vorherrschender sozialer Situation sind wir besser oder schlechter in der Lage, zu mentalisieren. Mentalisieren kann am ehesten als ein Prozess verstanden werden, der kontextabhängig ist (Euler & Schultz-Venrath 2014).

Mentalisieren ist ein schulenübergreifendes psychologisches Brückenkonzept mit Bezügen zu vielen anderen Wissenschaftsbereichen, wie z. B. den Kognitionswissenschaften, der Psychoanalyse, der Entwicklungspsychologie, der Affektforschung und der Neurobiologie (Kirsch et al. 2016). Die Fähigkeit zum Mentalisieren wird innerhalb der kindlichen Entwicklung in den ersten 4 bis 5 Lebensjahren entwickelt. Das Kind erfährt sich selbst durch die Spiegelung früher Bezugspersonen als denkendes und fühlendes Wesen (Fonagy & Target 2002). Die Qualität der Bindungsbeziehung beeinflusst nicht nur die Fähigkeit, zu mentalisieren, sondern auch die Regulation von Affekten und die Selbstkontrolle (Fonagy & Luyten 2009).

Die grundlegende Fähigkeit zum Mentalisieren ist angeboren, jedoch wird sie durch die frühe soziale Umgebung ausgeformt und moduliert (Bateman & Fonagy 2019). Hierfür sind vor allem fürsorgliche, aufmerksame und nicht bedrohliche Bezugspersonen wichtig, die innere Zustände des Säuglings aufnehmen und angemessen interpretieren, d. h. markiert spiegeln (Fonagy & Luyten 2016).

Die primäre Bezugsperson eines Säuglings nimmt dessen affektive Zustände aufmerksam und verstehend auf und spiegelt diese in einer modulierten Art zurück, sodass die Spiegelung bereits einen Teil der Affektmodulation enthält.

Im Laufe der Zeit bildet der Säugling so Repräsentationen zweiter Ordnung sowie die Fähigkeit, unmittelbare körperliche Empfindungen von Affekten auf die Ebene der psychischen Integration zu bringen. Daraus entwickeln sich dann Emotionsregulation und Impulskontrolle (Euler 2021).

Dauernde und schwerwiegende Versäumnisse von primären Bezugspersonen, die affektiven Zustände des Säuglings angemessen zu spiegeln, führen zu einer Beeinträchtigung des Kindes, über sich selbst und andere nachzudenken. Es entstehen unmentalisierte Erfahrungen des Selbst, ein sogenanntes »fremdes Selbst« (Fonagy & Target 2000). Diese nicht zu einem selbst angehörigen Anteile werden dann durch projektive Mechanismen ausgestoßen und in andere Personen hineingelegt. Das Gegenüber erlebt dies beispielsweise als Entwertung bei narzisstischen Patienten. Obwohl in uns allen unmentalisierte Selbstanteile vorhanden sind, überwiegen diese bei bestimmten Störungen und hier vor allem bei Persönlichkeitsstörungen (Euler 2021).

13.2 Mentalisierungsdimensionen

Neurowissenschaftlich kann Mentalisieren auf vier Dimensionen verstanden werden. Mentalisieren wird dann gelingen, wenn eine Person ein Gleichgewicht zwischen den Polen aufrechterhalten und sich flexibel zwischen den Polen der jeweiligen Dimension hin- und her bewegen kann (Bateman & Fonagy 2016). Verschiedene Studien belegen einen Zusammenhang zwischen bestimmten psychischen Störungen und spezifischen Beeinträchtigungen in der Mentalisierungsfähigkeit (Fonagy et al. 2011). Bei den vier Dimensionen handelt es sich um Folgende.

Automatisch vs. kontrolliert. Kontrolliertes Mentalisieren erfolgt langsam und aufeinander aufbauend. Es erfordert Reflexionsfähigkeit, Aufmerksamkeit und Aufwand. Automatisches Mentalisieren erfolgt rasch und meist als emotionale Reaktion auf ein inneres oder äußeres Ereignis. Im Alltag wird meist auf automatisches Mentalisieren zurückgegriffen. Kann situationsabhängig nicht flexibel zwischen automatischem und kontrolliertem Mentalisieren gewechselt werden, entstehen Schwierigkeiten in sozialen Interaktionen. Bei emotionaler Erregung oder Stress drängt automatisches Mentalisieren in den Vordergrund. Das kann in einem Streit dazu führen, dass beide Partner sich Beschuldigungen an den Kopf werfen, ohne über die Ursache des Streits nachdenken zu können.

Internal vs. external fokussiert. External bezieht sich auf äußerlich erkennbare Informationsquellen für mentale Zustände (z. B. Mimik, Gestik). Internal bezieht sich auf vermutete innere mentale Zustände (z. B. weil man die Vergangenheit einer Person kennt). Verunsicherung kann bei der physischen Abwesenheit einer Person entstehen, wenn keine äußeren Merkmale beobachtet werden können oder wenn aufgrund der mimischen Reaktion einer Person vorschnell auf deren inneren Zustand geschlossen wird.

Selbst vs. andere. »Selbst« bezieht sich auf die Erfassung von eigenen, auf sich selbstbezogenen mentalen Zustände, wohingegen sich »andere« auf das Verständnis der Psyche einer anderen Person bezieht. Beide Pole sind stark miteinander verknüpft. Unausgewogenheit auf diesem Pol kann mit Beeinträchtigungen im Selbst und im Anderen einhergehen.

Kognitiv vs. affektiv. Auf dieser Dimension stehen sich auf der einen Seite ein empathisches Einfühlen in eigene und fremde psychische Zustände und auf der anderen Seite eine primär kognitive Auseinandersetzung mit dem Selbst oder dem Gegenüber. Bei einer Überbetonung des affektiven Pols ist man übersensibel für emotionale Hinweise und lässt sich leicht von Gefühlen anstecken oder wird von eigenen überflutet. Ein zu starker kognitiver Fokus hingegen ist mit eingeschränkter Empathie und einer Überbetonung von kognitiven Verhaltensaspekten assoziiert (Bateman & Fonagy 2016).

13.3 Nonmentalistische Modi

Nonmentalistische Modi gehen der Entwicklung der Mentalisierungsfähigkeit voraus. Sie stellen deshalb eine unreife Form von mentalen Verarbeitungsprozessen dar. Wir alle können in Situationen hoher emotionaler Erregung und in bindungsrelevanten Kontexten in solche Modi geraten (Euler & Walter 2020). Besonders häufig passiert dies jedoch Personen mit einer Persönlichkeitsstörung, weil ihr meist unsicheres Bindungssystem schneller »anschlägt«. In der Psychotherapie geht es darum, diese Modi zu erkennen und angemessen zu intervenieren, damit es nicht zu Beziehungsabbrüchen kommt, und darum, den Entwicklungsprozess der Fähigkeit der Patienten zum Mentalisieren zu fördern (Euler & Schultz-Venrath 2014).

Teleologischer Modus. Im teleologischen Modus zählt nur real Beobachtbares. Die Umwelt muss sich im Einklang mit den inneren Spannungszuständen verhalten. Es reicht hier nicht, mit Worten die eigene Besorgnis um eine Patientin auszudrücken, es benötigt real befriedigende Handlungen oder körperliche Eingriffe, wie beispielsweise das Angebot eines Zusatztermins. Dieser Modus stammt aus der Entwicklungsphase, wenn sich ein Säugling in einem diffusen körperlich-affektiven Zustand befindet (z. B. Hunger, Müdigkeit) und diesen noch nicht mentalisieren kann. Er braucht dann die direkte körperliche Beruhigung durch die Mutter, z. B. in Form des Stillens. Schultz-Venrath (2021) differenziert hiervon den Körper-Modus, der insbesondere bei psychosomatischen Erkrankungen bedeutsam ist (Schultz-Venrath 2021).

Äquivalenzmodus. Im Äquivalenzmodus werden inneres Erleben und äußere Realität als identisch erlebt. Die eigene Perspektive wird als die einzig mögliche erlebt. Es besteht eine Intoleranz gegenüber alternativen Perspektiven. Innere Bilder, vor allem erschreckende in Form von Albträumen oder Flashbacks, werden als real erlebt. Ein Beispiel hierfür wäre, dass eine Patientin im Treppenhaus der Station ihrer Psychologin begegnet, die sie nur kurz angebunden grüßt. Die Verunsicherung führt dazu, dass die Patientin überzeugt ist, dass die Psychologin sie hasst. Alternative Erklärungen für das Verhalten der Psychologin kommen der Patientin nicht in den Sinn, wie z. B., dass die Psychologin gerade im Stress von einem Termin zum anderen hetzt und in Gedanken woanders ist.

Als-ob-Modus. Im Als-ob-Modus werden inneres Erleben und äußere Realität als voneinander getrennt erlebt. Der innere Zustand hat keine Implikation für das Außen und umgekehrt. In der Psychotherapie kommt es zu von außen häufig als elaboriert anmutenden Gesprächen über Gedanken und Gefühle, ohne dass eine wirkliche affektive Beteiligung erfolgt. Verwenden der Patient oder die Therapeutin dann noch eine psychologisierte Sprache, wird von »Pseudomentalisieren« gesprochen (Bateman & Fonagy 2019). Man erkennt den Als-ob-Modus daran, dass man den Patienten als nicht spürbar erlebt und selbst abschweift oder ungeduldig wird. Ein Beispiel hierfür wäre, dass die Therapeutin eine abwesend wirkende Patientin in der Gruppentherapie fragt, ob sie sich ausgeklinkt habe, und diese sichtlich unbeteiligt antwortet, dass sie aufgrund von Vernachlässigung in ihrer Kindheit traumatisiert sei und deshalb bei starken Emotionen dissoziiere.

Beim teleologischen Modus überwiegt ein Fokus auf das Äußere gegenüber dem Inneren. Beim Äquivalenzmodus überwiegt ein Fokus auf das affektive Mentalisieren und beim Als-ob-Modus wird deutlich, dass kontrolliertes Mentalisieren nicht genügend ausgebildet ist (Bateman & Fonagy 2019).

13.4 Haltung und Interventionen der Mentalisierungsbasierten Therapie

Haltung des Nichtwissens. In der MBT wird eine therapeutische Haltung des Nichtwissens (not-knowing stance) vertreten (Bateman & Fonagy 2016). Es wird davon ausgegangen, dass die innere Welt des Patienten nicht von außen durch den Therapeuten erschlossen werden kann, sondern dass diese im Rahmen eines gemeinsamen Prozesses erarbeitet werden muss. Es geht darum, die Welt stärker aus den Augen der Patientinnen zu betrachten (Fonagy et al. 2015). Damit der Therapeut nicht nur vorgibt, nichtwissend zu sein, aber in Wirklichkeit von seiner Interpretation überzeugt ist, ist es wichtig, sich immer wieder bewusst zu machen, dass die eigene Sichtweise nur eine von vielen ist (Euler & Walter 2020). In der therapeutischen Beziehung ist der MBT-Therapeut real präsent, aktiv und in einem ständigen Austausch über innere Prozesse, auch über die eigenen. Das Ziel der Behandlung ist nicht primär eine Symptomreduktion oder Einsichtsförderung, sondern die Verbesserung der prozeduralen Fähigkeit des Mentalisierens. Da die Fähigkeit zum Mentalisieren mit unsicheren Bindungssituationen zusammenhängt, geht es darum, einen sicheren Bindungskontext herzustellen, indem die Aktivierung unsicherer Bindungsrepräsentanzen (Arousal) weder zu hoch noch zu niedrig ist. Die therapeutischen Interventionen werden an das Arousal des Patienten angepasst. Der Therapeut verhält sich dabei stets kollaborativ und erkennt eigene Anteile an Kommunikations- oder Interaktionsstörungen explizit an.

Empathische Validierung. Bei niedriger Mentalisierungskapazität steht die empathische Validierung im Vordergrund. Hier setzt sich der Therapeut in die Innenwelt eines Patienten, sieht die Welt aus seinen Augen und verbalisiert das Einfühlen in dieses Erleben aus Patientensicht (Euler 2021). Beim empathischen Validieren geht es um mehr als mitfühlende Äusserungen wie »Oh je«. Eine Beispieläußerung für eine Situation, in der eine Patientin erzählt, dass ihr Partner ihren Geburtstag vergessen hätte, wäre folgende: »Oh nein. Da haben sie sich schon solange auf ihren Geburtstag gefreut und sich gefragt, was sie wohl von ihrem Partner für ein Geschenk bekommen würden. Und dann kommt er nach Hause und erzählt von seiner Arbeit, als ob nichts wäre. Das ist echt enttäuschend!« Im Gegensatz dazu impliziert eine Formulierung wie »Ich kann verstehen, dass sie das enttäuscht hat«, dass man die Situation auch anders hätte wahrnehmen können. Patienten im Äquivalenzmodus können die letzte Formulierung als sehr invalidierend erleben (Euler & Walter 2020). In Fällen, in denen es einem schwerfällt, sich in die Perspektive des Patienten einzufühlen, ist es wichtig, einen Aspekt zu finden, für den man Mitgefühl entwickeln und ausdrücken kann.

Klarifikation. Bei der Klarifikation wird die innere Welt des Patienten und sein Erleben in die Tiefe gehend exploriert. Beim Patienten soll das Interesse geweckt werden, was genau in seinem Inneren passiert ist. Diese Erkundung erfolgt in der MBT sehr detailgenau (in sogenannten micro-slices), sodass am Ende einer besprochenen Szene eine wichtige Mikrosequenz sehr anschaulich ist (Euler & Walter 2020). Dies geschieht unter Zuhilfenahme von Fragen wie »Habe ich es richtig verstanden, dass ...« oder »Tut mir leid, dass ich darauf etwas beharre. Aber ich möchte mir das gerne genau vorstellen. Wie war das genau, als Sie ...?«.

Challenging. Befinden sich Patienten im Als-ob Modus, können herausfordernde oder irritierende Interventionen eingesetzt werden. Das Ziel hierbei ist, rigide Überzeugungen infrage zu stellen und alternative Sichtweisen zu ermöglichen (Euler 2021). Challenging reicht von milden Interventionen (»Ich habe die Situation anders erlebt, als Sie sie jetzt schildern. Wie kommt das?«) bis hin zu stärkeren (»Sind Sie sicher, dass Sie den Rest der Sitzung damit verbringen wollen, über Ihre beste Freundin zu klagen?«). Ein stärkeres Challenging erfordert eine tragfähige therapeutische Beziehung. Es muss nicht immer kritisch oder hinterfragend sein, sondern kann auch auf eine humorvolle Art geschehen. Es geht vor allem darum, einen Ruck in der aktuellen Perspektive zu erzielen, sodass eine neue Sichtweise ermöglicht werden kann.

Innehalten und Zurückspulen. Wenn nicht mehr mentalisiert wird, soll Innehalten (stop and stand) dabei helfen, eine Gesprächssituation zu unterbrechen. Wenn Patienten zu schnell über wichtige Sequenzen hinweggehen, für die sich eine vertiefte Betrachtung lohnen würde, wird Zurückspulen (rewind and explore) angewendet. Dies ist vor allem hilfreich, wenn sich Patientinnen im Äquivalenzmodus befinden. Kennzeichnend für die MBT im Vergleich zu anderen Therapieverfahren ist, dass Erzählungen rasch auf eine wohlwollende Weise vom Therapeuten unterbrochen werden, anstatt darauf zu warten, dass sich Unklarheiten im weiteren Verlauf der Erzählung von selbst klären (Euler 2021).

Affektelaboration und Affektfokus. Zentral bei der MBT ist der Fokus auf Wahrnehmung, Differenzierung, Benennung und Kommunikation affektiven Erlebens (Euler & Walter 2020). Das Verhalten und die Beziehungsepisoden sollen stets mit einem affektiven Erleben verknüpft werden. Dadurch sollen sich in diesem sich immer wiederholenden Prozess zunehmend differenziertere Affektkorrelate entwickeln, sodass die Emotionen bereits während des Auftretens in der entsprechenden Situation identifiziert und reguliert werden können.

13.5 Anwendung des Konzepts in Kreativtherapien

In psychiatrischen und psychosomatischen Institutionen wird die MBT in der Einzeltherapie, der Gruppentherapie, der pflegerischen Bezugspersonenarbeit und der medizinischen bzw. psychiatrischen Betreuung angewendet. Aber auch für die kreativen Therapien spielt die MBT eine wesentliche Rolle. Auf Basis einer nichtwissenden Haltung wird die Mentalisierung von Affekten und interpersonellen Prozessen über kreative und expressive Ausdrucksformen gefördert. Der Ausdruck über ein gestalterisches »Produkt« und die damit verbundene Distanz zwischen innerem Erleben und dem Anderen kann für Patienten eine angstlindernde Funktion haben (Euler 2021). Gleichzeitig ist es wichtig, die Kreativtherapien in den individuellen Behandlungsplan einzubetten, da die unmittelbare Sichtbarkeit des inneren Selbstanteils für Patienten auch überfordernd sein kann.

Bezogen auf die Dimensionen des Mentalisierens wird automatisches Mentalisieren in den nonverbalen Therapien in ein kontrolliertes Mentalisieren überführt (Havsteen-Franklin 2019). Kreativtherapien in der Gruppe unterstützen das Spiel mit unterschiedlichen Perspektiven (Bales & Bateman 2019; Strehlow 2014). Für Patientinnen, die Schwierigkeiten haben, sich auf kreative Therapien einzulassen, kann diese zu Beginn auch im Einzelsetting durchgeführt werden.

Die MBT bietet eine umfassende Grundlage für ein integratives und interdisziplinäres Behandlungskonzept besonders für institutionelle Behandlungssettings, die verbale und nonverbale Therapien im Gruppen- und Einzelsetting miteinander integrieren.

Literatur

Bales D, Bateman A (2019). Partial hospitalization settings. In A Bateman, P. Fonagy (Eds.), Handbook of mentalizing in mental health practice (2nd ed.). Washington, DC: American Psychiatric Publishing; pp. 197–210.

Bateman A, Fonagy P (2016). Mentalization-based treatment for personality disorders: A practical guide. Oxford: Oxford University Press.

Bateman A, Fonagy P (2019). Handbook of mentalizing in mental health practice (2nd ed.). Washington, DC: American Psychiatric Press.

Euler S (2021). Mentalisieren bei Persönlichkeitsstörungen (Mentalisieren in Klinik und Praxis, Bd. 8) (Vol. 8). Stuttgart: Klett-Cotta.

Euler S, Schultz-Venrath U (2014). Mentalisierungsbasierte Therapie (MBT). *PiD-Psychotherapie im Dialog, 15:* 40–43.

Euler S, Walter M (2020). Mentalisierungsbasierte Psychotherapie (MBT). Stuttgart: Kohlhammer.

Fonagy P, Bateman A, Bateman A (2011). The widening scope of mentalizing: A discussion. *Psychology and Psychotherapy: Theory, Research and Practice, 84*: 98-110.

Fonagy P, Luyten P (2009). A developmental, mentalization-based approach to the understanding and treatment of borderline personality disorder. *Development and Psychopathology, 21:* 1355–1381.

Fonagy P, Luyten P (2016). A multilevel perspective on the development of borderline personality disorder. In D Cicchetti (Ed.), Developmental psychopathology (3rd ed., Vol. Maladaptation and Psychopathology). Hoboken, NJ: John Wiley & Sons; pp. 726–792.

Fonagy P, Luyten P, Allison E (2015). Epistemic petrification and the restoration of epistemic trust: A new conceptualization of borderline personality disorder and its psychosocial treatment. *Journal of Personality Disorders, 29:* 575–609.

Fonagy P, Target M (2000). Playing with reality: III. The persistence of dual psychic reality in borderline patients. *International Journal of Psycho-Analysis, 81:* 853–873.

Fonagy P, Target M (2002). Early intervention and the development of self-regulation. *Psychoanalytic Inquiry, 22:* 307–335.

Havsteen-Franklin D. (2019). Creative arts therapies. In A Bateman, P Fonagy (Eds.), Handbook of Mentalizing in Mental Health Practice (2nd ed.). Washington, DC: American Psychiatric Publishing; pp. 181–197.

Kirsch H Brockmann J, Taubner S (2016). Praxis des Mentalisierens. Stuttgart: Klett-Cotta.

Schultz-Venrath U (2021). Mentalisieren des Körpers (Mentalisieren in Klinik und Praxis, Bd. 4) (Vol. 4). Stuttgart: Klett-Cotta.

Strehlow G (2014). Förderung der Mentalisierungsfähigkeit in der Gruppenmusiktherapie. *Jahrbuch Musiktherapie, 10:* 197–214.

BARBARA WILD

14 Sprache, Psychotherapie und Kunsttherapie

»Wie viel/welche Psychologie/Sprache braucht die Kunsttherapie?«, hat mich die Herausgeberin dieses Bandes gefragt, und auch wenn ich an meiner Hochschule Studierende unterrichte, ist dies immer wieder Thema. Es ist ein großer Vorteil der Kunsttherapie, dass hier über die Sprache hinaus, mit der wir Psychotherapeutinnen arbeiten, noch ganz andere Materialien und Medien zum Einsatz kommen und ein Werk als Drittes entsteht. Trotzdem: Ohne Sprache geht es nicht und auch nicht ohne Wissen über psychotherapeutische Konzepte.

Im Folgenden sollen zunächst quasi von außerhalb der Kunsttherapie nach innen kommend Funktionen von Sprache beleuchtet werden, nämlich von der Kommunikation mit anderen professionellen Gruppen zu der mit Patientinnen. Anschließend folgen Überlegungen, welche psychotherapeutischen Kenntnisse sinnvoll sind und im Rahmen des Hochschulstudiums vermittelt werden sollten.

14.1 Sprache in der Kunsttherapie

Es ist nicht nur notwendig, auf sprachlicher Ebene kunsttherapeutische Vorgänge zu dokumentieren. Auch ein Austausch im Behandlungsteam in multimodalen Settings oder bei der Supervision gelingt nur, wenn gut und verständlich beschrieben wird, was in der Kunsttherapie geschieht. Hier ist es also notwendig, von der Ebene des Schaffens auf eine Ebene der Reflexion und Beschreibung zu kommen. Dies ist übrigens auch ein erster Bereich, in dem die Kenntnis psychotherapeutischer Methoden hilfreich ist, wenn es um den Austausch mit z. B. Psychologischen Psychotherapeuten geht. Und für wissenschaftliche Darstellungen ist noch einmal eine andere Fähigkeit notwendig, nämlich die zur möglichst präzisen Formulierung und Treffsicherheit im Umgang mit Fachausdrücken. Dies sollte im Studium gelehrt und gelernt werden.

In der Therapiesituation selbst braucht es zunächst einmal die Sprache, um den Teilnehmenden das Ankommen zu erleichtern, Regeln zu beschreiben und manchmal auch, um überhaupt den Sinn von Kunsttherapie zu erklären.

Für viele Menschen ist die Aufforderung, nun künstlerisch tätig zu werden, zunächst einmal eine große Herausforderung. Da helfen sprachliche Aufgabenstellungen und Anregungen in der Gestaltungsphase. Sie strukturieren die kunsttherapeutische Sitzung. Dies alles ist aber den meisten Lesern wahrscheinlich präsent.

Mehr Überlegungen bedarf die Frage, wie viel verbale Auseinandersetzung mit dem Werk am Ende notwendig und sinnvoll ist. Diesbezüglich möchte ich zunächst auf das Konzept des »Expressive Therapies Continuum« (Lusebrink 2010) eingehen. Hierbei werden Gestaltungsinteraktionen auf drei Ebenen gesehen, die aufeinander aufbauen und auch in der kindlichen Entwicklung aufeinanderfolgen:

- Auf dem kinästhetischen/sensorischen Level befinden sich motorische Akte und sensorische Empfindung im Sinne von Vitalaffekten (Stern 2010).
- Auf dem perzeptiven/affektiven Level geht es um Formen und Abgrenzungen und deren emotionalen Gehalt.
- Auf dem kognitiven/symbolischen Level entstehen Konzepte, Kategorien und Symbole.

Auf diesem kognitiven/symbolischen Level liegt eine sprachliche Auseinandersetzung mit der Gestaltung nahe. Hier kann geklärt werden, was einzelne Elemente bedeuten, welche expliziten Erinnerungen im Hintergrund stehen und welche Lösungen sinnvoll erscheinen. Allerdings kann Sprache auch helfen, nach der Gestaltung auf den anderen Leveln Selbstreflexion zu induzieren und sich von einem Level auf ein anderes oder zwischen der Seite der Wahrnehmung einerseits und des Handelns andererseits zu bewegen. So hilft Sprache, einen Perspektivenwechsel zu ermöglichen (Schemmel et al. 2018).

Wichtig ist aber auch zu betonen, dass sich nicht alles in Sprache fassen lässt. Dies ist ja gerade die Stärke der Kunsttherapie, dass hierbei auf nichtsprachlicher Ebene Prozesse stattfinden. Gerade bei schwerer erkrankten Personen ist es sinnvoll, mit sprachlichen Interventionen vorsichtig umzugehen und Deutungen zu unterlassen.

Wie kann aber eine solche Besprechung von Werken aus der Kunsttherapie sinnvoll geschehen? Schulenübergreifend wird immer wieder betont, wie wichtig dabei Fragen sind. Dies gilt nicht nur für die systemische Sichtweise (Schemmel et al. 2018) oder für die Kunsttherapie im Rahmen der DBT (Guddat 2021). Riedel und Henzler (2016), in der Tradition von Jung stehend, räumen der Besprechung einen hohen therapeutischen Stellenwert ein. Sie weisen auch darauf hin, dass dies ein hohes Maß an Empathie und Intuition auf der Therapeutenseite erfordert bei der Entscheidung, welche Fragen gewählt werden und welche Bildelemente hierdurch besonders beleuchtet werden. Dabei stellen sie dar, dass durch die Existenz des Werks quasi ein Trialog stattfindet und hierdurch auch Patient und Therapeutin mehr auf Augenhöhe sind als ohne gestaltetes Werk. Auch Schmeer (2005), mit psychoanalytischer Ausbildung, spricht davon, dass sich dauernd »Sprache mit Bild, Bild mit Sprache« (S. 181) verschränken. Sie beleuchtet, »dass die Art und Weise, wie ein Patient über sich selbst, den Malprozess und sein Bild berichtet, bereits wichtige Hinweise auf die (neurotische) Struktur seiner Persönlichkeit gibt« (S. 181). Sie stellt aber auch dar, dass Werke als Ausgangspunkt von Bild-Geschichten in der Art von Märchen dienen können, und nennt dies die »dritte Sprache« (S. 187).

Als Einstieg in die Bildbesprechung sind sicher Fragen nach der Art und Weise des Gestaltens, dem Material, den Farben und Formen und dem, was da gestaltet worden ist, ein guter Ausgangspunkt. So bewegt man sich von der kinästhetischen/sensorischen Ebene über Perzeption und Affekte hin zu den Kognitionen und Symbolen.

Wie tief und deutend dann in der Folge besprochen wird, hängt von verschiedenen Faktoren ab: dem Strukturniveau der Patientin, der Zielrichtung der Therapie und nicht zuletzt auch von der Erfahrung der Therapeutin. Ein kurzer Abschluss auf der Ebene der Sprache sollte meiner Meinung nach auf jeden Fall stattfinden. Durch einen solchen Abschluss in Einzel- und Gruppensitzungen wird Präsenz gefördert, der Übergang in die Realität außerhalb der Kunsttherapie erleichtert und in dem therapeutischen Prozess noch eine Metaebene eröffnet. Tiefere, aufdeckende Deutungen müssen aber nicht sein. Kunsttherapie wirkt auch ohne dies. Und natürlich sind auch die Risiken einer Konfrontation, z. B. bei Menschen mit Traumafolgestörungen, zu bedenken (Spreti und Becker 2022).

In der Arbeit mit Gruppen spielen noch andere Gesichtspunkte bei der Besprechung eine Rolle. Hier kann das Sprechen über die Werke eine Verbindung zwischen den Teilnehmenden schaffen. Prozesse der Einzelnen werden am Ende zusammengeführt und erhalten so vielleicht auch noch einmal einen neuen Sinn. Auf jeden Fall kann das Besprechen Resonanz fördern.

14.2 Psychotherapeutische Kenntnisse

Damit Besprechungen im Rahmen der Kunsttherapie hilfreich sind, sollten die Therapeuten grundlegende Konzepte verschiedener psychotherapeutischer Schulen kennen. Zu nennen sind hier natürlich zunächst die Richtlinienverfahren (Psychoanalyse, psychodynamische, analytische und tiefenpsychologisch fundiert Psychotherapie, Verhaltenstherapie und Systemische Therapie). Darüber hinaus sollte in der Ausbildung Wissen über Traumafolgestörungen und Traumatherapieverfahren vermittelt werden. Inspirationen liefern aber auch andere Schulen wie z. B. die Hypnotherapie, das Psychodrama und die Gestalttherapie.

Inzwischen hat ja auch eine Ausdifferenzierung kunsttherapeutischer Konzepte auf der Grundlage psychotherapeutischer Schulen stattgefunden. Gerade wenn mit Imagination und symbolisch gearbeitet wird, wie z. B. bei der Psychodynamisch Imaginativen Traumatherapie (PITT; Reddemann 2017) oder der Schematherapie (Roediger 2018), ist eine Bearbeitung im Rahmen der Kunsttherapie gut möglich.

Wichtige Konzepte, die präsent sein sollten, sind aus dem Bereich der Psychodynamik: Abwehrmechanismen, Widerstand, intrapsychische Strukturen, Bindungstheorie, Konflikte. Aber auch Entwicklungspsychologie und Lerntheorie sollten bekannt sein. Allgemeine psychologische Konzepte wie Ressourcen, Motivation und Achtsamkeit sind wichtig, um die Wirkung von Kunsttherapie zu verstehen und zu lenken. Es ist gut, wenn eine Vorstellung von dem Strukturniveau der Patientinnen vorhanden ist. Und für die Arbeit mit Gruppen ist es unabdingbar, gruppendynamische Vorgänge zu kennen.

Notwendig ist darüber hinaus die Beherrschung von Gesprächstechniken. Hier ist z. B. das Spiegeln zu nennen, aber auch die Gewaltfreie Kommunikation. Zudem sollte unbedingt professionell mit Aggression, Krisen und heftigen Emotionen umgegangen werden können.

In der Kunsttherapie gehören also künstlerisches Handeln und das Sprechen darüber zusammen und befruchten sich gegenseitig. Dies gilt insbesondere, wenn Wissen über psychotherapeutische Sichtweisen als Fundament vorhanden ist. Dann können hilfreiche und heilsame Interaktionen im gemeinsamen Raum von Therapeutin und Patient mit dem Werk entstehen.

Literatur

Guddat S (2021). Modul Therapiebesprechungen. In: Guddat S, Voelzke-Neuhaus M (Hg), Kunsttherapie im Rahmen der DBT. Stuttgart: Schattauer; S. 125–129.
Lusebrink, VB (2010). Assessment and therapeutic application of the expressive therapies continuum: Implications for brain structures and functions. *Art Therapy, 27* (4): 168-–177.
Reddemann L (2017). Psychodynamisch Imaginative Traumatherapie. Stuttgart: Klett-Cotta.
Riedel I, Henzler C (2016). Maltherapie. Ostfildern: Patmos-Verlag.
Roediger E (2018). Schematherapie: Grundlagen, Modell und Praxis. Stuttgart: Schattauer.
Schemmel H, Selig D, Janschek-Schlesinger R (2018). Kunst als Ressource in der Therapie. Tübingen: dgvt.
Schmeer (2005). Zum Stellenwert der Sprache in der Kunstpsychotherapie. In: Titze D (Hg), Die Kunst der Kunsttherapie. Band 1: Aus der Mitte. Dresden: Sandstein Verlag; S. 178–191.
Spreti F von, Becker TH (2022). Bild und Sprache in der Kunsttherapie. In: Spreti F von, Rentrop M, Förstl H (Hg), Kunsttherapie bei psychischen Störungen (3. Aufl.). München: Elsevier; S. 32–38.
Stern D (2010). Forms of vitality: Exploring dynamic experience in psychology and the arts. Oxford: Oxford University Press.

Teil IV

Praxis Kunsttherapie

TILMAN KLUTTIG, SONJA KULHANEK UND CAROLINE RENZ

15 Poiesis – die Entdeckung des eigenen künstlerisch-schöpferischen Handelns als Teil der forensischen Psychotherapie

15.1 Poiesis und forensische Psychotherapie

Der Begriff der forensischen Psychotherapie geht auf eine englische Tradition zurück und bezieht sich ursprünglich auf die Anwendung psychodynamischer Prinzipien und Psychotherapieformen in der forensischen Psychiatrie und Psychotherapie. Maßgeblich geprägt und entwickelt wurde die forensische Psychotherapie innerhalb der International Association for Forensic Psychotherapy. Ganz wesentliche Kompendien und Übersichten sind das von Cordess und Cox 1996 herausgegebene zweibändige Werk »Forensic Psychotherapy. Crime, Psychodynamics and the Offender Patient« sowie die Einführungen und Übersichten von Welldon und Van Velsen (1996) und Welldon (2011). Bemerkenswert ist, dass in all diesen Veröffentlichungen, im Gesamtwerk von Cordess und Cox (1996) noch weit darüber hinaus, Kunst und Kunsttherapie, Literatur und Sprache, Tanz und Bewegung, Dramatherapie und Theater einen erheblichen Anteil haben, wie er in anderen Feldern von Psychotherapie und Psychiatrie so vielleicht zunächst nicht zu finden ist. Dies ist als Hinweis darauf zu verstehen, welche Bedeutung kreativen Ausdrucksformen im Bereich der forensischen Psychotherapie zukommt.

In der forensischen Psychotherapie geht es um Menschen, die schwerwiegende Übergriffe und Straftaten begangen haben. Ihre Behandlung wird meist in einem sanktionierten und gesicherten Kontext (z. B. in der forensischen Psychiatrie oder im Rahmen der Bewährungshilfe) durchgeführt, bei dem immer auch direkte und indirekte Einflüsse von außen auf die Behandlung einwirken (Justiz, Politik, öffentliche Meinung).

Forensische Patienten lassen sich vereinfacht gesagt durch eine mehr oder minder stark ausgeprägte Kombination von Merkmalen charakterisieren, die an die psychotherapeutische Behandlung hohe Anforderungen stellt und auf die im Folgenden ohne Anspruch auf Vollständigkeit eingegangen werden soll. Ausnahmen und Sonderfälle stellen sicher teilweise Menschen mit einer reinen psychotischen Erkrankung, Suchterkrankung und intellektueller Behinderung dar. Allerdings zeigt die klinische Erfahrung, dass insgesamt im Bereich der forensischen Psychiatrie eine hohe Komorbidität vorliegt.

In der Biografie forensischer Patienten sind Vernachlässigung und Gewalt deutlich häufiger zu finden als bei anderen Patientengruppen, die im psychiatrischen Hilfesystem behandelt werden (z. B. Garieballa et al. 2006; Widom 2000). Eine Folge ist nicht selten die Entwicklung komplexer Traumatisierung (Herman 1992) und andauernder Persönlichkeitsveränderung. Dabei kann die Erfahrung von Gewalt ubiquitär sein als Opfer, als Zeuge oder als Täterin (Kluttig 2003). Nicht selten finden sich eine in der Adoleszenz beginnende antisoziale Entwicklung und/oder ein Suchtmittelmissbrauch bis hin zur Abhängigkeit. Sichere Bindungserfahrungen sind selten bis gar nicht vorhanden.

Viele Patienten haben eine beeinträchtigte Identitätsentwicklung durchgemacht und teilweise Sicherheit in einer antisozialen und kriminogenen »negativen« Identität gefunden. Das Selbst erscheint oft brüchig bis fragmentiert, oft geprägt von narzisstischen Zügen von Omnipotenz und hypertrophem Ich-Ideal bis hin zu tiefem Insuffizienzerleben. Angst, Enttäuschung oder Langeweile können schwer toleriert werden. In Zusammenhang mit reduzierter Symbolisierungsfähigkeit neigen die Patienten zum Agieren – Fenichel (1945/2014) sprach von einer Impulsneurose – und inszenieren ihre inneren Konflikte eher in einer Handlung, denn dass sie diese sich selbst und anderen gegenüber sprachlich fassen und vermitteln können. Das Strukturniveau im Sinne Kernbergs liegt in der Regel auf einem mittleren (narzisstischen, ggf. bei bestimmten sexuell devianten Entwicklungen) bis vor allem niedrigen (narzisstischen, borderlinetypischen, antisozialen/maligne narzisstischen bis psychotischen) Strukturniveau (Lackinger et al. 2008).

Als weitere typische Merkmale imponieren häufig eine reduzierte Fähigkeit der Affektregulation sowie Impulsivität, geringe Frustrationstoleranz und eingeschränkte Fähigkeit, planvoll zu handeln. Mit Defiziten im Bereich schulischer Bildung und Berufsausbildung verbindet sich dies auch oft zu einem sozialen Scheitern mit entsprechenden Kränkungs- und Insuffizienzerlebnissen (Rauchfleisch 1999).

Forensische Patienten haben eine oder mehrere schwere Straftaten begangen, in der Mehrzahl geht es dabei um erhebliche Gewalttaten bis hin zu Tötungsdelikten. Auch dies erfordert eine höchst schwierige Arbeit der Offenlegung, Akzeptanz und Bewältigung. Patienten, für die eine kriminelle Identität und antisoziale Entwicklung prägend ist, müssen sich von dieser distanzieren; andere Patientinnen erleben ihre eigene Gewalttätigkeit als Problem und müssen diese in eine nichtkriminelle Identität integrieren. Für die letztere Gruppe kann die Tat durchaus ein Schock sein, als ichfremd erlebt werden und die eigene Identität infrage stellen, z. B. im Falle einer Mutter, die das eigene Kind in einer akuten psychotischen Krise tötete. Häufig trug eine biografisch begründete eigene Vulnerabilität im Umgang mit Hassgefühlen, Rachebedürfnissen, sadistischen und/oder masochistischen Wünschen, vermindertem Einfühlungsvermögen bis hin zu perversen und mörderischen Fantasien zur Tat bei. Wichtig erscheint, dass dies psychotherapeutisch nicht nur im Bereich der Selbstkontrolle, des Vermögens, sich in andere einzufühlen, und der Rückfallprophylaxe reduziert bearbeitet wird (wozu manche manualisierten Behandlungsprogramme unter negativen Umständen verführen können), sondern dynamisch als zentrale Frage bezüglich der Identität und des Selbst des Täters verstanden werden sollte.

Forensische Behandlung findet nachvollziehbar in einem gesicherten und durch Regeln und Kontrolle charakterisierten Rahmen statt. Auch wenn die Freiheitsgrade der Behandlung modifiziert werden können, bleibt dennoch immer dieses Grundkonzept bestehen. Es gibt also wenig bis keine Freiräume und wenig Autonomie; Handlungen und Gedanken sind immer einer Interpretation hinsichtlich der Sicherheit und Prognose unterworfen. Dies kann zu Gefühlen von Ohnmacht, dem Eindruck einer Unberechenbarkeit des Rahmens, zu Schwierigkeiten in der Zusammenarbeit, zur Unselbstständigkeit und zur scheinbaren Anpassung führen. Zudem unterliegt das Ganze einem Prozedere umfangreicher Berichte an die Justiz und auch dem Einholen von deren Einverständnis zu mehr Freiheitsgraden oder deren Einschreiten zum Vermindern der Freiheitsgrade, wenn dafür Anlass geboten scheint. Es ist schwierig, diesen Prozess mit den damit verbundenen Zeitabläufen transparent und berechenbar zu halten.

Diesen Exkurs über die forensische Behandlungssituation könnte man noch detaillierter und ausführlicher fortführen, ginge es hier nicht lediglich darum, zu verdeutlichen, wie der Behandlungsrahmen beschaffen ist, in dem sich nun kreatives, schöpferisches, ja künstlerisches Handeln vollziehen soll und vielleicht zu einem psychotherapeutischen Prozess beitragen kann.

Der Begriff »Poiesis« – so Cox und Theilgaard (1987) – sei nach Plato so zu fassen, dass es darum gehe, etwas ins Dasein zu rufen, was vorher nicht bestanden habe. Poiesis als Teil der kreativen Fähigkeiten kann damit dazu dienen, die oben beschriebenen Unsicherheiten bezüglich der eigenen Situation, der Wahrnehmung und Kontrolle intrapsychischer und affektiver Vorgänge, der Gefühle der Zerbrechlichkeit und Verletzlichkeit, der Inkonsistenz, Insuffizienz und inneren Leere in einem kreativen Prozess zu fassen und so, weit vor der sprachlichen Benennung und Offenbarung, zu einem Gefühl der Handlungsfähigkeit und zu einem kohärenteren Selbst verhelfen: »[...] it is the activity of poiesis which characterizes therapeutic space; such poiesis activates the growing awareness of creative possibilities in new options and the endorsement of a more coherent sense of self« (Cox und Theilgaard 1987, S. 25). Dadurch entsteht für den Patienten etwas Neues, noch nie Dagewesenes, dennoch aber in ihm bereits Vorhandenes, das er sich aneignen kann: »[...] the process of poetic appropriation. The imagery is laid down in advance and it points to a theme already defined« (S. 55). Dieser Gedanke bezieht sich auf das Diktum von Bachelard (1957): »[...] das Bild hat die Tiefen berührt, bevor es die Oberfläche bewegte« (S. 17). Diese poetische Konstruktion, in welcher Form des kreativen Schöpfens nun auch immer, ermöglicht es den Patientinnen, etwas im doppelten Sinne des Wortes bisher »Unfassbares« in einer selbst hervorgebrachten Form zu halten, und dies gleichzeitig zu untersuchen und zu nutzen: »We found that an image could safely hold experience which was too painful, too brittle or too broken to be firm enough to tolerate analysis. Such patients enabled to see that the image, activated by the metaphor, could be the location of exploration or the fabric of support« (ebd., S. XIII). Wendlandt-Baumeister (2012) hat darauf verwiesen, dass durch den kunsttherapeutischen Gestaltungsprozess eine Distanzierung und Meisterung von sonst überflutenden und unkontrollierbaren Emotionen und inneren Bildern ermöglicht wird: »Der ästhetische Produktionsprozess entfaltet sich ja im Wechsel zwischen Impuls und Ausformung und konfrontiert den Patienten mit inhaltlichen oder malerischen Problemen, die ihm Entscheidungen abverlangen, zu denen er Distanz und Kontrolle benötigt« (S. 137). Der Zugang über das selbst Gestaltete ermöglicht eine Externalisierung, mit der den Patienten dann mit der gebotenen Behutsamkeit eine Konfrontation und Mit-Teilung über das Erleben eines Momentes von sich selbst als Schaffenden hinaus möglich wird. Scheu (2014) zeigt in Bezug auf die forensische Psychotherapie, dass die Kunsttherapie in der Arbeit mit Menschen, die sonst durch Destruktivität hervorgetreten sind, besondere Bedeutung haben kann: »Sich selbst als Schöpfer zu erleben, steht im Gegensatz zu der Erfahrung des Zerstörens« (S. 94). Insofern kann die Kunsttherapie einen besonderen Beitrag in einem recoveryorientierten Behandlungsansatz leisten, in der eine Integration der begangenen Straftaten in Bezug auf Identität und Selbst geleistet werden kann (Drennan und Alred 2012).

Das Theaterspiel stellt eine Möglichkeit des poetischen Prozesses in der forensischen Psychotherapie dar (z. B. Kluttig und Renz 2013; Willebrand u. Tomaszewski 2014). Es vollzieht sich in der Regel als komplexer Produktionsprozess, der vielfältige gestalterische und spielerische Anforderungen und Möglichkeiten bietet. Die Komplexität der Aufgabe fordert und bietet gleichzeitig einen besonderen Freiraum, der sich in Abgrenzung vom sonstigen Rahmen der forensischen Behandlung eröffnet. Theaterspiel eröffnet die Möglichkeit, sich in verschiedenen Rollen zu erproben, so die eigene Rollenkompetenz zu erweitern und die Wahrnehmung der eigenen Person wie auch die anderer zu verändern. Das Erarbeiten des Spiels in einer symbolisch erschaffenen Welt konfrontiert die Schauspieler wie jede gestalterische Aufgabe mit Entscheidungs- und Lösungsmöglichkeiten, betont also auch ihre Chance, etwas bisher nicht Dagewesenes zu erschaffen oder Dagewesenes zu transformieren.

Besonders am Theater ist sicher, dass es aus der Distanz des Spiels eine grundlegende Auseinandersetzung mit existenziellen Fragen ermöglicht, die sonst dem Einzelnen vielleicht niemals möglich wäre: »The paradox of theatrical distancing is that we can come closer to issues that concern us and our lives, both as individuals as well as the world as a whole« (Jennings 1998, S. 117). Wie dies praktisch zu verstehen ist, mag die Schilderung eines Theaterprojekts mit forensischen Patienten zeigen. Die Projektidee (ausführlicher bei Kluttig und Renz 2013) bestand darin, dass Stück, Bühnenbild und das Spiel selbst aus der Gruppe der Teilnehmenden heraus entwickelt werden sollten.

Zum Sujet des Stückes wählten wir Ernst Ludwig Kirchner (1880–1938), der expressionistische Maler und einer der prominenten Patienten Ludwig Binswangers, des Begründers der Daseinsanalyse. In der Persönlichkeit Kirchners gibt es Aspekte, die eine Gruppe forensischer Patienten faszinieren und inspirieren konnten, um daraus ein Stück zu entwickeln. Beispielsweise war eine junge schizophrene Patientin, die sich sehr mit der Hip-Hop-Kultur identifizierte, von seinem getriebenen und obsessiven

Arbeitsstil während seiner Zeit in Dresden und seinem Suchen nach Grenzerfahrungen im Nachtleben Berlins, seinem Drang, unter allen Umständen ein herausragendes Werk zu schaffen, so beeindruckt, dass sie einen Rap über Kirchners Leben komponierte, der später die Theatervorstellung eröffnete. Kirchners Drogenabhängigkeit, seine depressiven und suizidalen Krisen, seine Größenideen und der ausbeuterische und missbrauchende Umgang mit Bezugspersonen, Freunden, Kollegen und Modellen waren Motive, die unseren Patienten vertraut waren. Diese Themen begegneten ihnen nun verfremdet über die Person Kirchners und dessen Werk wieder. Keinem unserer Patienten bedeutete vor der Arbeit am Stück Kirchner und dessen Kunst etwas und kaum einer wäre dazu zu gewinnen gewesen, z.B. eine Ausstellung seiner Werke zu besuchen.

Patientinnen mit antisozialen Tendenzen sind es gewohnt, andere in der Verfolgung der eigenen Interessen zu täuschen und zu manipulieren. Auch Kirchner ordnete Beziehungen zu anderen und seine Selbstdarstellung gezielt den Interessen seines Werkes und seinem Selbstverständnis als der herausragende deutsche Expressionist unter. 1918 schrieb er in einem Brief an den Philosophen Eberhard Grisebach den für ihn charakteristischen Satz »[Ich] werde Ihnen die absolute Wahrheit, so wie ich sie fühle, schreiben« (zit. nach Delfs 2004, S. 232), und damit meinte er auch, dass er letztlich entschied, was »Wahrheit« war. Diese Aspekte der Person Kirchner waren aus unserer Sicht unbewusste Einladungen an unsere Patientinnen zur Identifikation mit Anteilen seiner Persönlichkeit. Sie weckten deren Interesse und Motivation zur Mitarbeit am Stück und damit auch die Möglichkeit, im Prozess der Auseinandersetzung mit der gewählten Rolle sich mit eigenen Persönlichkeitsanteilen zu befassen. So können diese gegebenenfalls auch im Sinne der »poetic appropriation« bewusst und transformiert werden. Es wird noch zu zeigen sein, wie die Identifikationen mit diesen Anteilen Kirchners Einflüsse auf die Rollenwahl und -gestaltung unserer Schauspieler-Patienten hatten und – ohne dass wir dies je »therapeutisch« hinterfragten – diesen auch möglicherweise andere Zugänge zu Elementen der eigenen Lebensgeschichte angeboten haben. Der eine Aspekt, der hier angesprochen werden soll, ist Kirchner als Kranker, als leidender, sich selbst (und andere) zerstörender Mensch. Der zweite Aspekt ist die narzisstische Dimension – seine Täuschung und Manipulation nutzende Selbststilisierung als Künstler.

15.2 Ernst Ludwig Kirchner als Kranker

Die Zeugnisse, die wir über Kirchners Kindheit und Jugend haben, basieren meist auf Texten, die Kirchner als Erwachsener verfasste und die er zum Teil an andere zum Zwecke der Veröffentlichung weitergab. Sie stehen im Dienst der narrativen Konstruktion eines Lebensbildes: »Wie und wann der Künstler am Drehbuch seines Lebens mitschreibt, ist eine der entscheidenden Fragen, die jene nach der Wahrheit und Unwahrheit biografischer Fakten hinter sich lässt« (Gockel 2010, S. 10). Kirchner beschrieb sich als sensitives und fantasiebegabtes Kind, das unter nächtlichen Ängsten litt oder leicht zu erschrecken war, so z. B. in einer von ihm berichteten Szene, als er von fastnächtlich verkleideten Masken geängstigt wird, die dann für ihn beruhigend vom Vater entlarvt wurden (dieser Bericht wirkt wie eine bereits durchgebildete Metapher eines kindlichen Wunsches). Kirchner hat zeit seines Lebens sehr offen über seine psychischen Krisen gesprochen und diese als ein Ringen um das eigene Werk stilisiert, quasi als natürlicher Bestandteil eines Künstlerlebens. Was er aber immer verborgen halten wollte, war seine Suchtproblematik. Daher ist wenig über die Anfänge seiner Erkrankung bekannt. Vermutlich begann er in seiner Zeit in Berlin, in der er nicht die Anerkennung fand, die er sich als Maler wünschte, und in der Phase seines Lebens, als er 1913/14 endgültig mit der von ihm mitbegründeten Künstlergruppe »Die Brücke« brach, Schlafmittel und Alkohol zu missbrauchen. Das Projekt, eine gemeinsame »Chronik der Brücke« zu schreiben, scheiterte daran, dass Kirchner sich selbst als die zentrale Person der Gruppe stilisierte (März 2001b). In der Folge kam es zu einem schweren Zerwürfnis, Kirchner diffamierte in seinen Briefen später seine Malerkollegen in sehr entwertender Weise.

1914 meldete sich Kirchner freiwillig zum Militär. 1915 wurde er nach Halle zur Feldartillerie einberufen und erlebte sich nach anfänglicher Begeisterung für den Krieg bald vom Militärdienst völlig überfordert. Es kränkte ihn, dass einfache Soldaten, denen er sich überlegen fühlte, ihren Dienst besser versahen als er. Auch litt er unter dem Verlust der Individualität im Militärdienst. 1917 schreibt er in Anlehnung an Chamissos Figur des Peter Schlehmil: »Die Aufgabe des eigenen Willens im Militärdienst ist für mich der Verlust des Schattens, der Verlust der Eigenart des Einzelnen, äußerlich in die Maskerade der Uniform gehüllt« (zit. nach März 2001b, S. 73). Kirchners 1915 entstandenes »Soldatenbad«, das Assoziationen an die Gaskammern des Dritten Reichs weckt, verdeutlicht diesen Verlust an Individualität und die Einreihung in eine gesichtslose Menge. Gleichzeitig – auch ihm war mittlerweile klar, welch enormen Blutzoll das Kriegstreiben forderte – hatte er große Angst, an die Front zu müssen, dort zu fallen oder verstümmelt zu werden (also auch nicht mehr malen zu können). In seinem auf 1915 datierten »Selbstbildnis als Soldat« malte er sich in Uniform und mit abgetrennter rechter Hand.

Kirchner versuchte, sich dem Militärdienst zu entziehen, indem er eine bewusste Selbstzerstörung mit Alkohol, Schlafmitteln und Morphium betrieb, die seine nächsten Lebensjahre prägen sollte (Lemke 1999; Thomashoff 1997). Mithilfe eines befreundeten Offiziers konnte er unter der Auflage einer Behandlung im Sanatorium 1915 das Militär verlassen. Damit begann eine Reise durch verschiedene Sanatorien, die bis zur Entlassung aus dem Privatsanatorium Bellevue im schweizerischen Kreuzlingen 1918 dauern sollte. Mehrfach drohte Kirchner an, sich das Leben nehmen zu wollen.

1917 kam er schließlich mit seiner Partnerin Erna Schilling nach Davos in die Behandlung von Dr. Spengler, dem schnell klar war, dass ein Entzug von Morphium, Barbituraten und Alkohol nötig sei – es gelang jedoch nicht, Kirchner hier zur Mitarbeit zu gewinnen. Kirchner entwickelte zudem eine Polyneuropathie mit Lähmungen, die ihm das Malen unmöglich machte. Schließlich konnte Kirchner sich darauf einlassen, sich im September 1917 in die geschlossene Station des Binswanger'schen Sanatoriums Bellevue in Kreuzlingen zu begeben. Hier kam es dann nach Entzug und Abstinenz zu einer Befundbesserung: Kirchner begann wieder, zu malen. Allerdings wurde er sehr schnell rückfällig, betonte aber immer, dass er nicht psychiatrisch krank sei, und bagatellisierte und verheimlichte seine Abhängigkeitserkrankung, die ihn fast sein gesamtes weiteres Leben begleitete. Die wiederkehrenden depressiven und misstrauisch-wahnhaften Zustände, unter denen er (und sein Umfeld) in den Folgejahren immer wieder litt, blieben im Wesentlichen unbehandelt, sieht man davon ab, dass er ungefähr ab 1926 wieder Beruhigungsmittel und ab 1932 auch wieder Morphium nahm. Selbst enge Vertraute, die für ihn und sein Werk eintraten, waren immer wieder misstrauischen und wahnhaften Angriffen ausgesetzt, sie würden gegen ihn agieren.

Mit der Machtübernahme der Nazis in Deutschland erlebte er, dass sein Werk entgegen seiner Hoffnungen dort keinen Platz mehr hatte. Sein Gesundheitszustand verschlechterte sich erneut und er entwickelte die Angst, dass die deutsche Wehrmacht in die Schweiz einmarschieren könnte und ihn und sein Werk vernichten würde. In der Nacht vom 14. auf den 15.6. versuchte er, Erna Schilling zu einem Doppelselbstmord zu überreden. Noch während Erna Schilling nach dem Arzt telefonierte, erschoss sich Kirchner am 15. Juni 1938.

15.3 Narrative Selbststilisierung und Realitätsverlust bei Ernst Ludwig Kirchner

Kirchner kann als Typus eines Künstlers betrachtet werden, der mit seiner Selbststilisierung ganz bewusst und kalkuliert spezifische Ziele verfolgte. Dazu gehört sein großes Interesse an der eigenen Vermarktung und Wahrnehmung der Rechte am eigenen Bild genauso wie die Beeinflussung seiner Rezeption. Schon 1913 bei der »Chronik der Brücke« wird deutlich, dass Kirchner sich als *den* führenden deutschen Expressionisten verstand und diese Position auch aktiv einnehmen wollte. So sehr er von Ausstellungen der französischen Expressionisten beeindruckt und beeinflusst war, lehnte er diesen Bezug in seiner öffentlichen Selbstdarstellung ab. Sein Alter Ego Louis de Marsalle, den er erfand und unter dessen Namen er mehrere Texte für Zeitschriften und Ausstellungskataloge verfasste, ist nicht zufällig ein französischer Militärarzt. Damit erkannte ein Franzose den besonderen Rang des deutschen Expressionisten an. Kirchner hat sich selbst erfunden, er steht ohne Vorbilder da, und ist Vorbild – das Gesamtkunstwerk Kirchner. Im Sinne des Begriffs von Paul de Man (1993) wird ein »fiktives Ich«, identisch mit dem Kunstwerk, von der empirischen Person getrennt formiert.

Er gestaltete seine biografische Selbstdeutung teils durch eigene Äußerungen, teils durch Äußerungen de Marsalles, teilweise indem er Daten in seinem Lebenslauf veränderte. Auch Bilder wurden von ihm so bearbeitet und datiert, dass seiner Meinung nach eine kontinuierliche Werkentwicklung entsteht (Saehrendt 2001), die im Davoser Spätwerk ihren Höhepunkt erreicht.

Wesentlicher Teil des Kirchner'schen Mythos ist die Umdeutung seiner Krise zwischen 1916 und 1918 (Gockel 2010). Marsalle (Kirchner) schrieb 1927: »In diesem Jahr vollendeten sich 10 Jahre, dass der junge deutsche Maler Ernst Ludwig Kirchner todkrank von Berlin nach Graubünden kam und dort Gastfreundschaft und freundliche Pflege fand, um zu gesunden oder zu sterben. Er kam wieder hoch, blieb in den Bergen und schuf in der Einsamkeit ein zweites malerisches Werk, das das deutsche schon heute an Umfang und Bedeutung um ein Beträchtliches übertrifft« (zit. nach Grisebach 1968, S. 226)

Kirchners Selbststilisierung zeigt zahlreiche Brüche. Es bleibt völlig unklar (so auch Saehrendt 2001), weshalb Kirchner seine zahlreichen Briefe und Tagebücher nicht derselben sorgfältigen Kontrolle unterzog wie seine Veröffentlichungen. Hier wirken aus heutiger Perspektive herabwürdigende Äußerungen über Erna Schilling, Verdächtigungen und Beschimpfungen anderer Künstler und Kunsthistoriker, auch seine anfänglich ambivalente Haltung zum Dritten Reich oder seine Bettelbriefe an seine Ärzte, wenn es um die Versorgung mit Morphium geht, verstörend. Im Hinblick auf die psychische Labilität Kirchners scheint es fraglich, ob seine Selbststilisierung auf eine reflektierte und geplante Strategie zur Durchsetzung und Vermarktung der eigenen Künstlerpersönlichkeit reduziert werden kann.

In einem Brief schrieb Kirchner 1919 über die Figur des Peter Schlemihl, dies sei »die Geschichte eines Verfolgungswahnsinnigen, das heißt des Menschen, der durch irgendein Ereignis mit einem Ruck sich seiner unendlichen Kleinheit bewusst wird, und zugleich aber die Mittel erkennt, wodurch die Welt im Allgemeinen sich über diese Erkenntnis hinwegtäuscht« (zit. nach März 2001b, S. 80). Hier zeigte Kirchner eine andere Seite von sich. Seine Selbstinszenierung stand wohl auch im Dienst der Abwehr von Minderwertigkeitsgefühlen durch Omnipotenzfantasien um den Preis des Realitätsverlusts. Der Suizid schließlich erscheint als letzter Ausweg, sich der Bedrohung der Bedeutungslosigkeit zu entledigen, typischerweise zunächst als Doppelsuizid angedacht, also auch mit Fantasien der Verschmelzung und Wiederherstellung von Allmacht verbunden.

15.4 Die Theaterarbeit

An dem Projekt teilnehmen konnten sämtliche Patienten einer forensischen Klinik, für die die nötigen Ausgangsregelungen galten. Es war nicht nur eine Teilnahme als Schauspieler möglich; Patienten konnten sich auch als Techniker oder Kulissenbauer beteiligen. Geleitet wurde das Angebot von einer Theaterpädagogin, die im Vorfeld von den jeweiligen Therapeuten über die einzelnen teilnehmenden Patienten informiert wurde. Während der Probenphase bestand ein ständiger Kontakt zwischen den Stationsmitarbeitern und der Projektleitung, so wurde z. B. über Anwesenheitszeiten und besondere Vorkommnisse Rücksprache gehalten. Im Anschluss an das Projekt gab die Theaterpädagogin eine zusammenfassende Rückmeldung an die Teams.

Der theaterpädagogische Ansatz des Projekts lag darin, mithilfe des Mediums Theater (Frei-)Räume zu schaffen. Raum für den einzelnen Spieler, für einen Gruppenprozess, für ein Thema, aber auch für den Zuschauer.

In diesem Zusammenhang war von grundsätzlicher Bedeutung, dass sich alle Teilnehmenden aus eigener, freier Entscheidung beteiligten. Theaterarbeit, besonders mit dem Ziel der öffentlichen Ergebnispräsentation, hat immer einen stark auffordernden Charakter. Bei einer freiwilligen Teilnahme stellt sich daher die motivierte und engagierte Mitarbeit aller Beteiligten fast von selbst ein. Sie übernehmen mit der Entscheidung für eine Teilnahme für sich, die Gruppe und das Endprodukt – die Aufführung – die Verantwortung.

Um diese Verantwortung tragen zu können, war es wiederum die Aufgabe der Leitung, für die Teilnehmenden ein Experimentier- und Lernfeld zu schaffen, das einlud, sich auszuprobieren, Neues zu wagen und sich auf den Prozess einzulassen. Die Diagnosen, Straftaten und Therapieverläufe der Patienten standen zu keiner Zeit im Vordergrund, für die ressourcenorientierte Theaterarbeit waren ausschließlich persönliche Fähigkeiten und Talente von Interesse. Es war ein grundsätzliches Ziel, diese zu erkennen, zu erhalten und zu fördern.

Beim Auftritt auf der Bühne muss die Schauspielerin jederzeit neben dem eigenen Spiel auch ihre Mitspieler und die Situation neu wahrnehmen und spontan bleiben, um das Spiel lebendig zu halten. Man könnte auch sagen, dass Wahrnehmung die Verkörperung einer Einbildung/Vorstellung ist. Je deutlicher diese ist, desto eindrucksvoller und ausdrucksstärker das Spiel. Rellstab (2011) beschreibt das Beobachten als ein gezieltes Wahrnehmen. Es setzt Neugierde voraus und regt die Fantasie an (»Warum ist das Beobachtete so?«). Dabei wird der Beobachter zu einem Vergleich mit eigenen Erfahrungen angeregt und es kann ein Zusammenhang zwischen Beobachtung und Selbstbeobachtung entstehen. Im Handeln wiederum wird dann das Beobachtete realisiert.

In dem Theaterprojekt wurde Raum für ein Gruppenerleben und einen Gruppenprozess geschaffen. Jeder sollte die anderen Teilnehmenden mit deren Stärken und Schwächen kennenlernen. Das Ziel war, die Gruppe zu einer gegenseitigen Verlässlichkeit und Wertschätzung anzuregen. So wurde die Theatergruppe auch zu einem Trainingsfeld für soziale Kompetenzen.

Zwischen den Projektbeteiligten und der Behandlungsstation bestand ein steter Austausch: Die Teilnehmenden berichteten gegenüber dem Behandlungsteam informell über ihre Erfahrungen und Erlebnisse und wurden auch von Mitpatientinnen gefragt, die zum Teil Zeuginnen ihres Rollenlernens wurden. Ein aktives Ansprechen als mögliches therapeutisches Thema gab es aber nicht, es sollte eine Sache der Patienten in einem »Übergangsraum« außerhalb des stationären Rahmens bleiben. Von großer Bedeutung war es, wer von den Mitpatienten und dem Behandlungsteam die Aufführungen besuchte und wie dies erlebt und rückgemeldet wurde.

Im Stück wurden acht Stationen aus Kirchners Leben in Szenen dargestellt. Grundlage dieser Szenen waren Fotografien von Kirchner und seinen Werken. Dabei wurden biografische Fotografien bespielt und Werke von ihm interpretiert. Durch das Stück trug die Stimme Kirchners aus dem Hintergrund, die die einzelnen Szenen verband und begleitete. Gesprochen wurden zum größten Teil autobiografische Texte, Musik unterstrich die Stimmungen und schuf bei Bedarf Überleitungen von einer Szene bzw. einem Bild zur/zum nächsten. Zentral für das Stück war die Auseinandersetzung mit dem Leben und Werk Ernst Ludwig Kirchners und der Rollenfindung einzelner Teilnehmenden. Wie bereits erwähnt, hatte und hätte wohl keiner der Teilnehmenden sich je mit dem Maler künstlerisch oder biografisch auseinandergesetzt; das Interesse ergab sich durch die Theaterarbeit. Kurze thematische Vorträge zu Anfang des Projekts stießen sofort auf Interesse. Nicht nur die Tatsache, dass Kirchner abhängig war und psychiatrisch behandelt wurde, ließ eine Art »Vertrautheit« entstehen. Auch sein bewegtes Leben und seine schillernde Persönlichkeit faszinierten die Patienten. Kirchners Umgang mit Frauen berührte wiederum die weiblichen Teilnehmenden und zum Teil identifizierten sie sich mit diesen. Die Rollenfindung wurde nicht vorgeschrieben. Sie ergab sich während der Proben zum einen aus der Tatsache, dass einige Rollen nur durch gefestigte und stabile Teilnehmenden übernommen werden konnten oder dass sie die Bereitschaft zum Sprechen von Texten zur Voraussetzung hatten. Zum anderen zeigte sich bei Übungen und Improvisationen, wie stark die Bereitschaft und Fähigkeit der Patienten war, einzelne Rollen anzunehmen und mit ihnen zu arbeiten. Fast schien es, als suchten sich die Rollen die Spieler aus und nicht umgekehrt. Wie erwartet zeigte sich während der Entwicklung des Stücks eine starke Fluktuation in der Gruppe. Oft waren einzelne Spieler psychisch oder physisch nicht in der Lage, zu den Proben zu erscheinen.

15.5 Identifikationsprozesse, Rollenentwicklung und persönliche Veränderung

Für einige der Patienten konnte die Person Kirchners ein Auslöser sein, sich im Spiel mit Anteilen seiner Persönlichkeit zu identifizieren und sich damit quasi im verfremdeten Spiegel der Rolle mit einer eigenen Thematik auseinanderzusetzen. Bewusst stand das kreative Handeln im Theaterprojekt unverbunden neben der stationären Behandlung. Es wurde völlig den Schauspielerinnen überlassen, sich mit einer Rolle auseinanderzusetzen. Es ging uns explizit darum, dass diese sich autonom und ihrem Willen entsprechend mit der Aufgabe auseinandersetzen, ohne dass dies in das oben beschriebene forensische Behandlungssetting mit all seinen auch problematischen Seiten eingezwängt werden musste. Im Ergebnis kam es zu unterschiedlichen Rollenentwicklungen und persönlichen Entwicklungen, die im Folgenden an drei Fallvignetten beispielhaft beschrieben werden sollen.

Bei der eingangs erwähnten Patientin ging es um eine Wunscherfüllung im symbolischen Raum des Spiels, nämlich im Rampenlicht zu stehen und ein »Star« zu sein. Bei einem anderen Patienten ging es um die Wiederholung kindlicher Wünsche nach väterlichem Schutz und Geborgenheit, die spielerisch wiederholt und erfüllt werden können. Bei diesen beiden Patienten blieb das Theaterspiel quasi »ausgestanzt« und wurde nie in Beziehung mit der eigenen Person gesehen. Es war für die Schauspieler »nur Theater«. Die dritte Patientin übernahm die Rolle der Erna Schilling und konnte sich darin mit eigenen Erfahrungen der Entwertung, des Missbrauchs und der Gewalterfahrung in Beziehungen mit früheren Partnern auseinandersetzen. Ihr wurde bewusst, welche Auseinandersetzung dies bedeutete, und dass sie davon auch persönlich profitierte.

FRAU D.

Frau D. wuchs in Russland auf, wo sie, ihr Bruder und ihre Mutter Zeugen und Opfer von massiven Tätlichkeiten des schwer alkoholabhängigen Vaters waren. Nicht nur, dass Gewalt an der Tagesordnung war, die Familie stand auch wegen des Vaters immer am Rande des Existenzminimums. Nach der Übersiedlung nach Deutschland trennte sich die Mutter mit den beiden Kindern vom Vater. Unsere Patientin fiel früh durch Schulversagen und Drogenkonsum auf, führte ein Leben auf der Straße und kam bereits mit 16 Jahren erstmals in eine psychiatrische Klinik. Durchweg litt sie mehr oder minder unter Halluzinationen und schweren Wahnvorstellungen und konsumierte Alkohol und Cannabis. Eine Unterbringung in der Forensischen Psychiatrie erfolgte, nachdem sie sich an einem schweren Raub beteiligt und mehrfach Diebstähle begangen hatte.

Als sie zu uns in Behandlung kam, war sie kaum ansprechbar, sprach in schnellem Stakkato vor sich hin und attackierte Mitpatienten und Personal. Trotz ihrer schweren Erkrankung war sie durchgehend in der Lage, Raptexte zu schreiben und zu vertonen, teilweise bezogen sich diese auch auf Inhalte, die sie in ihrem psychotischen Erleben ängstigten und die sie so externalisieren konnte. Im Rahmen des Stücks vermochte sie, damit zu überzeugen, dass sie einen Kirchner-Rap schrieb, sich aber auch in weiteren Rollen z. B. als Mutter Kirchners beteiligte. Was sie an der Person Kirchners ganz offenkundig zur Identifikation einlud und faszinierte, war dessen Bereitschaft, sich für ein Ziel bedingungslos einzusetzen. Ähnlich war ihre Beteiligung am Stück: Sie, die ansonsten so desorganisiert wirkende Patientin, war diejenige, die alle Texte memorieren und soufflieren konnte. Aus unserer Sicht war sie stark identifiziert mit dem »künstlerischen Profi«, der alles – auch die eigene Psychopathologie – der Aufführung unterordnet.

HERR K.

Herr K. ist ebenfalls in Russland geboren. Er leidet an einer paranoiden und dissozialen Störung, die immer wieder zu Tätlichkeiten gegenüber seiner Ehefrau führte, der er unterstellte, ihn zu hintergehen und zu betrügen. Generell zeigte er nicht nur seiner Ehefrau, sondern allen Frauen gegenüber eine sehr abwertende und feindselige

Einstellung. Er hat darüber hinaus eine Vorgeschichte mit Drogenabhängigkeit und verschiedenen Gewaltdelikten. Untergebracht wurde er nach einem Versuch, seinen Vater zu töten. Nach einer Feier im Haus der Eltern, bei der auch viel getrunken wurde, stand er nachts auf und begann, seine Ehefrau zu schlagen. Sie habe hinter seinem Rücken mit seinem Vater ein Verhältnis. Als sie dies bestreiten wollte, schlug er weiter auf sie ein und ging dann zu seinem Vater, den er überraschend angriff und mit einem Elektrokabel zu erwürgen versuchte. Aus der Sicht unseres Patienten allerdings habe der Vater, von dem er seit früher Kindheit Gewalt gewohnt war, ihn angegriffen. Alles andere sei falsch. Es gelang auch nicht, dies mit ihm anzugehen – für ihn stimmt auch Kirchners Satz von der absoluten Wahrheit.
Für uns war es sehr erstaunlich, dass sich dieser Patient mit großer Disziplin auf die Teilnahme am Projekt und die Übernahme der Rolle von Kirchner einließ. Das hatten wir nicht erwartet, da er sich sonst eher ablehnend verhielt und allenfalls für sportliche Aktivitäten zu gewinnen war. Dass er sich dabei selbst auch als Kind darstellen konnte, war für uns sehr bewegend. Beim Nachspielen der oben berichteten Kindheitserinnerung konnte er sich in die Szene gut einfühlen und eine spürbare Sehnsucht nach einer haltenden und beschützenden Vaterfigur vermitteln, die ihm hilft, die Realität richtig zu erkennen. Herr K. hat die Teilnahme am Theaterstück zwar in sehr positiver Erinnerung, er brachte allerdings diese Erlebnisse nie in einen Zusammenhang mit der eigenen Person, aus seiner Sicht spielte er »wirklich nur Theater«. Bei der Rolle Kirchners als Erwachsener hingegen hatten wir eher das Gefühl, dass ihm diese eigentlich weitgehend fremd blieb.

FRAU S.

Im Gegensatz dazu gelang es der Darstellerin von Erna Schilling als Partnerin von Kirchner, einer drogenabhängigen Patientin, sich in die Rolle als Erwachsene hineinzuversetzen und einen Bezug zu eigenen biografischen Erlebnissen zu entwickeln. Sie war wegen typischen Delikten der Beschaffungskriminalität untergebracht. Immer wieder verstrickte sie sich in Beziehungen mit gewalttätigen Partnern, in denen sie sich unterwürfig und abhängig verhielt, auch noch während der laufenden Behandlung im Maßregelvollzug. Ähnlich gestaltete sich die Beziehung zu ihren Eltern, von denen sie sich nur durch die Drogensubkultur lösen konnte. Kirchners Beziehung zu Erna Schilling repräsentierte für sie also eine ihr sehr vertraute Thematik des Verharrens in abhängigen Beziehungsstrukturen zu einem dominanten Partner. Diese Patientin war die Einzige, die dies auch thematisch selbst in ihre Psychotherapie einbrachte und hinterfragte.

Diese drei Beispiele zeigen prototypisch ein Spektrum an möglichen Prozessen, die ein solches kreatives und »neben« der psychotherapeutischen Behandlung stehendes Angebot in einem »atherapeutischen« Freiraum ermöglichen kann. Das Schauspiel erweitert in einem Möglichkeitsraum das Rollenrepertoire und kann symbolisch sonst nicht realisierbare Rollen mit allen ihren Anforderungen an die Akteure verwirklichen. Der Begründer des Psychodramas, Jacob Levy Moreno, sprach davon, dass das

Schauspiel »eine Erweiterung des Lebens über das wirkliche Leben hinaus« sei (1988, S. 77). Auf die Patientin mit dem Kirchner-Rap wirkten die Anziehungskraft des Materials und ihre Fokussierung auf den schöpferischen Prozess in beeindruckender Weise ordnend; die Psychopathologie verschwand sozusagen in der Anstrengung des kreativen Schaffensprozesses und kehrte nach Abschluss der Theaterarbeit wieder zurück.

Herr K., sonst versteinert in seiner paranoiden und misstrauischen Weltsicht, stets auf körperliche Präsenz und Abwehr bedacht, konnte sich in der »surplus reality« des Spiels (Moreno 1988, S. 83) auf ein regressives Erleben des kindlichen Spiels und des sehnsüchtigen Wunsches nach einem beschützenden und entängstigenden Vater einlassen, ein Gegenbild zu dem, was er selbst als Kind erlebt hatte. Die damit verbundene Schwäche und Verletzlichkeit war aber für ihn außerhalb des Spiels zu bedrohlich, daher blieb »alles nur ein Spiel«.

Frau S. hingegen kam durch das Spiel in die Lage, ihre bisher »automatisch« entstehenden Beziehungsmuster durch die Rollenübernahme im Sinne der Poiesis zu externalisieren, dadurch auch in Worte zu fassen und schließlich in der Psychotherapie zu untersuchen. Sie stellte ihre Abhängigkeit von Partnern infrage, sah Zusammenhänge mit ihrem fragilen Selbst und der großen Angst, allein gelassen zu werden. Sie konnte sich in der Folge aus dependenten und dominierenden Beziehungsmustern lösen und mit neuen Möglichkeiten experimentieren. Interessanterweise hat sich diese Patientin nach der Aufführung einer freien Theatergruppe angeschlossen und spielt dort weiter mit großer Begeisterung.

Im Kontext der klinischen Arbeit drängt sich die Frage auf, wie und ob solche Theaterprojekte in die klinische Behandlungspraxis eingeordnet und systematisch genutzt werden können. Die Komplexität des Geschehens mit vielfältigen Möglichkeiten der Beteiligung (Autor, Dramaturgin, Spieler, Beleuchtung usw.) bis hin zur Aufführung und die durchaus gewünschte Distanz zur Unterordnung des Spiels unter einen therapeutischen Zweck lassen dies schwierig erscheinen. Theaterarbeit kann man nicht »verordnen« und auch nur schwer in Bezug auf ihre Evidenz quantifizieren. Ganz im Gegenteil gewinnen die Teilnehmenden im Prozess der Theaterarbeit Distanz zur klinischen und psychopathologischen Perspektive, sie sind Schauspieler, Teil eines gemeinsamen Schaffensprozesses und zumindest im Moment des Handelns im Projekt fern ihrer Rolle als Patienten und in unserem Fall auch als forensisch Untergebrachte. Ihre Pathologie und ihre Grenzüberschreitungen treten hinter ihren den individuellen Ressourcen entsprechenden Beiträgen zurück. Das Bedürfnis, sich zu schützen und sich auszudrücken, können in kreativer Form mit den Mitteln des Spiels balanciert werden, sodass das Ergebnis fern jeder Psychopathologie erscheint. Ein Patient mit paranoiden Ängsten konnte sich eindrucksvoll am Projekt beteiligen, ohne dass er jemals auf der Bühne stand, er wollte nicht erkannt werden. Er rezitierte aus dem Off eindrucksvoll Zitate von Kirchner, die einzelne Szenen miteinander von Kirchners Biografie nachzeichneten.

Theaterarbeit in dieser Form ist ein zeitlich begrenzter Gruppenprozess, der sich mit einem spezifischen, zur Identifikation einladenden Thema befasst. Daher verwundert es nicht, dass Phänomene auftreten, die als Wirkfaktoren aus der Gruppenpsychotherapieforschung bekannt sind (Strauß und Mattke 2012; Yalom 1974), so vor allem die Gruppenkohäsion und das interpersonelle Lernen. Aber auch der Umgang mit Sprache, Bewegung, Ausdruck und Emotionen wird implizit geübt. Die Fallvignetten zeigen, dass die Rollenübernahme auch eine Wiederholung biografischer Beziehungserfahrungen möglich macht, entweder als identifikatorische Wiederspiegelung oder als Ausdruck bisher ungelebter Wünsche und Sehnsüchte. Die Besonderheit aber in der Theaterarbeit ist die öffentlich gezeigte ästhetische Produktion und die erlebte Resonanz des Publikums, wodurch das persönliche biografische Narrativ, das Anlass zur Rollenübernahme war, gleichzeitig schützend »zurücktreten« kann und doch vor einer »witnessing audience« (Jennings 1998) gezeigt werden konnte – es ist ja doch nur ein Spiel. Die Fallvignetten geben vermutlich prototypische Beispiele, wie es darüber hinaus einerseits Patienten gelingen kann, die Erfahrungen auf der Bühne in den psychotherapeutischen Prozess zu integrieren, oder aber, dass andererseits die Realisierung eines Wunsches oder die spielerische Inszenierung auf das Spiel begrenzt bleibt – mit dem Fallen des Vorhangs quasi endet diese Erfahrung scheinbar.

15.6 Poiesis in der forensischen Kunsttherapie

Als nonverbales Therapieverfahren stellt die Kunsttherapie in der Forensik eine wichtige Ergänzung zu den verbalen Therapien dar und ist einerseits besonders geeignet für Patienten mit einer verminderten sprachlichen Ausdrucksfähigkeit, z.B. bei kognitiven Beeinträchtigungen, Traumatisierungen oder Ängsten vor einer verbalen Bearbeitung ihrer innerpsychischen Konflikte. Andererseits kann Kunsttherapie genauso hilfreich sein für Patienten, die sich im Gegenteil sehr gut ausdrücken können, die aber aufgrund übermäßiger rationaler Kontrolle wenig Zugang haben zu ihrer inneren Welt.

Ziele der Kunsttherapie in der Forensik sind die Stabilisierung des Ich, die Förderung der Handlungs- und Affektkontrolle, die Verbesserung der Bindungs- und Beziehungsfähigkeit, aber auch Nachreifungsprozesse, die in der Forensik besonders gut möglich sind aufgrund der langen Verweildauer der Patienten, ebenso wie der Zugang zu unbewussten Inhalten und deren Integration in die Persönlichkeit. Taucht das Delikt auf Bildebene auf, kann es zu einer Bearbeitung kommen und in der Folge zu dessen Integration im Sinne einer »Wiederherstellung der biographischen Kontinuität« (Eckart & Heilmann 2015, S. 54).

Innerhalb der psychotherapeutischen Behandlung im Maßregelvollzug stellt die Kunsttherapie einen Freiraum dar. Zum einen bedeutet die Teilnahme für viele forensische Patienten eine Auszeit vom Stationsalltag. Zum anderen ist das freiheitliche Wesen allem Künstlerischen inhärent, ist künstlerisches Tun per se ein freiheitlicher Prozess, der keinen Beschränkungen unterliegt. »Dabei werden vor allem die Grenzen des Sprachlichen und des Kognitiven überschritten und tiefere subjektive Schichten erreicht. Im Gehirn werden andere Bedeutungssphären aktiviert. Das Eintauchen in die unzensierte Welt der Fantasien und Gefühle wird mobilisiert und zugleich die Reflexion stimuliert.« (Dannecker & Herrmann 2017, S. 4). Der forensische Patient kann deshalb in der Kunsttherapie seine äußere und durch die psychische Erkrankung vielfach auch innere Begrenztheit überwinden, sich frei entfalten und sich vielleicht erstmals in seinem Leben als kreativer Mensch mit gesunden Persönlichkeitsanteilen erleben. An die Stelle der Destruktivität der Tat tritt der schöpferische Prozess (Scheu 2014, S. 94), welcher es dem Patienten ermöglicht, sich wieder als frei handelnder Mensch zu fühlen. Dies allein kann seine Lebendigkeit, seine Stabilität und sein Selbstwertgefühl fördern.

Das bedeutet, dass sich in der Kunsttherapie die Poiesis, d. h. die Erschaffung von bisher nicht Dagewesenem, in ihrer ursprünglichsten Form vollzieht.

Um diese Wirkung zu entfalten, benötigt die Kunsttherapie die Freiheit des offenen Gestaltungsprozesses, dessen Ausgang noch unbekannt ist. Erst dadurch kann – im Sinne einer Poiesis – etwas wirklich Neues entstehen. Es ist deshalb für den kunsttherapeutischen Prozess von grundlegender Bedeutung, dass der Patient die für ihn wichtigen Inhalte selbst findet und nicht durch die Vorgabe von Themen in seinen Entscheidungen eingeschränkt oder beeinflusst wird. Nur so kann der Schaffende sein Werk als zu sich gehörend erleben.

Das Werk, das dann im Rahmen eines künstlerisch-schöpferischen Prozesses entsteht, kann bisher unbekannte, auch angstbesetzte Gefühle beinhalten, wobei diese – für den Patienten möglicherweise unaushaltbaren – Inhalte im Bild »gehalten« werden können. In einer erweiterten Form können auch der Kunsttherapeut sowie der Kunsttherapie-Raum diese haltende Funktion eines Containers im Sinne Bions übernehmen.

Vor allem aber materialisiert sich bisher Unfassbares in der Gestaltung, erhält erstmals eine äußere Form, die in der Folge bewirkt, dass Inneres durch die Entäußerung in der Gestaltung sichtbar, aber auch im wahrsten Sinne des Wortes greifbar und dadurch für den Patienten auch be-greifbar wird. (Lücke 2005, S. 141) Diese Externalisierung hilft dem forensischen Patienten eine Haltung der Distanz einzunehmen, wodurch eine verbesserte Selbstwahrnehmung wie auch ein Perspektivwechsel möglich werden.

Wesentlicher Wirkmechanismus der Kunsttherapie ist die Entwicklung oder Förderung der oftmals bei forensischen Patienten eingeschränkten Symbolisierungsfähigkeit, d. h. der Fähigkeit zur Bildung mentaler Repräsentanzen, wobei das gefundene Symbol Bewusstes und Unbewusstes in sich vereint.

Wo die Sprache an ihre Grenzen stößt, hilft die Therapie mit künstlerischen Mitteln dem forensischen Patienten, durch regressive Prozesse die Abwehr zu lockern und mit unbewussten und deshalb unbekannten Anteilen seiner eigenen Persönlichkeit in Kontakt zu kommen, welche im Bild angeschaut und im weiteren kunsttherapeutischen Prozess schrittweise bewusstgemacht und in die Persönlichkeit integriert werden können.

Eine wesentliche Bedeutung kommt hierbei den unterschiedlichen psychischen Kräften zu, die am kreativen Prozess beteiligt sind. So stehen dem spontanen, oft unbewussten Impuls bewusste und konkrete Entscheidungen bezüglich der Umsetzung der formalen Gestaltung ordnend gegenüber. Dadurch erlangt der Patient einen kontrollierten Zugang zu seinem oftmals als bedrohlich empfundenen inneren Erleben: »Impulse werden im kreativen Prozess verlangsamt, die psychische Energie wird dazu verwendet, Konflikten einen geformten Ausdruck zu verleihen – kurz: der Patient kann im Prozess der Symbolisierung Macht und Kontrolle über den Ausdruck seiner inneren und äußeren Erfahrungen ausüben ...« (Dannecker 1999, S. 215).

Wendlandt-Baumeister hat die große Bedeutung kunsttherapeutischer Verfahren in der Arbeit mit schwer traumatisierten Menschen hervorgehoben, »wobei sich das gemalte Bild wesentlich von der überfallartigen Inbesitznahme durch Traumbilder oder Flashbacks unterscheidet« (2005, S. 161). Neben den bewussten Entscheidungen, die der künstlerische Prozess dem traumatisierten Patienten abverlangt, erweise sich, so Wendlandt-Baumeister, bereits der Einsatz künstlerischer Medien, also die mittelbare Begegnung mit dem Schrecken, als ein dem Verfahren inhärenter, wirksamer Schutz (ebd., S. 162).

Da die grundlegende Fähigkeit zur Symbolisierung auf der Distanzierung zur unmittelbaren Erfahrung, d.h. auf einer Loslösung von Raum, Zeit und leibhaftiger Präsenz beruht, eröffnet der schöpferische Prozess dem forensischen Patienten einen intermediären Raum (Winnicott), der ihm das Erforschen seiner inneren Welt anhand eines von ihm selbst geschaffenen Objekts ermöglicht, das sowohl Teil seiner inneren als auch der äußeren Welt ist. In diesem Zwischenraum kann der Patient Neues angstfrei ausprobieren und spielerisch mit unterschiedlichen Sichtweisen experimentieren.

Die spezifisch menschliche Fähigkeit zu symbolisieren steht in enger Verbindung zur Mentalisierungsfähigkeit, die einen »Schutz gegenüber belastenden Lebenssituationen und Ereignissen dar(stellt), weil sie es erlaubt, eigene affektive Zustände ebenso wie diejenigen anderer Menschen als innere (repräsentationale) Zustände zu verstehen und darüber nachzudenken, anstatt sie in konkretistischer Weise mit der äußeren Realität zu verwechseln und nur noch reflexartig darauf zu reagieren« (Pfäfflin et al. 2008, S. 318). In der Kunsttherapie kann die Mentalisierungsfähigkeit mittels gemeinsamer Reflexion über die Gestaltung verbessert werden. Ziel ist es, den Patienten für das künstlerische Werk als Ausdruck bedeutsamer innerer Themen zu sensibilisieren und diese gemeinsam mit ihm in Worte zu fassen. Dadurch soll – wenn es der Grad der Abwehr des Patienten erlaubt – ein bewusster Zugang geschaffen und eine Reflexion im Sinne einer verbesserten Affektwahrnehmung und -differenzierung angeregt werden, welche im Patienten wieder das Gefühl aktivieren kann, Urheber seiner inneren Welt zu sein. In der Verbindung mit der Gestaltung, die gleichermaßen – und in noch unmittelbarerer Weise – die Urheberschaft des Patienten bezeugt, kann sich der Patient so in der Kunsttherapie im Sinne einer Poiesis wieder als handlungsfähiges kohärentes Selbst erleben.

Mit einer Zunahme der Symbolisierungs- und Mentalisierungsfähigkeit erweitert der forensische Patient zudem seine oftmals eingeschränkten Ausdrucksmöglichkeiten, findet angemessenere und effektivere Formen der Kommunikation, was zur Folge hat, dass er Affekte weniger in Handlungen ausagieren muss.

Die Förderung der Bindungs- und Beziehungsfähigkeit, die wiederum Voraussetzung für eine Entwicklung der Mentalisierungsfähigkeit ist (Pfäfflin et al. 2008, S. 318), stellt einen weiteren wichtigen Wirkmechanismus der Kunsttherapie dar, wobei das Beziehungsgefüge in der Kunsttherapie durch das Werk eine Erweiterung im Sinne einer Triangulierung erfährt. Dadurch eröffnen sich für den forensischen Patienten vielfältige Möglichkeiten, in Kontakt zu gehen und korrigierende Beziehungserfahrungen zu machen. Im Mittelpunkt steht der intrapersonale Dialog des Patienten mit sich selbst, bei dem ihm sein selbstgeschaffenes Werk als materialisierte Repräsentanz von Teilen seiner inneren Welt im Außen als Gegenüber zur Verfügung steht. Daraus ergibt sich ein eher mittelbarer Kontakt zum Kunsttherapeuten, welcher dem Patienten ermöglicht, auf interpersoneller Ebene Nähe und Distanz besser zu regulieren. Das dadurch im geschützten Rahmen der Kunsttherapie entstehende Geflecht eines wechselseitigen Aufeinander-Bezogen-Seins von Patient, Werk und Therapeut kann im Patienten wieder das existentielle Gefühl aktivieren, als soziales menschliches Wesen in Kontakt mit der Welt und Teil von ihr zu sein. Nicht zuletzt kann hierin eine, der künstlerischen Poiesis inhärente, zutiefst heilsame Wirkung gesehen werden.

Die Beispiele, die im Folgenden beschrieben werden, stammen aus einer forensischen Klinik. Die Kunsttherapie findet dort wöchentlich in Einzelsitzungen statt, wobei es aufgrund der langen Verweildauer der Patienten oft zu langen Verläufen kommt. Die Teilnahme erfolgt auf Empfehlung der Einzeltherapeuten. Die Patienten werden dennoch immer in die Entscheidung mit einbezogen, da die freiwillige Bereitschaft, sich auf die Kunsttherapie einzulassen, eine wichtige Grundlage für deren Erfolg darstellt.

Ein schwerkranker älterer Patient mit einer chronifizierten Psychose, der sehr lange in die Kunsttherapie kam, konnte sehr von der Therapie mit künstlerischen Mitteln profitieren, weil dies vermutlich der einzige Bereich war, in dem er sich als kreativ und in Kontakt mit gesunden Teilen seiner Persönlichkeit erleben konnte.

In allen anderen Bereichen war der Patient inzwischen stark eingeschränkt. Außerdem kam es auf der forensischen Station, auf der er lebte, über einen längeren Zeitraum hinweg immer wieder zu Zwischenfällen mit aggressiven Durchbrüchen, bei denen eine durch die schwere psychische Erkrankung des Patienten bedingte destruktive Seite zum Ausdruck kam.

In der Kunsttherapie konnte der Patient seine Kreativität, die förmlich aus ihm heraussprudelte, ausleben. Hier offenbarte sich auch eine überraschend empfindsame und poetische Seite seiner Persönlichkeit verbunden mit einer tiefen Religiosität.

Sein Bild entstand über mehrere Sitzungen mit Acrylfarben und Edding-Stiften auf Leinwand. Es wurde vom Patienten mehrfach übermalt. Auch seine Zuordnung, wen das Bild darstellen soll, änderte sich im Verlauf der Kunsttherapie mehrmals. Anfangs entstand durch spontan aufgetragene Pinselstriche ein stark vereinfachtes, expressives Gesicht ohne klare Außenkonturen. Der Patient sagte über sich, er sei »ein trostloses Ungeheuer« und denke manchmal, es wäre besser, wenn er nicht mehr da wäre. Am Ende der Stunde konnte er einen doppelten Rahmen um das Gesicht malen und ihm so eine klare Begrenzung geben.

In der darauffolgenden Stunde übermalte der Patient sein Bild, riss dann die Leinwand mit voller Wucht vom Keilrahmen und bestand darauf, diesen umgekehrt – also auf der Vorderseite des Bildes – wieder zu befestigen, so dass der Mittelbalken des Keilrahmens über das Gesicht verlief. Die Assoziation der Kunsttherapeutin war das sprichwörtliche »Brett vorm Kopf« als Ausdruck für die krankheitsbedingten Einschränkungen des Patienten. Der Patient selbst konnte in dieser Stunde erstmals über seine Krankheit sprechen. Mehrmals sagte er, er brauche dringend »etwas gegen die Psychose«. Bereits zu diesem Zeitpunkt deutete sich eine verbesserte Strukturierungsfähigkeit des Patienten an.
Im weiteren Verlauf wirkte dieser weniger psychotisch, übermalte sein Bild erneut und sprach jetzt vom »gegeißelten Christus« (im Bild durch rote Wundmale und die gelbe Dornenkrone symbolisiert), hielt dann kurz inne und sagte, der Dargestellte auf dem Bild sei vielleicht doch nur ein alter Mann, der psychisch krank sei. Zum Ausdruck brachte er dies, indem er ein kleines selbstgemaltes Bild von einem Labyrinth auf die Stirn des Mannes klebte. Er sagte, so, wie auf dem Bild mit dem Labyrinth sehe es im Kopf des Mannes aus. Diese Äußerungen, aber auch die jetzt klare Begrenzung des Gesichts deuteten eine Reduzierung der akuten Symptomatik an. Der Patient hatte durch die Metapher des leidenden Christus sein eigenes, durch die Krankheit verursachtes, Leiden eindrucksvoll zum Ausdruck gebracht. Durch den Akt der Symbolisierung ist es ihm gelungen, die Krankheit als zu sich gehörend zu erkennen und gleichzeitig eine Distanz zu ihr herzustellen.

Ein anderer, noch junger Patient mit einer narzisstischen Persönlichkeitsstörung, der wiederholt über ein Gefühl der inneren Leere klagte, zeichnete zunächst mit Hilfe eines Spiegels akribisch an einem Selbstporträt, in dem er sich aber trotz äußerer Ähnlichkeit lange nicht erkennen konnte. Für Winnicott gilt das Gesicht der Mutter als »Vorläufer des Spiegels« in der kindlichen Entwicklung (Winnicott 1973). Aus der Vorgeschichte des Patienten geht hervor, dass er eine konflikthafte Beziehung zu seiner Mutter hatte. Auf Streitigkeiten hatte diese häufig mit Beziehungsabbrüchen und Phasen von Abwesenheit reagiert. Es ist zu vermuten, dass der Patient durch die Mutter keine adäquate Spiegelung erfahren hat.
Das Selbstporträt kann vor diesem Hintergrund als Frage nach dem eigenen unsicheren Selbst verstanden werden, aber auch als Kompensationsversuch, insofern durch die Verwendung des Spiegels der Patient das Ich ist, das sich im Vorgang des Zeichnens selbst zum Du wird. Gleichzeitig erlaubt das Zeichnen des Selbstporträts dem Patienten durch die Distanz einen Moment der Reflexion und die Erkenntnis, dass er sich selbst nicht (er-)kennt.
Im weiteren Verlauf zeichnete der Patient mit Pastellkreiden ein Auge, in dessen Iris sich zwei schwarze Figuren – Mann und Frau – spiegeln, wobei die Frau weggeht, während der Mann die Arme nach ihr ausstreckt. Die Spiegelung im Auge könnte sich auf die Streitigkeiten zwischen Mutter und Sohn beziehen oder auch auf die Konflikte der Eltern untereinander. Der Patient selbst sagte, das Bild würde seine Verlassenheitsängste darstellen.

Als Teil des Gesichtes ist das Auge als weiteres Selbstporträt zu deuten (Pars pro Toto). Auf eindrucksvolle Weise lässt der Patient darin den Betrachter an seinem Erleben teilhaben, leiht ihm sozusagen sein Auge, um das zu sehen, was er selbst gesehen hat, vielleicht auch, um das für ihn zu fühlen (Träne), was er gefühlt hat und jetzt nicht mehr fühlen kann.

In der Folge konnte sich der Patient zunehmend öffnen. Er experimentierte mit neuen Materialien, zu denen er einen unmittelbaren, sinnlichen Kontakt herstellen konnte. Es entstand eine Serie von abstrakten Bildern, die im Patienten weitere Erinnerungen an frühe, offenbar noch unverarbeitete, konflikthafte Situationen mit den Eltern weckte. Es wurde deutlich, dass der Patient wieder mehr im Kontakt mit seinen Gefühlen war und mehr Zugang zu seiner Innenwelt gefunden hatte.

Literatur

Bachelard G (1957). Poetik des Raumes. München: Hanser.

Cordess C, Cox M (Hg) (1996). Forensic psychotherapy. Crime, psychodynamics and the offender patient. Vol. I & II. London: Kingsley.

Cox M, Theilgaard A (1987). Mutative metaphors in psychotherapy: the aeolian mode. London: Jessica Kingsley.

Dannecker, K (1999) Horror in der Kunst – Horror Vacui? Angst in der Kunst von Kindern und Jugendlichen und ihre Behandlung in der Kunsttherapie. In: Hampe, R, Ritschel, D, Waser, G (Hg). Kunst, Gestaltung und Therapie mit Kindern und Jugendlichen. Bremen: Universität. S.206-222.

Dannecker, K & Herrmann, U (Hg) (2017) Warum Kunst? Über das Bedürfnis, Kunst zu schaffen. Berlin: Medizinisch Wissenschaftliche Verlagsgesellschaft.

De Man P (1993). Die Ideologie des Ästhetischen. Frankfurt a. M.: Suhrkamp.

Delfs H (Hg) (2004). Ernst Ludwig Kirchner. Der gesamte Briefwechsel. Bd. 1. Zürich: Scheidegger & Spiess.

Drennan G, Alred D (2012). Recovery in forensic mental health settings: From alienation to integration. In: Diess. (Hg). Secure recovery. Approaches to recovery in forensic mental health settings. New York: Routledge; 1–22.

Eckart, R & Heilmann, K (2015) AUSZEIT – Hinter Gittern. Kunst & Therapie. Zeitschrift für bildnerische Therapien. Heft 2015/1. S. 51-64.

Fenichel O (2014). Psychoanalytische Neurosenlehre, Bd I–III. Gießen: Psychosozial-Verlag.

Garieballa S, Schauer M, Neuner F et al. (2006). Traumatic events, PTSD, and psychiatric comorbidity in forensic patients assessed by Questionnaires and Diagnostic Interview. Clinical Practice and Epidemiology in Mental Health, 2, 7.

Grisebach L (Hg) (1968). E. L. Kirchners Davoser Tagebuch. Eine Darstellung des Malers und eine Sammlung seiner Schriften. Köln: Du Mont.

Gockel B (2010). Die Pathologisierung des Künstlers. Künstlerlegenden der Moderne. Berlin: Akademie Verlag.

Henkel K, März R (Hg) (2001). Der Potsdamer Platz. Ernst Ludwig Kirchner und der Untergang Preußens. Berlin: G + H Verlag.

Herman J (1992). Complex PTSD: A syndrome in survivors of prolonged and repeated trauma. *Journal of Traumatic Stress*, 5(3), 377–391.

Jennings S (1994). Introduction to dramatherapy. London: Jessica Kingsley.

Kluttig T (2003). Täter oder Opfer? Zur Bedeutung posttraumatischer Belastungsstörungen für die forensische Psychotherapie. *Forensische Psychiatrie und Psychotherapie, 10* (3): 49–69.
Kluttig T, Renz C (2013). Täuschung und Selbststilisierung. Eine Theaterarbeit über Ernst Ludwig Kirchner mit forensischen Patienten. *Forensische Psychiatrie und Psychotherapie, 20:* 297–312.
Lackinger F, Dammann G, Wittmann B (Hg) (2008). Psychodynamische Therapie bei Delinquenz. Stuttgart: Schattauer.
Lemke S (1999). Die Psychopathologie des bildenden Künstlers Ernst Ludwig Kirchner. *Schweizer Archiv für Neurologie und Psychiatrie, 150:* 248–54.
Lücke, S (2005) Tiefenpsychologisch fundierte Kunsttherapie in der Behandlung traumabedingter Störungen. In: Spreti, F v, Martius, P, Förstl, H (Hg). Kunsttherapie bei psychischen Störungen. München: Urban & Fischer Verlag. S. 140-151.
März R. (2001a). 1914 – Preußens apokalyptischer Sommer. In: K Henkel, R März (Hg), Der Potsdamer Platz. Ernst Ludwig Kirchner und der Untergang Preußens. Berlin: G + H Verlag; S. 16–26.
März R. (2001b). Eine Hassliebe. Kirchner im wilhelminischen Berlin. In: K Henkel, R März (Hg), Der Potsdamer Platz. Ernst Ludwig Kirchner und der Untergang Preußens. Berlin: G + H Verlag; S. 69–81.
Moreno JL (1988). Gruppenpsychotherapie und Psychodrama. Einleitung in die Theorie und Praxis. Stuttgart: Thieme.
Pfäfflin, F, Lamott, F, Fontao, M I, Ross, T (2008) *Mentalisierung und Forensische Psychotherapie.* In: Lackinger, F, Dammann, G, Wittmann, B (Hg) Psychodynamische Psychotherapie bei Delinquenz. Stuttgart: Schattauer. S. 316-325.
Rauchfleisch U (1999). Außenseiter der Gesellschaft. Psychodynamik und Möglichkeiten zur Psychotherapie Straffälliger. Göttingen: Vandenhoeck & Rupprecht.
Rellstab F (2011). Handbuch Theaterspielen. Bd. 1–4. Wädenswil: Stutz Druck.
Saehrend C (2001). Ein »Alter Meister« der Selbstinszenierung? In: K Henkel, R März (Hg), Der Potsdamer Platz. Ernst Ludwig Kirchner und der Untergang Preußens. Berlin: G + H Verlag; S. 139–147.
Scheu C (2014). Kunsttherapie in der Sozialtherapeutischen Anstalt Baden-Württemberg. *Forensische Psychiatrie und Psychotherapie, 21* (2): 83–95.
Strauß B, Mattke D (2012). Gruppentherapieprozesse: Eine klinische Forschungsperspektive. In: Diess. (Hg), Gruppenpsychotherapie. Lehrbuch für die Praxis. Berlin: Springer; S. 37–57.
Thomashoff H (1997). Die Suizidalität in Leben und Werk Ernst Ludwig Kirchners [Dissertation]. Universität Hamburg.
Welldon E (2011). Playing with dynamite: A personal approach to the psychoanalytic understanding of perversions, violence and criminality. London: Karnac.
Welldon E, Van Velsen C (Hg) (1996). A practical guide to forensic psychotherapy. London: Jessica Kingsley.
Wendlandt-Baumeister, M (2005) Kunsttherapie mit Folterüberlebenden. In: Spreti, F v, Martius, P, Förstl, H (Hg) Kunsttherapie bei psychischen Störungen. München: Urban & Fischer Verlag. S. 159-173.
Wendland-Baumeister M (2012). Kunsttherapie mit Folter-Überlebenden. In: F von Spreti, P Martius, H Förstl (Hg), Kunsttherapie bei psychischen Störungen. München: Urban & Fischer; S. 135–146.
Widom CS (2000). Motivation and mechanisms in the »cycle of violence«. In: RA Dienstbier, DJ Hansen (Hg), Motivation and Child Maltreatment. Vol. 46 of the Nebraska Symposium on Motivation. Lincoln: University of Nebraska Press; S. 1–33.
Willebrand K, Tomaszewski T (2014). ... er war auch nur ein Mensch ... *Forensische Psychiatrie und Psychotherapie, 21* (2): 96–128.
Winnicott, D W (1973) *Vom Spiel zur Kreativität.* Stuttgart: Klett-Cotta.
Yalom I (1974). Gruppenpsychotherapie. Grundlagen und Methoden. Ein Handbuch. München: Kindler.

FLORA VON SPRETI, PHILIPP MARTIUS

16 Künstlerische Therapie bei Patienten mit Borderline-Persönlichkeitsstörung

16.1 Von der Kunst zur Therapie

Künstler, nicht selten Grenzgänger mit sensibilisierter Wahrnehmung der Welt und der Wirklichkeit, verfügen häufig über eine erweiterte, doch manchmal auch »durchlässige« Sicht auf die Dinge des Lebens. Manche von ihnen finden über die künstlerisch-gestalterische und daher auch sublimierte Verarbeitung belastender Lebensereignisse einen Ausweg aus Substanzabhängigkeit, Verletzungsfantasien, psychischer Instabilität und Perspektivlosigkeit (Kluttig 2018; Reddemann 2006). Doch diese positive »Nebenwirkung« der Kunst wird nicht immer zu einer Besserung oder Heilung dieser schweren und lebensbelastenden Störung führen. Das zeigen deutlich die Biografien mancher Künstler. Vertreter aller Kunstrichtungen können unter besonderen seelischen Belastungen leiden, seien es Dichterinnen, Musiker oder Bildende Künstlerinnen. Manchen gelingt es nicht, mittels der Künste ihr Leben zu bewältigen. Heinrich von Kleist, wie auch Robert Schumann, Ernst Ludwig Kirchner und Mark Rothko (Seldes 2008) sind berühmte Beispiele für einen bemerkenswerten künstlerischen Nachlass, aber auch für die Schwere eines Leidens, das selbst durch künstlerisches Schaffen und herausragende Begabung nicht überwunden werden konnte (Niederland 1989). So haben viele von seelischer Krankheit betroffene Künstler bedeutende Werke geschaffen, die aus der Kunst- und Kulturgeschichte nicht mehr wegzudenken sind.

16.2 Kunst und Borderline-Persönlichkeitsstörung (BPS)

Neben der belastenden und oft schwer zu bessernden Symptomatik der »Grenzgänger«, also der Borderline-Patienten, entfalten manche von ihnen trotz oder vielleicht auch aufgrund ihres Leidens in der Kunsttherapie bemerkenswerte gestalterische Fähigkeiten. Hermann Hesse wird das Zitat zugeschrieben, dass Kunst »die Betrachtung der Welt im Zustand der Gnade« sei. Selbst ihm, dem weltbekannten Dichter, war Melancholie und das Leiden an der Welt nicht fremd, und sein Leben lang war er auf der Suche nach innerer Einheit und Befriedung seines unruhigen und rebellischen Geistes. Mehr noch als in seinem dichterischen Werk fand Hesse innere Ruhe und Ausgeglichenheit in der Malerei, denn dort fand er nach seinen eigenen Worten den Trost, den ihm die Dichtung kaum habe geben können.

Doch nun zur klinischen Definition der Borderline-Persönlichkeitsstörung, die in unterschiedlich schwerer Verlaufsform auftritt.

16.2.1 Die Borderline-Persönlichkeitsstörung (BPS)

Menschen mit emotional-instabiler Persönlichkeitsstörung vom Borderline-Typ nach ICD-10 zeigen typischerweise impulsives Verhalten gegen sich und andere, sind emotional labil und stark schwankend in ihrer Stimmung, können die Realität nicht immer ganz sicher einschätzen, haben Beziehungsprobleme schwankend zwischen heftigen Konflikten und klammerndem Verhalten und tun sich mit einer erfolgreichen Lebensbewältigung oft schwer (Gunderson 2009).

Eine der wichtigsten theoretischen Ansätze zur Erklärung dieses Persönlichkeitsmusters, das mit erheblichem persönlichem Leiden einhergeht, ist die psychoanalytische Objektbeziehungstheorie (Kernberg 1990; Yeomans et al. 2017). Nach ihr werden während der frühkindlichen psychischen Entwicklung die Erfahrungen der Beziehungen zu einer wichtigen Bezugsperson in sogenannten Dyaden mittels einer dreiteiligen »Struktur« verinnerlicht: Die Borderline-Störung lässt sich beschreiben anhand des mit der Beziehung verbundenen inneren Bildes von sich selbst (Selbstrepräsentanz) und vom jeweils anderen (Objektrepräsentanz) und durch den damit verbundenen Affekt. Diese Dyaden bilden als Organisationseinheiten die Persönlichkeit wesentlich mit aus. Dabei vernachlässigt die Theorie natürlich nicht die genetischen Faktoren, also Aspekte wie Temperament und Charakter oder psychosoziale Einflüsse. Dyaden mit ähnlicher emotionaler Ladung summieren sich. Als Therapeutinnen bekommen wir über die Wahrnehmung der Gefühle des Patienten im unmittelbaren Kontakt zu uns eine Vorstellung davon, was den Menschen gerade innerlich bewegt – hier spricht die Psychoanalyse vom sogenannten Übertragungsgeschehen. Für diese Wahrnehmung müssen wir neben dem Gesagten auch auf die Mimik und Stimmung achten. Die Kunsttherapie bietet in diesem Kontext geradezu den Königsweg zu dieser therapeutischen Beziehungsarbeit.

Warum legen wir bei Borderline-Patienten auf diese Prozesse so viel Wert? Wenn wir Säuglinge und kleine Kinder beobachten, sehen wir sofort, dass diese immer wieder in Zustände von intensiver Befriedigung und Vergnügen und in Zustände von ausgeprägter Angst und starkem Schmerz geraten. Diese bedürfen der Regulation durch zugewandte, feinfühlige Bezugspersonen. In der Vorstellungswelt des Kindes bleiben diese Zustände vermutlich voneinander getrennt, d.h. gespalten, bis sie allmählich integriert werden können: Integration bedeutet im Kontext von Beziehung und Erleben, dass wir über andere Menschen Vorstellungen mit unterschiedlicher affektiver

Tönung ausbilden, etwa »Meine Mutter kümmert sich (meistens) liebevoll um mich«, aber auch »Meine Mutter kann mit Stress (oft) nicht gut umgehen«. Unter ungünstigen Bedingungen, z. B. bei einem ausgeprägt aggressiven Temperament oder infolge anhaltender Vernachlässigung oder gar Traumatisierung gelingt dieser Integrationsprozess nicht reibungslos. Die innere Spaltung bleibt aufrechterhalten. Positive Erfahrungen bleiben ersehnt, wenn sie aber ausbleiben, kippt z. B. die Stimmung rasch von Wohlwollen zu Enttäuschung oder Wut und eventuell auch wieder zurück, und richtet sich relativ wahllos gegen den jeweils verfügbaren Anderen. Es zeigt sich dann der typische abrupte Wechsel zwischen Beziehungssituationen, die als »nur-gut« und »nur-schlecht« empfunden werden. Das Abwägen der eigenen Befindlichkeit, das Einbeziehen der Wirkung des eigenen Tuns auf die Umgebung, der reflektierte Umgang mit zwischenmenschlichen Situationen ist nicht möglich. Daher ist auch die Mentalisierungsfähigkeit (Fonagy et al. 2011) nur sehr wenig ausgebildet.

16.2.2 Kunst und Borderline-Störung im klinischen Kontext

Die im Weiteren beschriebenen Vorgehensweisen der (Psycho-)Therapie mit bildnerischen Mitteln beruhen auf Erfahrungen mit Patientinnen, die an einer Borderline-Persönlichkeitsstörung litten und auf der geschützten – früher »geschlossen« genannten – psychiatrischen Akutstation behandelt wurden. Die Nutzung von progressiven Potenzialen der Bildenden Kunst in der kunsttherapeutischen Behandlung (von Spreti et al. 2022) stützt sich hier, wie oben beschrieben, auf wissenschaftlich begründete psychodynamische Konzepte der Psychotherapie der Persönlichkeitsstörungen (Martius 2021). Wir beschreiben in diesem Beitrag das kunsttherapeutische Setting und die Behandlungsschwerpunkte im klinischen Kontext. Der oft lebensbedrohliche Spagat zwischen Leben und Sterben, Liebe und Hass, Idealisierung und Verachtung aus Sicht der kunsttherapeutischen Praxis in der Gruppentherapie stehen im Vordergrund, doch von Bedeutung sind hier auch die Erfahrungen aus einer verlässlichen Zusammenarbeit zwischen behandelndem Arzt und Kunsttherapeutin mit den akut erkrankten Patienten aller Störungsbilder einer psychiatrischen Klinik. Der Schwerpunkt in diesem Beitrag jedoch liegt auf der kunsttherapeutischen Zusammenarbeit mit den Patienten, die an einer Borderline-Persönlichkeitsstörung leiden.

Kunsttherapie

In der künstlerisch-gestaltenden Therapie gibt es verständlicherweise andere therapeutische Vorgehensweisen als in einer »sprechenden« psychotherapeutischen Begegnung. Daher sind die Unterschiede zu einer psychodynamisch und/oder analytisch geprägten Psychotherapie ins Auge fallend, doch im zweiten Blick auch von bemerkenswerter analytischer Nähe (→Kap. 7). Sprache tritt in der bildnerisch-therapeutischen Arbeit erst einmal in den Hintergrund. Auge und Hand, also Sehen und Handeln, haben in der Kunsttherapie Vorrang vor einer psychodynamischen sprachlichen Deutung. An deren Stelle stehen – neben der reflektierten inneren Resonanz des Therapeuten zur Persönlichkeit der Patientinnen – das aufmerksame Wahrnehmen der Leidenden und das achtsame Annehmen ihres bildnerischen Prozesses. Diese kunsttherapeutische »Strategie« betrifft in besonderem Maße die nicht einfach zu behandelnden Patienten mit einer Borderline-Störung. Denn die akzeptierende, wertfreie Annahme eines bildnerischen Werkes spielt dabei eine wichtige, unterstützende Rolle. Denn die Gestaltung übernimmt in dieser Methode in großen Teilen die Funktion einer verbalen Mitteilung. Dabei ist es von Bedeutung, dass die Kunsttherapeutin zwar das Entstandene aufmerksam wahrnimmt, aber das Bild inhaltlich erst einmal nicht kommentiert. Daher bietet sich das Blatt Papier dem Patienten an als manchmal hoch willkommenes, manchmal abgewertetes oder auchals krankheits- und regressionsförderndes bildnerisches Agierfeld.

Für Kunsttherapeutinnen und das Behandlungsteam wird die Gestaltung neben aller demonstrativen Darstellung stets zum sprudelnden Quell hilfreicher Informationen über Stimmung, Befindlichkeit und Krankheitsverlauf. Die bildnerischen Mitteilungen aus einem frühen, dem Verbalen oft nur schwer zugänglichen Bereich in Sprache zu übersetzen, gelingt selbst dem Borderline-Patienten eher selten, der sonst um Erklärungen seines Leidens kaum verlegen ist. In Verbindung mit der psychotherapeutischen und medizinischen Behandlung kann es Patienten mit schwerer Borderline-Pathologie auch ohne verbale Benennung dennoch gelingen, in ihren Bildern Polarität und Abspaltung als zu sich selbst gehörig zu erkennen. Im Laufe der psychotherapeutischen und kunsttherapeutischen Behandlung haben sie die Chance, im Spiegel der Bilder ihre eigene Geschichte wie auch ihre eigenen Ressourcen zu entdecken. Und manchmal kann es dank zunehmender Mentalisierungsfähigkeit gelingen, Defizit und Trauma in die eigene Lebensgeschichte zu integrieren.

FALLBEISPIEL Frau S.

Frau S., Anfang 40, wurde aufgrund eines Suizidversuches im Rahmen einer depressiven Episode – mit Verdachtsdiagnose einer narzisstischen Persönlichkeitsstörung – in die Klinik eingeliefert. Hintergrund der Depression war ein Seitensprung ihres Mannes vor über 2 Jahren. Trotz seiner ernsthaften Entschuldigung konnte sie ihm das nicht verzeihen. In ihrem Kommentar zu einem Bild, das sie in der Kunsttherapie malte (→ Abb. 16-1), meinte sie erschreckt, dass sie ein »Doppelgesicht« dargestellt habe, mit einer sehr dunklen Seite, die sie an sich aber überhaupt nicht kenne. Ihre Aussage schien geprägt von einer ersten Ahnung des eigenen Minderwertigkeitsempfindens. Das Gefühl, »eigentlich auf den Müll« zu gehören, hatte sie stets durch unzählige berufliche und private Aktivitäten zu kompensieren versucht. Eine pathologische Geltungssucht, die in ihrer extremen Ausprägung von Hass, Neid und Missgunst dominiert wurde, drohte auf Dauer, jede nähere Beziehung zu zerstören.

Die Kränkung durch die Untreue ihres Mannes hatte ihr bisheriges fiktives Erfolgsgebäude zum Einsturz gebracht und sie mit ihrer Kindheit konfrontiert, die von emotionaler Vernachlässigung und distanzierter Kälte geprägt war. So hatte sie in dem Versuch, das traumatische Erleben zu regulieren, ihr frühes defizitäres Erleben stets nach außen projiziert. Dazu gehörte die Überzeugung, dass die meisten anderen Menschen tief unter ihr standen und sich mit ihr in keiner Weise messen konnten. Ihr erstes Bild, das eine tiefe implizite Erkenntnis über die abgespaltene Seite ihrer Persönlichkeit sowie ihre gestalterische Begabung zeigte, offenbarte einen Blick auf das Abgewehrte und bildete die Basis für einen intensiven bildnerischen Prozess. Nach der Entlassung aus der Klinik und einer längerfristigen psychodynamischen Therapie war von ihr zu erfahren, dass sich ihre Ehe stabilisiert hatte und sie eine Weiterbildung im sozialen Bereich anstrebte.

Vom Patienten oft unbewusst gestaltet, werden abgewehrte Anteile der eigenen Person nicht selten im Bild sichtbar. Und im weiteren Verlauf zeigen die Gestaltungen eine stetige Entwicklung, auf die vom Patienten und/oder vom Therapeuten immer wieder zurückgegriffen werden kann (Rentrop 2012a).

Destruktive Macht über das eigene Leben und die abgespaltene Bedürftigkeit verdeutlichen uns die beiden folgenden Fallbeispiele.

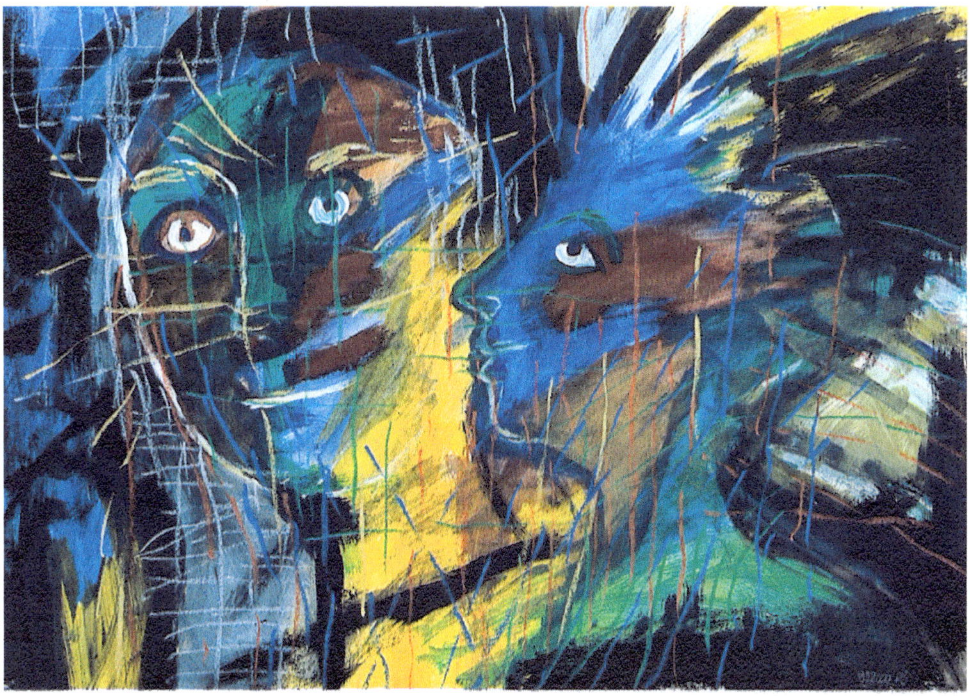

Abb. 16-1: »Wer bin ich?« *Nach Aussage der Patientin Frau S. stellt ihr Bild die Suche nach einer verloren gegangenen Identität dar.*

FALLBEISPIEL Frau G.

Die Ordensschwester Frau G. wurde nach einer suizidalen Krise mit der Verdachtsdiagnose einer endogenen Depression in die Klinik aufgenommen. Sie nahm teil an einer bildnerischen Gruppentherapie auf der Akutstation der Psychiatrischen Klinik. Die Patientin malte in ihrem ersten Bild (→ Abb. 16-2) mit fast lustvoller Sorgfalt die verschiedensten Todesarten und präsentierte sich damit als mächtige Herrin über Leben und Tod. Die Kunsttherapeutin zweifelte – trotz des heiteren Lächelns, das während des Gestaltens auf dem Gesicht der Patientin lag –, ob die sorgfältig ausgeführten Suiziddarstellungen wirklich der Entlastung der Patientin dienten, wie diese zufrieden erklärte.
Bei ihrem nächsten Bild zielten die Bedenken der Therapeutin in eine andere Richtung, denn in den beiden Gestaltungen spiegelten sich deutlich die polaren Positionen zwischen Macht und Bedürftigkeit. Das Bild zeigte einen den Wogen des Meeres ausgelieferten Säugling in einer »Nussschale« (→ Abb. 16-3) und wirkte als deutlicher Appell, das hilflose Wesen aus der verschlingenden See und damit vor dem drohenden Tod zu retten. Die positive und mitfühlende Rückmeldung der Gruppe bezog sich uner anderem auf Assoziationen an die biblische Geschichte vom ausgesetzten Moses im Binsenkörbchen, der von einer Pharaonentochter vor dem Ertrinken bewahrt wurde. Insofern schien es, als ob die Malerin eine Überlebensressource gleich mitgemalt hätte.

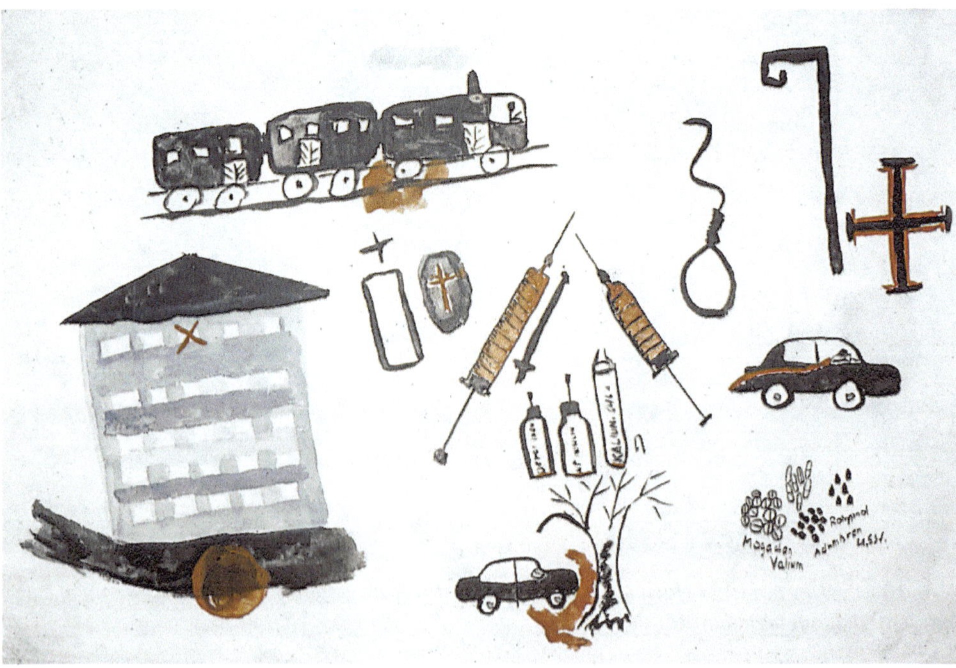

Abb. 16-2: Wie sterben? Macht.

Dieses Bild von Moses im Binsenkörbchen und seiner wunderbaren Rettung entsprach durchaus dem religiösen Hintergrund der Frau. Natürlich wurde die Ordensschwester durch diese narzisstische »Nahrung« des »Auserwähltseins« gestärkt und rückte sie unversehens so nah an jenes Geschehen, dass die Therapeutin einen Teil der Verantwortung – die Rettung aus jeglicher Bedrohung und Lebensgefahr – an eine »höhere Macht« weitergeben konnte. Die Patientin nutzte nach ihrem Klinikaufenthalt die wöchentliche Kunsttherapiegruppe der Klinik unter der Leitung der ihr bekannten Kunsttherapeutin über mehrere Jahre. Katamnestisch war zu erfahren, dass Frau G. in ihr Kloster zurückgekehrt war und dort freiwillig die Betreuung der alten und kranken Mitschwestern übernommen hatte.

Bild und bildnerische Aussage

Dass ein Bild in der Therapie oft als Demonstrationsobjekt genutzt wird, um die ganze grausame Ungerechtigkeit des Lebens inklusive Gewalt- und Suizidfantasien mitzuteilen, liegt nicht nur am Agieren der Borderline-Patienten, sondern hat immer auch mit der Funktion jeder Gestaltung als wichtigem Informationsträger zu tun. Über eine Gestaltung Zuwendung und Anteilnahme einzufordern, wird vielleicht die vordergründige Absicht des Malenden sein, doch beim genaueren, zweiten Blick kann sich eine weitere Aussage im Bild zeigen, die eine wichtige Information zum Therapieverlauf sein kann.

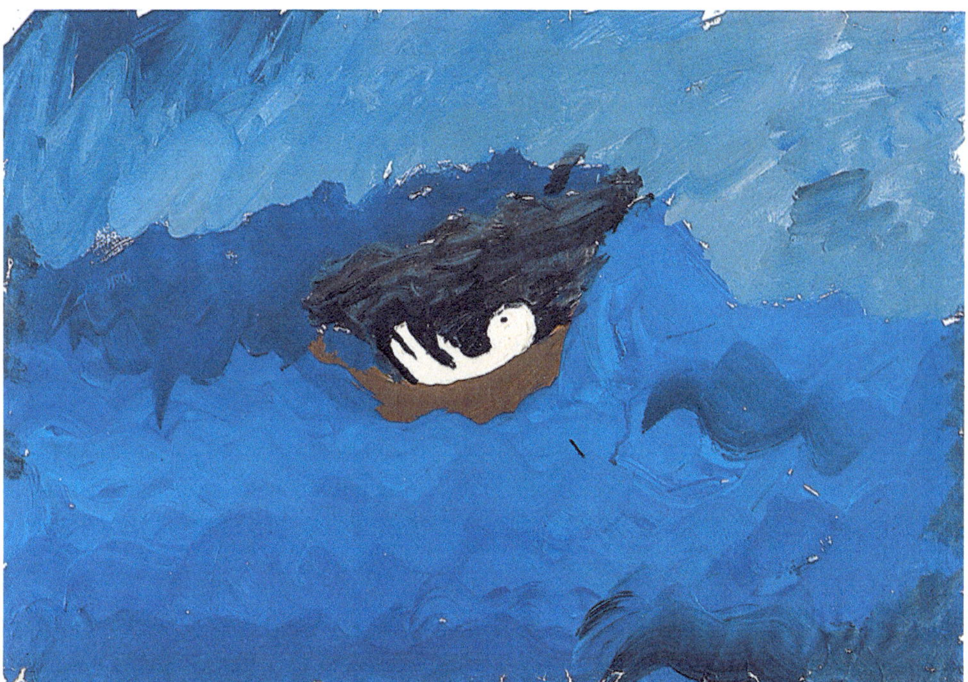

Abb. 16-3: Moses – Bedürftigkeit.

FALLBEISPIEL Frau Z.

Die chronisch-suizidale Patientin Frau Z. mit unzähligen Selbstverletzungen malte hingebungsvoll mehrere Tage an ihrem Bild »Gefesselte Hände« (→ Abb. 16-4). Damit habe sie ihr hilfloses Ausgeliefertsein an ihre Suizidalität und an den unentrinnbaren Druck, sich selbst zu verletzen, zeigen wollen. Dabei streifte sie wie unabsichtlich die Ärmel ihres langärmeligen Shirts bis zu den Ellbogen hoch. Die Haut wies im Millimeterabstand sorgfältig gesetzte Schnitte auf, die anmuten wie Zeichen eines schmerzhaften Rituals frühzeitlicher Stammeskultur.

In ihrer verbalen Intervention ging die Therapeutin nicht so sehr auf den Aspekt des demonstrativen Werbens um Aufmerksamkeit, also des offensichtlichen Agierens ein, sondern eher auf die Botschaft, die als Ressource im gestalterischen Handeln und im Bild selbst liegt. Ohne die Aussage der jungen Frau infrage zu stellen, benannte die Therapeutin – unter Würdigung der geradezu perfekten Darstellung eines für sie schmerzhaften Erlebens – das Entstandene als den gelungenen Versuch, mit der Fesselung der Hände weitere Selbstverletzungen zu vermeiden. Immerhin sei es der Malerin gelungen, während der Stunden des Gestaltens dem Bedürfnis zu widerstehen, sich erneut zu schneiden. Diese Intervention weist auf einen der Unterschiede zwischen verbaler, psychodynamischer und bildnerischer Therapie hin: In der Kunsttherapie wird die sprachliche Aussage der Patienten zwar als Einstieg in die therapeutische Intervention genutzt, doch die Intervention selbst bezieht sich inhaltlich auf die Gestaltung selbst. Denn bei achtsamer Wahrnehmung bietet das Bild selbst häufig einen wegweisenden, manchmal auch unerwarteten Ausweg.

Doch, wie so oft bei Patienten mit einer Borderline-Störung, löste die würdigende Sicht auf ihr Bild erst einmal eine abwehrende Reaktion und ein spürbares Misstrauen bei der jungen Frau aus. Andrerseits schien die Zuschreibung von Kompetenz und Selbstfürsorge von Frau Z. vielleicht auch einen neuen Blick auf die Bildaussage möglich zu machen. Eine Borderline-Störung basiert zu einem hohen Prozentsatz auf erlittenen Traumata, weshalb die Betroffenen nicht lernen konnten, liebevoll und fürsorglich mit sich umzugehen. In einer frühen Lebensphase haben sie diese Fürsorge nicht erfahren, und so kann eine Selbstverletzung oder Selbstschädigung als der Versuch gelten, über das Schmerzhafte, bereits Bekannte sich vom Druck der destruktiven, inneren Instanzen zu entlasten, sich zu spüren und zu stabilisieren durch die nach dem Schneiden erlebte vitalisierende und entspannende Wirkung (Ausschüttung von Endorphinen und Adrenalin). Schon in der nächsten Gestaltung zeigte die Patientin, wie sie sagte, ihre Hoffnung auf ein verlässliches und haltendes Objekt. Im Bild jedoch hatte sie unbewusst ihr tief gestörtes Vertrauen in eine tragende Beziehung dargestellt. In ihrer ganzen Ambivalenz beeindruckt diese deutliche Bildbotschaft.

In dem auffälligen Größenunterschied zwischen der Hand Gottes und der kleinen Person, die dem haltenden Objekt so völlig ausgeliefert ist (→ Abb. 16-5), stellte sie, so könnte angenommen werden, unbewusst die frühe Erfahrung der absoluten kindlichen Wehr- und Hilflosigkeit dar. Bewusst aber wollte die junge Frau damit »erste Hoffnung« ausdrücken.

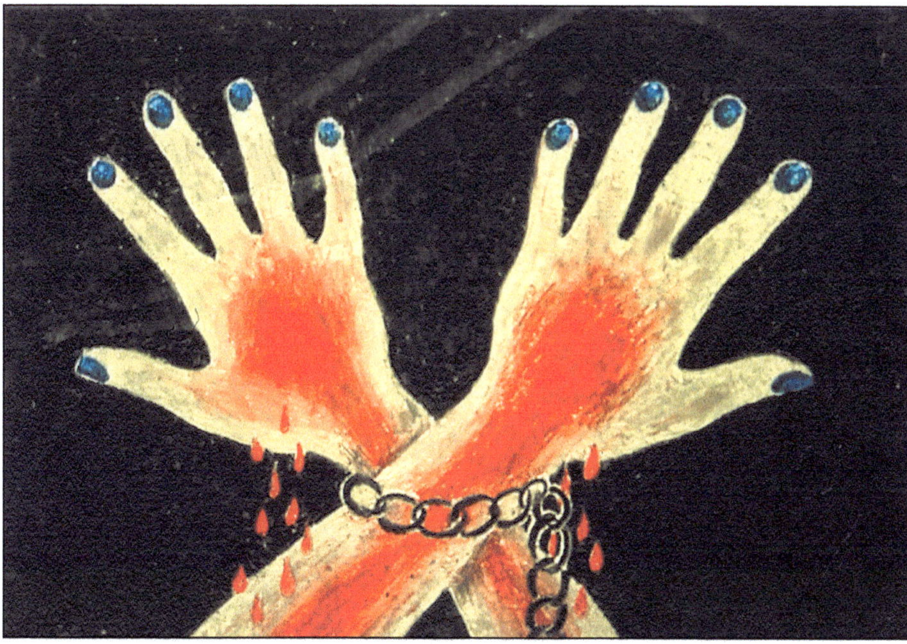

Abb. 16-4: »Gefesselte Hände«, *Bild von Frau Z.*

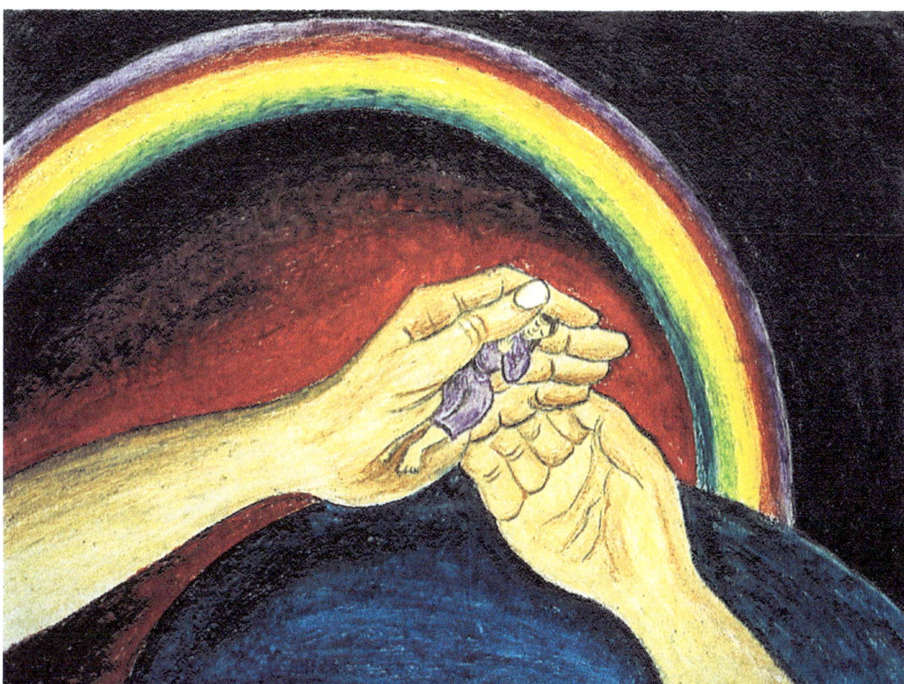

Abb. 16-5: »In Gottes Hand«, *Bild von Frau Z.*

Im Bild gibt es zusätzlich an die Therapeutin eine wichtige nonverbale Botschaft, die lauten könnte: »Wenn mir schon Gott keine Sicherheit geben kann, ist es doch ganz unmöglich, überhaupt zu einem Menschen, also auch zu Ihnen, Frau Therapeutin, Vertrauen zu haben.« Dennoch sendet diese, auch im Bild enthaltene Botschaft die große Sehnsucht der Patientin nach einer tragenden Beziehung aus und damit auch die an die Therapeutin gerichtete Hoffnung auf eine verlässlichere, akzeptierende und wertschätzende Begleitung.

Erweiterung des Lebensraumes

Grundsätzlich kann Kunsttherapie allein die Krankheit nicht heilen. Das kann künstlerische Therapie wohl kaum leisten. Doch kann es oftmals gelingen, durch das Medium des Bildnerischen dem Patienten einen etwas ich-ferneren und daher einer Reflexion besser zugänglichen Entwicklungsraum – d.h. immer auch Lebensraum zu schaffen. Das Wissen um psychodynamische Prozesse spielt auch in der Kunsttherapie eine bedeutende Rolle. Denn die bildnerische Darstellung wird im weiteren Verlauf der Therapie immer wieder auch die Basis des verbalen therapeutischen Austauschs mit der Patientin und dem Team sein.

Die akute Krise

In dem oft provokanten Ausagieren des Patienten in der akuten Krise besteht natürlich ein hoher Leidensdruck. Es geht hier um Patienten mit schwerem selbstschädigendem Verhalten wie Verstümmelungen von Gliedmaßen, Blutentnahmen, Trinken von WC- oder Rohrreiniger, dem Infizieren mit Krankheitskeimen, Schlucken von Glasscherben, die aufgrund der Gefahr für Leib und Leben in die geschlossene Psychiatrie eingewiesen wurden. Dabei steht das affektgeladene destruktive innere Erleben ganz im Vordergrund und verhindert häufig das Annehmen entlastender therapeutischer Angebote. Diese werden von vielen Patienten mit den Worten »Das bringt mir doch nichts!« als eine der schweren Krankheitsproblematik »unwürdige« Maßnahme abgelehnt. Es wirkt so, als verhindere ein mächtiges negatives Introjekt jede Hinwendung zum Positiveren und als dürfe die Zeit zum destruktiven Ausagieren in der klinischen Behandlung durch solche »läppischen« Angebote keinesfalls beschränkt werden.

Doch in der Kunsttherapie eröffnet sich, manchmal überraschend für die Patienten, der Raum, in dem innere Dynamik und Spannungszustände ausagiert und über das Bild nach außen kommuniziert werden können. Borderline-Patienten verfügen oftmals über ein beachtliches kreatives Potenzial. Da eine Gestaltung auch autoaggressive Impulse aufnimmt, können die Kranken Verletzungsfantasien in der Kunsttherapie an einem dazu geeigneteren Objekt außerhalb des eigenen Körpers ausagieren. Daher kommt der Gestaltung immer auch eine Brückenfunktion zur Auseinandersetzung mit eigenen Gefühlen und Gedanken zu (Rentrop 2012a).

Triangulierung

Die dyadische Beziehung zwischen Patient und Therapeut wird in der Kunsttherapie um die Gestaltung erweitert. In der Behandlung darf ein Bild als Agierfeld dienen. Es bietet sich als Bühne für die sichtbare Darstellung der inneren Welt der Patienten an. Aber ebenso häufig wird das Spiel um die therapeutische Beziehung im Bild sichtbar. Dank des Bildes als distanzschaffendem Dritten ist für viele Patientinnen die bildnerische Auseinandersetzung mit bedrohlichen Introjekten eine von Spannung und Schneidedruck entlastende therapeutische Methode ähnlich den sogenannten Skills, die als störungsspezifische Technik im Rahmen psychotherapeutischer Therapieverfahren empfohlen werden.

FALLBEISPIEL Frau E.

Das Bild mit einem in allen Farben leuchtenden Totenschädel (→ Abb. 16-6) stammt von einer sehr jungen Patientin mit einer schweren Borderline-Persönlichkeitsstörung. Sie kommt aus einem strengen, von tiefer Gläubigkeit geprägten Elternhaus. Ihre aggressiv-destruktiven Suizidfantasien durfte sie, um nicht gegen die glaubensgeprägte »heile« Welt zu verstoßen, nur in »niedlichen Farbspielereien« ausdrücken, wie ihr Vater dies in seinem Kommentar zu diesem Bild äußerte.

Im Laufe der ca. 3-monatigen, täglich stattfindenden kunsttherapeutischen Gruppe konnte sie in »niedlichen« Farben und mit sichtlichem malerischem Können ihre Geschichte von Leistungsdruck, emotionaler Vernachlässigung und Unverständnis für die vitalen Bedürfnisse eines sehr jungen Menschen in ihren Bildern »erzählen«, begleitet von der achtsamen, freundlich-distanzierten Anwesenheit der Therapeutin. Dem Vater wurde nach Rücksprache mit Frau E. und dem behandelnden Arzt der Zugang zu den Bildern verwehrt. Ein verbaler Austausch über die Bilder war von Frau E., auch mit der Therapeutin, nicht gewünscht. Ihr genügte es, wenn sie nach der Stunde ihr Bild der Therapeutin überreichen konnte. Die Patientin achtete sehr genau darauf, ob ihr Werk von der Therapeutin achtsam und wohlmeinend in Empfang genommen und genügend sorgsam in einer von der Malerin selbst gestalteten Mappe verwahrt wurde. Kunsttherapie? Natürlich! Doch so klein sind manchmal die Schritte. Heilung? Wohl kaum, aber das junge Mädchen hatte der Kunsttherapeutin erlaubt, die Bilder ihres Lebens zu bewahren und sie selbst ein kleines Stück ihres Weges zu begleiten.

Das bildnerische Gestalten kann autoaggressive und destruktive Emotionen selbstverständlich nicht plötzlich zum Verschwinden bringen. In der Therapie der Borderline-Störung gehören Flexibilität, Geduld und Reflexionsfähigkeit zu einer jeden Behandlung als eine der Voraussetzungen zum Gelingen. Zusätzlich fordert die Therapie dieser schweren Störung den offenen, reflektierten Austausch mit allen an der Behandlung beteiligten Therapeutinnen und genaue Absprachen über den jeweiligen Stand der Dinge. Ebenso bedarf es einer regelmäßigen Supervision des ganzen Behandlungsteams.

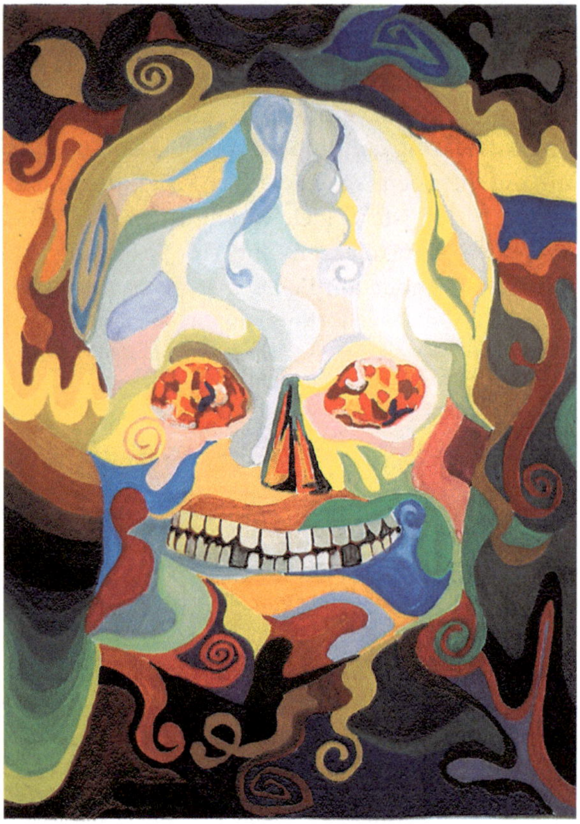

Abb. 16-6: »Bunter Totenkopf«, *Bild von Frau E.*

Das Bild – nur Ressource?

Die bildnerische Begabung wird sehr häufig als eine Ressource der Patientin gesehen. Aber auch das kreativste Bild kann immer nur einen Teil der negativen Energie binden. Bei der schweren Selbstschädigung des oben beschriebenen Falles Frau E. sollte daher die »entlastende Containerfunktion« des Bildnerischen hinterfragt werden. So könnte das Gestalten der Patientin hier dazu dienen, aggressive und suizidale Impulse beim Malen lustvoll weiter auszuleben und den Suizidwunsch bildnerisch noch zu verfestigen.

FALLBEISPIEL Frau O.

Frau O., eine junge Frau, die bereits als Kleinkind permanenter familiärer Kälte und Gewalt ausgesetzt war, malte einen roten Baum, von einem weißen Blitz gespalten (→ Abb. 16-7). Sie habe ihre »mörderische Wut« auf den gewalttätigen Vater gemalt. Diese aggressive Emotion drohte aber letztendlich nicht nur den Baum als symbolisiertes Vater-Introjekt, sondern ebenso den Baum als Ich-Symbol – also sie selbst – zu zerstören.

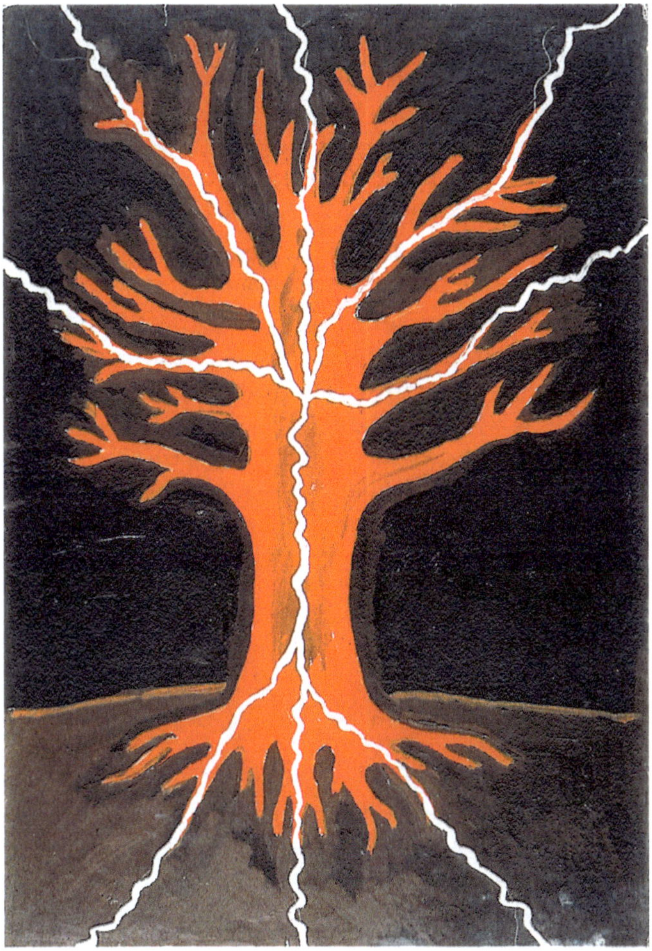

Abb. 16-7: »Blitzbaum«, *Bild von Frau O.*

Hier zeigt sich, wie so häufig bei Patientinnen mit einer BPS im Bild die Wandlung von Aggression zu Autoaggression. Die Patientin hatte sich über viele Jahre an einer Vene an der Fußsohle immer wieder so viel Blut abgenommen, dass sie – jedes Mal am Rande des Todes – auf der Intensivstation notfallmäßig infundiert werden musste. Das führte in der Therapie zu einer fast ausweglosen Übertragungssituation. Die implizite »Drohung«, ihre Wut bei der kleinsten Unstimmigkeit in ihrem Leben, d. h. auch in der Therapie, sofort wieder am eigenen Körper auszulassen (im wörtlichen Sinne), machte jeden Versuch zunichte, zu der Patientin näheren Kontakt herzustellen. Im Versuch, die Übertragungsnähe abzuwehren, wird die Therapeutin entweder zur vernachlässigenden Mutter oder gar zum gewalttätigen Vater. Den schweren inneren Konflikt zwischen der Idealisierung, d. h. einer ersehnten Nähe (zur Therapeutin), und der Angst vor abermaliger Zurückweisung bzw. Gewalterfahrung, agierte Frau O. sofort an sich selbst aus. Dieses Geschehen bedeutete aber für sie jedes Mal wieder den Verlust des idealisierten Objektes und bestätigte ihre Überzeugung, Recht zu haben mit ihrer Annahme, vom Therapeuten verdammt zu werden (Moser 2012). Und das löste erneute Selbstverletzung bzw. Suizidalität aus.

Dass der weiße Blitz auch eine Pflanzengestalt sein könnte, drängt sich ebenfalls beim Betrachten des Bildes auf. Wen symbolisiert z. B. der mit Rot prall gefüllte Baum? Könnte dies der hilfreiche infundierende Arzt sein, der die zarte weiße »blutleere« Gestalt (die Patientin) wieder mit Blut, d. h. mit Leben füllt? Oder meint die Patientin mit dem roten Baum nicht nur den gewalttätigen Vater, der sie früher tatsächlich blutig geschlagen hat, sondern in Identifikation mit ihm – auch sich selbst? Wird die Therapeutin, in Umkehrung der Rollen, dabei selbst zum gequälten Opfer der implizit aggressiven Patientin? Das Bild zeigt die Vieldeutigkeit zwischen all diesen Polen und auch den destruktiven Anteil, der sich durch das traumatische Erleben in der Kindheit, auf das hier nicht weiter eingegangen werden kann, bis zum Ende ihres Klinikaufenthaltes nicht wirklich besserte. Auch solche belastenden und oft sehr hilflos machenden Erfahrungen bleiben – wie jede Kunsttherapeutin, die in einer Akutklinik arbeitet, wissen muss – in einem langen Kunsttherapeutenleben nicht aus.

Wenn Patienten nach der Bildbedeutung fragen

Auf die drängenden Bitten mancher Patienten, ihnen doch zu erklären, was ihre Gestaltung wohl bedeute, wird der Kunsttherapeut eher zurückhaltend antworten mit dem Satz: »Wenn Sie noch selbst auf der Suche nach der Bildaussage sein sollten, kann ich ihnen nur empfehlen, Geduld zu haben, bis Ihre Bildaussage sich im Laufe der folgenden Gestaltungen wie von selbst erschließt.« Das gilt besonders für die Gestaltungen von BPS-Patienten, die sich dank ihrer ausgefeilten negativen Argumentation sprachlich jedem wohlmeinenden Kunsttherapeuten überlegen zeigen. Häufig dient der Wunsch, sich die eigene Gestaltung vom Therapeuten erklären zu lassen, auch der Kontrolle über die erzielte Wirkung der oft sadistisch-aggressiven Darstellungen (Blutstropfen, Totenköpfe, Grabkreuze, Messer, Tränen, verletzte Körperteile, gebrochene Herzen) auf die Gruppe und den Therapeuten. Eine technisch neutrale Haltung, bei der nicht gleich das gesamte Therapeutenwissen über Bildaussage, Psychodynamik und »psycho-archäologische Grabungen« bis in die frühe Kindheit – inklusive eines fraglichen Missbrauchs – aus dem Zaubersack des Traumatriggerns gezogen wird, ist hier besonders für angehende Kunsttherapeuten eine, vielleicht auch von therapeutischem Leistungsdruck entlastende therapeutische Anregung.

Denn die Gestaltende selbst könnte natürlich auch dazu angeregt werden, selbst über die Bildaussage nachzudenken und sich Zeit zum Betrachten und achtsamen Erforschen ihres Werkes zu nehmen. Diese selbstständige, sorgfältige Forschungsarbeit kann zu einer Unterbrechung der Borderline-Dynamik und damit zu einer »Entschleunigung« des Agierens führen – vielleicht sogar die mentale Kompetenz der

Malenden stärken. Das wird ihr vielleicht auch helfen, selbst für negative Inhalte der Gestaltung im Laufe der Zeit Verantwortung zu übernehmen. Zu dieser Situation können vom Therapeuten Beispiele aus der Kunst genutzt werden, die – angelehnt an das Bildthema des Patienten – eine ähnlich destruktive, doch künstlerisch verarbeitete Problematik zeigen. Ziel ist dabei, dem Patienten zu helfen, sich durch Zugehörigkeit zu einem allgemein anerkannten Bilderkanon eine innere Heimat zu schaffen, Distanz zu destruktiven Impulsen herzustellen und eigene, individuelle Identität zu sichern.

Spaltung im Team als Hinweis für Borderline-Störung

Die Spaltung im Team, hervorgerufen durch die unterschiedlichen Verhaltensweisen unterschiedlichen Personen gegenüber, war lange Zeit ein wichtiger diagnostischer Hinweis für eine Borderline-Persönlichkeitsstörung. Das Agieren der Patienten führt, wie aus zahlreichen Supervisionsgruppen zu erfahren ist, selbst heute noch in manchen Kliniken zum Tauziehen über den richtigen Umgang mit dem Patienten.

Nach der anfänglichen heftigen Idealisierung ihrer Therapeuten erleben BPS-Patienten ihre Ärztin, ihren Kunsttherapeuten, die Bezugsschwester, den Psychologen usw. regelmäßig und nach nicht allzu langer Zeit als enttäuschende, ungenügende oder sogar feindliche Personen. Ausgelöst wird die Umkehrung der positiven Übertragung in Entwertung und Abwehr oft durch marginale Unstimmigkeit mit der Therapeutin. Die Enttäuschung der Patienten ist unverhältnismäßig, wenn sie meinen, auch hier wieder feststellen zu müssen, dass die Behandler nicht stets gute, mächtige, ewig verfügbare Wesen sind, sondern »genügend gute« Therapeuten und normale Menschen mit angemessenen Reaktionen. So groß ist die Angst der Borderline-Patienten, von der Bezugsperson enttäuscht zu werden und in das Grauen der Frühzeit (ihrer Kindheit) gestoßen zu werden, dass die vorher idealisierte Beziehung als schädigend und zerstörerisch erlebt wird und abrupt abgebrochen werden muss. Nie hatten diese Patienten die Gelegenheit, zu erfahren, dass Eltern, d. h. Mutter und Vater, »gut« und »böse« zugleich sein können und dass eine genügend gute Mutter, ein genügend guter Vater ausreicht, um ein sicheres Überleben zu gewährleisten.

Natürlich wartet hier auch auf Kunsttherapeuten eine zweifelhafte »Anerkennung«. Nicht selten werden gerade sie, die in der Klinikhierarchie eine eher bescheidene Position einnehmen und daher nicht übermäßig an positiver Verstärkung »leiden«, heftig idealisiert. Mit dem verführerischen Angebot: »Sie sind wirklich der einzige, der mich hier versteht«, werden sie auf das Glatteis eines trügerischen Selbstwertgewinns gelockt. Vielleicht leisten sich die so Idealisierten daraufhin doch einmal kurz die heimliche Fantasie, therapeutisch kompetenter, also ganz einfach besser zu sein als ihre Kollegen. Erfahrungsgemäß währt die Freude an dieser angenehmen Fantasie nicht lange.

Das Spalten darf aber keinesfalls ausschließlich als demonstratives Agieren gesehen werden, sondern ist auch Signal einer tiefen Bedürftigkeit, das allerdings zur falschen Zeit und am falschen Ort an die falsche Person gerichtet wird. Denn all die nicht integrierten, polaren Gefühle ähneln genau denen, die das Kind zu seinem eigenen Schutz damals keinesfalls wahrnehmen durfte und abspalten musste. Das kann ebenfalls als kreativer Rettungsversuch gewertet werden, da das Bewusstwerden des Kindes über die Traumatisierungen ihm kaum ein seelisches Überleben erlaubt hätten.

Die Ressourcen des Schöpferischen

Progressive Entwicklung in der Kunsttherapie wird weniger durch das Gespräch gefördert, sondern – ohne dass Schweigen herrschen muss – mehr in einer wohlmeinenden, würdigenden Begleitung während des gestalterischen Prozesses selbst und in ressourcenorientierten bildnerischen Veränderungen im Bildraum, die vom Kunsttherapeuten zurückhaltend angeregt werden. Der Bildraum bildet die Bühne, auf der sich das Drama dieser schweren Störung schöpferisch entfalten und sich zur Tragödie, aber manchmal auch zur Komödie entwickeln kann. Daher bietet das gestalterische Werk immer die Basis der therapeutischen Intervention.

So fordert die Arbeit mit diesen Patienten von den Therapeuten den Mut zum Experimentieren und ebenso den Mut, das Scheitern in der Therapie zuzulassen und immer zu reflektieren (Titze 2005). Gefordert ist der aufmerksame Blick auf all das, was im Bild leben und sich entwickeln möchte, und nicht primär auf die auffälligen Merkmale von Selbstdestruktion und Defizit. Da das Bild immer auch Selbstobjekt ist, gelingt es Patientinnen manchmal leichter, den eigenen intakten Persönlichkeitsanteil in der Gestaltung als authentischen Ausdruck jenseits von Störung und Krankheit zu erleben und das bildnerische Werk und damit sich selbst ein wenig mehr zu achten (zu lieben). Da jeder Borderline-Patient eine einmalige Persönlichkeit ist, gehört es zu einer angemessenen therapeutischen Haltung, dem Patienten trotz des Wissens um die Behandlungsschwierigkeiten auch in der Kunsttherapie unvoreingenommen, vorurteilsfrei und neugierig im guten Sinne zu begegnen.

Kunstpädagogische Methode

Die kunstpädagogische Methode des »Lernens am Bild« besteht in der Stärkung der mentalen Fähigkeiten und ihres angemessenen bildnerischen Ausdrucks über die erweiternden und manchmal beglückenden Erfahrungen beim »Kunstmachen«. Diese therapeutische Methode kann dazu beitragen, die innere Welt der Patienten, die geprägt ist von Chaos, Instabilität, überschießenden Emotionen und mangelnder Mentalisierungsfähigkeit, ansatzweise zu strukturieren und zu stabilisieren. In einem viel Geduld und »Standing« erfordernden (kunsttherapeutischen) Prozess und einer zugewandten, aber stets reflektierten therapeutischen Begleitung werden im Bild, neben den Anteilen des Destruktiven auch die progressiven Veränderungspotenziale deutlich und für den weiteren therapeutischen Prozess hilfreich. In einem letzten Fallbeispiel soll diese Verschränkung des Bildnerisch-Künstlerischen, der ärztlichen Behandlung und der gemeinsamen tragenden therapeutischen Haltung verdeutlicht werden.

FALLBEISPIEL Frau B. (modifiziert nach Martius und von Spreti 2021)
Frau B., eine Abiturientin, kam wegen einer agitierten depressiv-suizidalen Krise auf die geschützte Station. Die Schülerin verweigerte zunächst mehrere Tage das Gespräch, kauerte meistens auf dem Gang oder im Raucherbereich und reagierte abweisend auf Kontaktaufnahme. Die Eltern waren in großer Sorge und Ratlosigkeit. Sie berichteten von einem sehr leistungsorientierten Umfeld, in der gute Noten und ein Studium »selbstverständlich« erwartet wurden, ebenso wurde zu Hause musiziert, Sport getrieben, der Alltag der Familie war durchgeplant. Zwangsläufig gaben sich die Eltern oft die Klinke in die Hand, waren ständig belastet und beruflich sehr gefordert.

Nach einigen Tagen schob die Schülerin der Kunsttherapeutin über ein Bild mit Textcollagen Hinweise auf sexuelle Übergriffserfahrungen unter, ohne dies direkt zu benennen und mit der Bitte um unbedingte Diskretion. Die Kunsttherapeutin vermittelte der Patientin nach der Gruppenstunde in einem Vier-Augen-Gespräch, dass zentrale Informationen aus der Anamnese und dem sonstigen Erleben der Patientinnen von ihr nicht verheimlicht werden dürfen. Sie ließ sie an ihren Überlegungen dazu teilhaben: Vorausgesetzt die Therapeutin gäbe diese Nachrichten nicht weiter, würde das im Fall erneuter bzw. anhaltender psychischer Probleme und Symptome bedeuten, dass die Patientin keine angemessene therapeutische Unterstützung erfahren würde – und ob das wohl in ihrem Interesse wäre? Zögernd, aber letztlich auch einsichtig, stimmte die Patientin einer Absprache zu, wann und wie die Informationen an den behandelnden Arzt übermittelt werden können: Die Kunsttherapeutin wird den Kollegen in allgemeinen Worten informieren und ein gemeinsames Gespräch vorschlagen, damit sich die »Szene« des Übergriffs nicht wiederholt. Die Patientin war von einem Nachhilfelehrer, mit dessen Hilfe sie ihre ohnehin guten Noten weiter verbessern sollte, sexuell bedrängt worden, verbunden mit der Warnung, dass er sich suizidieren werde, wenn sie dies publik machen würde.

In diesem ersten ausführlichen Anamnesegespräch ließ sich der Arzt die Situation nochmals erklären und ging dabei auch ein wenig eifrig »detektivisch« zu Werke. Die Patientin war darüber schockiert, erlebte das wie einen Vorwurf, aktiv an der Situation beteiligt gewesen zu sein, und nicht eindeutig als Opfer gesehen zu werden. Die Kunsttherapeutin zeigte für die Reaktion der Patientin Verständnis, machte aber auch deutlich, dass der Arzt genau diesen Vorwurf nicht beabsichtigt, lediglich medizinisch vorgehen muss. Dieses Vorgehen erwies sich als hilfreich, damit es nicht zu einem Missverständnis, einer erneuten Eskalation und emotionalen Entgleisung der jungen Frau kommt.

In den folgenden Wochen eines etwa 6-wöchigen Aufenthaltes entwickelt sich eine Beziehungskonstellation, in der die Patientin die Kunsttherapeutin und den Arzt für eine Klärung ihrer Beziehungsmuster nutzte. Dabei gerieten beide Behandelnden rasch wechselnd in Momente der Idealisierung und Entwertung. Mal wurden sie verehrt als ersehnte und gesuchte Retterin bzw. Retter für eine hilflose, wie eingesperrt wirkende Figur, deren Gesicht zum großen Teil vom offenstehenden Mund bedeckt ist – aber gestalterisch verbunden mit hohen und mit spitzen Stacheln (→ Abb. 16-8); mal werden sie zu dämonisierten, halbblinden, vielleicht angegriffenen Fratzen (ist es ein »blaues Auge«?), ohne jede Art von Zuwendung oder Mitgefühl.

Diese Situation kann nur durch den engen Austausch und die Kompetenz im Umgang mit den ständigen Spaltungsversuchen bewältigt werden, da hierbei eine ständige emotionale Achterbahn stattfindet, nicht nur in der Übertragung, sondern auch in der Gegenübertragung. Im Falle des therapeutischen Scheiterns wäre ein Gegenagieren zu befürchten, oder ein stellvertretender Konflikt zwischen den Behandelnden, auf den die hintere Person im zweiten Bild ja nur zu warten scheint (→ Abb. 16-9).

Entsprechend der Objektbeziehungstheorie (Martius 2021) können wir die Gestaltungen und inszenierten Beziehungswechsel so verstehen, dass es nicht nur um den Ausdruck von Bedrohung oder Ohnmacht auf der bewussten Ebene der Patientin geht, sondern dass sich auch Hinweise ergeben auf innere Konflikte, weil unbewusste, abgespaltene innere Anteile der Patientin nicht miteinander versöhnt, integriert sind. Diese Anteile zeigen sich z. B. in den Selbstschädigungen und den emotionalen Ausbrüchen und werden als ich-dyston und leidvoll, als wenig kontrollierbar erlebt, quasi als Zustände, denen die Patientin ausgeliefert ist. Durch die wiederholte Spiegelung der wechselnden Wahrnehmung von Kunsttherapeutin

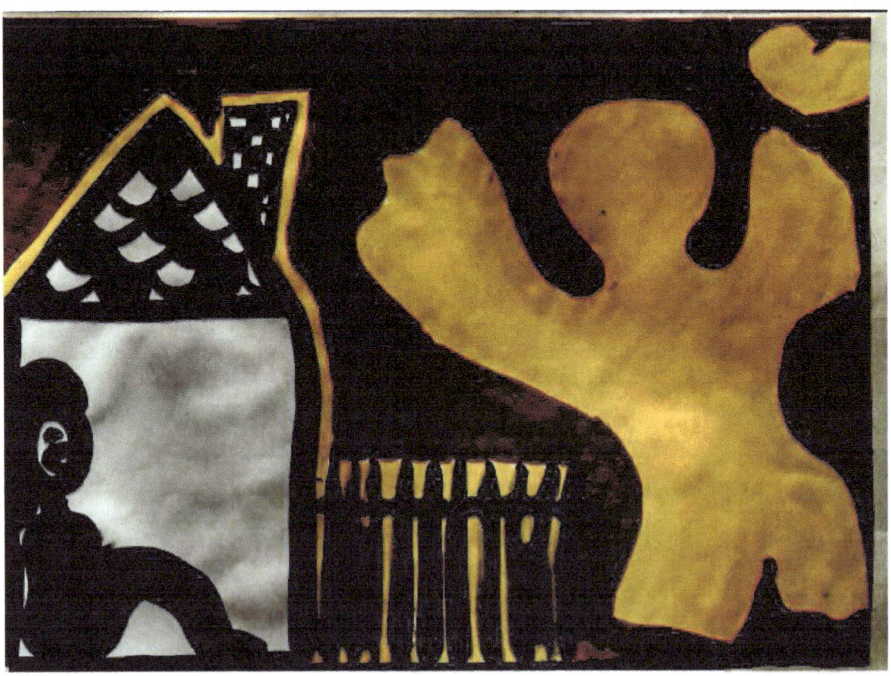

Abb. 16-8: Die Fratze der Rettenden.

und Psychiater im Zusammenhang mit Ereignissen im Stationsalltag wird der Patientin bewusster, dass auch sie kraftvoll und aggressiv zu reagieren weiß, dass sie andere in Bedrängnis bringen kann und dass sie eben nicht nur Opfer von Anderen und von anderen Umständen zu sein scheint. Letztlich gewinnt die Patientin in dieser ersten psychiatrisch-psychotherapeutischen Begegnung die Einsicht und Zuversicht, dass sie die aktuelle Krise bewältigen kann und dass es Sinn macht, sich für spezifische Therapieangebote für die weitere Persönlichkeitsentwicklung zu interessieren.

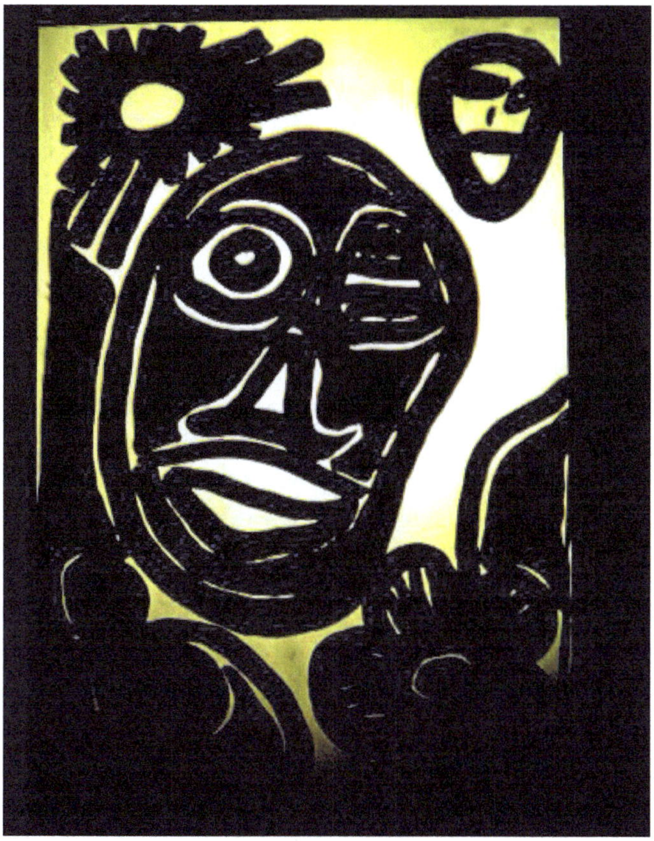

Abb. 16-9: Wer hilft wem?

Literatur

Fonagy P, Gergely G, Jurist EL, Target M (2011. Affektregulierung, Mentalisierung und die Entwicklung des Selbst. Stuttgart: Klett- Cotta.
Gunderson JG (2009). Borderline personality disorder: Ontogeny of a diagnosis. *American Journal of Psychiatry, 166:* 530–539.
Kernberg OF (1990). Schwere Persönlichkeitsstörungen. Stuttgart: Klett-Cotta.
Kluttig T (2018). Systemische Praxis in der forensischen Psychotherapie. Familiendynamik, 43: 188–201.
Lohmer M (2018). Borderline-Therapie (3. Aufl.). Stuttgart: Schattauer.
Martius Ph (2021). Persönlichkeitsstörungen. Stuttgart: Kohlhammer.
Moser T (2012). Vater, Mutter, Gott und Krieg. Hass, Verachtung und Verrat in einer psychoanalytischen Behandlung. Gießen: Psychosozial.
Niederland WG (1989). Trauma und Kreativität. Frankfurt a. M.: Stroemfeld Nexus.
Reddemann L (2006). Überlebenskunst. Stuttgart: Klett-Cotta.
Rentrop M (2012a). Borderlinestörung im psychiatrisch-klinischen Setting. In: F von Spreti, P Martius, H Förstl (Hrsg.), Kunsttherapie bei psychischen Störungen. München: Elsevier.
Rentrop M (2012b). Psychoedukation bei Borderline-Störungen. München: Elsevier
Seldes L (2008). Das Vermächtnis Mark Rothkos. Berlin: Parthas.
Spreti F von (2012a). Kunsttherapie mit Borderline-Patienten. In: F von Spreti, P Martius, H Förstl (Hrsg.), Kunsttherapie bei psychischen Störungen. München: Elsevier.
Spreti F von (2012b). Die Vermessenheit des Kunsttherapeuten. In: Titze D (Hrsg.), Kunst und Sprache. Dresden: Sandstein Verlag.
Spreti F von, Rentrop M, Förstl H (2022). Kunsttherapie bei psychischen Störungen. München: Elsevier.
Titze D (2005). Die Kunst der Kunst Therapie. Dresden: Sandstein.
Yeomans FE, Clarkin JF, Kernberg OF (2017). Übertragungsfokussierte Psychotherapie der Borderline-Persönlichkeit. Manual. Stuttgart: Schattauer.

ALFRED HABERKORN

17 Ein Bild von Dir ...

Porträtmalerei im Justizvollzug

17.1 Einführung

In der Justizvollzugsanstalt Zeithain gibt es seit 2007 ein Kreativzentrum für Inhaftierte, in dem verschiedenste künstlerische und kunsttherapeutische Angebote stattfinden. Derzeit arbeiten dort vier festangestellte Kunsttherapeuten. In diesem Beitrag stelle ich die Porträtarbeit vor; sie ist eines unter mehreren Gruppenangeboten, die sich mit dem Thema Familie auseinandersetzen.

Viele Inhaftierte leiden unter enormen persönlichen und sozialen Problemen. Diese Probleme treiben sie oft in alte Muster und Verstrickungen zurück, denn das Absitzen einer Haftzeit bedeutet nicht, dass man dadurch ein neuer Mensch wird. Jedoch muss sich »etwas ändern«, das sieht jeder ein, das ist offensichtlich.

Sehnsucht. Die Haft macht vielen schmerzlich deutlich, dass man nicht allein im Leben steht, dass man angewiesen ist auf die Hilfe und Zuneigung von anderen, auch wenn mancher das »draußen« nie so formuliert hätte. Es ist immer riskant, sein Herz an jemanden zu hängen, für Inhaftierte gilt das ganz speziell. Und gleichzeitig ist die Haft auch ein Ort, an dem die Sehnsucht Blüten treibt, denn die wirkliche Situation mit all ihren zu bewältigenden Schwierigkeiten ist weit weg. Vieles fühlt sich in der Erinnerung ganz anders an: »Ich war doch immer da, ich habe alles gemacht, ich bin immer nachts aufgestanden und habe alles erledigt.« Andere Inhaftierte hingegen stellen bestürzt fest, dass sie sich während ihrer Haftzeit im Rahmen der angebotenen Familienmaßnahmen mehr mit ihren Kindern beschäftigen als in der Zeit, als sie noch zu Hause waren.

Idealisierung. Die Partnerin, die Kinder, die Haustiere und gelegentlich die Eltern oder Großeltern werden in der Haft sehr idealisiert. Nach der Haft wird alles gut werden: kein Drogenkonsum, keine Straftaten mehr, ein geregeltes Leben und Meiden der alten Kreise. Offen bleibt, wie sich die Realität diesen Wünschen fügt, denn das eigene verletzte Leben zu teilen, ist weitaus komplizierter, als es scheint. Mit der Porträtarbeit docken wir an diese Sehnsucht nach Stabilität an. Die Inhaftierten porträtieren ihre wichtigste, schmerzlich vermisste Person mit dem Ziel, das Porträt zu verschenken.

Diese Arbeit wird somit zu einer ganzheitlichen Auseinandersetzung mit sich selbst: Die Inhaftierten begegnen (im geschützten Rahmen der Kunsttherapie) den eigenen Fähigkeiten wie auch den subtilen Vermeidungsmechanismen, der geringen Frustrationstoleranz und der Frage der Verantwortungsübernahme.

17.2 Die Porträtarbeit im Einzelnen

Wie es beginnt ... Wir beginnen in der Regel mit Kennenlerngesprächen. Die Porträtarbeit findet in der Gruppe statt, wenn aber alle Beteiligten ihre Arbeitsmaterialien ausgehändigt bekommen haben und das allgemeine Arbeiten an den jeweiligen Porträts begonnen hat, lassen sich solche Einstiegsgespräche durchaus auch in einer angemessenen Form der Intimität führen. Das Thema sind hierbei weniger die Straftaten, sondern vielmehr die familiären Umstände, die Herkunft, etwaige künstlerische Interessen und dergleichen. Hierbei legen wir die ersten Nähe-Distanz-Verhältnisse fest. Ich versuche zu zeigen, dass ich mich weder durch mangelnde künstlerische Kenntnisse noch schwierige Begleitumstände einschränken oder erschrecken lasse: Alles ist möglich, solange die Entscheidung zu einem Projekt klar genug ist. Oftmals beginnen wir mit verschiedenen Übungen, seien es einfache Kritzeleien, um räumliche Illusionen herzustellen, ein paar einfache Experimente rund um den Farbkreis oder ganz einfache Zufallstechniken mit flüssiger Farbe, die dazu einladen, sich auszuprobieren, zu vergleichen und zu staunen, ohne dass ein Leistungsdruck aufgebaut wird. Die Teilnehmer sollen erleben, dass sie durchaus in der Lage sind, schöne Sachen herzustellen, auch wenn sie in diesem Bereich noch keine Erfahrungen haben. Darüber hinaus legen wir in diesen ersten Schritten viele kleine Regeln fest:

- Keiner hat das Recht, sich über jemand anderen lustig zu machen.
- Jeder hat das Recht, ungestört arbeiten zu können.
- Jeder hat das Recht, sich Rat oder Hilfe zu holen.

Um neue Schritte zu lernen, braucht es viel Sicherheit und Unterstützung. Dazu zählen allerlei technische Hilfestellungen, aber auch Regeln, die garantieren, dass man sich ohne Gesichtsverlust ausprobieren und ungestört konzentrieren kann (→ Abb. 17-1).

Beziehungsgespräche. Wir reden über die vermisste Person: Wie ist derzeit der Kontakt? Was hängt in der Luft? Wie geht es der Person derzeit und wie soll es nach der Inhaftierung weitergehen? Notwendig ist auch ein entsprechendes Foto. Dieses muss nicht einer klassischen Porträtvorlage entsprechen; hier geht es vor allem darum, dass eine authentische Bildquelle vorliegt, auf die wir uns beziehen können. In der Regel bitte ich die Inhaftierten, mehrere Fotos mitzubringen, sodass wir eine Auswahl haben. Der gemeinsame Blick auf die Fotos ist in der Regel eine sehr behutsame Angelegenheit. Hier geht es einerseits um technische Kriterien, andererseits ist das auch ein schö-

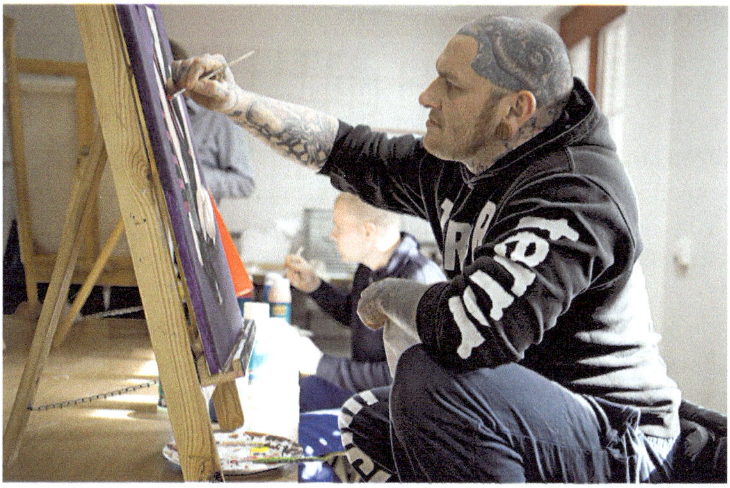

Abb. 17-1: Ein Blick in die Arbeitsatmosphäre des Malateliers.

ner Anlass, mehr über die Beziehung zu erfahren und die Not(-wendigkeit), das Porträt zu erstellen. Schwierig wird es, wenn eine Partnerin porträtiert werden soll, die gerade dabei ist, sich zu trennen. Oder wenn es um die eigenen Kinder geht, zu denen der Kontakt seitens der Mutter verwehrt wird. Dann muss die Frage geklärt werden, für wen dieses Bild angefertigt wird, denn für sich selbst etwas zu tun, ist für Inhaftierte schwerer als man denkt.

Die Leinwand. Sind diese Rahmenbedingungen geklärt, geht es darum, den Bildgrund herzustellen: die Leinwand. Wir vermeiden gekaufte Leinwände, einerseits aus Kostengründen, andererseits wächst die Wertschätzung der eigenen Arbeit, wenn wirklich alles daran selbst herstellt ist. In der Regel füllt der Leinwandbau etwa 2 Stunden (inkl. Rauchpausen). Die Teilnehmer bauen einen Holzrahmen in der Größe, die sie für das Bild wünschen, spannen eine Leinwand darüber und grundieren diese. Gut ist, dass es sich hierbei um einen rein technisch-handwerklichen Prozess handelt. Man muss kein Künstler sein, um sich eine Leinwand zu bauen, aber wenn sie erst gebaut ist, erleichtert das auch den nächsten Schritt: die Zeichnung.

Die Zeichnung. Die Erstellung einer Porträtzeichnung ist nicht einfach. Wenn dies aus freier Hand heraus versucht wird, also ohne technische Hilfsmittel, dann braucht es in der Regel einen kleinen Umweg über das Papier, um genau diesen ersten Schritt zu üben, denn auf der Leinwand muss die Zeichnung gelingen, zumal das Radieren auf der grundierten Leinwandoberfläche nicht wirklich gut geht. Meist aber helfen wir uns hier mit einer Projektion: Ich kopiere das Foto auf eine transparente Folie und per Overhead-Projektor wird es auf die Leinwand projiziert.

Nun kann der Inhaftierte verschiedene Einstellungen testen: Wie sieht mein Bild aus, wenn ich nur einen Ausschnitt des Fotos projiziere, wie wenn das ganze Foto projiziert wird? Oftmals hilft das Experimentieren an dieser Stelle bereits, die anfängliche Fixiertheit (»Ich mache genau das Bild, mit allem, was hier zu sehen ist, und nichts anderes«) etwas zu lockern, da es augenscheinlich sinnvoll ist, das Eigentliche (in der Regel das Gesicht) zu fokussieren. Am Ende dieser Übertragung steht meist ein Bleistiftporträt aus wackeligen Linien, mit einigen groben Ungenauigkeiten, aber dennoch einer zumindest prinzipiell strukturellen Ähnlichkeit mit der Vorlage und die Feststellung, dass man sich das doch viel leichter vorgestellt hätte.

Die tragende Gruppe. Der nächste Schritt besteht darin, die Zeichnung anhand des Fotos zu verbessern. Hierzu stelle ich etwas weichere Bleistifte (2B) zur Verfügung und zeige den Unterschied zwischen einer groben Skizze und einer Zeichnung, indem ich z. B. ein Auge exemplarisch verbessere. Ich zeige und formuliere genau, was ich beobachte und was ich auf welche Art übertrage. Man kann feststellen: Einige Verbesserungen der Zeichnung sind völlig einfach, andere schwer. Manchmal springen hier auch etwas geübtere Inhaftierte ein und erklären, was ich zu sagen versuche, in ihrer Sprache. Es ist schön, dies zu beobachten, weil hier bereits Erlerntes mit Stolz, aber auch mit einer gewissen Fürsorglichkeit wiedergegeben wird.

Erst wenn die Zeichnung steht, wenn entschieden ist, wie der Hintergrund des Porträts gestaltet werden soll, und wenn alle Fragen bezüglich der Anatomie geklärt sind, kommt die Farbe ins Spiel.

Die Farbe. Die Farben müssen sparsam und in den richtigen Mischverhältnissen eingesetzt werden. Dunkle Farben sind dominanter als helle, deshalb braucht man davon im Verhältnis weniger. Wenn der Platz zum Farbmischen auf seinem Teller nicht ausreicht, nimmt man einen zweiten Teller dazu. Der erste Kontakt mit Farbe gehört dem Hintergrund. Details werden hier nur gemalt, wenn diese von Bedeutung sind. Nicht alles, was sich auf einem Foto befindet, ist bildwürdig. Wir können Schwerpunkte setzen, manches vereinfachen, manches dramatisieren.

Dabei sprechen wir über die nächsten Schritte: Die Gestaltung der Kleidung unter dem Verzicht auf überflüssige Details, Licht und Schatten im Faltenwurf eines Pullovers, die Qualität von harten Kontrasten und weichen Übergängen, die Nichtexistenz von reinen, ungemischten Farben in der Natur, den Unterschied zwischen einer Comicfigur und dem Porträt, welches als Aufgabe vor einem liegt.

Die Fehlerkultur. Das Gute an der Sache ist, dass bereits viel Arbeit investiert wurde und dass sich auf einer Leinwand auch grobe Fehler stets korrigieren lassen. Immer wieder müssen wir gemeinsam einschätzen, wie weit wir gehen können. Ich habe hier gute Erfahrungen damit gemacht, den Anspruch recht hochzuhängen. Der Werkstattcharakter, die Gruppe der teilnehmenden Inhaftierten und die hohe Beziehungsqualität schaffen eine Stimmung, die scheinbar Unmögliches möglich werden lässt. Eine Fehlerkultur entsteht. Die Gespräche gewinnen an Intensität und Intimität, neben der Ratlosigkeit in technischen Details tauchen viele Fragen auf, die das Leben vor und nach der Haft betreffen, vor allem im Beziehungsbereich. Die Anwesenheit der halbfertigen Porträts schafft eine Achtsamkeit, die von der gesamten Gruppe geschätzt und getragen wird. Je weiter sich das Porträt entwickelt, desto subtiler werden die notwendigen Abstraktionen, denn ein wirklicher Fotorealismus ist nicht durch eine genaue Wiedergabe aller einzelnen Details möglich. Viele Inhaftierte gehen extrem kritisch mit sich selbst ins Gericht und sehen zunächst vor allem die eigenen Fehler. In der Arbeit der anderen jedoch schätzen sie das, was überzeugt und strahlt. Hier ist es sehr hilfreich, Gruppenbesprechungen zu machen, denn letztlich geht es jedem ganz ähnlich. Jeder braucht Bestätigung, um durchzuhalten und seine Zielvorstellungen so zu entwickeln, dass die eigene Leistung eine Chance hat, zu genügen.

Das Bild als Versprechen. In der Regel dauert die Arbeit an einem solchen Bild (bei einem Termin von 2,5 Stunden die Woche) 3 bis 5 Monate. Irgendwann bleiben nur noch letzte Feinheiten und Korrekturen, und es kommt der Punkt des Loslassens, des Entscheidens, dass das Bild nun fertig ist. Im Idealfall hat der betreffende Inhaftierte eine Person, der er das Bild schenken kann, die bereit ist, das Geschenk anzunehmen, und in der Lage, damit umzugehen. Dieses Bild ist ein Versprechen: Ich habe es für dich gemacht, ich habe alles gegeben; du bist mir so wichtig, dass ich das für dich tue.

Üblicherweise bin ich nicht mit dabei, wenn diese Bilder übergeben werden. Ich bekomme es nur im Nachhinein erzählt. Die Reaktionen sind in der Regel überwältigend. Durch diese Arbeit sind sie in der Lage, eine Seite zu offenbaren, die neben all dem Chaos und neben allen Fehlern auch existiert: eine sehr sensible, demütige und ehrfurchtsvolle Seite.

Das hier abgebildete Porträt ist ein gutes Beispiel dafür, wie die Kunsttherapie – im günstigsten Fall – Potenziale zutage fördern kann, die bisher unentdeckt waren. Es entstand etwa ein halbes Jahr nach der Inhaftierung (→ Abb. 17-2).

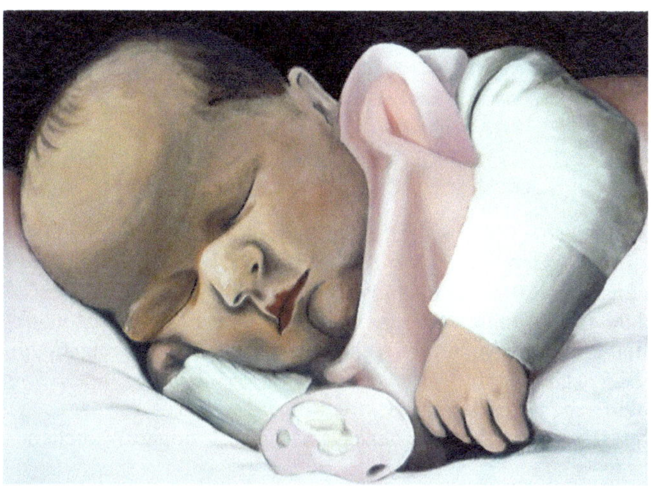

Abb. 17-2: Ungeahntes Potenzial: Erstlingsporträt eines Kunsttherapie-Teilnehmers.

Der junge Mann, der es gemalt hat, hat seiner Frau und sich selbst fest versprochen, sein kriminelles Leben zu beenden, nachdem er schon bei der Geburt seines ersten Kindes nicht dabei sein konnte. Die beiden heirateten noch während seiner Haftzeit und er tat etwas für ihn sehr Ungewöhnliches: Er besuchte die Kunsttherapie und fertigte dieses, sein erstes Bild überhaupt, an. Ermutigt durch sein offensichtliches Talent und durch die überwältigende Reaktion seiner Familie malte er im Laufe seiner Haft noch zwei weitere Bilder (seine Nichte und seine Mutter) und ist seither zumindest in unserem Gefängnis nicht wieder aufgetaucht. Er beschrieb diesen Prozess folgendermaßen: »Es ist besser, als wenn man ein Foto irgendwo stehen hat. Die Familie findet es auch übelst schön. Die hätten nicht gedacht, dass ich so etwas draufhätte, dass ich so etwas machen würde. So kennen die mich gar nicht. Ich bin durch die Kunsttherapie ruhiger geworden. Da braucht man viel Ruhe beim Bildmalen. Und da kann ich abschalten.«

17.3 Es lohnt nicht, aufzugeben ...

Nach wie vor: Es ist wesentlich schwieriger, ein geordnetes Leben zu führen, als im geschützten Rahmen einer therapeutischen Sitzung ein Bild zu malen. Wer weiß, wie das Leben weiter verlaufen wird, und wer weiß, inwiefern der Betreffende es schafft, tatsächlich zukünftig ein verlässlicher und fürsorglicher Partner oder Vater zu sein. Für manches Kind wird dieses Bild ein Beleg dafür sein, dass es einen Vater hat, auch wenn es ihn nicht oder nur wenig kennenlernen konnte, und dass dieser Vater sein Kind liebte, auch wenn das im Alltag wenig spürbar blieb.

Diese Bilder zeigen vor allem, dass nicht alles egal und verdorben ist. Dass es sich lohnt, nicht aufzugeben, sich anzustrengen und zu investieren, weil es die einzige Möglichkeit ist, das Leben zu meistern.

Literatur

Grüner A, Haberkorn A (2012). Land in Sicht? Die übergreifende Wirkung von Theaterprojekten im Justizvollzug. In: Titze D, HfBK Dresden (Hg), Zeichen setzen im Bild. Zur Präsenz des Bildes im kunsttherapeutischen Prozess. Dresden: Sandstein; S. 180–188.

Haberkorn A (2008). Äußere und innere Gefängnisse. In: Titze D, HfBK Dresden (Hg), Resonanz und Resilienz. Zu den heilsamen und unheilvollen Kräften menschlicher Schwingungsfähigkeit. Dresden: Sandstein. S. 248–254.

Haberkorn A (2012). Kunsttherapeutisches Arbeiten mit Strafgefangenen der JVA Zeithain. In: Spreti F v, Martius P, Förstl H (Hg), Kunsttherapie bei psychischen Störungen. München: Urban & Fischer; S. 312–317.

Haberkorn A (2021). Musikprojekte in der JVA Zeithain. In: Bánffy-Hall A de, Eberhard DM, Ziegenmeyer A (Hg), Musik im Strafvollzug. Perspektiven aus Forschung und Praxis. Münster: Waxmann; S. 259–268.
Haberkorn A, Hemmann M, Grüner A, Koch S (Hg) (2016), Räume öffnen – Kunsttherapie im Justizvollzug. Dresden: Hille.

Link

Für weitere kunsttherapeutische Angebote des sächsischen Justizvollzuges siehe www.kunstimgefaengnis.de

CAROLINA SCHINDLER

18 Im Land von Feuer und Eis

Kunsttherapie in Reykjavík, Island – ein Erfahrungsbericht

18.1 Von der Hochschule in den Sandkasten

Meine erste Arbeitsstelle nach meinem Umzug von den Niederlanden nach Island in die Hauptstadt Reykjavík fand ich in einem Kindergarten. Mein Plan war es, erst gut Isländisch zu lernen, um dann auf die Suche nach einer Arbeitsstelle in meinem erlernten Beruf als Kunsttherapeutin gehen zu können. Mein Ausbildungshintergrund ist ein Bachelorstudium der Kunsttherapie in den Niederlanden und ein darauffolgendes berufsbegleitendes Masterstudium der künstlerischen Therapien in Deutschland. Vor meinem Umzug nach Island war ich als Dozentin für Kunsttherapie an der niederländischen Hochschule HAN in Nijmegen tätig.

Da es aufgrund der grammatikalisch und aussprachlich herausfordernden isländischen Sprache oft vorkommt, dass Neuankömmlinge zur Kommunikation einfacherweise auf Englisch umsteigen, habe ich mich für einen anderen Weg entschieden. Mir schien es, eine gute Idee zu sein, im Kindergarten anzufangen, da Kinder im Gespräch nicht zum Englisch wechseln, wenn gesuchte Worte fehlen, und somit suchte ich mir sehr bewusst eine Arbeitssituation aus, in der ich mich ohne Rückhalt der englischen Sprache auf die einheimische Sprache einlassen musste mit dem Ziel, diese dadurch schneller zu lernen.

Meine Kenntnisse der isländischen Sprache beschränkten sich zu Beginn auf ein paar Worte, und in den ersten Wochen verstand ich nur »Bahnhof«, wie es in Deutschland so flapsig heißt. Doch für meine Arbeit war es unabdingbar, schnellstmöglich die isländische Sprache zu erlernen – für die so wichtige Kommunikation mit den Eltern der Kinder, mit den Kolleginnen wie auch natürlich mit den Kindern selbst.

Von mir forderte das Flexibilität und bedeutete einige Umstellungen in wesentlichen Bereichen des Lebens. Isländisch habe ich mir in den ersten Wochen durch genaues Zuhören, Lesen von Kinderbüchern, durch einen spielerischen Zugang wie dem Zeichnen und der Pantomime und durch das Singen von Kinderliedern angeeignet. So lernte ich in 5 Monaten die wichtigsten Grundlagen der isländischen Sprache kennen und kam auch grammatikalisch auf ein gutes Level durch den Besuch einer Sprachenschule über 2 Jahre zweimal pro Woche am Abend.

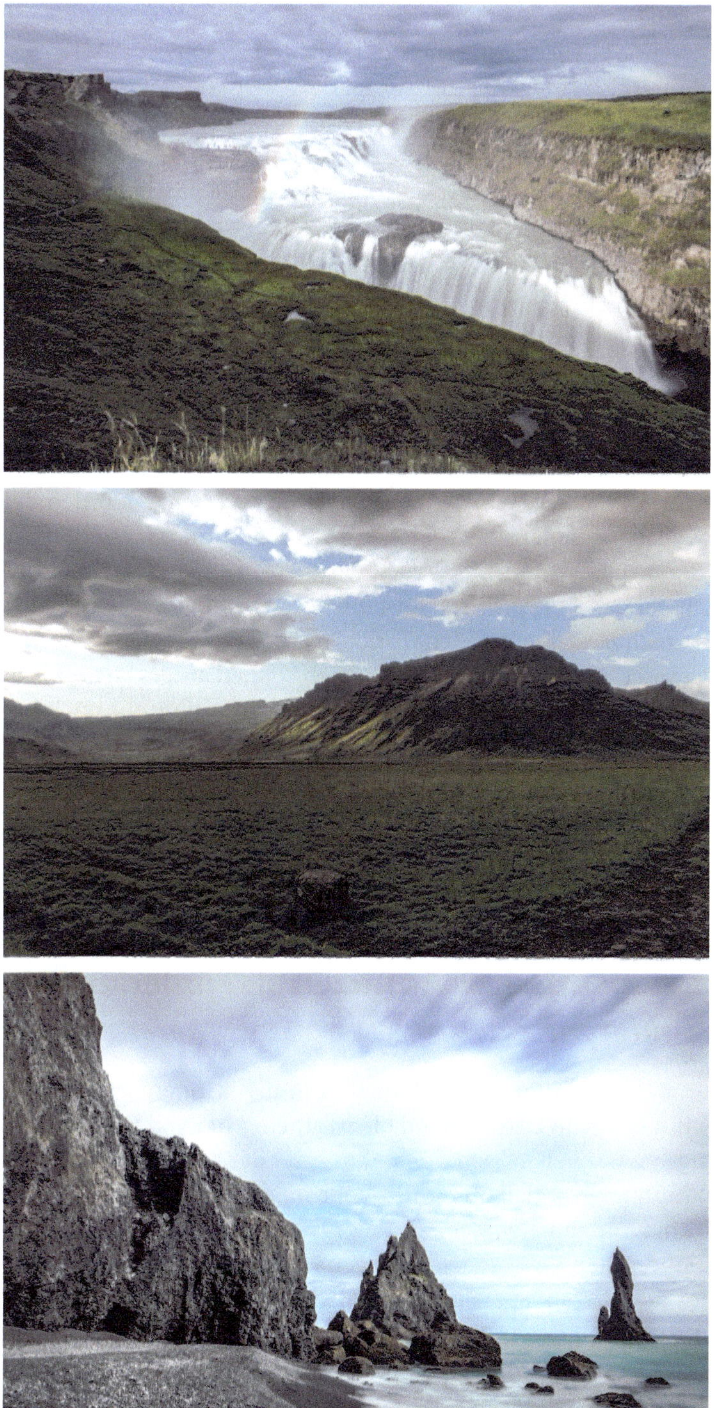

Abb. 18-1: Im Land von Feuer und Eis – Eindrücke aus Island (Fotos: Luis Wollitzer)

Rückblickend war es eine sehr große Herausforderung, Isländisch so umfassend und fließend nicht nur zu sprechen, sondern auch zu lesen und zu schreiben! Das war verbunden mit zahlreichen Rückschlägen. Ein Beispiel dazu zeigt die folgende Anekdote, die auch einen Eindruck bietet in andere Gebräuche und Sitten.

Nach den ersten 5 Monaten im Kindergarten bewarb ich mich auf verschiedene Stellen als sogenannte Förderlehrerin in weiteren Kindergärten. Nach etlichen Bewerbungsgesprächen hatte ich zwei infrage kommende Angebote und und erlebte den Luxus, mich für eine der beiden Stellen entscheiden zu können. In Island ist es üblich, sich ausschließlich mit Vornamen anzusprechen. Außerdem gibt es hier keine Unterscheidung zwischen dem persönlichen Du und dem formellen Sie und man benutzt seinen Nachnamen eigentlich so gut wie gar nicht. Zudem ist in Island der direkte, telefonische Weg viel gebräuchlicher als bei uns in Deutschland.

Wie der Zufall es so wollte, hießen die zwei Kontaktpersonen der infrage kommenden Kindergärten beide Helga mit Vornamen. Dadurch, dass ich nicht einmal die Nachnamen wusste bzw. vergessen hatte, sie aufzuschreiben, hatte ich versehentlich der Stelle, die ich antreten wollte, abgesagt und der nicht Gewünschten zugesagt. Ich hatte die beiden Helgas bzw. deren Telefonnummern verwechselt. Am ersten Arbeitstag erschien ich nun pünktlich bei der Stelle, die ich fälschlicherweise abgesagt hatte, und alle wunderten sich sehr, mich zu sehen, und ich wunderte mich darüber, dass alle verwundert waren. Das Missverständnis hat sich dann jedoch schnell aufgeklärt und ich wurde unter viel Lachen herzlich begrüßt. Viel Glück hatte ich, dass die Stelle noch frei und nach meiner Absage nicht schon vergeben war. Natürlich war es dann äußerst unangenehm, der anderen Stelle von dem Missverständnis zu erzählen und dort, wo ich zu meinem ersten Arbeitstag erwartet wurde, plötzlich abzusagen.

18.2 Mit kunsttherapeutischen Ansätzen als Förderlehrerin im isländischen Kindergarten

In Island werden Kinder meist im Alter von 18 Monaten in den Kindergarten aufgenommen und besuchen ihn so wie in Deutschland bis zu einem Alter von 6 Jahren. Bei den Gruppen für die Jüngsten handelt es sich um an das Alter der Kinder angepassten Tagesstrukturen und Aktivitäten, vergleichbar mit Kitagruppen in Deutschland. Auch die Gruppen ab 3 Jahren sind mit dem deutschen Kindergarten vergleichbar.

Die Aufgabe der in isländischen Kindergärten tätigen Förderlehrern ist es, frühzeitig Auffälligkeiten in der kognitiven, sozialen, sprachlichen, motorischen und oder emotionalen Entwicklung festzustellen und wo nötig mit individuell zugeschnittenen Unterstützungsangeboten verschiedenster Art zu beginnen.

In der neuen Stelle als Förderlehrerin gab es neben den festen Tagesstrukturen Möglichkeiten und Spielräume, mittels kunsttherapeutischer Ansätze zu arbeiten. Nach einer kurzen Orientierungsphase habe ich die von mir getauften »Kunstunterstützungsgruppen« gegründet. Es waren pro Altersstufe jeweils Kleingruppen von drei bis höchstens fünf Kindern mit unterschiedlichen Themenschwerpunkten, wie z. B. das Stärken der jeweiligen vorhandenen Ressourcen und des Selbstvertrauens oder das Erkennen und Benennen verschiedener Emotionen. Die Arbeit richtete sich hauptsächlich auf Beobachten und Prävention.

In den weiteren Jahren dort habe ich zusätzlich zu den Kunstunterstützungsgruppen kunsttherapeutisch orientierte Einzelförderung sowie ganzjährige Projektarbeiten zu Themen wie »die fünf Sinne« oder »kreative Gefühlskisten und Gefühlspuppen« durchgeführt.

Schlussendlich habe ich die Leitungsfunktion der Förderlehrer im Kindergarten übernommen.

Nach meiner mehrjährigen Arbeit als Förderlehrerin im Kindergarten habe ich mich auf eine unerwartet freigewordene Stelle für Kunsttherapie in der Kinder- und Jugendpsychiatrie in Reykjavík beworben. In ganz Island werden ausschließlich dort offiziell Stellen für Kunsttherapie ausgeschrieben, alle anderen Stellen wurden von jeher auf Eigeninitiative heraus geschaffen. Für mich glich es einem kleinen Wunder, dass diese Stelle genau dann frei wurde, als mein Isländisch neben dem mündlichen auch schriftlich auf einem guten Level war, sodass ich es mir zutraute, mich zu bewerben. Die Freude war groß, als ich die Zusage bekam und somit wieder als Kunsttherapeutin arbeiten konnte.

18.3 Kunsttherapie in Island

Kunsttherapie in Island gibt es seit den 1970er-Jahren. Die Kunsttherapie ist hier auch noch heute als Therapieform nur wenig bekannt, und alle Isländer, die Kunsttherapie studieren möchten, müssen dafür ins Ausland gehen, da hier kein Kunsttherapiestudium angeboten wird. Zudem müssen sich Kunsttherapeutinnen hier ihre Stellen durch viel Eigeninitiative, Eigenwerbung und Verhandeln selbst erschaffen und auf eigene Faust Vertrags- und Gehaltsverhandlungen mit potenziellen Arbeitgebern führen. Diese Umstände bereiten für das Arbeiten in diesem Bereich einen oft steinigen Weg und es braucht nach wie vor viel Pioniergeist und Überzeugungsarbeit. Dies hat neben allen Schwierigkeiten aber auch Potenzial für kreative Wege und individuelle Möglichkeiten. Der isländische Fachverband für Kunsttherapie wurde 1998 gegründet und hat derzeit 16 Mitglieder, die alle hauptsächlich im Raum Reykjavík leben und arbeiten. Doch nicht jedes Mitglied arbeitet im Augenblick als Kunsttherapeutin.

Im Herbst 2018 fand eine internationale Konferenz künstlerischer Therapien im isländischen Hveragerði zum Thema »Diversity within the Creative Arts Therapies« statt. Es war die 20. Konferenz der sogenannten nordischen Kunsttherapie-Konferenzen. Das Planungskomitee war dieses Mal zusammengesetzt aus hier ansässigen Kunst-, Musik- und Dramatherapeuten, und ich war Teil des Komitees.

Die nordischen Kunsttherapie-Konferenzen sind ein wichtiger Bestandteil der Verbandsarbeit und stärken uns hier als kleiner Verband durch stetigen fachlichen Austausch über neueste Entwicklungen, Methoden und Forschungsarbeiten im Gebiet der Kunsttherapie den Rücken.

18.4 Kunsttherapie in der Kinder- und Jugendpsychiatrie Reykjavík

In der Kinder- und Jugendpsychiatrie des Landes- und Universitätskrankenhauses Landspítali in Reykjavík wird seit 35 Jahren Kunsttherapie als eine in die Behandlung integrierte Therapie eingesetzt. Seit 2019 sind dort halbtags drei Kunsttherapeuten in den zwei interdisziplinären Teams der Tagesklinik vertreten. Die Kunsttherapeuten arbeiten in der Klinik mit Kinder- und Jugendlichenpsychiatern, psychiatrischen Krankenschwestern, Familientherapeutinnen, Psychologen, Ergotherapeutinnen und Logopäden zusammen.

Ein wichtiger Bestandteil der Arbeit ist auch für die Kunsttherapeutinnen der kontinuierliche Kontakt zu den Eltern der jungen Patienten. Der findet per E-Mail, Telefon oder bei persönlichen Treffen statt.

Bis jetzt wird die Kunsttherapie ausschließlich in der Tagesklinik und im Einzelsetting angeboten.

Die Kunsttherapie findet in einem eigenen Gebäude im Garten der Klinik statt. Das hat sowohl Vor- als auch Nachteile. Denn einerseits ist dieser angenehme Ort ziemlich »ab vom Schuss« und die Therapeuten haben es dadurch nicht leicht, den kontinuierlichen Kontakt mit den Kollegen zu pflegen. Auf der anderen Seite ist für die jungen Patienten ein Ortswechsel oft angenehm und sie genießen die kreative Atmosphäre im kleinen »Kunsthäuschen«. Mit seinen bunten Malwänden und Regalen voller Farben und Materialien erinnert hier so gar nichts an eine Klinik. Es gibt drei Arbeitsräume (zwei kleine, einen größeren), einen Tonbrennofen, das Büro und eine kleine Teeküche, dann noch den Wartebereich und einen kleinen Materialraum.

Der Behandlungsablauf sieht wie folgt aus: Eine Indikation für eine kunsttherapeutische Behandlung wird in Zusammenarbeit mit dem interdisziplinären Behandlungsteam gestellt. Daraufhin folgt im klinikinternen System eine Überweisung zur Kunsttherapie. Im nächsten Schritt werden – sobald ein Therapieplatz frei wird – die Erziehungsberechtigten zu einem Orientierungsgespräch eingeladen. Die Kunsttherapeutin klärt über die kunsttherapeutische Arbeit auf und informiert über Behandlungsabläufe und das kunsttherapeutische Vorgehen. Im nächsten Schritt gibt es eine Beobachtungsphase, die vier Sitzungen á 50 Minuten einmal wöchentlich umfasst. Diese Phase dient dazu, eine Beziehung zwischen Patient und Kunsttherapeut aufzubauen und somit die Basis für die therapeutische Arbeit zu schaffen. Stimmen die Kinder oder Jugendlichen als auch deren Erziehungsberechtigten einer weiteren Zusammenarbeit zu, wird mittels der gesammelten Eindrücke und der vom Behandlungsteam und den Erziehungsberechtigten geschilderten Problembeschreibung ein individueller kunsttherapeutischer Behandlungsplan mit konkreten Therapiezielen erstellt.

Ein ebenso wichtiger Bestandteil der Arbeit ist die Dokumentation der einzelnen Kunsttherapiesitzungen (mit Zielen, Fortschritten und Rückschlägen) im klinikinternen System und die stetige Evaluation des Therapieverlaufs im interdisziplinären Team. Für meinen Fall war es hier wichtig, dass meine isländischen Sprachkenntnisse schon fast perfekt waren. Und doch stoße ich oft noch auf Schwierigkeiten, die richtigen Worte und vor allem den richtigen grammatikalischen Kasus zu finden, um kreative und therapeutische Prozesse richtig zu beschreiben. Das ist und bleibt eine Herausforderung, und ich muss meine Erwartungen, alles wie eine gebürtige Isländerin ausdrücken zu können, immer wieder erneut reduzieren. Doch lerne ich weiter dazu und verbessere mich jeden Tag ein wenig!

Kunsttherapiesitzungen finden in der Regel einmal wöchentlich für 50 Minuten statt. Je nach Alter und Schwere der Problematik kann *die Behandlungsdauer* angepasst werden. Es gibt sowohl Kurz- als auch Langzeittherapien, manche Kinder- und Jugendliche kommen für nur insgesamt zehn Sitzungen in die Kunsttherapie und manche bleiben über ein Jahr oder noch länger mit wöchentlichen Kunsttherapie-Stunden.

Die Behandlungsziele und Inhalte der kunsttherapeutischen Arbeit sind breit gefächert und individuell zugeschnitten. Ein besonders wichtiges Therapieziel in der Kunsttherapie ist z. B. das Stärken der vorhandenen Ressourcen. Dazu gehört auch das Erkennen unterschiedlicher Emotionen und das Lernen, diese auch zu benennen. Die Aufarbeitung traumatischer Erlebnisse im bildnerischen Ausdruck wie auch das Stabilisieren in Krisensituationen gehören ebenso zum Know-how der Kunsttherapeuten. Ebenso wichtig ist es für die jungen Patienten, zu lernen, ihre destruktiven Emotionen mittels künstlerischem Handeln in einen konstruktiven Ausdruck zu wandeln, statt aggressives oder selbstverletzendes Verhalten zu zeigen. Das Stärken der Eigeninitiative und Eigenständigkeit, des Selbstwertgefühls, des Selbstvertrauens, wie auch die Förderung sozialer Kompetenzen im kreativen Austausch stehen im Mittelpunkt der Kunsttherapie. Inhaltlich wird vor allem versucht, die Interessen und Fähigkeiten des Kindes oder des Jugendlichen zu fördern und deren progressiven Eigeninitiativen zu schätzen. Dies bedeutet, dass anfangs nicht mit vorab festgelegten Behandlungsprotokollen oder Themen gearbeitet wird, sondern es wird sowohl inhaltlich wie auch in der freien Materialwahl auf die Wünsche oder die Entscheidungen der Kinder eingegangen. Im Laufe der Therapie wählt die Kunsttherapeutin in Abstimmung mit den festgelegten Behandlungszielen, der Stabilität des Kindes oder Jugendlichen und je nach Tragfähigkeit der therapeutischen Beziehung die Themen sowie das gestalterische Material aus; sie legt die Behandlungsschwerpunkte fest und setzt sie gezielt ein.

Die Arbeitsweise kann somit beobachtend, stabilisierend, begleitend, konfrontierend und aufarbeitend sein, je nachdem, was zuvor in den Behandlungszielen festgelegt wurde.

Die Kunsttherapieräume bieten eine *große Auswahl an verschiedensten künstlerischen Materialien*, die den Kindern in offenen Regalen frei zugänglich zur Auswahl ste-

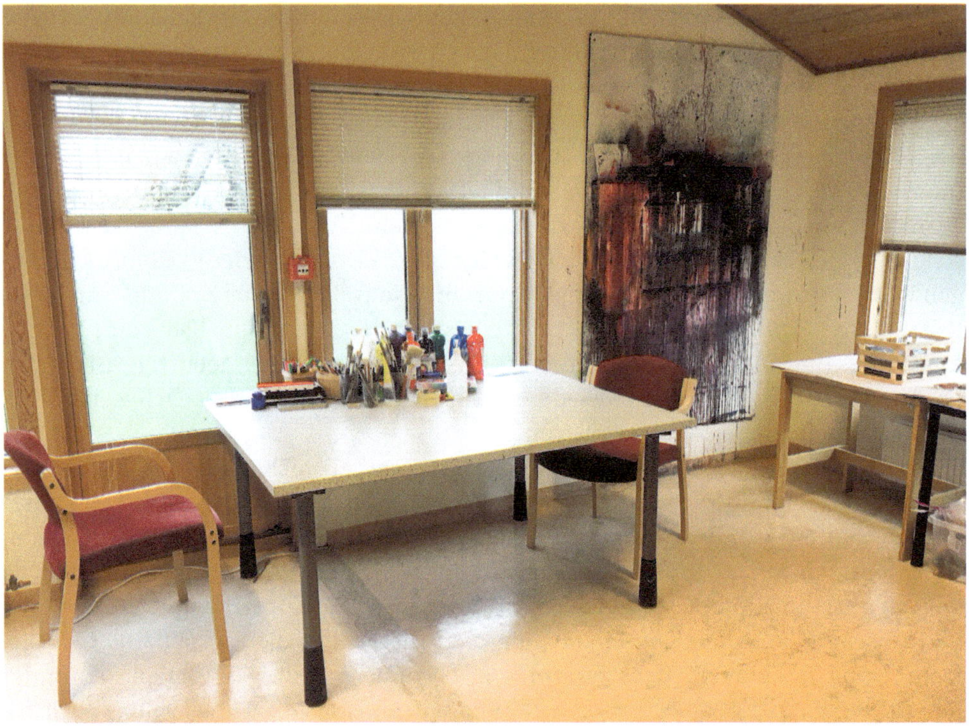

Abb. 18-2: Raum für die kunsttherapeutische Arbeit.

hen: Gouache- und Acrylfarben, Wasser- und Aquarellfarben, Filz- und Holzstifte, Kreiden, Tinte, Naturmaterialien, verschiedenste Sorten und Größen von Papieren, Ton in verschieden Farben und Grobheitsgraden, Sand, Zeitschriften und dreidimensionale Materialien wie Kartons oder gesammelte Recycelmaterialien.

18.5 Fazit

Zusammenfassend kann ich nach nun beinahe 6 Jahren in Island sagen, dass das Lernen der Sprache der wichtigste Dreh- und Angelpunkt in der neuen Heimat war. Die Sprache war sozusagen die Eintrittskarte in die isländische Lebenswelt, die Gebräuche, Traditionen, und sie war ebenso von tragender Bedeutung im Aufbauen eines sozialen und beruflichen Netzwerks. Zwar kommt man hier sowohl privat als auch in der Arbeitswelt mit Englisch sehr weit, aber wenn man einen therapeutischen Beruf ausüben möchte, ist es ausschlaggebend, die Landessprache gut zu beherrschen. Die Kunsttherapie kommt oft auch mit wenigen Worten aus, aber um mit Kollegen, Eltern und auch mit den Kindern und Jugendlichen selbst über therapeutische Prozesse sprechen zu können, braucht es ein ausgefeiltes Vokabular, das parat steht, wenn es gebraucht wird, und ein Verständnis für die Sprache, da diese sowohl die Gedankenwelt als auch den bildhaften Ausdruck prägt – man denke an Sprichwörter, Redewendungen, Liedertexte, Gedichte, Wörter und Texte in Collagen und noch vieles mehr.

Es war ein aufregender, spannender, manchmal auch holpriger Weg, sich vom Sandkasten – wo ich nicht als Kunsttherapeutin arbeitete, wenn auch Kunsttherapie-Elemente nutzen konnte – zurück in den erlernten Beruf zu arbeiten. Es gab längere Durststrecken, die meine Geduld auf die Probe stellten, aber auch freudige Überraschungen und unerwartete Fügungen, und ich habe auf diesem Weg sehr viel über mich selbst gelernt und möchte diese Erfahrungen nicht missen.

Die Mitgliedschaft im isländischen Verband der Kunsttherapeuten war von Beginn an ebenso wichtig für mich. Sie hat mir Rückhalt gegeben, den fachlichen Austausch aufrechterhalten, Unterstützung im Finden von möglichen Arbeitsstellen geboten und ist nach wie vor wichtiger Bestandteil auf dem Weg, die Kunsttherapie weiter in die Gesellschaft zu tragen und gemeinsam einer staatlichen Anerkennung des Berufes entgegenzuarbeiten.

In Island Wurzeln zu schlagen, war keine leichte Aufgabe, doch mit Ausdauer und vielen wunderbaren Menschen an meiner Seite wie meinem lieben Mann, der mich bei allem so tatkräftig unterstützt hat, meinen beiden Kindern, die hier geboren wurden, meiner Schwiegerfamilie und vielen weiteren tollen Menschen, war es möglich.

Ich kann sagen, dass ich mit meiner bayrischen Heimat und der niederländischen Zweitheimat im Gepäck mit dem Herzen in Island, dem kontrastreichen und geheimnisvollen Land von Feuer und Eis, angekommen bin.

ERIK BOEHLKE, VOLKER SCHÖWERLING, MECHTHILD KATZORKE
UND ACHIM KOBE

19 Kunst ohne Methode – Struktur, Arbeit und Kreativität

19.1 Prolog

Schon vor 100 Jahren hat es eine ausführliche Analyse der »Bildnerei der Geisteskranken« (Prinzhorn 1922) gegeben, es folgten die »Bildnerei der Gefangenen« (Prinzhorn 1926) und der Versuch »Merkmale epileptischer Bildnerei« (In der Beek 1982). Inzwischen wissen wir, dass sich jede dieser diagnostischen Gruppierungen einer spezifischen Zuordnung entzieht. So ist es gar kein Fehler, besser konsequent, dass es in der Folge keinen Versuch einer »Bildnerei der Behinderten« gegeben hat. Das heißt nicht, dass es nicht immer wieder bedeutsame Ausstellungen mit entsprechenden umfangreichen Katalogen (Oberacker 1987) gegeben hat von Kunstwerken, die von Menschen geschaffen wurden, denen man eine Intelligenzminderung zuschreibt.

Diese Gruppe hat neben ihren kognitiven Einschränkungen häufig eine psychiatrische Erkrankung. Diese Komorbidität besteht bei rund einem Drittel der Menschen mit einer Intelligenzminderung. Nur bei einem sehr kleinen Prozentsatz führt diese Kombination zu extremen Verhaltensweisen, die sozial sehr schwer integrierbar sind. Dies lässt auch heute noch viele dieser Menschen nicht nur eine Ausgrenzung aus der Gesellschaft erleben, nein, ganz besonders grenzt die traditionelle Behindertenhilfe solcherart besondere Menschen aus. Das war Anlass für die Gründung der GIB-Stiftung, Gesellschaftliche Integration von Menschen mit Behinderungen, die sich diesen Menschen ganz spezifisch zuwendet.

Natürlich versuchen wir, den Teil der extremen Verhaltensweisen, die sich als behandlungsmöglich erweisen, zu therapieren. Es bleiben jedoch genügend unvorhersehbare Ereignisse im Alltag, die von den Betreuenden so genommen werden, wie es gerade möglich ist. Will man mit diesen besonderen Menschen dauerhaft eine Beziehung gestalten, so gibt es eigentlich keine Alternative, als sie in ihrem So-Sein zu begleiten und dieses So-Sein als ihr Sein anzunehmen und zu akzeptieren. Damit ergibt sich von selbst, dass wir den Begriff »Therapie« sehr zurückhaltend benutzen. Wir gestalten das Alltagssetting so, dass die Strukturen möglichst symptomreduzierend wirken. Wir versuchen, die Slots aufzuspüren, in denen gelungene Interaktionen möglich sind, und nutzen diese für sinn- und zielorientierte Beschäftigung im Rahmen der jeweils individuellen Möglich- und Fähigkeiten. Dabei kann auch Kunst entstehen, schauspielerische, musikalische oder bildnerische.

Was dabei entstehen kann, wird exemplarisch an einem Großprojekt dargestellt, an dem 13 Tage 22 Protagonisten mitgewirkt haben, teils nur einmalig für eine kurze Zeitspanne, manche mehrmals, längstens allerdings für 2 Stunden an einem Tag.

19.2 Das Projekt: Malen am Bauzaun

Herr D. hält in der rechten Hand einen kleinen Pinsel mit daumenbreiter Spitze (→ Abb. 19-1 und → 19-2). Den Pinsel eintauchen in den Farbbehälter kann er nicht. Dazu fehlt ihm das Verständnis für den Ablauf. Ein Deckel mit Farbe wurde ihm hingehalten und in kreisenden Bewegungen um die Pinselspitze bewegt, dass die Borsten die hellblau leuchtende Farbe aufnehmen konnten.

Sichtlich zufrieden verkündet nun Herr D.: »Ich male mal ein Auto, ne?« Ohne die durch seine Ankündigung geforderte Bestätigung abzuwarten, malt Herr D. vier im Quadrat zueinander liegende untertassengroße Kreise auf die hölzerne Wand: »So, die Räder hätten wir. Aber, wie gehts jetzt weiter, ist die Frage?« Er hält inne, betrachtet intensiv seinen Pinsel, als könne dieser, einem Zauberstab gleich, das Problem lösen.

Die hölzerne Wand ist eine über 30 Meter lange und fast 4 Meter hohe Schutz-Ummantelung eines historischen, aus Mauerwerk und Latten konstruierten Zauns, um diesen während der Bauarbeiten des Hauses der GIB-Stiftung vor Beschädigungen zu schützen.

Dieser Bauzaun befindet sich direkt am Gehweg, auf dem Herr D. steht. Hinter ihm verläuft die Straße, dort parken auch einige Autos. Eine Stimme empfiehlt ihm, sich doch einfach mal eines der Autos anzuschauen. Herr D. dreht sich um, fixiert das erstbeste Auto, als gäbe es keine Auswahl, wendet sich mit der Erkenntnis »Die Türen« wieder seinem Werk zu und malt, als wolle er jegliche kausale Erwartung eines Zuschauenden konterkarieren, oberhalb seiner bereits gemalten vier Räder einen weiteren Kreis und zieht von diesem eine Verbindungslinie zu einem der Räder herunter. »Ja, das ist schwierig.« Es folgt eine zweite Verbindungslinie und anschließend vom oberen Kreis ausgehend mehrere kurze, in alle Richtungen laufende Striche wie hellblaue Sonnenstrahlen. »Aber es ist gut, wie ich das mache, ne?«

Die zuvor vernommene Stimme fabuliert: »Wenn ich das jetzt so sehe, könnte das auch ein ganz toller Radfahrer sein.« Augenblicklich schaltet sich Herrn D.s Bestätigungsautomatismus ein: »Ja, 'nen Radfahrer male ich gerade. Auto ist ein bisschen schwierig, aber Radfahrer geht. Kannste mal sehen, ich kann sogar 'nen Radfahrer malen. Hätteste jetzt nicht gedacht, ne?« Währenddessen malt er die Hohlräume seiner Kreise aus. Aus dem deklarierten Radfahrer wird nun ein vollends abstrahiertes Werk. »Ich bin so zufrieden.«

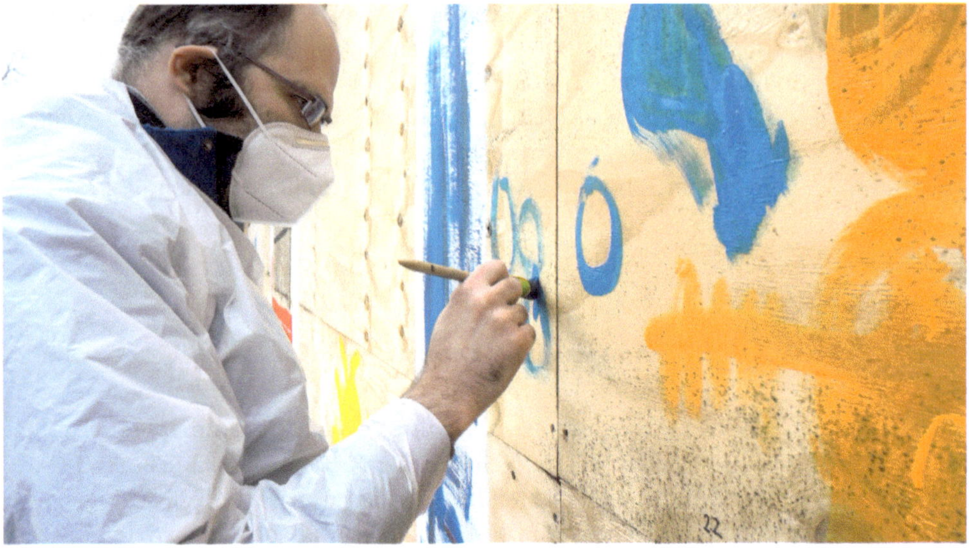

Abb. 19-1: Herr D.: Untertassengroße Kreise – ein Auto?

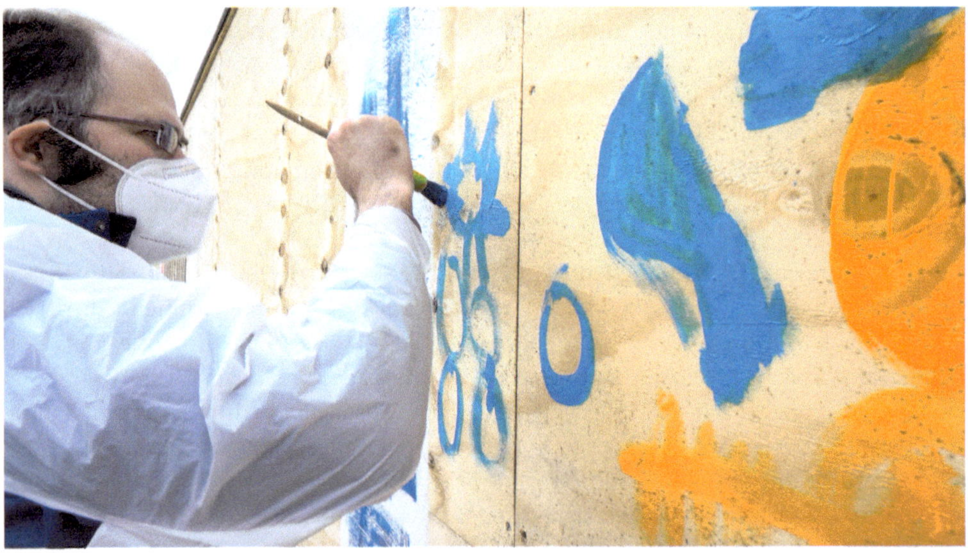

Abb. 19-2: Herr D.: Auto ist schwierig, aber Radfahrer geht.

Später wird Herr D. daneben noch eine Kaffeetasse malen, aber auch diese wird stark deformiert sein, so, dass er selbst sie am Tag darauf nicht als solche wiedererkennt.

Herr D. ist 40 Jahre alt. Er lebt seit 15 Jahren bei GIB. Die Mitarbeitenden von GIB ermöglichen ihm Integration in und Teilhabe an der Gesellschaft – das bedarf eines hohen Engagements, großer Empathie und Geduld. Prozesse können Jahre dauern,

Fortschritte sind oft minimal, und der Erfolg ist mitunter nur erkennbar, wenn man bereits am Anfang dabei war und sich an diesen (noch) erinnern kann.

Herr D. hat im Laufe seiner GIB-Zugehörigkeit ein wunderbar unterhaltsames Konstrukt meist sprachlich geäußerter Workarounds erschaffen. Reflexhaft gelingt es ihm, subjektiv empfundene Fehler in eine positive Aussage zu transferieren, die er gern mit einem »Da sehen Sie mal, was ich alles kann« beschließt.

Beobachtet man das Zustandekommen seines Beitrags zum Malprojekt, könnte man geneigt sein, in ihm einen »Art Brut«-Künstler zu sehen. Das Negieren von Gesellschaft und Umwelt als Triebfeder der eigenen Kunst, das Schöpfen des Werks ausschließlich aus dem eigenen Ich – diese Autonomie unterscheidet Art Brut von der »etablierten« Kunstwelt.

Doch Herrn D. fehlt etwas, was Künstler ausmacht, egal aus welchem Universum sie schöpfen: der Antrieb, Kunst machen zu wollen, ja zu müssen.

> »Wir sind der Ansicht, [...] dass es ebensowenig eine Kunst der Geisteskranken gibt wie eine Kunst der Magenkranken oder der Kniekranken.«
> Dubuffet (1949, o. S.)

Die kontroversen Fragen »Was ist Kunst?« und »Ist jeder Mensch ein Künstler?« sollen hier nicht erörtert werden. Doch wenn Kunst auch einen Unterhaltungswert hat, dann fände er sich nicht in Herrn D.s finalem Werk selbst, sondern im Entstehungsprozess.

Herr D. malt sein Bild, weil er es als Aufgabe im Rahmen des Arbeitsförderbereichs versteht. Der Arbeitsförderbereich bildet die Arbeitswelt nach. Getreu dem Zwei-Milieu-Prinzip teilt sich das Leben bei GIB – wie auch in der »Normal«-Gesellschaft – in Leben, Wohnen, Freizeit und Arbeit. Ein Prinzip, das den Betreuten eine Struktur gibt, die für sie unerlässlich ist.

Der Begriff »Arbeiten« ist auch Menschen mit Intelligenzminderung in ihrer einfachen Sprache geläufig. Indem sie »zur Arbeit gehen«, bekommt die Beschäftigung für sie eine Gewichtung. Das Bewusstsein, eine »Arbeit zu haben«, lässt sie sich als gleichberechtigte, teilhabende Mitglieder der Gesellschaft wahrnehmen.

Die Arbeit soll in vielfältigem Maße zur Persönlichkeitsentwicklung beitragen. Wichtig sind Aspekte wie das Erlangen eines sicht- oder greifbaren Ergebnisses, eine Erfolgsantizipation, die Unterstützung motorischer Fähigkeiten sowie die soziale Interaktion.

In diesem Sinne wird das Malen am Bauzaun von einigen als Arbeit wahrgenommen. Frau M. malt mit großer handwerklicher Überzeugung Mauerfugen (→ Abb. 19-3) und schreckt nicht davor zurück, von anderen fertiggestellte Flächen zu übermalen, weil diese ihrem eigenen Verständnis von Mauerwerk widersprechen.

Andere wie Herr H. und Herr M., die auch sonst künstlerisch tätig sind, verstehen ihre Arbeit am Bauzaun darüber hinaus als wichtige Aufgabe, die ihnen qua ihrer Fähigkeiten anvertraut wird. Aber, sie verstehen sich eben auch als Künstler und interpretieren die Aufgabe in der ihnen eigenen Art. Vorgaben oder Einflussnahme von

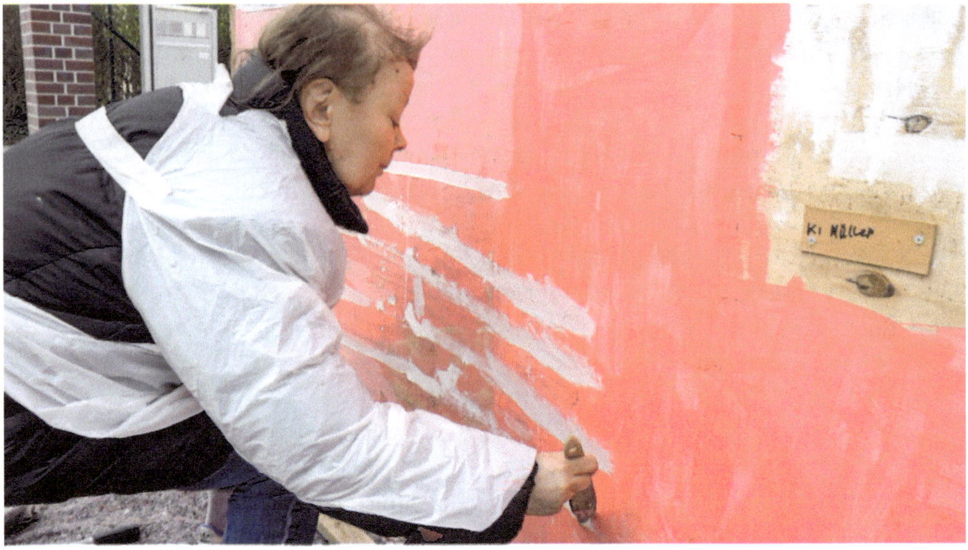

Abb. 19-3: Frau M.: Arbeit am Mauerwerk.

außen zur Wahrung eines Gesamtkonzepts erweisen sich als aussichtslos. Was hier entsteht, ist Art Brut.

Das ursprüngliche Konzept des Künstlers Achim Kobe sah eine Einteilung der bespielbaren Fläche in mehrere Segmente vor, um den verdeckten Originalzaun als Trompe-l'œil (illusionistische Malerei) zu erschaffen. In den Segmenten zwischen den vorgemalten Pfeilern des Zauns sollte dann die Kunst der Betreuten entstehen. Die Strukturierung der Malfläche erwies sich bereits am zweiten Tag des Projekts als obsolet. Der Wunsch der Beteiligten, sofort zu malen, deklarierte die angedachte Zaundarstellung zur Vision, die nur noch als Ziel des Prozesses denkbar war.

Herr H. widmet sich sehr konzentriert seinem eigenen Feld zwischen zwei Pfeilern. Anstatt dort aber direkt Kunst zu produzieren, schafft er, alle Erwartungshaltungen in den Wind schlagend, einen eigenen Ausstellungsraum. Große blaue und grüne Flächen flankiert von gelben und roten, oben mit einer leichten Kurve nach unten versehen als minimale Reminiszenz an die Lattenstruktur des Zauns, erhalten durch seine in den Pfeilern rechts und links davon nachempfundene Mauerstruktur eine kraftvolle Statik.

Herr H. ist 55 Jahre alt und lebt seit 25 Jahren bei GIB, nachdem er zuvor für 6 Jahre in einer psychiatrischen Großklinik untergebracht war. In dieser Zeit hat er ein sehr großes zeichnerisches Werk erstellt. Er legt weite farbige zu den Bildrändern vielfach gestaffelte Räume an, in den Vordergrund stellt er dann ikonografisch figurative Motive: »Salzkatze«, »Ur-Baum«, »Magier-Frau«. Einige dieser Bilder wird er später an dieser Wand anbringen.

Ein Malprojekt ist prädestiniert für eine andragogische Förderung. Als didaktisches Grundmuster der Andragogik (Menschenführung) dient eine situationsgerechte

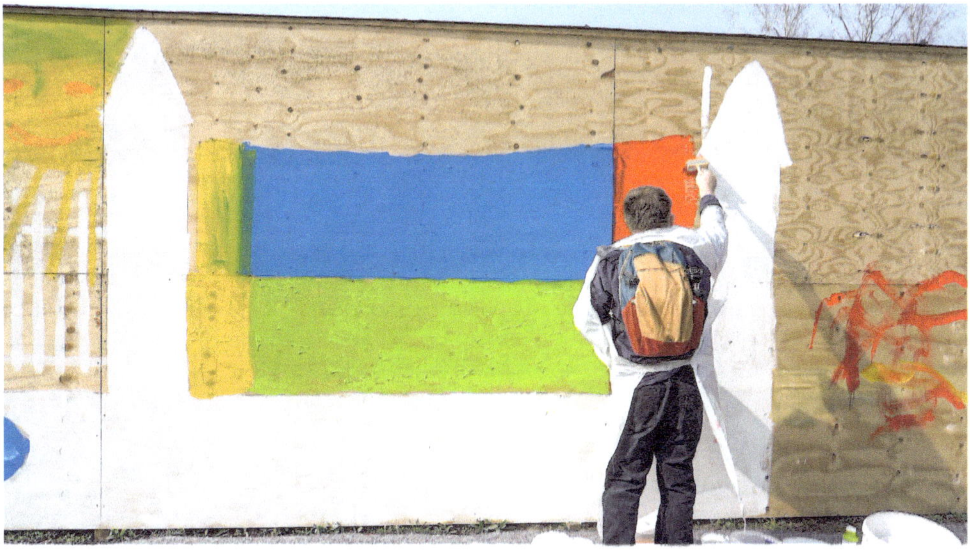

Abb. 19-4: Herr H.: Eigener Ausstellungsraum.

Methodik. Am hier beschriebenen Beispiel wird das Malen in einen Zusammenhang gestellt von Lebens- und Lernsituation. Es ist also keine betreute Beschäftigung, sondern lebenspraktisches Arbeiten und daraus resultierendes Lernen, bei dem sich die sehr individuellen Einzelergebnisse doch zu einem Gesamtergebnis vereinen.

Herr M. steigt am zweiten Tag in das Projekt ein. Als zweiter begabter GIB-Künstler wird er von den Organisatoren des Projekts sehnlichst erwartet. Darum wissend, besticht er durch einen messianischen Auftritt: »Da bin ich!« Entschlossen setzt er in einem Segment wenige, aber deutliche Striche. Die rote Querlinie, die das Fundament des Originalzauns andeuten soll, platziert er bewusst optisch zu hoch. Die senkrechten Latten des Zauns legt Herr M. in den Längen zur Mitte hin steigend an, im Original steigen sie zu den Seiten. Im Vergleich zu Herrn H. verneint er weniger das vorgedachte Konzept, zeigt aber deutlich durch seine eigenwillige Interpretation, dass er schöpferisch tätig sein und keine Auftragsarbeit ausführen wird.

Herr M. ist 25 Jahre alt und lebt seit 6 Jahren bei GIB. Er besitzt vielfältiges kreatives Potenzial. Neben der Malerei – er hat unter anderem sein gesamtes Zimmer großflächig bemalt – konstruiert er auch Objekte und zeigt gelegentlich ein unterhaltsames schauspielerisches Talent. Allerdings gleicht sein Zimmer nicht selten einem Notlager, nur mit einer Matratze ausgestattet, wenn er mal wieder sämtliches Inventar gründlich zerstört hat.

An einem der folgenden Tage wird er ein weiteres Zaunsegment erstellen, diesmal die Latten mit mathematischer Logik in eine Wellenbewegung versetzen. Mit nur einem einzigen Pinselstrich gelingt es ihm, auf einer der Latten eine Amsel lebendig werden zu lassen – gut, für den orangefarbenen Schnabel benötigt er einen zweiten Strich. In bedeutungsvoll komplementärem Weiß platziert er zu Füßen des Zauns eine

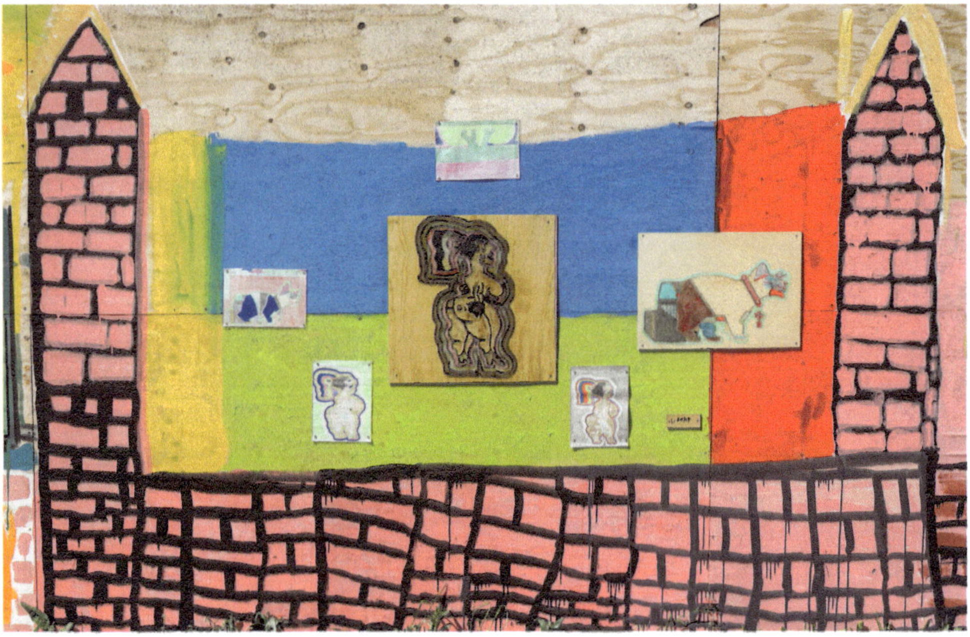

Abb. 19-5: Herr H.: Urbaum, Magierfrau, Salzkatze.

Katze. Die Katze schaut den Betrachter an, auf eine plakative Verbindung zwischen Katze und Vogel verzichtet Herr M. – der weitere Verlauf der Geschichte liegt nah genug (→Abb. 19-6).

Am Bauzaun finden sich auch jene Betreuten ein, denen der Umgang mit Farbe und Pinsel großen Spaß macht – ohne Schöpfungshöhe oder Arbeitsethos. Bereits der lustvolle Umgang mit dem Material – selbst unter motorischen Einschränkungen wie Ataxien – schafft Erfolgserlebnisse.

Herr G. (→Abb. 19-7), Herr T. und Herr Q. erzeugen wilde abstrakte Formen, meist einfarbig. Der Malvorgang bedeutet ihnen so viel, dass sie eine ihnen angebotene zweite Farbe nicht in Betracht ziehen, aber den Status bereits bemalter Flächen gern ignorieren.

Frau I. liegt die große Form nicht. Sie malt sehr ausdauernd mit Stiften auf der Fläche eines A4-Blatts fast mikroskopisch winzige Kreisformen. Frau R. hingegen benötigt wiederum Raum. Sie widmet sich konzentriert eine halbe Stunde lang einer Zickzack-Malerei in weißer Farbe mit kleinem Pinsel, einem Strichzieher. Sie nutzt ihre zur Verfügung stehende Fläche aus, ihr lyrisch anmutendes Werk erschöpft sich dann aber mit nachlassender Konzentration. Später wird es zuerst von Herrn G. wild übermalt werden, dann setzt Herr M. seinen Zaun mit Amsel und Katze darauf, und dennoch scheint es wie aus einer anderen Welt hindurch.

Das oben erwähnte, extrem herausfordernde Verhalten der von GIB betreuten Menschen bricht sich meist Bahn, wenn ihnen Orientierung und Struktur fehlen oder sich in ihnen auch nur das Gefühl breitmacht, sie fehlte. Während der 13 Tage des Mal-

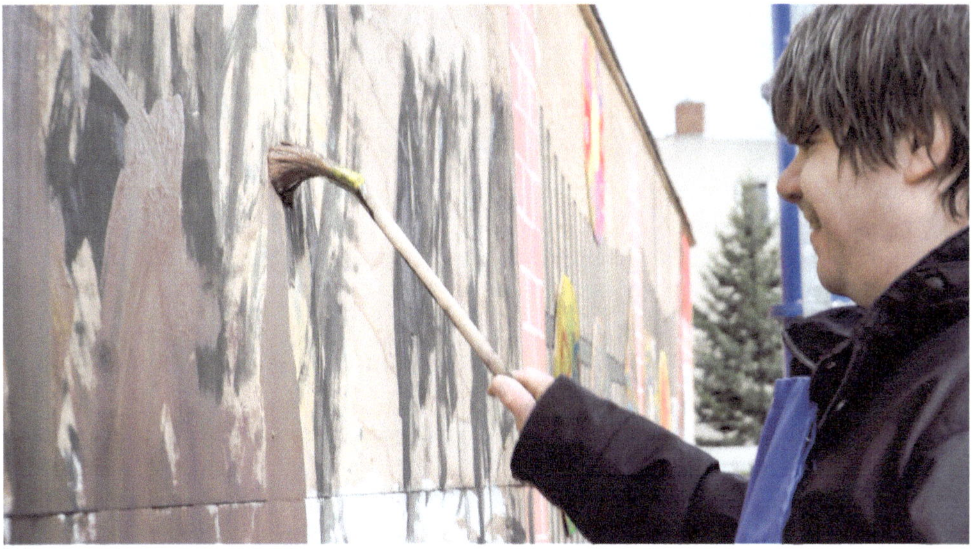

Abb. 19-6: Herr G.: Keine zweite Farbe.

projekts gab es nicht einen einzigen Übergriff, nicht einmal verbale Ausbrüche. Das Projekt wurde dokumentarisch begleitet, die Anwesenheit der Filmkamera hatte auch bei anderen Projekten auf die Betreuten eine – magisch – beruhigende Wirkung. Ein möglicher Einfluss der Kamera auf das Verhalten der Betreuten lässt sich nicht »herausrechnen«.

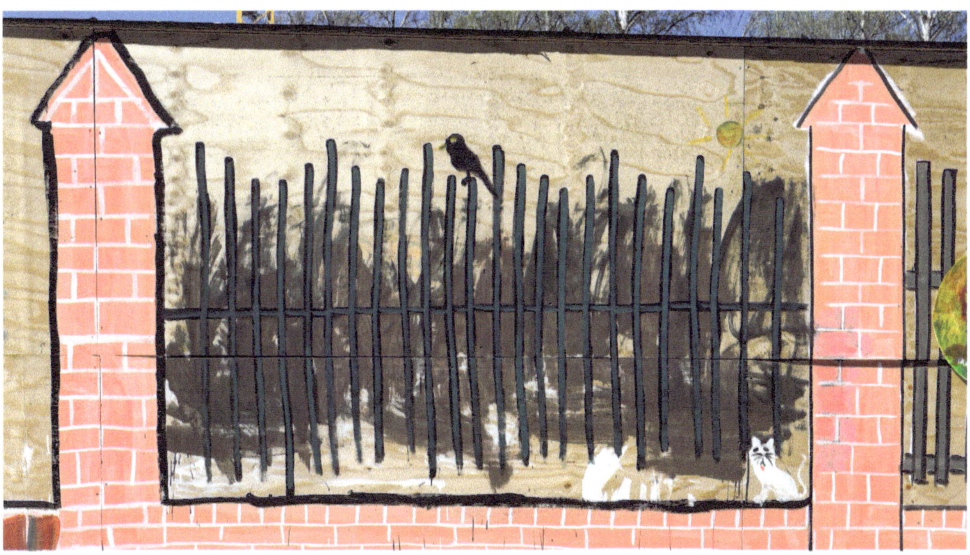

Abb. 19-7: Herr G., Herr M.: Durscheinende Welten.

Das Malprojekt war nicht als Studie angelegt. So lässt sich eine statistisch belegbare Evidenz für den Effekt auf diese besonderen Menschen nicht ableiten. Dennoch hatte die künstlerische Tätigkeit eine fördernde Auswirkung auf die Beteiligten. Im Sinne der Andragogik. Für den gelebten Moment oder auch nachhaltig im Laufe der Zeit. Prozesse dauern.

Gemalt wurde an 13 Tagen von März bis Mai 2021, vormittags, meist zwischen 10 und 12 Uhr. Der Bauzaun stand am Gelände des Neubaus des Hauses der GIB-Stiftung in Berlin Niederschönhausen (www.gib-stiftung.de).

Projektinitiatoren und Dokumentaristen waren:

- Achim Kobe, Künstlerischer Leiter
- Mechthild Katzorke und Volker Schöwerling, Filmschaffende und Multifunktionskreative
- Erik Boehlke, Neurologe und Psychiater und Vorstandsvorsitzender der GIB-Stiftung

Wir danken allen Beteiligten, Betreuten und Betreuenden der GIB-Stiftung, die dieses Projekt möglich gemacht und bei der Durchführung unterstützt haben. Der Film zum Projekt kann unter www.gib-stiftung.de/malen-am-Bauzaun betrachtet werden.

Literatur

Dubuffet J (1949). Art brut -- Catalogues d'exposition (Katalog zur Ausstellung »L'art brut préferé aux arts culturels«). Paris: Galerie René Drouin.
In der Beeck M (1982). Merkmale epileptischer Bildnerei. Bern: Hans Huber.
Oberacker P (Hg) (1987). Künstler aus Stetten, Menschen mit geistiger Behinderung stellen aus (Ausstellungskatalog). Stuttgart: Verlag Konrad Wittwer.
Prinzhorn H (1922). Bildnerei der Geisteskranken. Berlin: Springer.
Prinzhorn H (1926). Bildnerei der Gefangenen. Berlin: Axel Juncker Verlag.

HELMUT KIRCHLECHNER

20 Kunsttherapie im Psychiatrischen Krisenzentrum Atriumhaus in München

20.1 »Gibt es ein Thema?«

»Nein« antworte ich, »wir arbeiten hier mit individuellem Thema; sie können selbst entscheiden, was Sie heute machen wollen«. Früher nannte ich es »freies Thema«, aber frei kann auch zu frei sein, leer sein, Angst machen, zu wenig Struktur bieten. »Wir arbeiten ressourcenorientiert. Schauen Sie, was Ihnen heute guttun könnte. Wir versuchen, die Selbstheilungskräfte zu fördern.«

»Hier«, das ist die Krisenstation des Psychiatrischen Krisenzentrums Atriumhaus in München. Ein ehemaliges Modellprojekt, das 1994 unter der Leitung von Dr. Gabriele Schleuning mitten in der Stadt in einem ehemaligen Olympiahotel gegründet wurde. Revolutionär sozialpsychiatrisch, als Vision einer entstigmatisierten, dezentralen und wohnortnahen Psychiatrie. »Verhandeln statt Behandeln« bleibt ein wichtiger Leitsatz.

»Wir arbeiten zwischen folgenden Polen: der bewussten Entspannung auf der einen und dem Bearbeiten von aktuellen Konflikten auf der anderen Seite. Sie können sich auch von den Tier-, Kunst- oder Zeichenbüchern inspirieren lassen. Sie können sagen, sie wollen nur etwas zur Konzentrationsförderung abzeichnen oder ein Material aussuchen, noch gar nicht wissen, was entsteht, aus der Fantasie malen und einfach beginnen. Ich stelle Ihnen alle Materialien vor, und wenn Sie eine Frage haben, dann fragen Sie mich jederzeit, ich bin hier.«

So leite ich die Gruppe für alle Neuen ein, aber auch alle anderen hören es jedes Mal wieder. Gern gebe ich Vorschläge zur individuellen Weiterarbeit – entscheiden, ob diese Vorschläge heute passen, das dürfen alle selbst. Trotz aller Freiheit ist es mir wichtig, frühzeitig vor extrem selbstdestruktiven und traumatischen Inhalten zu schützen; ich thematisiere das nicht vorher, sondern achte im Prozess darauf, spreche es im Bedarfsfall unmittelbar und möglichst einfühlsam an.

Es gibt eine große Fülle an Materialien. Bleistifte, auch in verschiedenen Härten, Spitzer, Radiergummis, Zirkel, Lineale und Geodreiecke, Scheren, Kohle, etwas Tusche, Filzstifte, Buntstifte, Pastellkreiden, Ölkreiden, Aquarellstifte, Aquarellkreiden, Aquarellfarben, gute Deckfarben, Acrylfarben, Pinsel, Spachteln, Rollen, unterschiedliche

Papiere und Ton. Wenn alle ihr Material gewählt, ihren Platz gefunden haben und arbeiten, dann sortiere ich die Materialien. Oder zeichne selbst mit. Ich habe verlässlich das Gefühl, es zentriert mich, und das tut auch der Atmosphäre gut, es reduziert die Distanz und manche inspiriert es auch.

Die Kunsttherapie findet im »Kleinen Gruppenraum« statt, einem Multifunktionsraum. Die Atmosphäre ist gut, auch wenn die Architektur des ganzen Hauses den Charme der Siebziger versprüht, etwas beengt und nicht recht luxuriös ist – aber doch irgendwie heimelig. Die Station hat 16 Betten, maximal 10 Tage Aufenthalt ist die Regel. Es handelt sich um eine psychiatrische Akutstation, die offen geführt wird. Das ganze Haus besteht aus Ambulanz, Krisenstation und angegliederter Tagesklinik.

Es kommen die verschiedensten Menschen mit den unterschiedlichsten Diagnosen auf die Krisenstation. Manche kenne ich seit Jahrzehnten, sie kommen immer mal wieder, andere zum ersten Mal, und viele beteuern, »hoffentlich nicht wieder«. Das lässt sich durchaus positiv deuten. In jeder Krise steckt eine Chance.

20.2 Frau M., Herr K. und Herr F.

Frau M. erzählt vom heutigen Zwist mit ihrer Bezugstherapeutin. Sie musste länger auf das Einzelgespräch warten, fühlte sich dann auch noch missverstanden. »Dann habe ich so ein Gefühl in mir, nach dem Gespräch mit der Therapeutin weiß ich, es ist Wut, aber das spüre ich in dem Moment gar nicht, bis es sich dann gegen mich wendet, ich mich selbst verletzen will.« Ich schlage ihr vor, das in dieser Stunde zu thematisieren, eventuell in einer kleinen Serie. Erstmal ein Bild über die Wut, das Gefühl zeigen und rauslassen. In einem zweiten Schritt aber auch ausprobieren, wie die Wut dann wieder abklingen darf und könnte. Ihre Bilderserie zeigt die Transformation von der Passivität zur Handlungsfähigkeit »Selbstwirksamkeit« (→ Abb. 20-1, 20-2 und 20-3).

Herr K. setzt langsam mit Ölkreiden farbige Punkte in schöner Regelmäßigkeit auf sein DIN-A3-Blatt. Wir kennen uns schon lange, er ist 70, mit paranoider Schizophrenie, leidet permanent unter extrem destruktiven Stimmen und ist jetzt zunehmend suizidal. Das Wohnen in der eigenen Wohnung könnte langsam unmöglich werden, dieses Jahr war er schon mehrfach auf der Krisenstation, er tendiert perspektivisch zu einem Platz in einem Heim.

Auf der Krisenstation gelten besondere Regeln. Bei aller Verbindlichkeit und allem engmaschigen Kontakt – den vielfältigen Gruppenangeboten, dem täglichen Einzelgespräch, der Morgenrunde und der Abendrunde – ist die Struktur relativ flexibel, oder sie ist es gerade dadurch.

Herr K. darf deshalb eine lange Pause machen, diese nimmt er immer gerne in Anspruch. Pünktlich zur Besprechung in der Gruppe ist er wieder da und heftet sein Bild an die Magnettafel zu all den anderen Bildern.

Die Fülle der gesammelten individuellen Bilder an dieser gemeinsamen Bilder-

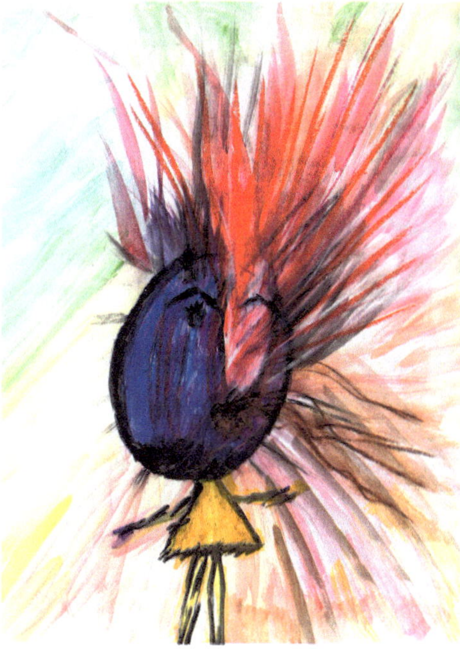

Abb. 20-1: Erstes Bild von Frau M.: »Wut«, *Mischtechnik, 42 x 30 cm.*

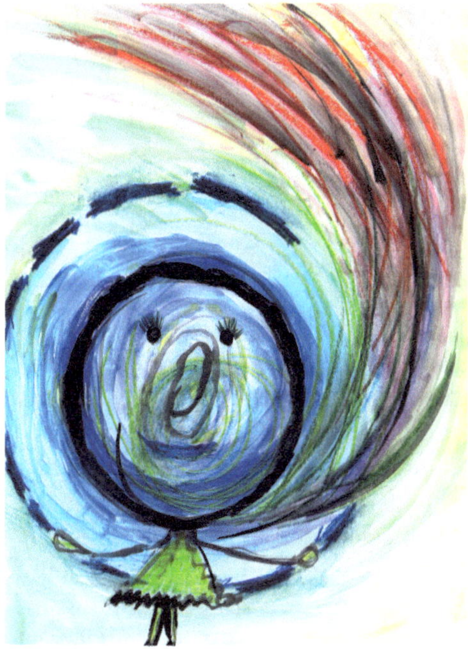

Abb. 20-2: Zweites Bild von Frau M.: »Die Wut geht raus und ein Schutzschild entsteht«, *Mischtechnik, 42 x 30 cm.*

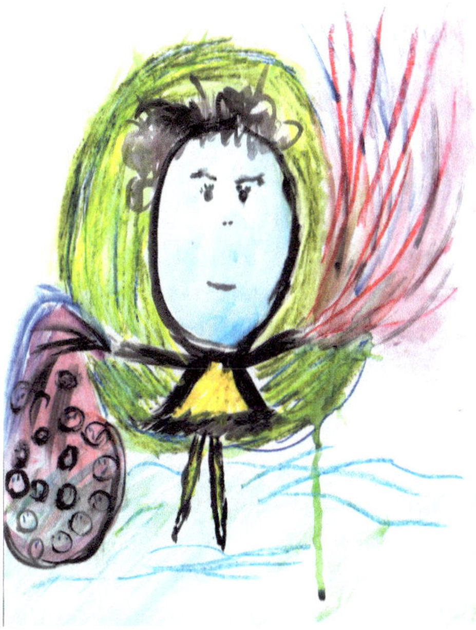

Abb. 20-3: Drittes Bild von Frau M.: »Alle Gesichter im Sack, das Schutzschild bleibt«, *Mischtechnik, 42 x 30 cm.*

wand ist immer ein wichtiges Erlebnis. Diese gemeinsame Bilderwand ist ein wesentlicher Wirkfaktor und ein Zauber für sich. Hier treffen unterschiedlichste Bilder und Stile aufeinander. Manchmal konträr, manchmal im wundersamen Einklang. Manchmal von großer Leichtigkeit, Heiterkeit und Freude getragen. Manchmal von großen Gefühlen – guten wie auch schweren – kündend. Manchmal sehr gekonnt, manchmal direkt und naiv. Immer jedoch inspirierend und integrierend.

Herr F. ist noch jung, 33. Er kam nach einem Aufenthalt in der Psychosomatik mit einer rezidivierenden depressiven Störung und gegenwärtig mittelgradiger Episode zu uns, auch er ist zunehmend suizidal. Die Kunsttherapie trifft seinen Nerv, er sprüht vor Kreativität; über die Tage malt und zeichnet er wirklich viel, manchmal ganz frei, manchmal mit bewusstem Bezug zu seiner Lebenskrise. Er bekommt von mir nach der Gruppe eine Liste mit ambulanten kunsttherapeutischen Angeboten.

Denn auf der Krisenstation werden Pläne geschmiedet und Perspektiven erörtert, Kontakte geknüpft, es werden Möglichkeiten und Grenzen besprochen. Wie weiter? Ambulant, teilstationär oder stationär? Dabei ist die Krisenstation »hier und jetzt« vor allem auch ein sicherer Ort, ein Ruhepol in stürmischen Zeiten, der ein Innehalten ermöglicht, Stabilisierung als Ziel definiert.

Herr F. malt bis zur Besprechung und darf den Raum am Abend allein weiterbenutzen, wenn er will. »Bitte immer alle Materialien und auch das Waschbecken sorgfältig reinigen«, heißt dann die Devise. Jetzt zeigt er uns sein Bild (→Abb. 20-4) eines »Jungen«, im Gegenlicht sitzend, unter einem tropischen Baum vor spiegelndem Wasser im tiefrotorangen Abendlicht, am Übergang von Tag und Nacht. Der Arm des Jungen ist leicht nach vorne aufgestützt. Ihm nah gegenüber steht ein mächtiger Elefant und nimmt über den vorgestreckten Rüssel Kontakt zur dargebotenen Hand auf. Das Bild strahlt eine majestätische und aufmerksame Stille aus. »Harmonie« wolle er damit ausdrücken, teilt Herr F. mit, der Elefant sei sein Krafttier. Neben viel positivem Feedback meldet sich auch Herr K. zu Wort, er schildert sein Wissen um »Elefantenfriedhöfe«, auf die sich die Tiere zum Sterben zurückzögen. In mir steigt Bedauern und Widerwillen auf: Soll das erwünschte Auftauchen des Krafttiers etwa ein Abschied sein? Herr F. antwortet, Elefantenfriedhöfe würden seines Wissens inzwischen eher als Mythos angesehen. Die Runde geht weiter, weitere Eindrücke werden geschildert. Ich verzichte auf das Werkzeug, zu betonen, dass aus der Gruppe viele Eindrücke kommen können, dass dies gerade die Vielfalt der Gruppentherapie ausmache und wir individuell schauen können, was davon eine Resonanz in uns auslöst, uns wichtig erscheint oder was wir auch zurückgeben wollen.

Bräuchte das Konzept einen Namen, so wäre dieser »Poetische Kunsttherapie«. Es vertraut ganz der Kunst, denn Kunst ist Kultur, Kunst ist groß und Kunst ist integrativ. Die Prozesse und aufblitzenden Parallelen, die einzelnen Bilder, die Bilderwand, die Eindrücke, Details, Rückmeldungen, Gefühle sind zutiefst authentisch und vielfältig, immer wieder neu und immer wieder überraschend. Kunst ist verblüffend klar, dabei Reflexionsfeld für »konstruktiven Realismus«, und bleibt doch auch ein Rätsel.

Herr K. zeigt sein Bild mit den Punkten (→Abb. 20-5); das sei »der Kosmos«. Wir sammeln unsere Eindrücke in der Besprechung auch zu seinem Bild und geben ihm

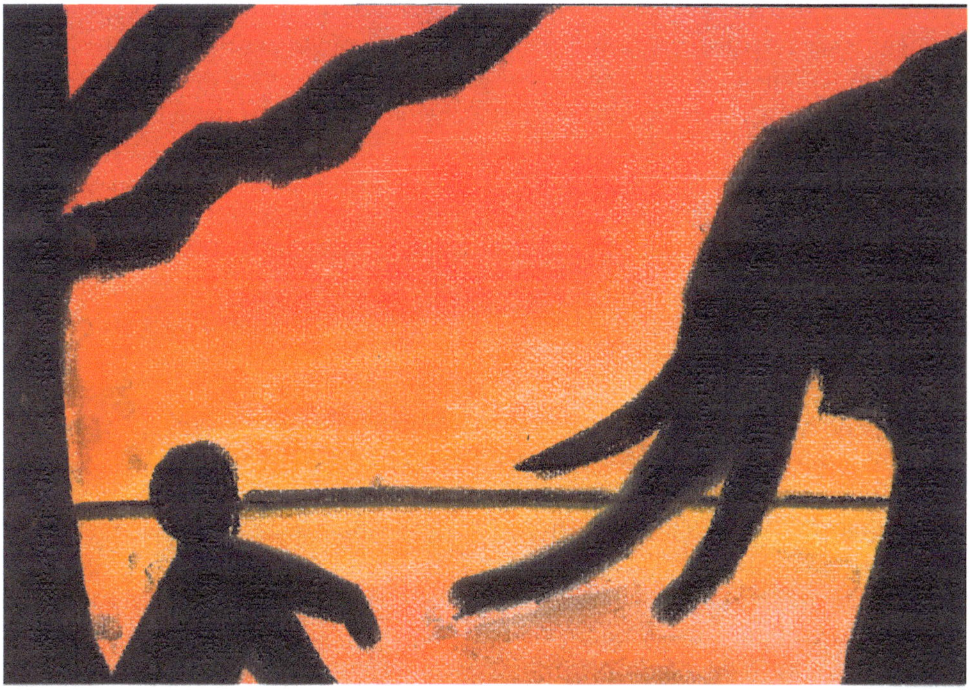

Abb. 20-4: Bild von Herrn F.: »Harmonie«, *Pastellkreide, 24 x 32 cm.*

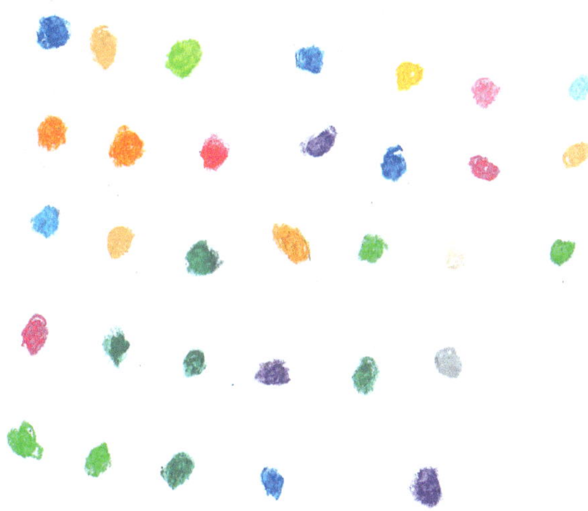

Abb. 20-5: Bild von Herrn K.: »Kosmos«, *Ölkreide, 30 x 42 cm.*

Feedback: thematisieren die Buntheit, die Regelmäßigkeit, die Struktur, das spannende Element einer Unregelmäßigkeit, das daraus resultierende Gefühl des »Unvollendeten«, auch »Offenen«. Wir weisen auf den griechischen Ursprung des Wortes Kosmos hin als »Ordnung, Schmuck, Glanz«. Herr K. betont seine Liebe zu den Naturwissenschaften.

Die Arbeit auf der Krisenstation ist geprägt von kreativer Beharrlichkeit. Kann jedoch selbst ein einzelnes Bild heilsam sein? Kann ein Initialbild zur Stabilisierung beitragen, wenn die Rückmeldungen wohlwollend sind und wohlwollend begleitet werden? Ich möchte diese Frage mit einem klaren »Ja« beantworten, denn diese Erfahrung hat sich seit dem Beginn meiner Tätigkeit hier beständig gefestigt. Es ist ein tiefgreifendes Erlebnis, sich durch ein Bild inmitten einer gemeinschaftlichen Bilderwand zu zeigen, »Zeugnis abzulegen« und durch ein eigenes Bild »hindurch« von anderen gesehen, »wahrgenommen« zu werden. Sich integriert und angenommen zu fühlen. Wobei die Entscheidung, wie viel gezeigt, gesagt und auch gehört werden will, letztendlich auch eine persönliche Entscheidung bleiben darf.

In einer der nächsten Gruppen zeigt Herr F. eine Serie kleinerer Acrylbilder (→Abb. 20-6, Abb. 20-7, Abb. 20-8). Im ersten Bild befindet sich ein Mensch im gleißend hellen Licht, das ausstrahlt über verschiedene Farben bis ins dunkle Schwarz. »Das Gefühl, dass sich die Wärme, das Licht, in der schwarzen Kälte des Alls verliert«, sagt er dazu. Ein zweites Bild, experimentell gespachtelt, interpretiert er im Moment der Besprechung spontan mit einer Gruppe Trauernder. Ein drittes, noch kleineres Bild, auch gespachtelt, erinnert ihn gleich an einen »Engel«, jetzt auch an eine Seele, im »Zwischenreich von Leben und Tod«. Ich frage nach einer Situation mit Trauernden in der Familie. Er erzählt uns von der Beerdigung seines Vaters, dessen Todestag sich in 2 Wochen das erste Mal jähre. Wir reflektieren diesen überraschenden Zusammenhang und seine Trauer sowie deren notwendige Verarbeitung. Ich denke an die Verbindung zur früheren Sitzung – an Elefantenfriedhöfe und Krafttiere. Die Gruppe thematisiert neben anderen Eindrücken die Assoziation einer Geburt.

Manchmal schließt sich der Kreis wie von selbst. Immer bleibt irgendetwas offen. Oft darf ein Bild einfach nur ein Bild sein und nicht mehr. Und das ist gut so.

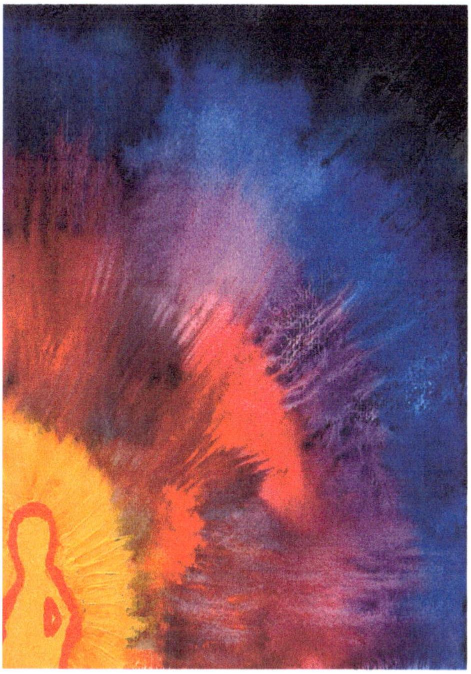

Abb. 20-6: Erstes Bild von Herrn F.: *Acrylfarbe, 26 x 18 cm.*

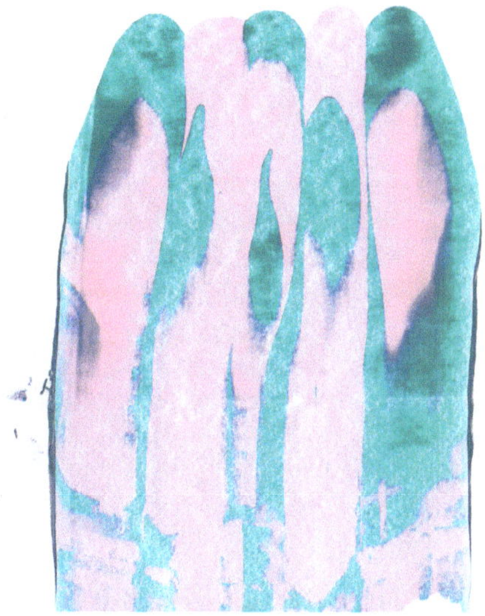

Abb. 20-7: Zweites Bild von Herrn F.: *Acrylfarbe, 24 x 16 cm.*

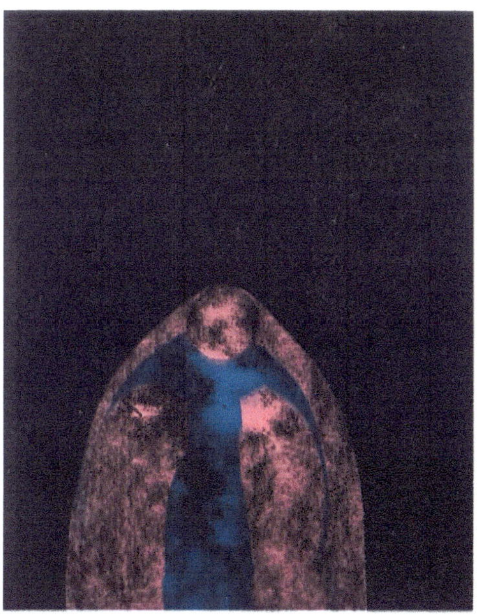

Abb. 20-8: Drittes Bild von Herrn F.: *Acrylfarbe, 17 x 10 cm.*

Teil V

Historische Erinnerungen

GOTTFRIED WASER

21 Gaetano Benedettis Weg zu einem künstlerischen Therapieansatz

21.1 Einleitung

Über die Persönlichkeit und das Lebenswerk meines Lehrers Gaetano Benedetti (1920–2013) zu schreiben, ist eine Ehre und eine Herausforderung zugleich. Seit Mitte der 1960er-Jahre kenne ich Benedetti, ursprünglich als Dozent und Supervisor und später aus der kunsttherapeutischen Zusammenarbeit von 1975 bis 1989. Von 2001 bis 2004 war ich gemeinsam mit Benedetti Mitherausgeber des Buches »Trauma und Kunst« (Rut et al. 2004).

Geboren und aufgewachsen ist Benedetti zusammen mit zwei jüngeren Brüdern in der Familie eines renommierten Chirurgen in der sizilianischen Stadt Catania. Nach dem Medizinstudium an der dortigen Universität wandte er sich zuerst in Catania, ab 1947 an der Psychiatrischen Klinik Burghölzli in Zürich der Psychiatrie und Psychotherapie zu. 1953 habilitierte er und wurde 1956 als außerordentlicher Professor für Psychohygiene und Psychotherapie an die Universität Basel berufen. Er hat nicht nur den Weg bereitet zur Ausbildung in psychiatrischer und psychologischer Psychotherapie, sondern forschte und publizierte während vieler Jahre, auch nach der Emeritierung im Jahre 1985, zu seiner Psychotherapie der Psychosen, schöpfend aus psychoanalytischen, humanistischen und kreativ gestaltenden Quellen.

Einem Ruf an die Universität Frankfurt am Main im Jahre 1960 konnte er aus gesundheitlichen Gründen nicht folgen. Sein Schüler Daniel Hell (2014) beschreibt Benedetti als »verwundeten Heiler«:

> »In den letzten 50 Jahren seines Lebens war sein Gesicht infolge Tumor- und Operationsfolgen eines Akustikusneurinoms entstellt. Er war auf einem Auge blind, auf einem Ohr taub und vorübergehend gehbehindert. Sein Geist blieb aber bis ins hohe Alter – bis zum Tode seiner geliebten Frau – ungebrochen. Seine enorme geistige Klarheit und Schärfe, verbunden mit einer leiderprobten emotionalen Zuneigung, beeindruckte seine Gesprächspartner und Zuhörer immer wieder tief.« (S. 57)

Seine schöpferische Einfühlung mit Wurzeln bis ins »kommunikative Unbewusste« (Waser 1998) lernte ich kennen, als ich mich schon längerer Zeit für eine zweite Psychoanalyse bei ihm angemeldet hatte. Da er mir so lange nicht Bescheid sagte, stand ich gerade vor der Entscheidung, nochmals zu meiner ersten Psychoanalytikerin zurückzukehren. Während einer gemeinsamen Fahrt im Aufzug grüßte mich Benedetti freundlich und fügte an: »Übrigens können Sie mit der Analyse beginnen.« Damals war ich 35 Jahre alt und kannte sein wunderbares Buch »Psychiatrische Aspekte des Schöpferischen und schöpferische Aspekte der Psychiatrie«, das 3 Jahre vorher, 1975, erschienen war. Die Analysestunden fanden meist in seinem Privathaus in Riehen bei Basel statt. An den Wänden des Warteraumes standen hohe Gestelle, voll mit Büchern zu archäologischen Stätten in Europa, zu italienischen Landschaften und Städten, ferner zu Architektur, Malerei und Kunst. Sie spiegelten seine vielen kulturellen Interessen.

Bis 1985 dauerte die sehr fruchtbare psychotherapeutische Zusammenarbeit, dann ging sie über in kunsttherapeutische Interessen, vertieft vor allem in drei Fachgesellschaften: die Deutschsprachige Gesellschaft für Kunst und Psychopathologie des Ausdrucks (DGPA), die Internationale Gesellschaft für Kunst, Gestaltung und Therapie (IGKGT) und die Schweizerische Fachgesellschaft für Gestaltende Psychotherapie und Kunsttherapie (GPK). 2004 endete diese Zusammenarbeit mit dem gemeinsamen Buchprojekt »Trauma und Kunst – sexueller Missbrauch und Depression«, das Benedetti damals angeregt hatte.

Drei persönliche Erinnerungen sind mir emotional besonders nahegegangen: Die erste fand statt in der Zeit am Ende meiner Analyse bei ihm, als ich an einem Vortrag zu paranormalen Erfahrungen mit Patienten im Sinne des »kommunikativen Unbewussten«, wie Benedetti es nannte, arbeitete. Er vertraute mir in einem Brief von 1985 seine eigenen Erfahrungen aus unserer Analyse an: Ich hätte in meinen Analyseträumen vieles aus seiner eigenen Kindheit und Jugend zum Ausdruck gebracht, was ich real nicht habe wissen können. Tatsächlich hatte er mir davon nichts berichtet. Unsere emotionale Nähe schien eine Brücke zu meiner eigenen Intuition geschaffen zu haben.

Als seine geliebte Ehefrau Annette im Februar 2004 unerwartet verstorben war, schrieb mir Benedetti mit Blick auf den Mythos von Orpheus und Euridike, dass er anlässlich seines letzten Spitalbesuchs unter der Türe nochmals auf die Kranke geblickt habe. Einige Stunden später sei sie verstorben, und er leide an tiefer Trauer, gemischt auch mit Schuldgefühlen. Solche Gefühle müssten, so dachte ich, auch Orpheus erfüllt haben. Der Mythos berichtet, dass Orpheus den Gott der Unterwelt, Hades, und seine Gemahlin, die Göttin Persephone, mit seinem Gesang und Leierspiel bezaubert habe, sodass ihm erlaubt worden sei, mit seiner verstorbenen Frau Euridike auf die Erde zurückzukehren. Die Bedingung dazu war aber, dass er sich nicht nach ihr umdrehen dürfe, bis sie beide das Tageslicht erreicht hätten. Als Orpheus dieses Verbot brach, ist Euridike für immer in den Hades zurückgekehrt.

Die dritte Erinnerung bezieht sich auf meinen letzten Besuch bei Benedetti, etwa 2 Jahre nach dem Tod seiner Frau. Er sagte mir, spürbar seelisch bewegt, er nehme wahr, dass seine Ausdrucksfähigkeit in deutscher Sprache, die er, so lange ich ihn kannte, stets druckreif beherrscht hatte, abnehmen würde. Während seiner letzten Jahre in einem Alters- und Pflegeheim, als er nur noch familiären Besuch empfing, blieben wir in Kontakt, indem ich ihm ab und zu Blumen schickte und er mich dann anrief.

Die Zusammenarbeit mit Gaetano Benedetti hat nicht nur einen persönlichen Fixstern an meinem inneren Himmel hinterlassen (wie auch meine erste Analytikerin, Dr. Anne Leiser-Eggert [1925–2013], sondern auch viele Anregungen geschenkt und manche Wegmarke für meine Entwicklung als gestaltender Psychotherapeut gesetzt. Ein Zitat von Benedetti (2004) ist dazu wegweisend:

> »Der Kunsttherapeut aber, der am Entstehen des Werkes seines Patienten teilgenommen hat, erlebt an ihm seinen eigenen therapeutischen Weg. Wir alle haben durch das kreative Schaffen der psychisch Betroffenen etwas gelernt, was wir in früheren Zeiten noch nicht genügend kannten: den nicht nur menschlichen, sondern auch kognitiven Respekt für die betroffene Person.« (S. 108)

So wie Benedetti als Psychotherapeut seine Patienten und deren kreatives Schaffen menschlich und gedanklich würdigte, versuche ich jetzt in dankbarer und inspirierender Erinnerung den kunsttherapeutischen Anteil in seiner Psychotherapie der Schizophrenie aufzuzeigen. Erstmals habe ich in den 1980er-Jahren dazu geschrieben und vorgetragen (Waser 1984, 1986). Wenn ich anhand persönlicher Erinnerungen und ausgewählter Literatur seinen Weg zur Kunsttherapie skizziere, spiegelt sich darin auch meine Entwicklung, die mich später zu Piaget (1983) und seinem konstruktivistischen Konzept der kognitiven Entwicklung geführt hat (Waser 1990).

21.2 Zur Psychotherapie der Schizophrenie

Benedettis Konzept der individuellen Psychotherapie der Schizophrenie bezieht sich, neben Ansätzen aus der analytischen Psychologie C. G. Jungs (1957), vor allem auf Freuds Psychoanalyse, allerdings modifiziert in Bezug auf Übertragung und Gegenübertragung. Es handelte sich um eine primär nicht verbal deutende, empathisch teilnehmende, »existenziell herausfordernde« Form der Psychotherapie im psychogenetisch vor- und unbewussten Raum von Symbiose und symmetrischer Spiegelbeziehung (Benedetti 1983).

Dieser therapeutische Prozess wurde von ihm damals, analog zu den kindlichen Entwicklungsstufen nach Margaret Mahler (1978), als »symbiotisch-duales, spiegelbildlich-wechselseitiges, positivierend-komplementäres System projektiv-introjektiver Identifikationen« beschrieben (Waser 1984, S. 6b) Beginnend mit der symbiotisch-dualen Phase (Spiegelbeziehung) und fortschreitend zur bildnerischen Triangulierung in der Therapie, schaffen die Bildnereien der Patientinnen ein Drittes, auf das wechselseitig projiziert und introjiziert wird. Daraus entsteht das vorerst gemeinsame Selbstsymbol, das der Patient übernehmen kann, sodass die Separation aus der therapeutischen Symbiose eingeleitet wird und sich in der Individuation verinnerlichen kann (Mahler 1978). In meiner Hypothese eines »therapeutischen Systems« mit seelischen Anteilen von Patient und Therapeut ist der von Benedetti später ausgearbeitete Begriff des Übergangssubjekts, auf den nachfolgend eingegangen wird, im Kern vorhanden. Benedetti umschreibt später diese ersten symbiotisch-dualen Erfahrungen des Menschen, aus denen sich eine erste Identität im Selbst-Objekt bildet, als »Urbeziehung« (Benedetti 1964; Bernhard-Hegglin 2000). Die unbewusst ablaufenden symbolischen Vorgänge von Projektion (psychisch veräußern) und Introjektion (psychisch verinnerlichen) hat Benedetti schon in den 1960er-Jahren beschrieben. Er hat sie in Verbindung gebracht mit zwei psychotischen, konkretistischen Prozessen, bei denen Symbolbildung und Realitätserleben gestört sind:

- Transitivismus: Verlagern von Teilen der eigenen Person nach außen
- Appersonierung: Anlagern von Teilen einer anderen Person in die eigene

Benedetti entwickelte über 60 Jahre lang sein Therapiekonzept der Schizophrenie weiter. Es ging ihm vor allem darum, mit dem Kranken mitmenschlich in Beziehung zu treten, »mit dem Einsatz [...] gesamtpersönlicher Existenz« zu antworten auf die »Aussichtslosigkeit, die in den meisten psychotischen Erlebensweisen enthalten ist« (Benedetti 1992, S. 223). Krankheitssymptome werden dialogisiert, getragen von prospektiver Hoffnung, dass der Kranke sich allmählich mit der positivierenden Gegenübertragung der Therapeutin identifiziert, welche die abgespaltenen kreativen Ressourcen des Patienten zumindest teilweise spiegelt (Benedetti 1992).

Benedetti erklärt dieses heilsame Verhalten des Kranken mit dem Begriff der »Interaffektivität« nach Stern (1985): »Durch den Ausdruck unserer stets positivierenden Affekte versuchen wir, beim Kranken eine positive Beziehung zu uns zu bewirken, dank derer er sich vielleicht seine Identität am Modell der unsrigen rekonstruieren kann« (Benedetti 1992, S. 19). Es erstaunt nicht, dass Benedetti in seiner Offenheit für den Begriff des »kollektiven Unbewussten« im Sinne von C. G. Jung später auch vom »kommunikativen Unbewussten« spricht (Waser 1998).

21.3 Benedettis Zuwendung zur Kunsttherapie

Schon in den frühen 1980er-Jahren hat Benedetti (1992) sein Therapiekonzept »von einer rein verbalen [...] zu einer gestaltenden-bildnerischen Psychotherapie« (S. 10) erweitert. Rückblickend schreibt er dazu: »[...] der Patient«, der wie mancher mir bekannte Kranke oft zum Pinsel greift,

> »ahnt, dass das Bild tiefer reicht als das Wort, denn wir haben ja alle als Kinder die Welt in Bildern wahrgenommen. Sogar das sprachlich Unsagbare macht durch die Verbildlichung einen Sprung nach vorne und wird kommunikativ. Der so kreativ tätige Patient erlebt dann die eigene gestaltende Tätigkeit als psychische Kraft. Er erlebt ferner eine relative Distanzierung des Zeichens von den quälenden psychischen Introjekten, eben durch die Projektion derselben auf das Bild, das gleichzeitig eine symbolische und eine spiegelbildliche Qualität hat [...]. Auf diese Weise stellen wir der Welt der Entfremdung die Welt des therapeutischen Empfangens entgegen, wo die traditionellen Konzepte der Übertragung und Gegenübertragung eine Vertiefung erfahren, die über die projektiven Elemente hinausschreitet: In ihrer Gegenseitigkeit entsteht eine neue Wirklichkeit, die nicht nur Objekt der Interpretation, sondern Erfahrung einer existenziellen Dualität ist [...].« (Benedetti 2004, S. 104)

Benedetti (1992), eng mit dem europäischen Kunstbegriff verbunden, fügt kritisch an, wenn er von »Kunsttherapie« spricht:

> »Ich neige immer wieder dazu, den (in der Therapie bildnerisch gestaltenden) Bereich als ›Kunsttherapie‹ zu bezeichnen. Denn meines Erachtens verdient die im Verlaufe mancher Formen der Psychotherapie entstehende Bildnerei oft, relativ unabhängig von ihrem kognitiv zu beurteilenden Formenniveau, die Bezeichnung ›Kunst‹, weil sie von kranken Menschen stammt, die ihren Kampf auf Leben und Tod in meistens sehr einfachen, aber immer erschütternden Bildern ausdrücken, und weil eine solche Gestaltung uns Psychotherapeuten so anspricht, wie die eigentlichen Kunstwerke alle Menschen ansprechen. So, wie wir alle in den großen Dokumenten der Kunst der Darstellung unseres menschlichen Seins begegnen und uns dieses dadurch neu aneignen, so erlebt der Psychotherapeut seinen gemeinsamen Lebensweg mit dem Patienten in dessen Ausdrucksbildern.« (S. 214)

21.4 Zwei operationelle Settings

21.4.1 Bildgestaltende Psychotherapie

Aus kunsttherapeutischer Sicht unterscheidet Benedetti (1992) zwei »operationelle Settings«: Wenn das Bild »ganz vom Patienten stammt« und »der Therapeut nicht selber mit seinem Patienten zeichnet oder malt, sondern einfach anregend, kommentierend, deutend bei seinen Patienten weilt, während diese sich schöpferisch ausdrücken«, spricht er von bildgestaltender Psychotherapie (S. 215 f.). Gertraud Schottenloher bezeichnet dieses Setting als »Psychotherapie mit bildnerischen Mitteln«.

Das Bild des Patienten diene hier, so Benedetti, »der Gestaltung seiner Innerlichkeit«. Denn

> »der innere Vorgang will sich im Spiegel erfassen, um von dort her volle seelische Wirklichkeit zu werden. Die Entdeckung des Bildes in der Psychotherapie ergänzt die introspektive Seite der heutigen Psychologie auf die prospektive Seite der uralten menschlichen Seele hin.« (Benedetti, zit. nach Schottenloher 1994, S. 18)

Auf diesem kunsttherapeutischen Weg habe ich meinen Lehrer Benedetti, der sich in seinem Buch »Psychiatrische Aspekte des Schöpferischen und schöpferische Aspekte der Psychiatrie« (1975) vertieft den Fragen der Kreativität und der Bildgestaltung von psychisch Kranken zugewandt hatte, von 1975 bis 1989 begleitet. Damals war ich als Assistenzarzt an der Psychiatrischen Universitätspoliklinik Basel bei Professor Dr. R. Battegay (1927–2016) tätig und habe dann beim Chefarzt der Psychiatrischen Universitätsklinik, Professor Dr. P. Kielholz (1916–1990), meine Dissertation zu Bildern und Plastiken einer schizophrenen Frau ausgearbeitet (Waser 1977). 1979 ließ ich mich in Basel als Psychiater nieder.

Zur Funktion der Bilder in der gestaltenden Psychotherapie fügt Benedetti (1992) an und verweist auf unsere Zusammenarbeit:

> »Knapp und präzis hat Gottfried Waser, einer meiner Mitarbeiter, mit dem zusammen ich vor bald zehn Jahren diese Arbeitsweise entwickelt habe, ihre Bedeutung in der Dialektik von Innen und Außen formuliert: ›Kreative Therapien, sei es mittels Bildnerei oder dramatisch-szenischer Gestaltung, befreien uns, heilen uns, weil wir, durch die äußeren Gestaltungen und Rituale angeregt, innen die seelischen Energien fließen lassen und neue Möglichkeiten des Verstehens erproben‹.« (S. 217)

ZUM BEGRIFF des Übergangssubjekts nach Benedetti

Bevor wir uns Benedettis zweitem kunsttherapeutischen Setting zuwenden, gehe ich auf seinen Begriff des Übergangssubjekts ein, den er, soweit mir bekannt ist, erstmals am 22.11.1986 anlässlich der Gründungsfeier des Schweizerischen Fachverbandes für Gestaltende Psychotherapie und Kunsttherapie vorgestellt hat. Er habe, so Benedetti (1986) damals, eine besondere kunst-therapeutische Erfahrung gemacht, nämlich:

> »die Schaffung des gemeinsamen Selbst-Symboles im Bilde [...] durch Prozesse der gegenseitigen Teil-Identifizierung zwischen Patient und Therapeut [...], die sowohl im Unbewussten des Kranken als auch des Therapeuten wurzeln und welche aus Aspekten, Selbst-Teilen und Phantasien der beiden [...] bestehen.« (S. 7)

Eine solche Gestalt nennt Benedetti Übergangssubjekt in Anlehnung an den Begriff Übergangsobjekt von Winnicott (1953). Das Übergangssubjekt ist eine bedeutsame Entwicklung des Selbst-Objektes, in dem Sinne, dass die narzisstisch-autistische Beschaffenheit des Letzteren durch eine Dualisierung des Selbst-Symboles ersetzt wird. In der Kunsttherapie gelangt das Übergangs-Subjekt[2] zur anschaulichen Darstellung; ja gerade die Schaffung von Bildern begünstigt seine Expression und Aktivität. Die therapeutische Dyade des Patienten und seines therapeutischen Partners wird auf diese Weise durch das im Bilde selbstständig handelnde Übergangs-Subjekt »trianguliert« (Waser 1984, 1989). So nämlich, dass Kommunikationsvorgänge über die Gestaltung artikuliert werden und die Barriere des Autismus durchbrochen wird. Im Bild entfaltet sich eine »progressive Psychopathologie«, in der die Sprache des Wahns bereits einen Übergang zur Realität der personalen Identität vorbereitet (Benedetti 1982).

Einige Jahre später beschreiben Benedetti und der Psychiater Maurizio Peciccia aus Perugia diesen Begriff respektive diesen kunsttherapeutischen Prozess mit folgenden Worten:

»Wenn die Psychose nach unserer Auffassung damit zusammenhängt, dass die menschlichen Symbole mit den von ihnen gemeinten Objekten zusammenfallen, koinzidieren, sodass der psychotische Patient sich nur in der Weise ausdrückt, indem er die Welt der Objekte, der Realität halluzinatorisch verändert, dann liegt die therapeutische Aufgabe darin, in der Zuwendung zum Patienten ein Symbol seiner Person entstehen zu lassen, das eine Wurzel in sich selber hat und nicht mit dem Objekt verwechselt werden muss.

Mit Rosenfeld (1969) stellen wir uns vor, dass der psychotische Mensch eine abnorme, exzessive, projektive Identifikation entwickelt, weil er seine selbstständige Identität verloren hat, allzu viele eigene Teile in das Objekt verlegt, woraus eine Konfusion von Subjekt und Objekt entsteht, die weit über den Winnicott'schen Begriff des Übergangsobjektes (1953) hinausgeht; im Übergang wird das Selbst nicht mehr entdeckt, sondern verwirrt. Kein Übergang also, sondern identifikatorische Konfusion mit der Umwelt, Verlust jener Subjekt-Objekt-Grenze, die Kant als eine Grundkategorie der Existenz bezeichnete. Die Bildung eines psychotherapeutischen Übergangsraumes rettet das Selbst des Patienten deshalb, weil er dem Patienten wie ein Spiegel seine durch die positivierenden Einfälle des Therapeuten angereicherte Imago zurückwirft. Wenn der Therapeut in seinen Einfällen, Träumen, Zeichnungen Teile des Patienten in sich entdeckt, fördert er nicht

2 Um die begriffliche Entstehung hervorzuheben, werden die Begriffe Übergangsobjekt (Winnicott 1953) und Übergangssubjekt (Benedetti 1986) mit Bindestrich geschrieben.

mehr die abnorme projektive Identifikation, den Ich-Verlust des Patienten, weil dieser nun beginnt, umgekehrt bedeutsame Teile des Therapeuten zu introjizieren und dadurch seine negative oder fehlende Selbstidentität zu korrigieren.« (Peciccia und Benedetti 1989, S. 1)

Im 1992 erschienenen Buch »Psychotherapie als existenzielle Herausforderung« legt Benedetti, wie er einleitend schreibt, »eine letzte Zusammenfassung« seines Konzeptes einer »individuellen Psychotherapie« vor, die »in einer Synthese von Phänomenologie, Tiefenpsychologie und symbolischer Gestaltung und Umgestaltung der Psychopathologie« gründe. Mit anderen Worten meine er damit »die Verbindung von grundlegendem, psychoanalytischen Verstehen und psychiatrischer Kreativität. Das verbinde ihn mit der psychiatrisch-psychotherapeutischen Arbeitsweise von Peciccia und Waser (Benedetti 1992).
Im Jahr 2000 umschreibt die Zürcher Psychologin Alice Bernhard-Hegglin den Begriff des Übergangs-Subjektes mit folgenden Worten:

»Durch die Phänomene der Spiegelung und der Verinnerlichung entsteht im dualen Unbewußten eine dritte Realität: Es ist ein drittes Subjekt, das aus Teilen des Patienten-Subjekts und desjenigen des Therapeuten sich bildet, das zu beiden gehört, von beiden gemeinsam erschaffen wird und in beiden, auf verschiedene Weise, wirksam ist.
Im Prozeß der Therapie wird dieses gemeinsame Subjekt nicht nur aufgebaut, sondern auch fließend verändert; es wird dann mehr und mehr vom Patienten verinnerlicht; dadurch entsteht als neue Wirklichkeit das in der therapeutischen Einheitserfahrung gründende [wie im Prozess von Symbiose-Separation-Individuation nach M. Mahler oder wie in der Urbeziehung nach Benedetti] neue Selbst des Leidenden. Das Übergangssubjekt wird bildlich sichtbar in der Entwicklung von gemeinsamen Zeichnungen; verbal in gemeinsamen Phantasien etc.« (S. 174 f.)

Unter Verweis auf die sprachliche Anlehnung des Begriffes an jenen des Übergangs-Objektes von Winnicott betont Bernhard-Hegglin (2000) jedoch, dass beide sich grundlegend unterscheiden:

»Das Übergangs*objekt* bezieht sich auf die Objektwelt und dient der Auflösung der Symbiose zwischen Mutter und Kind; das Übergangs*subjekt* bezeichnet eine vorübergehende Symbiose zwischen Therapeut und Patient, die therapeutisch wirkt, indem sie den Prozeß der Selbstbildung einleitet und unterstützt.« (S. 175)

Benedetti selbst beschrieb 1992 den Begriff des Übergangssubjektes wie folgt:

»Durch die anteilnehmende Zuwendung zum Patienten entsteht ein Netz von beidseitigen Projektionen und Introjektionen, die ihren Niederschlag finden in dem, was ich Übergangssubjekt nenne: ein Bild, das aus Teilen von uns und Teilen vom Patienten besteht, das oft eine phantasmatische Gestalt, eine Stimme, ein Traumbild, eine Zeichnung ist [...]. Das Übergangssubjekt, das aus der therapeutischen Symbiose entsteht, überbrückt die psychotische Spaltung.« (S. 40)

21.4.2 Das Progressive therapeutische Spiegelbild (PTS)

Das andere kunsttherapeutische Setting, »bei dem das Bild gemeinsam gestaltet wird« – sei es, dass der Patient und der Therapeut am selben Bild arbeiten, sei es, dass sie »reziprok« zeichnen –, entwickelte Benedetti ab 1984 in Zusammenarbeit mit seinem Mitarbeiter Maurizio Peciccia (Benedetti 1982, 1984, 1985, 1986, 1989, 1992; Benedetti und Peciccia 1999).

Der Begriff des Übergangssubjektes lässt verstehen, warum Benedetti vom spiegelbildlichen Zeichnen fasziniert war: Das Progressive therapeutische Spiegelbild (PTS), so schrieb er, visualisiere den Entstehungsprozess des Übergangssubjektes.

In Maurizio Peciccia begegnete Benedetti nicht nur einem Kollegen und kreativen Kunsttherapeuten aus der toskanischen Region – in den Bergen von Arezzo hatte er auch selbst einen Wohnsitz –, sondern er fand in Peciccia auch einen jungen Forscher und Psychotherapeuten, der begeistert war von seinem Psychotherapiekonzept der Schizophrenie. Peciccia arbeitete von 1988 bis 1995 an der Basler Psychiatrischen Universitätsklinik und Benedetti entwickelte mit ihm in diesen Jahren das kunsttherapeutische Setting des PTS praktisch und theoretisch weiter (z. B. Peciccia 1988).

Peciccia (2000) berichtet, dass er sich bereits während seines Studiums mit der Frage beschäftigt habe, worin das Wesen der Schizophrenie bestünde, aber bis zu seiner Begegnung mit Benedetti 1984 in der einschlägigen Literatur keine überzeugende Antwort gefunden habe.

»Keine der Schriften, die ich bis zum damaligen Zeitpunkt gelesen hatte, zeigte in so zentraler Weise wie Benedetti die unerlässliche Notwendigkeit, in die psychotische Welt hinabzutauchen [...], die Dringlichkeit, mit dem Patienten zusammen eine gemeinsame Sprache zu entwickeln, auch wenn diese wahnhaft bleibt [...]. Diese Grundidee führte mich dazu, in der psychotherapeutischen Kommunikation mit Schwerkranken einen gegenseitigen Austausch von gezeichneten Bildern zu entwickeln, der später von Benedetti als das ›Progressive therapeutische Spiegelbild‹ bezeichnet wurde.« (S. 47 f.)

Bei dem von Benedetti und Peciccia entwickelten Setting handelt es sich um eine Arbeitsweise, bei der sowohl der Patient als auch die Therapeutin auf durchsichtigem Pauspapier zeichnen. Dadurch wird

> »der Therapeut zum Spiegelbild seines Patienten [...]. Die Kommunikation zwischen Patient und Therapeut erfolgt dabei auf einer doppelten Ebene, auf der der Worte und auf der der Zeichnungen, die nachträglich immer verbal kommentiert werden. Auf der grafischen Ebene findet ein ständiger Austausch von Zeichnungen statt, die auf Pauspapier ausgeführt werden, und zwar so, daß der Therapeut die unter dem Pauspapier sichtbare Zeichnung des Patienten weitgehend kopiert, aber dann an einer bedeutsamen Stelle durch eigene Einfalle verändert. Gleichzeitig macht der Patient dasselbe mit einer anderen therapeutischen Zeichnung.« (Benedetti 1992, S. 220)

Auf diese Weise beantwortet der Therapeut die Zeichnung der Patientin und umgekehrt, wodurch das Unbewusste beider angeregt wird. Die aufeinander bezogene chronologische Reihenfolge von Zeichnungen mit Bildern und Symbolen entstehe gleichsam in einem Übergangsraum, der zu beiden gehöre. Benedetti (1992) fährt fort:

> »Indem der Therapeut das Bild seines Patienten kopiert, identifiziert er sich mit diesem und zeigt ihm dadurch, dass er an seiner Stelle steht – und dann darf er etwas Neues beginnen. Durch den Ausdruck der Symmetrie übernimmt der Therapeut in seiner Zeichnung und in seiner Seele die negativen Botschaften des Patienten, die Bion (1962) einmal ›mind-less‹ genannt hat. Durch diese Übernahme und Symmetrie ist er befähigt und in den Augen des Patienten auch erst berechtigt, dem Bilde etwas hinzuzufügen, und dieses ›Etwas‹ ist eben der therapeutische Einfall, der dem Patienten sein nun verwandeltes Bild zurückgibt.« (S. 220)

Benedetti spricht von einer »progressiven« Bildkopie, die die Therapeutin dem Patienten zurückgebe und auf die der Patient, je nach seiner Ich- und Gemütsverfassung, reagiere – entweder damit, dass er die Positivierung in sein nächstes Bild übernehme, oder mit Widerstand, Ablehnung oder gar mit Regression antworte (Benedetti und Peciccia 1999). Der Therapeut könne im ersten Falle positivierend weiterfahren oder er müsse sich beim Widerstand fragen, ohne der Destruktion nachzugeben, ob er zu rasch vorangegangen sei.

Das Progressive therapeutische Spiegelbild stehe »in der Spannung zwischen Symmetrie und Asymmetrie von Patient und Therapeut« (Benedetti 1992, S. 221). Der Therapeut identifiziere sich mit dem leidenden Patienten, den er in der Zeichnung positivierend zurückspiegle, während der Leidende sich mit dem Therapeuten gegenidentifiziere, was dann in seinem Bild progressiv zum Ausdruck komme. Der Heilungsprozess mithilfe wechselseitigen Gestaltens sei ein gegenseitiger ästhetischer Prozess von angleichendem Wahrnehmen und annehmendem Verändern.

Zusammenfassend schreibt Benedetti (1992):

> »Wir meinen, dass solche Verhältnisse der Symmetrie und Asymmetrie, der Positivierung und Progression, der Identifikation und Gegenidentifikation durch das Bild ungemein viel anschaulicher für den Patienten als auch für den Therapeuten werden, den dialogischen Prozeß beschleunigen, die Phantasien der beiden anregen und die Erfahrung der gegenseitigen Nähe vertiefen.« (S. 221)

In der Psychotherapie der Psychosen verhelfe das Bild dazu, gefährdend direkte Konfrontationen zu vermeiden und doch Auseinandersetzung zu vermitteln. Der Patient spreche von sich selber durch das Bild, schütze sich damit aber auch und erlebe die zwei Ebenen der symbolischen Natur. Das in der Therapie entstandene Bild werde, so fährt Benedetti (1992) fort, »als Sinnbild erkannt, weil es, wie jedes Symbol am Anfang des Lebens, in einer Dualität entsteht«.

21.5 Ausblick

Seit der Entwicklung des Progressiven therapeutischen Spiegelbilds (PTS) durch Gaetano Benedetti und Maurizio Peciccia (Benedetti 1989) sind über 30 Jahre vergangen und dieses kunsttherapeutische Setting hat sowohl bei der Kerndisziplin der psychologischen und psychiatrischen Psychotherapie als auch bei vielen angrenzenden Disziplinen bis hin zur Neurobiologie großes Interesse geweckt. Viele Fachleute aus der Kunst- und Psychotherapie haben sich in Workshops anregen lassen, die Methode des PTS in ihrer beruflichen Arbeit anzuwenden. Doch muss dem aus meiner Sicht unbedingt eine psychotherapeutische Ausbildung vorausgehen. Um Erfahrungen mit dem PTS zu vertiefen, sind sowohl Lehrtherapie und Supervision nötig als auch das Studium von PTS-Bildprozessen und den damit verbundenen verbalen Kommunikationsprozessen.

Obwohl die nachfolgenden Worte von Gaetano Benedetti vor bald 50 Jahren geschrieben wurden, beschließen sie den Ausblick und machen Mut. In seinem Buch »Psychiatrische Aspekte des Schöpferischen und schöpferische Aspekte der Psychiatrie« (1975), das sich mit Literatur, Malerei, Psychopathologie und Kreativität beschäftigt, schreibt er:

> »Man spricht und man schreibt heute viel von der Vereinsamung des Menschen in einer anonymen technisierten Welt. Die selbstverständliche Beziehung zu den natürlichen Ordnungen scheint verloren und scheitert in einem Suchen, das unerfüllt bleibt. Weil die Fragen der existentiellen Verunsicherung, der verlorenen Selbstidentität, der mangelnden Weltgeborgenheit den

heutigen Menschen beunruhigen, lassen sie ihn in einen Raum rücken, wo der Kranke ihm – uns – näher tritt.« (S. 276 f.)

Literatur

Benedetti G (1964). Der psychisch Leidende und seine Welt. Stuttgart: Hippokrates

Benedetti G (1975). Psychiatrische Aspekte des Schöpferischen, schöpferische Aspekte der Psychiatrie. Göttingen: Vandenhoeck & Ruprecht.

Benedetti G (1982). Der Kampf mit dem Dämon. Unveröffentlichter Vortrag anlässlich der Jahrestagung der Deutschsprachigen Gesellschaft für Kunst und Psychopathologie des Ausdrucks (DGKPA) i München 1982.

Benedetti G (1983). Psychotherapie der Schizophrenie. *Schweizerisches Archiv für Neurologie, Neurochirurgie und Psychiatrie, 132* (2): 207–213.

Benedetti G (1984). Der psychisch Leidende und seine Welt. Frankfurt a. M.: Fischer.

Benedetti G (1985). Persönliche Mitteilung an Gottfried Waser in Briefform zur »bildnerischen Triangulierung« im Juni 1985.

Benedetti G (1986). Der kunst-therapeutische Zugang zum Selbstobjekt und Übergangssubjekt in der Psychotherapie der Schizophrenie. *Forum für KunstTherapie, 1:* 7.

Benedetti G (1989). Das progressive therapeutische Spiegelbild. Eine Methode in der Behandlung von psychotischen Jugendlichen, Vortrag am 5. Tübinger Kinder- und Jugendpsychiatrischen Symposion. Tübingen (Manuskript).

Benedetti G (1992). Psychotherapie als existenzielle Herausforderung. Göttingen: Vandenhoek & Ruprecht.

Benedetti G (2003). Trauma und Kunst aus dem Leiden. In: Hampe R, Martius Ph, Reiter A et al. (Hg), Trauma und Kreativität – Therapie mit künstlerischen Medien. Universität Bremen; S. 39–49.

Benedetti G (2004). Trauma und Kunst. Sexueller Missbrauch und Depression. Trauma and art. Sexual abuse and depression. Basel: Karger.

Benedetti G, Peciccia M (1999). Attualitâ del concetto di dissociazone mentale. In: Rossi Monti M, Stanghellini G (Hg), Psicopatologia della schizofrenia. Mailand: Cortina; S. 93–106.

Bernhard-Hegglin A (2000). Einige wichtige therapeutische Konzepte Benedettis. In: Rachel B (Hg), Die Kunst des Hoffens. Begegnung mit Gaetano Benedetti. Göttingen: Vandenhoeck & Ruprecht; S. 166–177.

Bion WR (1962). Learning from Experience. London: William Heinemann, Medical Books.

Jung CG (1957). Bewusstes und Unbewusstes. Frankfurt a. M.: Fischer.

Mahler M (1978). Die psychische Geburt des Menschen. Frankfurt a. M.: Fischer.

Peciccia M (1988). Das progressive therapeutische Spiegelbild. Eine neue Methode in der Psychotherapie der Psychosen. Unveröffentlichtes Manuskript.

Peciccia M (2000). Die Entwicklung meines Denkens im Gespräch mit Gaetano Benedetti. In: Rachel B (Hg), Die Kunst des Hoffens. Begegnung mit Gaetano Benedetti. Göttingen: Vandenhoek & Ruprecht; S. 47–86.

Peciccia M, Benedetti G (1989). Das progressive therapeutische Spiegelbild. Eine neue Methode in der Psychotherapie der Psychosen. *Neurologie und Psychiatrie, 5:* 296–304.

Piaget J (1983). Meine Theorie der geistigen Entwicklung. Frankfurt a. M.: Fischer.

Rut, Benedetti G, Waser G (2004). Trauma und Kunst. Sexueller Missbrauch und Depression. Trauma and art. Sexual abuse and depression. Basel: Karger.

Schottenloher G (Hg) (1994). Wenn Worte fehlen, sprechen Bilder. Bildnerisches Gestalten und Therapie. Bd. I: Künstler als Therapeuten. München: Kösel.

Stern DN (1985). The interpersonal world of the infant. New York: Basic Books.
Waser G (1977). Bildnereien von Olga (Dissertation). Universität Basel.
Waser G (1984). Die Funktion kreativer Gestaltungen im Konzept der individuellen Psychotherapie der Schizophrenie von Gaetano Benedetti. Unveröffentlichtes Manuskript eines Workshops bei der Deutschen Gesellschaft für Gestaltungstherapie in Stuttgart am 23.9.1984.
Waser G (1986). Die Bedeutung kreativer Gestaltungen und deren Symbole für die Psychogenese im Rahmen der psychotischen Fragmentierung. *Forum für KunstTherapie, 1* (1): 8–9.
Waser G (1989). Zur Gestaltenden Psychotherapie. In: Driever R (Hg), Krankheit und Gesundheit in der Kunst: Der ästhetische Ausdruck als Lebens- und Zeitdiagnose. Essen: Die blaue Eule; S. 173–228.
Waser G (1990). Auf dem Weg zu einer gestaltenden Psychologie und Psychotherapie. *Zeitschrift für Musik-, Tanz- und Kunsttherapie, 1* (3): 166–178.
Waser G (1998). Das kommunikative Unbewusste und die Kunsttherapie. In: Meinhold WJ, Condrau G, Langer G (Hg), Das menschliche Bewusstsein: Annäherungen an ein Phänomen. Zürich: Walter Verlag; S. 144–155.
Winnicott DW (1953). Transitional objects and transitional phenomena. A study of the first not-me-possesion. *International Journal of Psychoanalysis, 34:* 89–97.

SILVIO LÜTSCHER

22 Bilderrettung

Kunst und Therapie in der Psychiatrischen Klinik »Bellevue« in Kreuzlingen – ein Rückblick

22.1 Das Bellevue in Kreuzlingen

1980 schloss die »Private Psychiatrische Klinik Bellevue« ihre Häuser aus ökonomischen Gründen. Das medizinhistorische Institut an der Eberhard Karls Universität Tübingen untersuchte daraufhin die Geschichte dieser kleinen psychiatrischen Privatanstalt im schweizerischen Kreuzlingen am Bodensee.

Der Schweizer Psychiater und Psychoanalytiker Ludwig Binswanger (1881–1966) schrieb 1957 über das Bellevue:

> »Asyl heißt nichts anderes als die Versicherung, daß man nicht allein, nicht von seinen Mitmenschen verlassen sei […], daher gibt es gerade für eine Stätte, wo kranke Menschen bei einem hilfsbereiten Arzt Zuflucht und Schutz finden, keine schönere Bezeichnung als den ehrwürdigen Namen des Asyls.«

Binswanger gehörte schon früh zu den führenden geistigen Persönlichkeiten seines Landes. Er begründete die Daseinsanalyse, eine Verbindung von Psychoanalyse und Existenzphilosophie, und leitete 45 Jahre lang das 1857 von seinem namensgleichen Großvater gegründete Sanatorium Bellevue. 1956 vollzog sich der Wechsel zur vierten Generation, zu seinem Sohn Wolfgang Binswanger. Dieser war von 1957 bis 1979 Chefarzt der Klinik und praktizierte wie seine Vorgänger eine »therapeutische Gemeinschaft« mit den Patienten, Ärztinnen, Therapeuten und dem Pflegepersonal.

In ihrem Buch »Orte« beschreibt Marie-Louise Kaschnitz das Bellevue um das Jahr 1920:

> »Die vornehme Irrenanstalt liegt nicht weit vom See, mit schönen Gartenanlagen und traurigen düsteren Häusern, wie sie damals noch überall zur Unterbringung von Geisteskranken dienten. Der Leiter der Anstalt, der geistvolle Dr. Binswanger, läßt sich einiges einfallen. So wird einmal ein Ball veranstaltet, bei dem ich mit dem leisen Grauen, das mich Geistesgestörten gegenüber nie verläßt, mit außerordentlich lustigen Männern tanze, auch

einmal ein Feuerwerk, bei dem die Raketen über die Baumkronen hinausschießen und sich dort zu Palme und Stern, zu bunten Blumenkelchen entfalten.« (zitiert nach Büttrich & Miller, S. 473)

22.2 Kunst und Therapie im Bellevue

In der Zeit vom Frühjahr 1974 bis zur Schließung 1980 arbeitete ich als Gestaltungstherapeut im Bellevue. Gestaltende Therapie hieß im Bellevue: Konkrettherapie. Beschäftigt war ich in der Villa Maria, einer kleinen therapeutischen Gemeinschaft mit acht Betten. Die Leitung hatte eine Ärztin. Es gab kein Pflegepersonal, die Patienten waren angewiesen, sich selbst zu organisieren, das Frühstück und das Abendessen zu kochen. Auch die Medikamentenausgabe lag in ihren Händen. Das Mittagessen wurde jeweils direkt von der Großküche geholt, und wir nahmen es täglich, auch am Wochenende, zusammen mit den Patienten ein.

Einmal wöchentlich führte ich auch im Haus Bellevue und im Parkhaus, einer geschlossenen Abteilung, eine Malgruppe durch.

22.3 Geschichten aus dem Offenen Atelier

22.3.1 Edina Anson und Fräulein Antje – der Steinerne Fisch

Edina Anson, eine Patientin der Klinik, die später noch eine Rolle spielen wird, wurde 1923 in Wien geboren und erwarb später ein Bildhauerdiplom an der »École des Beaux Arts« in Genf. Zwischen 1955 und 1973 war sie mehrfach Patientin im Bellevue, seit 1973 wohnte sie außerhalb der Klinik. Von 1971 bis zu ihrem Tod 1978 leitete und gestaltete sie das zentrale und offene Atelier, das sich im Erdgeschoss im Haus Harmonie befand.

Antje Herbrechtsmeier arbeitete 14 Jahre lang von 1957 bis 1971 im Bellevue. Als Jüngste von drei Geschwistern ist sie in Varel im Friesland aufgewachsen. Ihre erstaunliche Beobachtungsgabe ist ihr zeit ihres Lebens erhalten geblieben. Sie besuchte die Keramikfachschule in Bremen und arbeitete ab 1957 als Beschäftigungstherapeutin im Atelier des Sanatoriums Bellevue. Dort lernten sich die beiden Frauen Antje und Edina kennen.

Anlässlich einer Tagung im März 2009 in der psychiatrischen Klinik Münsterlingen zum Progressiven therapeutischen Spiegelbild von Gaetano Benedetti und Maurizio Peciccia zeigte ich in einer Ausstellung mit dem Titel »Verlorengegangene und wiedergefundene Bilder« Werke von Patienten, mit denen auch Antje und Edina Kontakt hatten. Bei meiner Recherche zu dieser Ausstellung lernte ich Antje Herbrechtsmeier kennen. Sie übergab mir Texte, die auf anschauliche, sensible und humorvolle Weise schildern, wie sie das Bellevue sah und erlebte.

Und hier die Geschichte zum Steinernen Fisch von Edina Anson: In einer Stadtwohnung, in Genf, welcher noch ein leichter Abglanz des österreichischen familiären Adelssitzes anhaftete, stand er. Der Steinerne Fisch. So rein, so makellos, aus schimmerndem Marmor, viel zu groß für diese Räumlichkeiten. Die Frucht mühevoller, harter Arbeit Edinas, das glänzende Abschlusswerk der Bildhauerklasse der École des Beaux Arts in Genf. Es war ihre letzte Arbeit in Stein, denn bald darauf fiel sie in eine Phase tiefen psychischen Leidens, während der sie keine körperliche Anstrengung vertrug.

So lernte Fräulein Antje sie im Bellevue kennen, eine wunderschöne, einmalige Frau. Auf den täglichen Spaziergängen mit ihr wurde kaum ein Wort gesprochen, doch häufig flossen stille Tränen. Die Zeit schlich dahin, bis ganz allmählich, mit Vorbehalten, wieder eine Öffnung zur Außenwelt stattfand. Jetzt kamen Bilder zum Vorschein, die Edina ganz konkret, in starker Farbigkeit zu Papier brachte. Mit akribischer Genauigkeit und in skurriler Ausdrucksweise stellte sie mimisch die Welt einer dekadenten Wiener Gesellschaft dar, in welcher sie nach der Vertreibung Jahre mit der Mutter gelebt hatte. Allerdings übertragen auf einen anderen Personenkreis. Zum Beispiel die Familie Binswanger in absurden Situationen. Wolfgang Binswanger schenkte mir 1984 das Bild »Zirkus«, das Edina Anson 1977 gemalt hatte (→ Abb. 22-1).

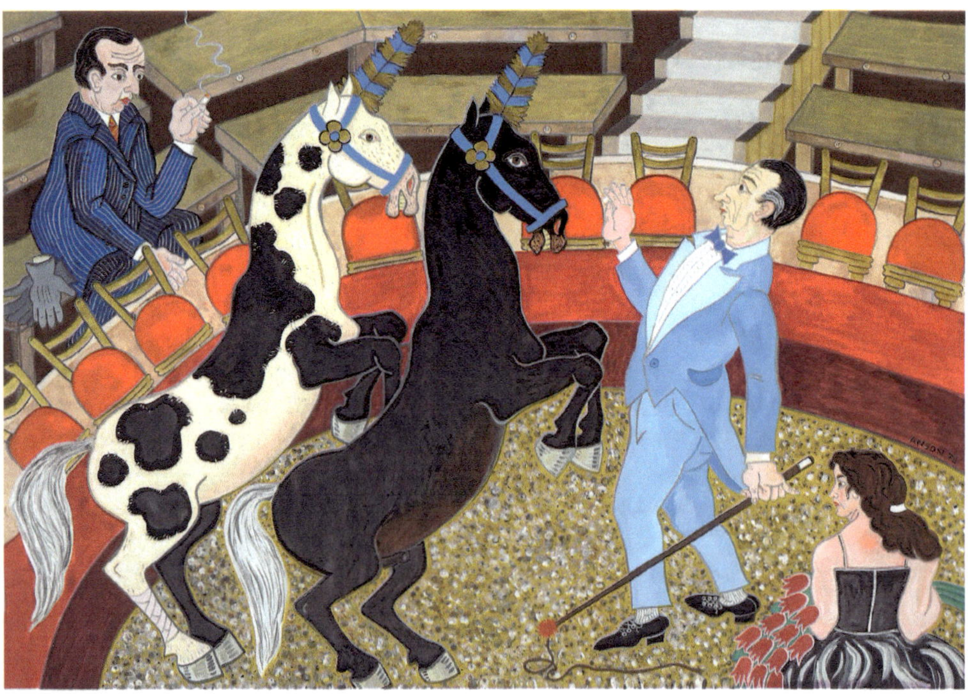

Abb. 22-1: Edina Anson: Zirkus, 1977.

Auf dem Bild beobachtet sie eine Szene und hält dabei einen Strauß von zwölf roten Tulpen vor ihrer Brust. Der Pferdedresseur im hellblauen Anzug ist Wolfgang Binswanger; frappant ist die Treffsicherheit der Darstellung. Seine Haltung ist eher zögerlich, er weicht vor den wiehernden Pferden zurück und schaut an ihnen vorbei. In der linken Hand hält er einen Würfelzucker und in der Rechten die Peitsche. Der Schimmel hat wie aufgenähte schwarze Flecken, der Rappe einen Penis. Die zwei Pferde repräsentieren zwei Mitarbeiter, es sind dies streitbare Psychologen, die sich im Konflikt mit ihrem Vorgesetzten befinden. Links oben sitzt ein rauchender Mann, neben ihm liegen die ledernen Handschuhe, die Edina gehören. Sie sind ein Requisit ihrer Krankheit, das sie schützte und die sie täglich trug.

Auch Brautpaare mit leidvollen Mienen waren ein häufig wiederkehrendes Thema. Man konnte diese Malerei der Naiven Kunst zuordnen in ihrer herrlich angeordneten Buntheit. Doch die ihnen eigene makabere Weltsicht wollte dazu nicht recht passen. Im Bellevue hat man leider Edinas Bilder kaum als Kunst gewertet, jedoch außerhalb fanden sich verschiedene Liebhaber aus Fachkreisen. Bei den Besucherinnen im Atelier verstand es Edina sehr gut, mit dem ihr eigenen Charme und ihren Geistesblitzen zu einer stimulierenden Atmosphäre beizutragen. So wurde ihr auch eine Halbtagsanstellung in diesem Bereich übergeben. Dann kam die Zeit, dass sie sich stark genug fühlte, eine Ehe mit einem Patienten einzugehen und mit ihm gemeinsam wieder ein Leben außerhalb des Sanatoriums zu versuchen. In Genf brachte sie einen Sohn zur Welt, scheiterte dann aber letztlich an der Schwäche ihres Ehemannes und ihrer eigenen Unfähigkeit zur Selbstständigkeit. Beide kehrten ins Bellevue zurück, wo der Mann bald darauf starb. Das Kind fand eine neue Heimat in einem Schweizer Kinderheim.

Die Arbeit im Atelier wurde zum Lebensinhalt im Zusammenwirken mit Fräulein Antje, in einer vertrauten und gleichzeitig distanzierten Beziehung. Begegnete sie einer Person, die für sie in ihr Gefühle von Unbehagen oder gar Bedrohung auslösten, wehrte sie mit magischen Handlungen, die sie in ihrer Wohnung durchführte, die Gefahr für sich innerlich ab. Aber ein Mensch, den sie gernhatte, wurde mit Liebe und Wärme umgeben. Tiefes Mitgefühl brachte sie für die reine, geschaffene Kreatur auf, vor allem die am Menschen leidende Kreatur. Der Fisch als Lebewesen war ihr ein Symbol dafür. Als dann das frühere Domizil in Genf aufgegeben werden musste, ließ Edina den Steinernen Fisch dem Bellevue als Geschenk zukommen. Er sollte vor der Villa Maria auf einem Sockel platziert werden. In einer schweren hölzernen Kiste wurde er antransportiert und auf der Wiese abgeladen. In dieser Verpackung verblieb er, bis im Laufe der Jahre die Holzbretter verfault und verfallen waren. Nach der Schließung des Bellevue wurde sämtliches Inventar an Interessenten verkauft, der Steinerne Fisch blieb, von niemandem beachtet. Der Park verwilderte langsam, stand aber noch längere Zeit unter der alten Verwaltung. Fräulein Antje hatte die Klinik 1971 verlassen und »Antjes Töpferei« gegründet. Nach Erkundigungen bei der Verwaltung wurde es ihr gestattet, den Steinernen Fisch vor ihrer Werkstatt aufzustellen (→ Abb. 22-2). Die Verbundenheit mit Edina, die noch vor der Schließung des Sanatoriums gestorben war, blieb damit lebendig. Junge Frauen mit ihren Kindern kamen von Zeit zu Zeit vorbei,

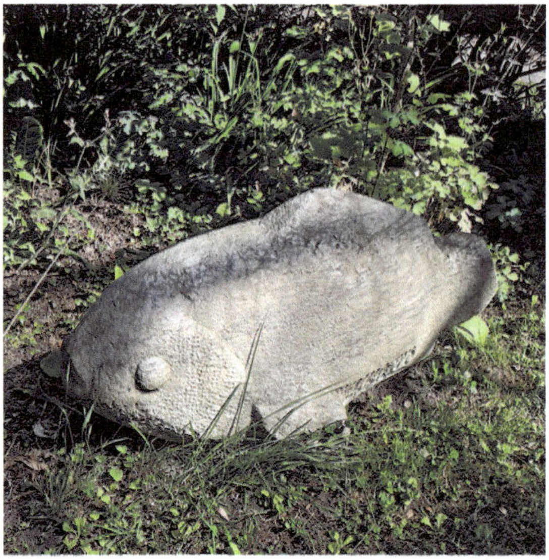

Abb. 22-2: Edina Anson: Steinerner Fisch. Weißer Marmor.

um den Steinernen Fisch zu bewundern. Die Kleinen setzten sich auf seinen einladenden Rücken und strahlten. Sie alle begegneten dem Steinernen Fisch mit Achtung und Ehrerbietung.

22.3.2 Steve – ninety-seven Swans

Steve, ebenfalls Patient im Bellevue, war lang und dünn wie eine Hopfenstange, sportlich, immer höflich und korrekt. Vor allem aber war er Amerikaner mit hohem nationalem Wertgefühl. Mit treuem Blick und ernster Miene brachte er oft seine Besorgnis über die sinkende Moral in den großen Städten seiner Heimat zum Ausdruck. Er weilte vordergründig in Kreuzlingen, um seinen im Bellevue »internierten« Bruder Henry zu besuchen und ihm beizustehen. Dieser war jedoch nicht gut auf Steve zu sprechen und traute ihm nicht über den Weg. Vor allem wollte er in Ruhe gelassen werden. Steve dagegen warb unermüdlich, um ihn, wie er sagte, aus seiner Lethargie herauszuholen und zu aktivieren. Vor allem hätte er ihn gern im Atelier gesehen, wo er sich mit Farben und Pinseln betätigen sollte. Um das zu erreichen, fing er selbst an, zu malen, und besuchte regelmäßig das Atelier. Auch für ihn war das etwas Neues und er fand bald Gefallen daran. Sah er seinen Bruder durch den Park hinaufkommen, versteckte er sich manchmal hinter einem der großen Bäume, um zu beobachten, ob Henry nun zum Malen kommen würde. Doch war er immer wieder enttäuscht, dass sein Bruder andere Wege ging. So wurde es zur Gewohnheit, dass Steve für sich selbst kam, und er eignete sich einiges Geschick an, um konkret seine meist landschaftlichen Eindrücke darzu-

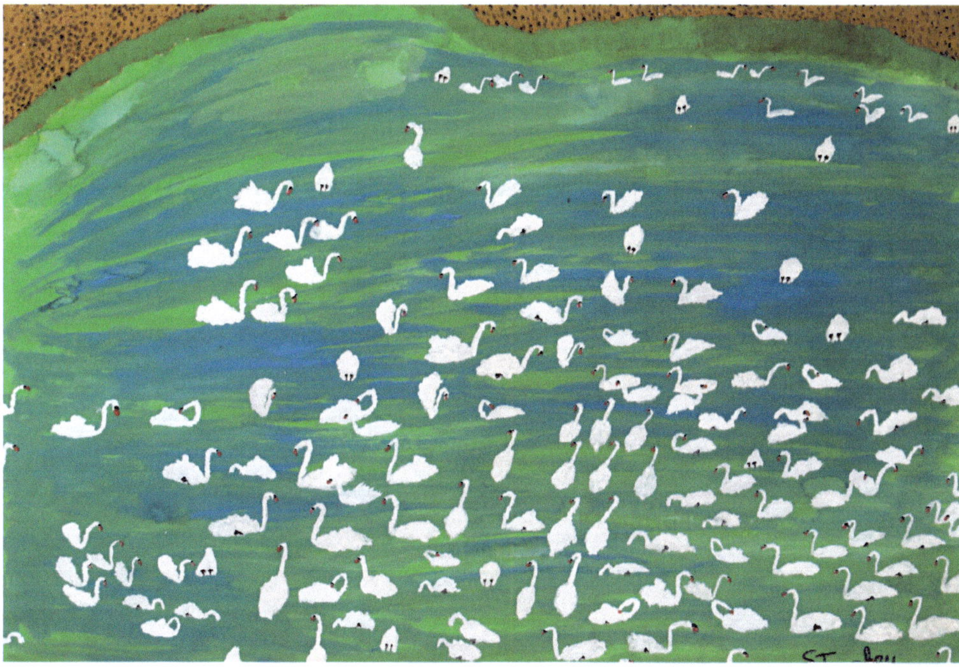

Abb. 22-3: Steve: Ninety-seven Swans. Deckende Wasserfarben.

stellen. Ein prächtiges Bild entstand nach dem Seenachtsfest von dem großen Feuerwerk, es sprühte und funkelte in allen Farben vor dem Hintergrund des Nachthimmels. Er machte es Fräulein Antje zum Geschenk.

An einem schönen Sommertag war ein Ausflug mit einer Gruppe von Patienten und mehreren Angestellten organisiert worden. Man fuhr an der Insel Mainau vorbei nach Dettingen, um von da aus zu Fuß am Seeufer entlang zur Marienschlucht zu gelangen. Der abenteuerliche Wanderweg durch den wilden Wald gab immer wieder den Blick frei auf das grün schimmernde Wasser und auf das gegenüberliegende Überlingen. Am Rande der Schlucht auf einem einladenden Rastplatz ließ man sich nieder und packte das mitgebrachte Picknick aus. Nun hatte man Muße, die Blicke etwas umherschweifen zu lassen. Den Augen eröffnete sich ein erstaunlicher Anblick: Eine riesige Menge von Schwänen bevölkerte hier das Ufer. Die stolzen Vögel ließen sich ruhig auf den Wellen treiben und präsentierten ihre Schönheit. Steve war ganz hingerissen von diesem Schauspiel und begann die Schwäne zu zählen. Nach langem Bemühen rief er aus: »Ninety-seven Swans!« Diesen Eindruck nahm er mit nach Kreuzlingen und malte danach lange an einem Bild, auf dem alle 97 Schwäne in Miniatur, wunderschön weiß auf dem grünen Wasser, dargestellt waren (→Abb. 22-3). Einige Waldbäume im Vordergrund und am Gegenufer eine zarte Impression der Stadt Überlingen rahmten das Hauptmotiv dekorativ ein. Steve war sehr stolz, als er sein Werk vollendet hatte, und setzte einen Preis von 4000 Franken dafür an, falls sich einmal die Gelegenheit zu einer Ausstellung bieten würde.

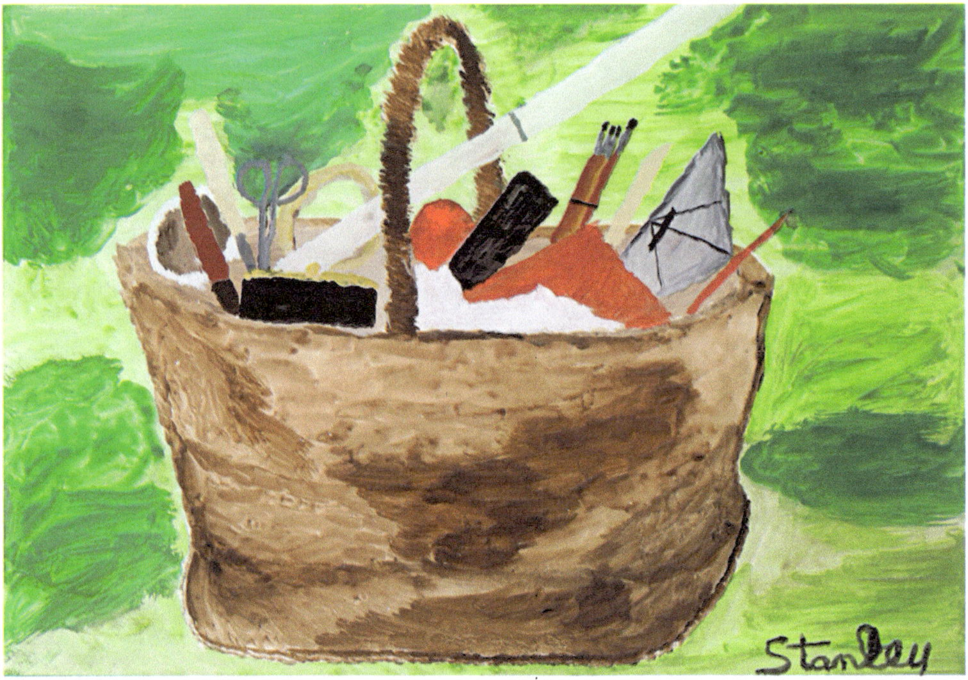

Abb. 22-4: Steve: Malkorb. Deckende Wasserfarben.

Auch malte Steve den Korb mit dem Malmaterial (→Abb. 22-4), den Antje H. täglich von ihrer Wohnung zum Klinikatelier trug, und ließ es sich niemals nehmen, ihr diesen bis vor die Haustür zu tragen und sich dann in liebenswürdiger Form zu verabschieden. Eines Tages berichtete Fräulein Antje ihm, dass sie vorhabe, eine Töpferei einzurichten und das Bellevue zu verlassen. Offenbar hat ihn das sehr getroffen, denn nun hatte er plötzlich den Plan, abzureisen. In die USA kehrte Steve nur vorübergehend zurück. Später richtete er sich, zusammen mit seiner Mutter, die er als »My dear angel mother« bezeichnete und die ein sehr korpulenter Engel war, im Süden Spaniens ein. Beide wollten sich aufopfernd um Henry kümmern, den sie auch nach dort holten und in einer Klinik unterbrachten. Henry ist dort nach einigen Jahren gestorben, nach weiteren Jahren auch die Mutter. Heute noch lebt Steve in vorgerücktem Alter in einem Hotel in Spanien und ist dort heimisch geworden. Zu Weihnachten sendet er immer noch Grüße in allen Sprachen dieser Erde, bereichert mit etwas ausgefallenen, teils religiösen Berichten. Außerdem liegt stets ein neues Foto von ihm bei, der bildliche Beweis für seine Auskunft: »I am fine!«

22.3.3 Bernardo – Brahms-Symphonie

An diesem Vormittag war es etwas stürmisch im Atelier zugegangen. Es war 11 Uhr, der Zeitpunkt, an dem Fräulein Antje dringend ein Stück Würfelzucker brauchte, um den Blutzuckerspiegel wieder zu normalisieren. Die Besucher des Ateliers hatten sich endlich verabschiedet. Nur Patrice stand noch immer an seiner Staffelei und setzte eine Farbschicht nach der anderen auf die Leinwand, begleitet von Brahms Symphonie Nr. 4 in e-Moll. Plötzlich stürmte Bernardo, ebenfalls Patient in Bellevue, herein, hemdsärmelig und finster, in sehr angespanntem Gemütszustand und magisch angezogen von den überbordenden Klängen der Musik. Er verweigerte das Mittagessen, schien völlig aufzugehen in dieser Brahms-Welt, durchmaß brausenden Schrittes den ganzen Raum, hin und her, her und hin, den Kopf gesenkt, die Fäuste in den Hosentaschen geballt, schweigend. Innerlich hatte ihn der Besuch des Vaters aus Süditalien aufgewühlt, der zu Besprechungen über die Zukunft und den weiteren Verbleib seines Sohnes gekommen war.

Fräulein Antje schloss die Tür und setzte sich an den großen Tisch, der voller Zeichnungen lag. Jetzt gab es nichts mehr außer der Musik. Das klagende Anfangsthema hatte sich wellenartig zu immer größerem Nachdruck gesteigert, bis hin zur festen Gegenaussage, von Paukenschlägen untermauert. Ein Wechselspiel zwischen dem melodisch dahinfließenden Motiv und den schroffen, abblockenden Entgegnungen ließ den Vergleich mit zwei streitbaren Gesprächspartnern zu. Einmal die bewegliche, variierende, ausladende Stimmführung, dann der schroffe, unerbittliche Kontrahent in Kurzfassung. Bernardo lief hin, lief her, als sprühte er Funken. In ihm glühte ein Vulkan, bei dem man nicht voraussehen konnte, wann er ausbrechen würde. Fräulein Antje schätzte schon einmal ganz vorsichtig die Distanz von ihrem Stuhl bis zur Tür ein, war jedoch durchaus bereit, mit einem gewissen Risiko hier zu verbleiben, was auch immer passieren würde. Denn es spielte sich hier ein wichtiger innerer Prozess ab. Vielleicht eine Klärung angestauter Gefühle.

Nun begann der wunderbare zweite Satz des Werkes. Das wechselnde Thema hin- und hergereicht zwischen Bläsern und Streichern, entspann sich als ein feines, melodisches Gewebe, in getragenem Tempo dahinfließend. Bernardo setzte seinen Weg fort, im Einklang mit den musikalischen Botschaften. Und als jetzt im dritten Satz – das Allegro giocoso – alle Stimmen in rasantem Tempo sich aufschwangen in hellere Regionen, da ging ein Ruck durch den unermüdlichen Wanderer. Einen Moment hielt er inne, hob den Blick, atmete tief ein und aus, um dann in verändertem Schritt weiterzugehen. Die Einleitung zum vierten Satz, acht festliche Bläserakkorde, führten den Zuhörer in die Passacaglia, einen alten italienischen Tanz, hinein. Gewaltig, majestätisch, losgelöst und doch verbunden mit dem Vergangenen, so als rolle ein Film noch einmal rückwärts ab. Und dann ein triumphaler, fester Schluss! Stille war eingetreten, nur ein Nachhall noch im Innern. Was in Bernardo vorgegangen sein mag, blieb unausgesprochen. Jedenfalls war es ein anderer, der da hinausging, als derjenige, der hereingekommen war. »So kann es passieren, dass ein Sturm den anderen zur Ruhe bringt«, meinte klug Fräulein Antje.

22.4 Ein Nachtrag mit einem Nachspiel

Als sich Edina Anson 1978 das Leben nahm – unter anderem vielleicht auch, weil sie ahnte, dass sie unter neuer Klinikleitung nicht weiter beschäftigt würde –, war das für alle, die davon Kenntnis erhielten, ein Schock, eine Schreckensbotschaft. Die Zeit stand still. Das Atelier war über mehrere Monate geschlossen. So wie Edina immer äußerst lebendig wirkte, war sie auch in dieser Zeit noch irgendwie präsent. Es war vielleicht wie ein emphatischer Nachklang ihres Handelns. Ihre Fähigkeit, zwischen Materialvorstellungen, Erfahrungen und Wahrnehmungen sowie der Kommunikation mit dem Gegenüber im Einklang zu sein, blieb noch lange in Erinnerung. In dieser geglückten Verbindung von Person, Gestaltung, Kunst, Symbol, Beziehung war sie eine Meisterin und hatte viel Sinn für Humor. Edina bewahrte in diesem fantastischen Atelier auch einen hölzernen WC-Deckel auf, von dem sie fest behauptete, Sigmund Freud habe einstmals bei seinem Aufenthalt im Bellevue darauf gesessen.

Respekt und Anerkennung für das Geschaffene, bestätigt durch die eigene Erfahrung im Gestalten, formten die Atmosphäre eines ganz und gar von Edinas Persönlichkeit geprägten Ateliers. Markus Binswanger schrieb mir: »Auch ich habe intensive Erinnerungen an Edina, ihr Atelier und die dort herrschende Atmosphäre.«

Doch das war bald Vergangenheit: Der Raum des ehemaligen Ateliers wurde von einem neuen Mitarbeiter, einem jungen Ergotherapeuten, »entrümpelt«. Eines Tages stand ein großer Container vor dem Atelier, und der junge Mann entsorgte alles, bis zum letzten Ding, bis das Atelier völlig kahl war. Darauf organisierte er in diesem »Schulzimmer« als Erstes für die Patienten einen Schreibmaschinenkurs, doch der Erfolg war kurz: Etwa ein Jahr später wurde das Bellevue aus ökonomischen Gründen geschlossen.

Ich stieg damals in diesen Container und zog alle Mappen, losen Zeichnungen und Malereien heraus, sammelte diese und legte neue Mappen an mit dem Namen und der jeweiligen Nummer der Krankengeschichte des Patienten. Dieses Material deponierte ich in dem Raum, in dem auch die Krankenakten lagerten. Etwa 3 Jahre später rief mich Frau Zähringer an, die Sekretärin, die weiterhin das Bellevue vertrat, und fragte mich, ob ich noch Interesse an dieser Bildersammlung hätte. Und dann teilte sie mir mit, dass alle Mappen als Sperrmüll auf dem Fußgängerweg an der Konstanzer Straße lägen. Es gelang mir noch rechtzeitig, diese Sammlung, mit der Zustimmung des Direktors, Karl Studer, in die Psychiatrische Klinik Münsterlingen zu holen. Inzwischen existiert dort ein Bildarchiv für die Sammlung aus dem Bellevue und für Werke aus dem Offenen Atelier in Münsterlingen.

Auf einer Tagung 2010 in Münsterlingen über »Spiegelprozesse« konnte ich nach so langer Zeit erstmals die Rettung der Bilder einem größeren Publikum schildern (Dammann und Meng 2010). In der ersten Jahreshälfte 2016 schließlich gab das Kunstmuseum Thurgau mit einer Ausstellung Einblick in dieses Materialkonvolut. Der Arbeitstitel dieser Ausstellung lautete: »Kunst oder was? Bildnerisches Gestalten im Spannungsfeld von Therapie und Kunst.«

Literatur

Binswanger L 1957). Schizophrenie. Pfullingen: Neske.
Büttrich C, Miller N (Hg) (1982). Marie Luise Kaschnitz: Gesammelte Werke. Band 3: Die autobiographische Prosa 2. Frankfurt: Insel.
Dammann G, Meng T (2010). Spiegelprozesse in Psychotherapie und Kunsttherapie. Göttingen: Vandenhoeck & Ruprecht.

Teil VI

Praxis: Handwerk

SIGRID VÖLKER

23 Wie kommt die Kunsttherapie zu ihrem Hand-Werk?

23.1 Künstlerisches und wissenschaftliches Handeln

Der Begriff »Hand-Werk« orientiert zum einen auf die Hände, deren Sinnlichkeit, Beweglichkeit und die Möglichkeit, mit ihnen zu gestalten, zu formen. Zum anderen verweist er auf die Produktion eines Ergebnisses, das Werk, welches bei Beachtung bestimmter Regeln erzeugbar ist – *work in progress.* Wir können mit unseren Händen etwas nehmen, etwas halten. Wir können greifen, begreifen, etwas fassen, abwägen, handeln. Viele Begriffe, mit denen wir die Tätigkeit unserer Hände beschreiben, sind inzwischen zu abstrakten Begriffen geworden, und oft wird vergessen, dass die Bedeutung dieser Begriffe von der konkreten Bewegung unserer Hände abgeleitet wurde. Auch der oft für Therapie stehende Begriff der »Behandlung« hat hier seine Wurzeln. Er verweist darüber hinaus auf die soziale Dimension des »Hand in Hand«, die Aspekte des Miteinander-in-Kontakt-Kommens, des gegenseitigen Austausches und der Verständigung. Begegnung in diesem Sinn enthält dann neben dem Gegenüber als Miteinander und Ergänzung auch die Anteile des Gegen, des Gegners und impliziert die Möglichkeit, sich zu verfehlen. »Wir haben zwei Hände. Wir umfassen die Welt von zwei entgegengesetzten Seiten und deshalb ist die Welt wahrnehmbar, begreifbar, fassbar und behandelbar«, formuliert der Philosoph Vilem Flusser (1993, S. 50) und macht darauf aufmerksam, dass unsere Selbst- und Welterfahrung wesentlich durch Perspektivenvielfalt geprägt ist und eine sinnvolle Positionierung im System der Anschauungen notwendigerweise auf die Berücksichtigung scheinbar gegensätzlicher Sichtweisen nicht verzichten sollte.

Eine der größten Herausforderungen der Kunsttherapie als einer relativ jungen Therapiedisziplin im Gesundheitssystem ist, die unterschiedlich tradierten Erkenntnisformen von Kunst und Wissenschaft mit ihren jeweils spezifischen Intentionen, Arbeitsansätzen und Geltungsbereichen zu hinterfragen, aufeinander zu beziehen und als sich bereichernde Perspektiven in die therapeutische Praxis zu integrieren. *Künstlerisches Handeln* hat das große Potenzial, selbst zu sein. Es generiert Sinn, indem ich als eine Person, die Farben, Formen, Töne oder Bewegung in Beziehung setzt, mir selbst und der Welt begegne. Wer bin ich? Was will ich, was kann ich tun? Das sind zentrale Fragen der kreativen (ergebnisoffenen) Beschäftigung mit persönlich wichtigen

Themen und Erfahrungen. Künstlerisches Handeln ist immer ein Akt der Hervorbringung, der Poesie, in dem aus persönlichen Lebensgeschichten sinnlich wahrnehmbare Form entsteht; ein Bild, eine Melodie, ein Tanz. In der Subjektivität des gefundenen Ausdrucks, in der Einmaligkeit des Arbeitsprozesses eröffnet sich dabei für alle Beteiligten ein neuer Erfahrungsraum, der Zugang zu sprachlich nur schwer fassbaren Erlebnissen, psychischen Strukturen und Entwicklungspotenzialen ermöglicht. *Wissenschaftliches Handeln*, hier als die systematische Anwendung therapeutischer Vorgehensweisen und Regeln verstanden, bietet in Ergänzung dazu die Gewähr, dass Patientinnen in einer nachvollziehbaren und überprüfbaren Art und Weise Behandlung erwarten und erfahren dürfen. Wissenschaft zielt auf Intersubjektivität, Transparenz und Modellbildung. Die einem therapeutischen Verfahren zugrunde liegenden Parameter sollten benennbar und begründet sein. Eine Therapieform, die sich am Künstlerischen orientiert, muss deshalb das therapeutische Geschehen als offenen ästhetischen Prozess begreifen und gleichzeitig das Geschehen so transparent wie möglich halten. Den schöpferischen Prozess selbst kann man weder in der Kunst noch in der Therapie erzwingen. Aber man kann Bedingungen schaffen, damit er sich einstellen kann. Bei der Umsetzung (Prozessgestaltung) und der systematischen Beschreibung (Prozessreflexion) dieser Bedingungen (im Kontext unterschiedlicher Krankheits- und Leidenszustände) ergänzen sich Kunst und Wissenschaft. Beide Perspektiven sind gleichberechtigte Teilnehmer und Beobachter des Geschehens. »Kontrollierte und reflektierte Subjektivität« nennt Peter Petersen (2011) diese Erkenntnisform mit unmittelbarem Bezug zur Praxis eines Therapieverfahrens und notwendige Voraussetzung seiner Lehrbarkeit.

23.2 Kunst schafft neue Wirklichkeit

»Die Malerei ergreift Besitz von der äußeren Welt, um die Innere besser zu behaupten«, formuliert Ernst Boesch (1983) in Anlehnung an René Huygue und ergänzt:

> »ein Kunstwerk drückt nicht einfach eine Innenwelt aus, es offenbart nicht einfach die Persönlichkeit des Gestalters, es ist vielmehr Teil eines Prozesses der Auseinandersetzung zwischen Ich und Umwelt, ein Versuch der Reflexion, die immer das Bilden, Präzisieren und Korrigieren von Strukturen bedeutet.« (S. 291)

Ein Bild drückt nie einfach nur Angst aus, sondern es erfüllt eine Funktion in den Prozessen der Angstverarbeitung, indem es eine neue Wirklichkeit erschafft. Dieses Potenzial der Kunst, neue Wirklichkeit zu schaffen und damit immer in Differenz zum real Abgebildeten (Gefühlen, Gedanken, Fantasien) zu stehen, ist ein wesentlicher Wirkfaktor der Kunsttherapie. Das Bild wird zum Container für Psychisches, zwingt durch die Eigendynamik seines Entstehungsprozesses aber zu Bearbeitung und Formfindung. Eine ästhetische Distanz für Emotionales (Scheff 1983), eine ikonische Differenz im Sinne Gottfried Boehms entsteht, bei der das Bild zugleich Referenz, Prozess und eigene Realität ist.

MERKE

Aus der Differenz zwischen Erleben und Verkörperung entsteht eine besondere Wahrnehmungsqualität, die (in der Kunst und in der Therapie) Spielraum für neue Perspektiven der eigenen Selbst- und Weltsicht eröffnet.

Der Psychoanalytiker Jacques Lacan (1956/1957) spricht von der Spiegelfunktion des Objekts, die dem Subjekterleben vorausgeht, und hebt den Aspekt des Andersseins in und durch (Bild-)Sprache hervor, das Entwicklung und Erkennen ermöglicht. Dieses Sprachsystem (als individuelles und kulturelles Symbolsystem) sollte man genauer kennenlernen, will man verstehen, was in Erscheinung tritt. Das Bild als intersubjektiver Erfahrungsraum von Gestalter, Mitgestalter und Betrachter (resp. Patienten und Therapeutinnen) ist kein passives Objekt. Es konstituiert einen intersubjektiven Raum, in dem Wahrnehmungen sich aktiv strukturieren, gegenseitig beeinflussen und in wechselseitige innerpsychische Regulationsprozesse eingebunden sind. Bereits Picasso (1985) formulierte:

> »Ein Bild ist nicht von vornherein fertig ausgedacht und festgelegt. Während man daran arbeitet, verändert es sich im gleichen Maße wie die Gedanken. Und wenn es fertig ist, verändert es sich immer weiter, entsprechend der jeweiligen Gemütsverfassung desjenigen, der es betrachtet. Ein Bild lebt sein eigenes Leben wie ein lebendiges Geschöpf, und es unterliegt den gleichen Veränderungen, denen wir im alltäglichen Leben unterworfen sind. Das ist ganz natürlich, da das Bild nur Leben hat durch den Menschen, der es betrachtet.« (S. 16)

Aus dieser *Prozessoffenheit* resultiert auch das große Potenzial der kunsttherapeutischen Arbeit. Etwas tritt im Bild in Erscheinung. Es kann angeschaut, weggelegt, wieder hervorgeholt und verändert werden. Damit wird die bildnerische Arbeit zu einem Experimentierfeld der Selbstbegegnung im Tun. Wahrnehmungen ergänzen einander und eröffnen einen sich ständig erweiternden Assoziations- und Erfahrungsraum, der in die Fortsetzung der Bilder einfließt. Ein Bild geht aus dem anderen hervor, und wenn der Prozess gelingt, führt er zu stimmigen Bildern und innerer Zufriedenheit.

Was zeigt nun ein Bild? Wie kann eine Annäherung an das sichtbar Werdende erfolgen?

Betrachtet man zunächst den Prozess der Bildentstehung, *die Geste des Gestaltens,* so zeigt sich in ihr eine spezifische Form des In-der-Welt-Seins, die Vergangenheit, Gegenwart und Zukunft integriert. Künstlerisches Gestalten ist ein Schöpfungsakt. In der Auseinandersetzung mit dem Material wird etwas geschaffen, das vorher nicht war. In seiner Phänomenologie der Gesten unterteilt Vilem Flusser (1993) die komplexe

Geste des Machens in Teilgesten, die zum Verständnis des Geschehens beitragen können. Welches Material nehme ich? Welcher sinnliche Erfahrungsraum öffnet sich dadurch? Welcher persönliche Erinnerungskontext bildet sich heraus? Beherrsche ich die besonderen Eigenarten des Materials und wie viel Widerstand stellt sich mir im Prozess entgegen? Kann ich mit Widerstand und Hindernissen umgehen und sie für eine kreative Umgestaltung nutzen oder verliere ich das Interesse, zerstöre vielleicht sogar das Gegenüber? Die Dynamik dieser Geste zeigt viele Facetten auf, wie der (materialgebundene) Gestaltungsprozess beschrieben werden kann und interessanterweise auch die therapeutische Beziehung. Ein lesenswertes Buch, das hilft, Beobachtungskriterien für den praktisch-therapeutischen Prozess abzuleiten und in ihrer Dynamik zu erfassen. (Lesart: 1.: Alles, was ist, verweist auch auf das, was nicht ist, und gerade in der Therapie ist es wichtig, auch auf das Material zu schauen, das abgelehnt oder ignoriert wird. 2.: Eine Geste im Sinne Flussers ist keine Bewegungsanalyse an sich, sondern eine Annäherung an die der Geste zugrunde liegenden leib-seelischen Qualitäten, die sich in der Geste vergegenwärtigen.)

Nun stellt auch der Bäcker aus seinem Material, dem Mehl, etwas her, das vor dem Backen noch nicht existierte, z. B. ein Brot. Was unterscheidet dann die Kunsttherapie vom Backhandwerk?

23.3 Herstellung von Kunst in der Menschheitsgeschichte

Vor rund 50 000 Jahren begannen die Menschen damit, sich selbst zu schmücken und zu bezaubern. Muster wurden in Steine geritzt und Darstellungen von Tieren tauchten auf. Die Menschen erzeugten Objekte, die nicht die Welt verändern sollten, sondern die Ordnung und die Strukturen, die sich in ihr erkennen lassen, erkundeten. Aus dem Werkzeugmacher der afrikanischen Steinzeit, dem Erfinder des Faustkeils, wurden die ersten Künstler. Der Mensch hatte die Fähigkeit entwickelt, seine Welt abzubilden und sich ästhetisch (sinnlich gestaltend, formend, hervorbringend) zu artikulieren. Eine neue Form des Selbstausdrucks und der Selbstvergewisserung entstand, die auf eine komplexere Qualität der Informationsverarbeitung verwies und die bis heute zu den zentralen Kommunikationsformen des Menschen gehört. Alle Kulturen haben auf die eine oder andere Weise künstlerische Artefakte hervorgebracht, und in der Regel genießen die Künstlerpersönlichkeiten, die den Zeitgeist widerspiegelten, besondere Beachtung. Geistesgeschichtliche Konzepte versuchten zu fassen, weshalb zu bestimmten Zeiten bestimmte Ausdrucksformen und Stilmittel entstanden, und stellten Fragen nach Anlass und Wirkung künstlerischen Tuns. In der Antike war es z. B. Aristoteles (384–322 v. Chr.), der die abbildende bzw. nachbildende (mimetische) Funktion der Kunst in den Mittelpunkt stellte. Je näher ein Kunstobjekt dem Abgebildeten kam, desto besser war es. Kunst sollte Einheit verleihen, eine Bezugsetzung zwischen Abbild und Abgebildetem und damit eine Vertretung der Realität ermöglichen; allerdings nicht als äußerliche Kopie, sondern durch unterschiedliche Stilmittel geformt und verdichtet. So ist die von Aristoteles beschriebene Kunstform der Tragödie die Nachbildung einer guten und in sich geschlossenen Handlung, »die Jammer *(éleos)* und Schaudern *(phóbos)* hervorruft und hierdurch eine Reinigung *(kátharsis)* von derartigen Erregungszuständen *(pathémata)* bewirkt« (Aristoteles 1976, Kapitel 6, S. 50). Im antiken Pygmalionmotiv (Ovid: Metamorphosen, Buch 10, S. 243ff.) findet sich darüber hinaus auch der Ansatz von Kunst als Illusion, Sublimation und Begehren (Idealisierung resp. Objektabhängigkeit). Aus heutiger Sicht besonders interessant: die postulierte Bezugsetzung von Form und Inhalt und der Aspekt der *Emotionsregulation durch ästhetische Erfahrung*.

Bis zum Mittelalter spielten Glaubenssysteme für die Kunstentwicklung eine große Rolle. Aus ihrem jeweiligen Gottesverständnis heraus entstanden spezifische Sehweisen und bildnerische Praxen. So war in der buddhistischen Kunst das Moment der Kontemplation und des Verzichts auf materielles Begehren zentral. Der spirituelle Gewinn, der aus dem Akt des Malens selbst gezogen werden konnte, war wichtiger als die konkrete Erscheinung des Werkes. Die von Konfuzius geprägte chinesische Kunst sah im lebendigen Ausüben künstlerischer Techniken einen Königsweg zu persönlicher Reifung und Vollkommenheit (z. B. Kalligrafie); und auch die in der christlichen Tradition sich entwickelnde sakrale Kunst steht für den Anspruch, für die Gläubigen den Gottesbezug und damit die universale Ganzheit ihres Menschseins zu transzendieren (Osborne et al. 2012, Belting 2008). Durch die großen Umbrüche, die mit der Reformation und den bürgerlichen und industriellen Revolutionen im 18. und 19. Jahrhundert einhergingen, trat in der westlichen Welt zunehmend der Mensch als Individuum in den Fokus. Das aus dem Griechischen *aisthesis* kommende Ästhetische war nicht mehr nur das sinnlich Wahrnehmbare, sondern Ausdruck von wertenden Geschmacksurteilen wie schön, erhaben, komisch, interessant, hässlich oder kitschig und ergänzte darin andere Urteilsstrukturen wie gut/böse (Ethik), heilig/profan (Religion) oder wahr/falsch (Logik). Es steht dabei in der Komplexität des Sinnfälligen und erzeugt durch seine besondere Qualität, die künstlerische Formfindung, die Einheit des Mannigfaltigen. Gegenüber der Eindeutigkeit der Abstraktionsvorstellungen des Verstandes ist die sinnliche, das poetische Denken prägende Vorstellung »vielsagend« und als solche der auf ganzheitliche Erfahrung ausgerichteten Vernunft ähnlich. In ihr spiegeln sich Fantasie und Einbildungskraft *(imaginatio)*, die kompositorische Fähigkeit zu (ver-)dichten, eine sensible Wahrnehmung und eben auch die Fähigkeit zur wertenden Bezugsetzung (ästhetische Urteilskraft). Das Ästhetische entspricht damit der Fülle der Wirklichkeit, die im wohlgeformten Material der Wörter, der Farben oder Töne belebt, unmittelbar erfahren und erkannt werden kann (Franke 1998).

Im 20. Jahrhundert beschleunigten Industrialisierung und Arbeitsteilung alle Lebensprozesse. Neue Technologien führten zu einer Aufspaltung von Körper, Geist und Seele. Das Leben wurde intransparent bei gleichzeitiger Notwendigkeit, marktkompatibel funktionieren zu müssen. Der Mensch erlebte eine zunehmende Entfremdung und war doch auf sich selbst zurückgeworfen. Als Seismografen gesellschaftlicher Prozesse entwickelten die Künstler der damaligen Zeit folgerichtig völlig neue Stilmittel und trugen dem veränderten Wirklichkeitsbezug Rechnung. Die Kunst wandte sich jetzt dem Verborgenen zu, dem, was hinter der Erscheinung liegt und die Existenz des modernen Menschen bestimmte. Damit entwickelte sich eine neue Bildlichkeit, die der neuen Ungewissheit des Lebens entsprach und mit ihr umzugehen suchte; und die in ihren konzeptionellen Bezügen eine starke Synchronizität zu den Modellbildungen der sich entwickelnden Psychologie und Psychotherapie aufwies (vertiefend dazu: Bocola 1987; Kandel 2012). So hat die Moderne und Postmoderne des 20./21. Jahrhunderts nachhaltig Spuren im Setting, den Therapiezielen und auch in konkreten Interventionstechniken der Kunsttherapie hinterlassen. Bezüge des Messpaintings (Schottenloher 1994) zum Action Painting lassen sich herstellen, der Farbmeditation (Pütz 1981) und Maltherapie (Limberg 1998; Riedel 1992) zur Farbfeldmalerei, der Tonfeldarbeit (Deuser 2018) zur gestischen Malerei, der Collagentherapie (Kollmorgen 1989; Leutkart et al. 2010) zur frühen Avantgarde, der therapeutischen Körperbildarbeit zu den künstlerischen Artikulationen einer Maria Lassnig (Schwarz 2013) bis hin zur Konzipierung des therapeutischen Dialogs über die Intermedialität des Performativen (Sinapius 2010) und der Eröffnung virtueller Räume für therapeutische Fragen (Ehemann 2012) durch die Berücksichtigung der digitalen Bildmedien in der Therapie usw.

MERKE

Die Ungewissheit des Seins zu ertragen, sich in einer unüberschaubar gewordenen Welt neu zu verorten und die damit verbundenen Ambivalenzen und Spannungen in einen zukunftsorientierten Lebensentwurf zu transformieren, ist Gegenstand der Kunst wie der Therapie.

Mit Joseph Beuys (1921–1986) verschwimmen die Grenzen zwischen einem tradierten Kunstbegriff und dem alltäglichen Leben zunehmend mehr. Im Zentrum seiner künstlerischen Konzepte steht die Notwendigkeit, einen Aufbruch zu wagen, sich der existenziellen Dimension des Leids zu stellen, Verantwortung zu übernehmen und dadurch Trost und Bewusstheit zu erfahren. Verstärkt werden der soziale Raum in den Blick genommen, kollektive Arbeitsprozesse intensiviert und künstlerische Utopien entwickelt, wie wir zukünftig leben wollen (Günzel 2021). Es kommt zu einem Zusammenspiel der Künste und zu einer Entgrenzung traditioneller Bildvorstellungen – Vielfalt ist opportun, kann aber auch schnell zum Problem werden, wenn es in der Mannigfaltigkeit der Möglichkeiten nicht gelingt, das passende Medium für die eigenen Themen und Zukunftsvorstellungen zu finden.

23.4 Die Begegnung von Kunst, Ästhetik und Psychologie als spezifisches Potenzial der Kunsttherapie

Bilder[3] halten Leben in Materie fest. Die Visualisierung von Erlebtem, das Er-Finden von bildnerischen Lösungen, die Auseinandersetzung mit sich selbst im gestalterischen Tun lässt unspezifische Ahnungen des Seins zu Form und damit zu Erkenntnis reifen. »Arbeit zur Einsicht« nennt der Psychologe Ernst-Dieter Lantermann (1993) den künstlerisch-kreativen Prozess, als dessen Ergebnis etwas neues Sinnvolles (als ästhetisches Objekt) steht, und formuliert:

> »Unser gesamter Organismus ist auf Ordnungsstiftung, auf die Bildung von inneren Mustern angelegt, in denen höchst komplexe Informationsströme aus der Außen- und Innenwelt als komprimierte und bedeutungsvolle Zeichen, Bilder und Programme aufgehoben sind. Dabei werden ambivalente Reizlagen in eindeutige, ungeordnete in geordnete Strukturen überführt.« (S. 15)

> »Die Entstehung einer neuen Ordnung zerstört die alte. Unser Organismus ist zugleich auf Ordnungsstiftung und Zerstörung von Ordnung angelegt. Im Spannungsfeld zwischen dem Bedürfnis nach Wiederholung, nach Harmonie und Symmetrie und der Suche nach dem Neuen, Außergewöhnlichen, nach Symmetriebrechung entwickeln wir unsere Fähigkeit zur produktiven Aneignung der Wirklichkeit. Wir setzen auf das Bekannte, um uns dem Unbekannten stellen zu können und bilden so immer umfassendere Ordnungsstrukturen aus, die uns im Fluss der Veränderungen das Bleibende erkennen lassen und zugleich bis dahin Ungeordnetes, Unbekanntes in übergreifende Ordnungen zu integrieren verhelfen.« (S. 23)

Diese *Prozesse der Ordnungsbildung* im kreativen Prozess sind in den vergangenen Jahren zunehmend auch neuropsychologisch untersucht worden. Zum einen geht es um das ästhetische Empfinden und die damit verbundenen neuronalen Korrelate. Zum anderen geht es um die Prozesse der Gestaltbildung, wie aus Teilen ein Ganzes entsteht und kreative Entwicklungen in Gang kommen (Zeki 2010; Kandel 2012). Interessanterweise zeigte sich dabei, dass die Verarbeitung visueller Informationen in mehreren Phasen zu erfolgen scheint, und dass Bilder, bei denen wir die Tendenz haben, uns im ersten Moment abzuwenden, weiterarbeiten und oft einen zweiten Blick herausfordern. Lust und Unlust scheinen gleichzeitig aktiviert zu werden, sodass ein Bild sowohl halten, konfrontieren und zur Klärung auffordern kann. Liessmann (2009) spricht von »vermischten Empfindungen« (S. 33) und formuliert die These, dass es gerade nicht um eindeutige Gefühle und möglichst klare Eindrücke geht, sondern eher darum, im Auf-

3 »Bilder« steht für alle visuell geprägten Objekte und bezieht plastische Werke, Fotos, Installationen usw. ein.

tauchen unterschiedlicher, teilweise sich widersprechender Wahrnehmungen eine besondere Erfahrungsqualität zu ermöglichen, die Ambivalenzen und Gegensätze in sich trägt und ausformt.

MERKE

Gerade für therapeutische Fragestellungen ist die oszillierende Gleichzeitigkeit unterschiedlicher Empfindungen im gestalteten Bild ein großes Potenzial, um innere Ambivalenzen in Erscheinung treten zu lassen und neu zu ordnen.

Auch das Schöne als Erlebnisqualität hat im Laufe der Zeit durchaus Verwandlungen erfahren. Das rein Schöne, Freundliche, die gefällige Form wird oft als langweilig empfunden. Es muss etwas dazukommen, »was das Gemüt und die Einbildungskraft weiter anstachelt, berührt, ein wenig auch das Reflexionsvermögen affiziert« (Liessmann 2009, S. 57) und selten ohne Anstrengung zu haben ist. Zunehmend wird das Schöne dann als das Authentische gefasst, das sich einstellt, wenn es gelingt, einen stimmigen Ausdruck für innere Befindlichkeiten und Erfahrungen zu finden, und fast immer ist dieser Prozess mit Überraschung, Stolz und persönlicher Grenzerfahrung verbunden.

Zwar besteht inzwischen Konsens, dass eine ressourcenorientierte Perspektive aller Beteiligten für den therapeutischen Verlauf entscheidend ist. Dennoch sollte die Frage, was eigentlich eine Ressource ist, nicht dadurch abgewehrt werden, dass schnelle Lösungen durch vordergründig schöne Bilder gesucht werden. Ein Bild, das sowohl Freude als auch Schmerz in sich aufnehmen kann, entspricht in vielem dem »evozierten Gefährten« im Sinne Daniel Sterns (2007, S. 162). Es ist ein guter Begleiter für Strukturentwicklung und die Neukonstituierung des Selbstempfindens im therapeutischen Prozess. Es verweist auf Störungsmuster und (krankmachende) Beziehungserfahrungen und bietet durch seine Präsenz und Verlässlichkeit als Beziehungspartner gleichsam Freiraum, Beziehung neu und anders zu justieren. Besonders bedeutsam für die Kunsttherapie ist der Aspekt, dass ein Bild ein selbst erzeugter Begleiter ist, der in seinem Entstehungsprozess aktivieren und beruhigen kann, Vertrautheit entstehen lässt, Anregung und Entscheidungsfreiraum gibt und auch dazu herausfordert, Widerstände im Gestaltungsprozess zu überwinden. Dem künstlerischen Material kommt dabei die besondere Bedeutung zu, Anreiz, Projektionsfläche und Medium zu sein, damit die stärkenden Erfahrungen der bildnerischen Arbeit sich auch wirklich entfalten können. Wenn die Gestaltungsmaterialien überfordern, die Themen uninteressant sind oder jeder gestalterische Schritt vorherbestimmt ist, wird sich das selbstregulatorische Potenzial des schöpferischen Prozesses nicht entwickeln. Genauso wenig wird es sich einstellen, wenn das Setting unklar ist oder die expressive Aktivität durch die anderen Personen im Spiel (Therapeuten oder Mitpatientinnen) nicht ausgehalten werden kann.

Die selbstregulatorische Funktion des Objektbezuges ist in der Psychotherapiegeschichte ein Kernbestandteil psychodynamischer Theoriebildung und hat konzeptionell Einzug in die deutsche Kunsttherapieliteratur gefunden (u.a. Dammann und Meng 2010; Dannecker 2014; Egger und Merz 2013; Limberg 1998; Menzen 2008; Schmeer 2006; Schottenloher 1994; Titze 2005–2019; Spreti et al. 2005; Spreti et al. 2008). Impulse zur kunsttherapeutischen Theoriebildung gaben und geben: die Begründung des Schaffensdrangs aus der Sublimierung (Sigmund Freud), das Konzept der Regression im Dienste des Ich (Ernst Kris), die Archetypenlehre und die Verankerung des Psychischen in der Kultur (C.G. Jung), die Differenzierung der Abwehrformen (Anna Freud), die Bedeutung des Übergangsobjekts und die Entwicklung der Symbolisierungsfähigkeit (D.W. Winnicott), das organismische Prinzip der Vernetzung und das Übergangssubjekt (Gaetano Benedetti) oder die Konzepte der Mentalisierung (Peter Fonagy) und Konsistenzregulation (Klaus Grawe). Mit der Resonanzbildmethode (Schmeer 2006) und der Methode des progressiven therapeutischen Spiegelbilds (Benedetti 1998; Peciccia 2010) sind darüber hinaus zwei Ansätze im Übergangsfeld von Psychotherapie und Kunsttherapie entstanden, die die Entwicklungsdynamik von intersubjektiver Affektregulation und Mentalisierung durch Anwendung auf konkrete Bildprozesse sichtbar werden lassen. Der visuelle Raum wird zum Begegnungsraum, in dem intersubjektiv Spiegelungsprozesse stattfinden und zu neuen Bildentwicklungen und Narrativen führen. So kann es gelingen, auch vorsprachliche Krankheitsprozesse in Erscheinung treten zu lassen, zu bearbeiten und neu einzuregulieren. Die Entwicklungspsychologie von Daniel Stern (2007) mit ihrer differenzierten Beschreibung der Organisationsformen des Selbstempfindens bietet dabei ein hilfreiches Modell an, um die im Prozess ablaufenden Dynamiken zu erfassen und einzuordnen. Aus ihr lassen sich Wirkfaktoren und Prozessebenen ableiten, Therapieziele bestimmen und das Zusammenspiel von Strukturentwicklung und/oder Konfliktbearbeitung in den Blick nehmen. Gerade die von Stern (2011) benannten Ausdrucksformen der Vitalität sind über ästhetische Prozesse gut zu erfassen und zu beeinflussen. Die von ihm benannte Affektintensität zeigt sich z.B. in der Art des Umgehens mit Farbe; Zeitmuster finden sich in rhythmischen Aspekten des Bildaufbaus oder der Musik, Gestaltqualitäten zeigen sich in Figur-Grund-Relationen usw. Damit wird ein Verständnis von *Krankheit als ästhetischer Geste* möglich, das für eine eigenständige Modellbildung der Künstlerischen Therapien äußerst sinnvoll erscheint.

Auch die Befunde der Psychotherapieforschung (Hermer u. Röhrle 2008, S.75ff.) für eine hilfreiche Beziehungsgestaltung lassen sich auf die Kunsttherapie übertragen. Die Fähigkeit, ein Arbeitsbündnis herzustellen, Patientinnen mit Zuversicht und Wertschätzung zu begegnen, ihren inneren Bezugsrahmen verstehen zu wollen und den Prozess auf ein gemeinsames Ziel hin auszurichten, ist dabei ebenso von Bedeutung wie Empathie, das Wissen um störungsspezifische Beziehungsmuster und die Fähigkeit, mit Widerstandsphänomenen umgehen zu können. Speziell in der Kunsttherapie ist darüber hinaus ein Verständnis des kreativen Prozesses mit seinen unterschiedlichen Phasen und Dynamiken wichtig, um die verfahrensspezifischen Prozesse der Bildentstehung anzuregen, sinnvoll zu begleiten und im Kontext therapeutischer Fragestellungen zu reflektieren. Bildentwicklung und Beziehungsentwicklung zeigen dabei häufig komplementär organisierte Synergieeffekte auf. Unklare Problemlagen, fehlende Gestaltungsideen, handwerkliche Grenzen und Phasen großer Unsicherheit im Gestaltungsprozess erfordern meist ein hohes Maß an Sicherheit in der therapeutischen Beziehung, damit auch destruktive Gestaltungsimpulse zugelassen werden können. Beim zielorientierten Ausarbeiten einer Gestaltungsidee ist der Therapeut dann eher in der Rolle eines behutsamen Begleiters, der den bewertungsfreien Raum sichert, Zuversicht vermittelt und die autonome Entwicklung der Patienten unterstützt. Insofern ist die kunsttherapeutische Bildarbeit immer auch interpersonelle Beziehungsarbeit, ein *dialogisches Geschehen,* das stimmige Bilder ermöglicht und in ihren potenziellen Bedeutungsebenen dem Patienten nahebringt. Die erforderlichen therapeutischen Kompetenzen (Fach-, personale und Beziehungskompetenz) stehen zum einen im Bezug zum Kompetenzprofil für Psychotherapie und müssen für die spezifische Bildarbeit in der kunsttherapeutischen Triade (Patient, Therapeutin, Werk) konkretisiert werden. Zum anderen kann die therapeutische Beziehung selbst als eine ästhetische Geste beschrieben werden, was zu einer Neubestimmung des therapeutischen Dialogs aus der Begrifflichkeit der künstlerisch-kreativen Erfahrung führt. Patient und Therapeut beziehen sich dabei gemeinsam auf etwas »Drittes«, das ästhetische Werk, das ihrer Interaktion entspringt und sinnlich im Hier und Jetzt erfahren werden kann. Im Vordergrund steht dann das implizite Erleben im Prozess des Tuns und nicht so sehr das retrospektive Explizieren von Bedeutung. Das unmittelbare Erscheinen von bedeutsamen Objekten, Erfahrungen und Handlungen im Gestaltungsprozess ist relevant und das Gewahrwerden der Ereignisse führt zu einem therapeutisch wichtigen *Evidenzerleben* im Sinne eines Gegenwartmoments (Stern 2005). Dieser Ansatz wurde für die Kunsttherapie bisher am differenziertesten von Peter Sinapius (2010) ausgearbeitet, indem er verschiedene Formen des therapeutischen Dialogs untersuchte und Schlüsselkategorien der Künste für die Beschreibung von Beziehungsphänomenen extrahierte. So spricht er vom *Tänzerischen*, vom *Musikalischen,* vom *Symbolischen* und vom *Poetischen* als Prozessparametern und öffnet über die diesen Künsten innewohnenden inneren Dynamiken einen Wahrnehmungsraum für die Vielfalt des Beziehungsgeschehens in der Therapie. In ihm kommt dem ästhetischen Werk (einem Bild, einer Melodie oder einer Performance) besondere Bedeutung zu, da es (wie in der Kunst selbst) nicht dazu dient, ein Innenleben nur zu illustrieren, um es dann sprachlich besser fassen und deuten zu können. Gestaltungsprozess und Werk werden zu einem eigenständigen Träger therapeutischer Veränderungsprozesse, was die Kunsttherapie sinnvoll von den tradierten psychotherapeutischen Ansätzen unterscheidet. Wenn eine Gestaltung berührt, wenn die Intensität des gestalterischen Dialogs die Aufmerksamkeit bindet und ein stimmiges Gefühl, ein Evidenzerleben von »Ich bin« und »Ich kann« entsteht, erleben Patienten oft den Moment der Einsicht und Erkenntnis, der in der Kreativitätsforschung mit dem »Aha«-Erlebnis und in der Mythologie mit »Kairos« beschrieben wird und eine neue Qualität im therapeutischen Prozess anzeigt.

MERKE
Dieser besondere Moment, in dem im therapeutischen Prozess (im Werk) unvermittelt etwas Neues, Unvorhergesehenes auftaucht, das geeignet ist, bisher Unverbundenes im Fühlen, Denken und Handeln zu einer neuen Daseinsweise zu integrieren, ist dann das Poetische, das bedeutsame Dritte, das in der therapeutischen Arbeit neuen Sinn generiert.

Der besondere Subjektbezug der künstlerischen Artikulation im Kontext einer therapeutischen Beziehung hält für Patientinnen einen Entwicklungsraum bereit, der es ihnen ermöglicht, sich neu und anders kennenzulernen. Künstlerische Medien bieten nicht nur durch ihre Prozessoffenheit Zugang zu verschüttet geglaubten Möglichkeiten und Potenzialen, sondern sie kreieren einen erweiterten Handlungsraum, in dem Klärungsprozesse materialisiert und persönliche Fähigkeiten weiterentwickelt werden können. Nicht zuletzt hat jede Form des künstlerischen Gestaltens auch einen Zeitgeistbezug zu störungsrelevanten Themen und sich daran orientierenden Bewältigungsvorstellungen.

Literatur

Aristoteles (1976). Poetik. Eingeleitet, übersetzt und erläutert von Manfred Fuhrmann. München: Heimeran.
Belting H (2008). Florenz und Bagdad – Eine westöstliche Geschichte des Blicks. München: C. H. Beck.
Benedetti G (1998). Botschaft der Träume. Unter Mitarbeit von Elfriede Neubuhr, Maurizio Peciccia und J. Philip Zindel. Göttingen: Vandenhoeck & Ruprecht.
Bocola S (1987). Die Erfahrung des Ungewissen in der Kunst der Gegenwart. Zürich: Waser.
Boehm G (2007). Wie Bilder Sinn erzeugen. Die Macht des Zeigens. Berlin: University Press.
Boesch EE (1983). Das Magische und das Schöne. Zur Symbolik von Objekten und Handlungen. Stuttgart-Bad Canstatt: frommann-holzboog.
Dammann G, Meng T (2010). Spiegelprozesse in Psychotherapie und Kunsttherapie. Das progressive Therapeutische Spiegelbild – eine Methode im Dialog. Göttingen: Vandenhoeck & Ruprecht.
Dannecker K (2014). Psyche und Ästhetik. Die Transformationen der Kunsttherapie. Berlin: Medizinisch Wissenschaftliche Verlagsgesellschaft.
Deuser H (2018). Arbeit am Tonfeld. Der haptische Weg zu uns selbst (Beratung & Therapie). Gießen: Psychozozial-Verlag.
Ehemann R (2012). Virtual Reality Therapie. Entwicklung, Durchführung und Evaluation eines Applikationsmodells für die kunsttherapeutische Arbeit mit psychiatrischen Patienten. Regensburg: Roderer.
Egger B, Merz J (2013). Lösungsorientierte Maltherapie. Wie Bilder Emotionen steuern. Bern: Hans Huber.
Flusser V (1993). Gesten. Versuch einer Phänomenologie. Bensheim: Bollmann.
Franke U (1998). Alexander Gottlieb Baumgarten. In: J Nida-Rümelin, M Betzler (Hg), Ästhetik und Kunstphilosophie. Stuttgart: Kröner; S. 72–79.
Hermer M, Röhrle B (2008). Handbuch der therapeutischen Beziehung. 2 Bde. Tübingen: dgvt.

Günzel AK (2021). UTOPIA. Der Traum von einer besseren Welt. In: UTOPIA. Weltentwürfe und Möglichkeitsräume in der Kunst; S. 54–69.
Kandel E (2012). Das Zeitalter der Erkenntnis. Die Erforschung des Unbewussten in Kunst, Geist und Gehirn von der Wiener Moderne bis heute. München: Siedler.
Kollmorgen C (1989). Collagen-Therapie. Bildnerische Arbeit mit Herzinfarktpatienten in einer Rehabilitationsklinik. Bern: Huber.
Lantermann ED (1992). Bildwechsel und Einbildung. Berlin: edition q.
Leutkart C, Wieland E, Wirtensohn-Baader I (2010). Kunsttherapie aus der Praxis für die Praxis: Materialien – Methoden – Übungsverläufe. Dortmund: verlag modernes lernen.
Liessmann KP (2009). Ästhetische Empfindungen. Wien: Facultas.
Limberg R (1998). Kunsttherapie bei frühen Störungen. Strukturbildung und Identitätsentwicklung mit den Mitteln der Kunst. Aachen: Shaker.
Menzen KH (2008). Grundlagen der Kunsttherapie. München: Reinhardt.
Osborne R, Sturgis D, Turner N (2012). Kunsttheorie für Einsteiger. München: Wilhelm Fink.
Ovid (1997). Metamorphosen. Lateinisch/Deutsch. (Übersetzt und hg. v. Michael von Albrecht.) Stuttgart: Reclam.
Peciccia M (2010). Der Traum und das progressive therapeutische Spiegelbild. In: Dammann G, Meng T (Hg), Spiegelprozesse in Psychotherapie und Kunsttherapie. Das progressive Therapeutische Spiegelbild – eine Methode im Dialog. Göttingen: Vandenhoeck & Ruprecht; S. 29–68.
Petersen P (2011). Wie lässt sich Künstlerisch-Therapeutische Forschung gestalten? – Lebensrückblick eines »Zwölfenders«. In: P Petersen, H Gruber, R Tüpker (Hg), Forschungsmethoden Künstlerischer Therapien. Wiesbaden: Reichert; S. 343–365.
Picasso P (1985). Denken mit Picasso. Gedanken über Kunst, Künstler und Kenner. Aus den Gesprächen zwischen Picasso und seinen Freunden, ausgewählt von Daniel Keel. Berlin: Aufbau.
Pütz RM (1981). Kunsttherapie. Eine Alternative zur Regeneration des Menschen. Bd. 1: Die Maltherapie. Bielefeld: Bertelsmann.
Riedel I (1992). Maltherapie. Eine Einführung auf der Basis der Analytischen Psychologie von C. G. Jung. Stuttgart: Kreuz.
Scheff TJ (1983). Explosion der Gefühle: über die kulturelle und therapeutische Bedeutung kathartischen Erlebens. Weinheim: Beltz.
Schmeer G (2006). Die Resonanzbildmethode. Visuelles Lernen in der Gruppe. Stuttgart: Klett-Cotta.
Schottenloher G (1994). Wenn Worte fehlen, sprechen Bilder. Bildnerisches Gestalten und Therapie Bd. 1–3. München: Kösel.
Schwarz H (2013). Künstlerische Impulse des 20. Jahrhunderts und ihre Adaptation durch Interventionen der Kunsttherapie. Freiburg i. Br.: Albert-Ludwigs-Universität.
Sinapius P (2010). Ästhetik therapeutischer Beziehungen. Therapie als ästhetische Praxis. Eine phänomenologische Studie. Aachen: Shaker.
Spreti F von, Martius P, Förstl H (2005). Kunsttherapie bei psychischen Störungen. München: Urban & Fischer.
Spreti F von, Martius P, Hennigsen P (2008). Kunsttherapie bei psychosomatischen Störungen. München: Urban & Fischer.
Stern DN (2005). Der Gegenwartsmoment. Veränderungsprozesse in Psychoanalyse, Psychotherapie und Alltag. Frankfurt a. M.: Brandes & Apsel.
Stern DN (2007). Die Lebenserfahrung des Säuglings. Stuttgart: Klett-Cotta.
Stern DN (2011). Ausdrucksformen der Vitalität. Die Erforschung des dynamischen Erlebens in Psychotherapie, Entwicklungspsychologie und den Künsten. Frankfurt a. M.: Brandes & Apsel.
Titze D, HfbK Dresden (2005–2019). Die Kunst der KunstTherapie. Bd. 1–8. Dresden: Sandstein.
Zeki S (2010). Glanz und Elend des Gehirns: Neurobiologie im Spiegel von Kunst, Musik und Literatur. München: Reinhardt.

RAINER BULAND UND NURJEHAN GOTTSCHILD

24 Spiel in kunsttherapeutischen Prozessen

24.1 Begriffliche Klarstellung vorweg

Wenn wir hier den Begriff Spiel verwenden, dann wird damit in keiner Weise einem unprofessionellen Vorgehen Vorschub geleistet. Es ist vielmehr eine Virtuosität gemeint, die aus dem Beherrschen des Handwerks und einem reichen Erfahrungsschatz besteht. Diese ist mit der eines ausübenden Musikers vergleichbar. Wenn die Wiener Philharmoniker spielen, dann ist dies gleichzeitig professionell und virtuos, und kein Mensch möchte, dass es nach Arbeit klingt. In eben diesem Sinne möchten wir sagen können: Ein Therapeut und übrigens auch ein Patient spielen gemeinsam am Thema Heilung.

24.2 Verschiedene Spielformen

Das kurze deutsche Wort Spiel bezeichnet scheinbar einen Begriff, den wir als Erwachsene nicht mehr ernst zu nehmen brauchen, weil es sich dabei entweder um eine Tätigkeit für Kinder oder eine sogenannte Freizeitaktivität handelt.

Diese Sichtweise übersieht allerdings, dass hinter dem Wort Spiel vier fundamental verschiedene Begriffe (Buland 1997) stehen. Dies ist nicht ungewöhnlich, so bezeichnet das Wort Bank sowohl eine Sitzgelegenheit als auch ein Geldinstitut. Während wir uns jedoch beim Wort Bank jederzeit der beiden Bedeutungen bewusst sind, werden die vier unterschiedlichen Begriffe von Spiel kaum je unterschieden. Die englische Sprache ist diesbezüglich genauer, weil sie vier Wörter hat, die jeweils verschiedene Spielformen bezeichnen.

Mit »games« werden die Zug-um-Zug-Spiele bezeichnet. Es sind dies alle auf Strategie basierenden Spiele, wobei wir jeweils den eigenen Zug frei entscheiden können. Beispiele dafür sind Kartenspiele, Brettspiele und dergleichen. Eine andere Spielform sind die Wett-Spiele, im Deutschen Glücksspiele genannt, im Englischen »gambling«. In einer dritten Spielform spielen wir mit unseren Bewegungsmöglichkeiten. Es sind dies Bewegungsspiele, im Englischen unter »sports« zusammengefasst, was auch die kleinen Funktionsspiele meint.

Wenn wir uns diese drei Spielformen vergegenwärtigen, so wird deutlich, wie wenig sie miteinander zu tun haben und wie unterschiedlich wertvoll sie für Pädagogik und Therapie sind. Glücksspiele sind z. B. pädagogisch und therapeutisch eher kontraproduktiv.

Die für unseren Zusammenhang wertvollste Spielform wird im Englischen mit »play« bezeichnet; der deutsche Fachterminus ist Gestaltungs-Spiel. Eine eigene Richtung der Spielpädagogik, die ganz auf das eigenschöpferische kreative Spiel setzt, hat sich unter dem Namen Playing Arts etabliert (Buland 2002; Buland 2015; Riemer 2005).

Wenn wir hier von Spiel sprechen, meinen wir nicht die Bewegungsspiele und schon gar nicht die Glücksspiele, sondern die Spiele im Sinne von play, die Gestaltungs-Spiele. Der zentrale Punkt ist: Immer dort, wo in Kunst oder Therapie etwas Neues entsteht, entsteht es aus einem Spiel der Gestaltung heraus. Erst die nächste Phase, die Ausarbeitung, können wir als Arbeit verstehen. Die erste Phase jedoch, dort, wo etwas Neues in die Welt gebracht werden soll, kann nicht in einer Arbeitshaltung bewältigt werden. Die Arbeitshaltung führt zu dem oben beschriebenen Basteln, während das Gestaltungs-Spiel das Zentrum jedes kreativen Prozesses ist.

24.3 Einsatz von Spiel in verschiedenen Ansätzen der Kunsttherapie

Gehen wir einige Hauptrichtungen der Kunsttherapie durch und befragen sie auf Einsatzmöglichkeiten von Spiel. Es ist hierbei keinerlei Vollständigkeit angestrebt, vielmehr soll ein Gefühl dafür vermittelt werden, wo die Grenzen des Spiels liegen.

Der *kunstpädagogische Ansatz,* wie er in der Tradition des Bauhauses entwickelt wurde, setzt Spiel überwiegend in Form von Lernspielen ein.

Für *psychiatrische Ansätze,* die darauf abzielen, reale Strukturen nachzuzeichnen, wird Spiel vielleicht sogar hinderlich sein. Das Realitätsprinzip und der Versuch der Annäherung an die Realität haben mehr mit Basteln denn mit Spiel zu tun. Der Unterschied ist folgender: Die Tätigkeit des Bastelns besteht dann darin, möglichst nahe an eine gegebene Vorlage heranzukommen. In jeder Phase kann die Näherung an die Vorlage beurteilt werden. In der Therapie dient die Realität gleichsam als Vorlage. Im Gegensatz dazu können wir von einem Spiel sprechen, wenn etwas ohne Vorlage gestaltet wird. In diesem Fall ist der Ausgang offen.

Der *heilpädagogische Ansatz* hat ein traditionsreiches Gegenüber in einer Spielpädagogik, die genau für diese Bedürfnisse zugeschnitten ist (Ballstaedt 1984; Goetze 1984; Petzold und Epe 1984; Schmidtchen 1984).

Rein *rezeptive Ansätze* können wir für unseren Zusammenhang gänzlich ausblenden, denn sie beruhen auf der Wirkung von Kunst und nicht auf ihrer kreativ-spielenden Herstellung. Obwohl das, was sich zwischen einem Kunstwerk und im Falle der Malerei dessen Betrachter abspielt, als Spiel beschrieben werden kann (Gadamer 1977).

Interessant wird das Thema Spiel im *psychotherapeutischen Ansatz,* bei dem die Therapie als Erkenntnisprozess gesehen wird. Die im Spiel gewonnene Gestaltung eröffnet Ansatzpunkte für das therapeutische Gespräch. Im Folgenden zielen wir vor allem auf diesen psychotherapeutischen Ansatz ab. Auch in einem integrativen Ansatz, der leider noch viel zu wenig verbreitet ist, kann das Spiel eine zentrale Rolle einnehmen, was relativ unmittelbar einsichtig ist, geht es dabei doch darum, gesunde und kranke Menschen, Junge und Alte in ein gemeinsames Spiel mit mehrdimensionalen Gestaltungsmitteln zu bringen.

Der Vollständigkeit halber sei noch der *anthroposophische Ansatz* erwähnt, der vielleicht sogar der spielerischste ist, aber einen Sonderfall darstellt, den wir hier in der Kürze dieses Beitrags nicht adäquat behandeln können.

Was uns fehlt, ist ein gleichsam *homöopathisch-therapeutischer Ansatz,* der den Gesamtzusammenhang von somatischen Beschwerden, geistigen Dysfunktionalitäten und belastenden Verschränkungen von Erinnerungen und Emotionen in den Blick nimmt.

24.4 Grundhaltung bei der Kunsttherapie und dem Gestaltungs-Spiel

Das zentrale Heilungsgeschehen in einer Therapie ist immer ein kreativer Prozess, weil eine neue Form der Gesundheit gesucht, gefunden und etabliert werden muss. Wir können den kreativen Prozess treffend als Gestaltungs-Spiel beschreiben. Der Grund dafür ist ein doppelter: Einerseits ist der kreative Prozess in seinem Verlauf und in seiner Dynamik identisch mit dem Heilungsgeschehen, andererseits ist auch die Haltung der Therapeutin, des Künstlers und – das mag auf den ersten Blick vielleicht erstaunen – auch des Patienten in einem zentralen Punkt gleich.

> Das Spiel ist nicht einfach eine Handlung, sondern vielmehr ein Regelkreislauf zwischen aktiver Entscheidung und passivem Wahrnehmen und Annehmen dessen, was die Mitspielerinnen respektive das Material, mit dem gespielt wird, entscheiden.

Das ist auch die Haltung des Künstlers in dem Moment, da etwas Neues entsteht. Nehmen wir als Beispiel eine Malerin. Wenn sie beginnt, hat sie vielleicht sogar eine ziemlich genaue Vorstellung davon, wie das fertige Bild einmal aussehen soll, aber dennoch bringt der Pinselstrich, die Farbfläche immer auch überraschende Momente hervor, der Strich zeigt z. B. eine ganz individuelle Handschrift, die Farbe verläuft in ungeplanter Weise. Diese Momente brauchen ein Zurücktreten, Innehalten und Wahrnehmen.

Hier spielen das Material und nicht ganz aufzuklärende Bewusstseinsinhalte mit der Malerin, die ihrer eigenen Hervorbringung gegenüber plötzlich die erste Betrachterin wird. Das ist eben das Spannende im Schaffen eines Kunstwerkes, dass das Werk die Künstlerin selbst überraschen kann. Dieses Überraschende gilt es wahrzunehmen, zu akzeptieren und aufzunehmen für den weiteren aktiven Verlauf.

Diese Haltung ist identisch mit der Haltung z.B. einer Therapeutin: Sie setzt eine Intervention und muss dann die Reaktion genau wahrnehmen, darauf reagieren und somit gleichsam ein heilsames Gestaltungs-Spiel kreieren und in Gang halten.

> Eine gute Therapeutin, eine gute Spielerin, eine gute Künstlerin zeichnet sich dadurch aus, dass sie beide konträren Haltungen, das passive Wahrnehmen und das aktive Entscheiden, souverän beherrscht.

Jedes Spiel und jede Therapie birgt aber auch ein Risiko, und zwar für beide Seiten (Kontrollverlust, Blamage, unvorhersehbares Ergebnis, Veränderung). Ohne Risiko kein Spiel und keine Therapie.

Es wird in diesem Zusammenhang deutlich, dass es keine Einheitstherapie geben wird, die einfach angewendet werden kann und bei jedem Menschen zu einem Heilungserfolg führt. Vielleicht gibt es bestimmte Methoden im Sinne bewährter Strategien, die bei vielen Menschen hilfreich sind, aber dennoch muss eine Therapie offen sein für das gemeinsame Gestaltungs-Spiel der Heilung, das auch den Therapeuten überraschen kann und auffordert, in kreativ-schöpferischer Weise und mit vollem Bewusstsein des Risikos mitzuspielen.

24.5 Verlauf und Dynamik des Gestaltungs-Spiels

Interessanterweise können Verlauf und Dynamik des kreativ-schöpferischen Spielens parallel zu Initiationsriten beschrieben werden.

Victor Turner (1989) hat die Parallelität von Kunst und Ritualen herausgearbeitet. Dabei greift er die Theorie von Arnold van Gennep auf, der bei Übergangsriten drei Phasen unterscheidet:

1. Trennung vom Gewohnten, Überschreiten der Schwelle
2. Umwandlung oder Transformation
3. (Wieder-)Angliederung

Diese drei Phasen charakterisiert Victor Turner (1989) wie folgt:

1. Trennungsphase. »Die erste Phase, die Trennungsphase, grenzt klar den sakralen Raum und die sakrale Zeit ab.« (1989, S. 34). Die Initianden verlassen ihr gewohntes Umfeld und begeben sich in eine neue, ihnen unbekannte Umgebung. Wir haben diesen

Schritt auch in jedem Märchen und in jeder Heldengeschichte, wenn die gewohnte Welt zusammenbricht oder der Held in die Welt auszieht. Die Dynamik der Schwellenzeit beschreibt Turner mit dem nicht übersetzbaren Ausdruck »between and betwixt«. Der Initiand ist zwischen den Welten. Aus der ihm bisher vertrauten Welt ist er herausgerissen und in die neue Welt noch nicht aufgenommen worden. Er ist dazwischen. Von dieser Phase sagt Gerhard Marcel Martin (2002):

> »Dieses *between and betwixt* [...] ist [...] der Bereich, wo das Alte vergangen und das Neue noch nicht hervorgetreten ist. Es ist der Ort des Stirb und Werde, genau mitten dazwischen, der Ort des Geburts- und des Todesschreis. Es ist der Ort, wo noch nichts und nichts mehr wirklich, dafür aber alles wirklich alles! möglich ist, ein Ort der Auflösung, aber auch der freien anarchischen Rekombinierbarkeit, darum ein Ort (auch) des Grotesken, der Fratzen, der Ungeheuer und des Ungeheuren.« (S. 186)

2. Liminale Phase. Die nun folgende zweite Phase bringt das Abenteuer, die Transformation. Victor Turner nennt dies die liminale Phase, weil dabei die Initianden in eine Grenzsituation und damit gleichzeitig an ihre Grenzen gebracht werden:

> »Auf der Höhe des Übergangs treibt man die Initianden so weit wie möglich in Richtung auf Uniformität, strukturelle Unsichtbarkeit und Anonymität. Als Kompensation erhalten die Initianden dafür eine besondere Form der Freiheit, die ›heilige Macht‹ der Sanftmütigen. [...] Liminalität kann eine komplexe Episodensequenz im sakralen Raum und der sakralen Zeit, aber auch subversive und spielerische Ereignisse umfassen. [...] In der Liminalität ›spielen‹ die Menschen mit den Elementen des Vertrauten und verfremden sie. Und aus den unvorhergesehenen Kombinationen vertrauter Elemente entsteht Neues.« (Turner 1989, S. 38 f.)

Bei der genaueren Charakterisierung dieser Phase kommt Victor Turner (1989) dezidiert auf Spiele zu sprechen:

> »In ›tribalen‹ Kulturen gibt es nämlich vor allem in den liminalen Perioden von Initiationsriten [...] zweifellos ›ludische‹ Aspekte. Diese spielerischen Aspekte schließen Scherzbeziehungen, Sakralspiele wie die Ballspiele der alten Maya und modernen Cherokee, Rätsel, Scheinordale, heiliges Narrentum und Clownerie, Trickstergeschichten, die man in Schwellenzeiten und an Schwellenorten, in rituellen Kontexten oder außerhalb erzählt, und eine Unmenge anderer Formen ein.« (S. 47)

3. Wiedereinstieg in die Ordnung. Über die dritte Phase, den Wiedereinstieg in die Ordnung, aber jetzt auf einer anderen Stufe, z. B. als Frau oder Mann, schreibt Turner (1989): »Die Angliederung umfaßt symbolische Phänomene und Handlungen, die die

Rückkehr der rituellen Subjekte in die Gesellschaft und zu ihren neuen, relativ stabilen und genau definierten Positionen darstellen« (S. 47).

Wenden wir nun dieses Phasenmodell auf das Gestaltungs-Spiel und den künstlerischen Prozess an: Kreativität braucht das Hinausgehen oder Hinausgeworfenwerden aus den herkömmlichen Wahrnehmungsmustern. Das Gewohnte wird irritiert. Dies kann bewusst vollzogen werden, oder es passiert einfach. Dabei ist der Zwischenbereich des »between and betwixt« die eigentliche schöpferische Phase. Alles ist möglich. Vergrößerungen, Verkleinerungen, Neukombinationen. Im Anschluss daran erfolgt die endgültige Formgebung.

Damit wird auch deutlich: Kreativität, wirkliches Kreativ-Sein, ist mehr, und zwar viel mehr als das Finden einer einzigen Lösung, die ein wenig über den Rand des bisher Gewohnten hinausreicht. Der kreative Prozess ist das Spielen zwischen Agieren und Wahrnehmen im Zwischenreich des »between and betwixt«. Wieder muss betont werden, dass dieses kreative Spielen mit Risiko und Gefahren verbunden ist. Wie viele Künstler haben aus diesem Zwischenreich nicht mehr herausgefunden? Aber wenn das Spiel glückt, dann ist es beglückend.

24.6 Der kunsttherapeutische Prozess als Gestaltungs-Spiel

Um das Gestaltungs-Spiel auf die Kunsttherapie anzuwenden, ist es notwendig, zuerst einen Schritt zurückzugehen.

Wird ein Mensch mit einer schwer zu bewältigenden Situation konfrontiert, so führt dies zur Aktivierung von Coping-Mechanismen. Sind diese nicht geeignet, die Situation hinlänglich zu bewältigen, so kommen inadäquate Mechanismen zum Einsatz. Damit versucht das Individuum, die emotionale Sicherheit wiederzuerlangen. Diese Strategie erfordert Energie und führt zu Einschränkungen. Das Individuum schafft sich ein Korsett. Dieses stützt nicht nur, sondern schränkt auch ein und kann Leidensdruck generieren. Ähnlich einschränkend stellt sich die Situation eines Patienten dar, der einen stagnierenden, persönlichen Wandlungsprozess erlebt. Er befindet sich in der sprichwörtlichen Sackgasse, kann oder will nicht mehr zurück, findet aber auch ohne Hilfe keinen Ausweg.

Der Beginn einer Therapie bedeutet die Überwindung einer Hürde. Die Hürde, der Eintritt in die Zwischenwelt einer Therapie, ist von der Angst vor dem Unbekannten begleitet. Die Geister der Vergangenheit leben auf und der Ausgang der Auseinandersetzung ist ungewiss. Doch dieser erste Schritt ist notwendend. Erst damit kommt das Spiel, die Therapie in Schwung, die sehr gut als kreativer Spielraum beschrieben werden kann, denn es ist wichtig, dass dieser Raum frei von den Konsequenzen des Alltagslebens ist. Hier kann etwas gesagt und gewagt werden, hier kann etwas ausgelebt und ausprobiert werden, ohne gleich unabsehbare Folgen nach sich zu ziehen, eben genau wie in einem Spiel.

In der Psychiatrie, vor allem bei schizophrenen Patienten, müssen wir die Umkehrung beachten: Es kann nicht darum gehen, eine als Wahnwelt bezeichnete Wirklichkeit des Patienten gegen eine als Realität postulierte Alltagswirklichkeit auszuspielen. Schließlich beruht auch unsere Wirklichkeit auf einem Erleben, das durch gesellschaftliche Konventionen gedeutet wird. Diese Deutungen sind durchaus nicht frei von Widersprüchlichkeiten, Wahnvorstellungen, ungesunden Verleugnungen und dergleichen. Es kann nicht darum gehen, die innere Wirklichkeit eines Patienten durch eine andere Wirklichkeit zu ersetzen. Vielmehr muss es darum gehen, die Fähigkeit zu entwickeln, zwischen den verschiedenen Wirklichkeitsauffassungen wechseln zu können und damit Lebenstüchtigkeit herzustellen.

> Die Kunsttherapie kann dazu beitragen, die innere Welt des Patienten, die eine lebensbereichernde Quelle darstellt, nicht abzuwerten, sondern sie als eine mögliche Deutung der Realität zu begreifen, daneben aber mit der konventionellen Wirklichkeitsauffassung in ein experimentelles Spiel zu kommen, aus dem Modelle der Lebensbewältigung entstehen können und sollen.

Diese Patientinnen sind bereits in einen Spielraum des »between and betwixt« geflüchtet, um ihr psychisches Überleben zu gewährleisten. Die von außen diagnostizierten Wahnbilder sind innerpsychisch Überlebensstrategien. Die Patienten können diese Bilder nicht verlassen, weil sie sich in unserer Welt bedroht fühlen. Indem sie nun die beschützenden Anteile ihrer Wirklichkeitsauffassung in die konventionelle Welt mitnehmen, können sich die Patienten mit Problemen konfrontieren, die vorher nicht bewältigbar waren. Gleichermaßen können hinderliche Anteile in der inneren Welt belassen werden, die in der konventionellen Welt kontraproduktiv sind. Die Patientinnen gehen also nicht über eine Schwelle in die Welt des »between and betwixt«, sondern sie sind dort bereits heimisch und gehen von dort mithilfe des kunsttherapeutischen Spiels über die Schwelle in die konventionelle Welt.

Kommen wir zurück zum Spiel: Nicht bewusste Anteile des Selbst werden im Gestaltungs-Spiel zu Mitspielern und dürfen sich mitteilen. Hier ist die passiv-rezeptive Haltung gefordert, das genaue Wahrnehmen dessen, was ist und was zum Vorschein kommt. Dies allein ist ein erster Heilungsschritt.

Der große Vorteil der Kunsttherapie und auch des Gestaltungs-Spiels liegt darin, dass zunächst mit Material umgegangen, respektive gespielt wird, die Geschehnisse also auf einer vorsprachlichen Ebene ablaufen. Dies bietet den nicht bewussten Anteilen die Möglichkeit, mitzuspielen. Der Patient kann in der Folge selbst entscheiden, ob er die Äußerungen des Selbst überhaupt wahrnehmen möchte, oder annehmen oder zurückweisen oder ignorieren will. Der Patient kann diesen Prozess zu jeder Zeit unterbrechen, aus dem Spiel aussteigen. Diese Möglichkeit gibt Sicherheit, sich auf das Risiko des Spiels, der Therapie einzulassen.

Die andere Seite des Regelkreislaufes von Spiel und Therapie ist die aktive Seite. Die Patientin kann mit den Beiträgen ihres unbewussten Selbst aktiv-kreativ spielen. Wir können dies auch von der anderen Seite her beschreiben: Das unbewusste Selbst findet im Gestaltungs-Spiel Möglichkeiten, erhellende und hilfreiche Botschaften zu übermitteln. Damit sich diese Botschaften überhaupt zeigen und entfalten können, ist es wichtig, rein handwerkliche Qualitätsansprüche hinter sich zu lassen. Es geht nicht darum, etwas herzustellen, das nach einer ohnehin längst überholten Auffassung so »schön« ist, dass es als Kunst bezeichnet werden kann. Hilfreich sind diese Botschaften deswegen, weil es im zeitgenössischen Kunstschaffen oftmals um einen unmittelbaren Ausdruck geht und nicht um die Produktion von landläufig als »schön« bezeichneten Werken. Auch für diesen unmittelbaren Ausdruck ist Spielen ein guter Ansatz, und in der zeitgenössischen Kunst finden sich viele Spielelemente.

Die aus dem Selbst stammenden Botschaften zunächst unbehindert entstehen zu lassen, ist auch aus folgendem Grund therapeutisch hilfreich: Das voll bewusste Wiederdurchleben vergangener Ereignisse, was oftmals vermieden wird, weil es zu viele unkontrollierbare Ängste auslöst, ist nicht unbedingt notwendig. Ebenso kann auf eine konkrete Verbalisierung des Erlebten, etwas, wofür die Patienten meist keine Sprache haben, verzichtet werden. Es bleibt ohnehin fraglich, ob die linear abstrakte Sprache ein brauchbares Medium ist, das vielschichtige Geschehen eines Erlebnisses abzubilden. Im Gestaltungs-Spiel selbst fließen die Botschaften aus dem Selbst ein und werden bereits im Prozess virulent und im Ergebnis, das oftmals ein Symbol darstellt, wahrnehmbar. Dies ist ein schöpferischer und gleichzeitig heilsamer Prozess, wie Ingrid Riedel (2008) betont:

> »So ist die Findung und Bildung eines jeden Symbols bereits eine schöpferische Leistung, die sich [...] vor allem aber beim Malen und Gestalten ereignet, wo aus dem Unbewußten geschöpft, aber bewußt gestaltet wird, wobei ein optimales Zusammenspiel zwischen Bewußt und Unbewußt geschieht.« (S. 46)

Dabei ist die sorgsame Begleitung durch einen erfahrenen Therapeuten essenziell notwendig, denn wie oben bereits erwähnt, birgt der kreative Prozess auch Gefahren. Wenn die Patientin nicht mehr aus dem Zustand des »between and betwixt« herausfindet und sich dort verirrt, dann befindet sich diese Patientin in einer handfesten Psychose. Zusätzlich zu ihrem alten Problem käme diese neue Psychose hinzu und aller Wahrscheinlichkeit nach auch noch der Verlust des Vertrauens in die Psychotherapie. Die Therapeutin sollte Irrwege oder Gefahren rechtzeitig erkennen und durch möglichst schonende Interventionen zu vermeiden helfen. Dies ist naturgemäß diffizil, da der kreativ-schöpferische Prozess nicht gestört oder gar unterbrochen werden soll.

Die Phase der Wiedereingliederung – wir könnten auch vom Ende des Spiels, das immer ein vorläufiges Ende ist, sprechen – bringt für den Patienten neue Herausforderungen: Die im Gestaltungs-Spiel gefundenen Erkenntnisse müssen auf ihre »Alltagstauglichkeit« überprüft und integriert werden. Dies kann eine neue Lebensweise oder einen geänderten Lebensstil bedeuten, vielleicht auch eine neue Sichtweise auf das eigene Leben. Der Patient muss sich aus der Sicherheit des kreativen Spiels hinaus in die Lebenswirklichkeit begeben. Dort kann und sollte sich die Tragfähigkeit des gefundenen Konzepts bewähren.

24.7 Was ist mit dieser Sichtweise der Therapie als Gestaltungs-Spiel gewonnen?

Der Prozess einer Therapie ist das Zusammenspiel zweier oder mehrerer Menschen. Wenn wir dies auch tatsächlich als gemeinsames Gestaltungs-Spiel beschreiben, dann vermeiden wir die Gefahr blinder Flecken, die eine Therapeutin z. B. als allwissende Übermutter stilisieren. Es wird klar, dass nicht nur der Patient Hoffnung und Zuversicht braucht, sondern dass auch die Therapeutin angewiesen ist auf Ermutigung und positive Erlebnisse, um auf dem gemeinsamen Weg der Heilung voranzukommen.

Außerdem wird die Gefahr vermieden, die therapeutische wie die ärztliche Tätigkeit überhaupt einseitig als Arbeit zu verstehen. Wenn die Tätigkeit auch honoriert wird, so ist sie doch in einer einseitigen Arbeitshaltung nicht adäquat zu bewältigen, denn sie ist keine Arbeit, nicht einmal eine Dienstleistung. Dienstleistung bedeutet eben, dass wir eine Aufgabe an jemanden übergeben, um uns selbst nicht mehr darum kümmern zu müssen. Vielleicht haben wir heute zu viele Patienten, die vom Arzt oder dem Therapeuten eine Dienstleistung erwarten.

Eine Operation hat noch am ehesten den Charakter einer Dienstleistung, bei der die Beteiligung eines Patienten sogar kontraproduktiv sein kann, aber noch keine Operation hat für sich allein Heilung bewirkt. Eine Operation kann lediglich Voraussetzung und Grundlage für den folgenden Heilungsprozess sein. Die Ärztin ist also keine Dienstleisterin und vom Patienten ist ein aktiver Part, ein Mitspielen gefordert und notwendend.

Vielmehr kann der Therapeut, über seine Aufgabe als sachkundiger Führer hinaus, zum gleichberechtigten Mitspieler werden. Dies setzt allerdings auch beim Therapeuten die Bereitschaft voraus, neue Erfahrungen zu machen und sich den Möglichkeiten und Gefahren des »between und betwixt« zu stellen.

Nach Gromes (2008) kann die Kunsttherapie der Ressourcenaktivierung dienen. Wie essenziell dies für den Therapieerfolg ist, hat Martin Sack (2010) für traumatisierte Patienten beschrieben. »Spiel« ist anders konnotiert als »Therapie«. Allein durch die Professionalität des Therapeuten fühlt sich die Patientin diesem unterlegen. Der spielerische Ansatz ermöglicht es der Patientin, hemmungsloser, über die gestalterische Tätigkeit hinaus, Einfluss auf den Spiel- respektive Therapieverlauf zu nehmen. Beide Mitspieler treffen sich auf Augenhöhe. Damit ist es für die Patientin leichter, eigene Bedürfnisse zu artikulieren. Sie erlebt die Erfahrung von Kompetenz und Selbstwirksamkeit.

Hat sich ein Patient einmal das Gestaltungs-Spiel als ein multifunktionelles Werkzeug angeeignet, ist er damit meist in der Lage, durchschnittlich schwierige Lebenssituationen zu meistern.

Die Bedeutung von Träumen vor allem in den tiefenpsychologisch ausgerichteten Therapieformen steht außer Frage. Wir gehen noch einen Schritt weiter: Wir sehen Träume als die Gestaltungs-Spiele des Nachtbewusstseins an. Umgekehrt sind Gestaltungs-Spiele die Träume des Tagbewusstseins. Damit verdoppelt sich der Umfang der Zugänge zu den Tiefenschichten unseres Bewusstseins. Außerdem ist es viel lustvoller, Träume zu spielen als darüber zu reden.

Flora von Spreti und Diana Marten (2018) weisen in ihrem Aufsatz »Hand-Werk Kunsttherapie« auf eine wenig beachtete Bedeutung von Kunsttherapie hin, nämlich die Förderung von Selbstheilungskraft und Gestimmtheit. Leider kommt in dem Zitat, das wir ans Ende unseres Aufsatzes stellen wollen, der Begriff Spiel nicht vor, aber es ist nach unseren Ausführungen einsichtig, dass »gestalterische Auseinandersetzung« synonym mit Gestaltungs-Spiel verwendet werden kann. Wie auch immer, hier das Zitat:

> »Die Beschäftigung mit dem Bildnerischen [...] verarbeitet in der gestalterischen Auseinandersetzung symbolisch/metaphorisch das Erlebte und Erlittene. Der intensive bildnerische Prozess hat stets Einfluss auf die innere Gestimmtheit des Patienten. Das heißt, je intensiver der Maler sich mit seinem Bild und damit auch mit seinem inneren Thema beschäftigt und sich zusätzlich um eine entsprechende, äußere gestalterische Form bemüht, umso wirkungsvoller wird dies der Aktivierung von Selbstheilungskräften und Selbstwirksamkeit dienen.« (S. 541)

Möge die Therapie als Gestaltungs-Spiel gelingen.

Literatur

Ballstaedt S-P (1984). Möglichkeiten zur Aggrssionsverminderung im Spiel. In: KJ Kreuzer (Hg), Handbuch der Spielpädagogik. Düsseldorf: Schwann-Bagel.

Buland R (1997). Die Einteilung der Spiele nach ihren Freiheitsaspekten. In: GG Bauer (Hg), Homo ludens, der spielende Mensch, Bd. 7. München: Katzbichler; S. 259–283.

Buland R (2002). Playing Arts, Spiel, Pädagogik. In: C Riemer, B Sturzenhecker (Hg), Playing Arts. Band 8. Beiträge aus der Arbeit des Burckhardthauses. Gelnhausen: Triga.

Buland R (2015). Zwischen Forschung und Erforschen. Der richtige Impuls in der Spielbewegung. Playing Arts, die Entfaltung des Eigenen. In: G Knecht, B Lusch, Spielmobile e. V. (Hg), Perspektiven des Spiels. Bespielbare Welt — begreifbare Welt. Freiburg: Spielmobile e. V.

Gadamer H-G (1977). Die Aktualität des Schönen. Stuttgart: Reclam.

Goetze H (1984). Personenzentrierte Spieltherapie. In: KJ Kreuzer (Hg), Handbuch der Spielpädagogik. Düsseldorf: Schwann-Bagel; S. 115–130.

Gromes B (2008). Ressourcenorientierte Kunsttherapie mit traumatisierten Menschen. In: Ph Martius, F von Spreti, P Henningsen (Hg), Kunsttherapie bei psychosomatischen Störungen. München: Urban & Fischer; S. 93–103.

Martin GM (2002). Playing Arts und Spiritualität. Ästhetische und religiöse Lebens- und Denkbewegungen im Dialog. In: Ch Riemer, B Sturzenhecker (Hg), Playing Arts. Gelnhausen: Triga; S. 179–198.

Petzold H, Epe C (1984). Das Spiel und seine Bedeutung für die stationäre Langzeittherapie mit drogenabhängigen Jugendlichen in der Integrativen Gestalttherapie. In: Kreuzer KJ (Hg), Handbuch der Spielpädagogik. Düsseldorf: Schwann-Bagel; S. 399–411.

Riedel I (2008). Archetyp und Symbol — vom Entstehen der Kreativität in der Psychotherapie. In: Ph Martius, F von Spreti, P Henningsen (Hg), Kunsttherapie bei psychosomatischen Störungen. München: Urban & Fischer; S. 43–47.

Riemer C, Sturzenhecker B (2005). Vom eigenen Spiel zum Spiel mit anderen. Prinzipien von Playing Arts in praktischen Beispielen. In: B Sturzenhecker, C Riemer (Hg), Playing Arts. Impulse ästhetischer Bildung für die Jugendarbeit. Weinheim: Juventa; S. 11–20.

Sack M (2010). Schonende Traumatherapie. Ressourcenorientierte Behandlung von Traumafolgestörungen. Stuttgart: Schattauer.

Schmidtchen S (1984). Therapie durch Spielen. In: KJ Kreuzer (Hg), Handbuch der Spielpädagogik. Düsseldorf: Schwann-Bagel.

Spreti F von, Marten D (2018). Hand-Werk Kunsttherapie. In: F von Spreti, P Martius, F Steger (Hg), KunstTherapie. Wirkung – Handwerk – Praxis. Stuttgart: Schattauer.

Turner V (1989). Vom Ritual zum Theater. Der Ernst des menschlichen Spiels. Frankfurt a. M.: Campus.

JULIANE MELCHES

25 Kompetenz in kunsttherapeutischen Methoden: Karte und Gebiet

Von den Herausgebenden dieses Buches bin ich gebeten worden, einen Text über den Sinn und Unsinn kunsttherapeutischer Methoden zu schreiben. Damit verbinden sich Fragen ganz grundsätzlicher Natur: Welchen Stellenwert haben die Methoden im künstlerisch-therapeutischen Prozess? Welches Gewicht kommt demgegenüber kreativen Einfällen, der therapeutischen Intuition, der spielerischen Improvisation und der spontanen Gestaltung im professionellen Setting zu?

Es liegt in der Natur der Sache, dass sich Antworten auf diese Fragen letztendlich nur für den individuellen Einzelfall ergeben. Warum das so ist, will ich im Folgenden zu beantworten versuchen. Ich hoffe, Sie werden sich dadurch angeregt fühlen, diese Fragen immer wieder aufs Neue anzugehen, wenn es um den Umgang mit Methoden in der eigenen Praxis geht.

Als Ausgangspunkt für eigene Anschauungen mögen die Aspekte dienen, die ich nachfolgend anführe:

1. Annäherung an einen allgemeinen kunsttherapeutischen Methodenbegriff
2. Vielfalt und Verbreitung kunsttherapeutischer Methoden sowie kritische Anmerkungen bezüglich einer Methodenfokussierung
3. Prozessimmenente Grenzen methodischen Vorgehens
4. Erweitertes und differenziertes Methodenverständnis und Methodenkompetenz

25.1 Kunsttherapeutische Methoden: begriffliche Annäherung

Grundsätzlich ist eine Methode eine zielgerichtete, systematische Handlung. In der Psychologie werden anwendungs- und forschungsbezogene Methoden unterschieden (Wirtz 2020). Erstere dienen z. B. diagnostischen, therapeutischen, pädagogischen oder präventiven Zielen, Letztere der Gewinnung, Weiterentwicklung und Überprüfung von Erkenntnissen. In diesem Text richtet sich die Aufmerksamkeit auf die anwendungsbezogenen Methoden, auch Interventionsmethoden genannt.

Kunsttherapeutische Methoden können als spezifische Handlungsabfolgen unter Vorgabe von künstlerischem Material, Motiv und/oder Technik verstanden werden, bei gleichzeitiger Lenkung der Aufmerksamkeit auf sinnlich-körperliches und ästhetisches, psychisches (emotionales, kognitives, motivationales) und interpersonelles Prozesserleben. In der Kunsttherapie ist das künstlerische Material Ausgangspunkt einer jeden kunsttherapeutischen Methode. Der Einsatz von Methoden geschieht unter der Maßgabe allgemeiner therapeutischer Zielstellungen wie z. B. Ressourcenaktivierung und -stärkung, Problemaktualisierung und -bewältigung, Erweiterung von Perspektiven und Handlungsspielräumen; darüber hinaus auch unter der Maßgabe von spezifisch kunsttherapeutischen Zielen, wie dem Erleben von Sinnhaftigkeit im schöpferischen Tun oder der Stärkung der Symbolisierungsfähigkeit.

Im künstlerischen Tun werden beispielsweise sinnlich-körperliche oder emotionale Bedürfnisse angesprochen. Diese Bedürfnisse werden im Umgang mit dem Material leichter wahrnehmbar, wodurch sich Möglichkeiten, auf sie einzuwirken bzw. ihnen entgegenzutreten, erschließen. Die Gestaltung als ein Spiegel des inneren Erlebens macht innere Prozesse sichtbar und nach außen kommunizierbar. Dadurch, dass die Arbeit am Material das Verborgene, Implizite explizit macht, wirkt sie ihrerseits auf innere Prozesse zurück. Unter Bezugnahme auf die aktuelle lebensgeschichtliche Situation, den sozialen Kontext und vergangene Erfahrungen werden die im Prozess erlebten Bedürfnisse, Ängste und Konflikte bewusst, objektivierbar, und ihre Bedeutung im Gesamtbezug erschließt sich. Integration und Akzeptanz werden dadurch gleichermaßen ermöglicht wie Neuorientierung und Veränderung.

Der Einsatz kunsttherapeutischer Methoden erweitert das individuelle therapeutische Handlungsspektrum und unterstützt die Steuerungsmöglichkeiten und Zielorientierung im oben skizzierten komplexen Geschehen. Dadurch tragen sie zu einer verbesserten Reproduzierbarkeit und Überprüfbarkeit innerhalb der kunsttherapeutischen Arbeit und Forschung bei.

25.2 Vielfalt und Verbreitung kunsttherapeutischer Methoden

Mit Stolz kann die Kunsttherapie auf eine große und wachsende Zahl von Techniken, Methoden und Ansätzen blicken (→Kap. 27). Die Verwendung bzw. Abgrenzung der Begriffe Methode, Technik und Ansatz erfolgt dabei in der Fachliteratur nicht einheitlich. Grundsätzlich unterscheiden sich Methoden von Techniken durch einen höheren Komplexitätsgrad in Bezug auf die Handlungsabläufe sowie durch eine stärkere Spezialisierung, z. B. in Bezug auf Setting, Klientel und zugehörige Störungsbilder, (institutionelle) Rahmenbedingungen und auch durch eine stärkere Verankerung in der Theorie. In Tabelle 24-1 werden Beispiele für die Begriffe Technik, Methode und Ansatz aufgeführt. Es sei ausdrücklich darauf hingewiesen, dass diese nur der Veranschaulichung der Begriffe dienen. Auch anhand der Beispiele zeigt sich der fließende Übergang zwischen den Kategorien und eine fehlende Eindeutigkeit der Zuordnung.

Kategorie	Technik	Methode	Ansatz
Verwandte Begriffe		▪ Verfahren, Strategie, Maßnahme ▪ Methodik (Gesamtheit der Methoden eines Fachgebiets)	Programm, Richtung, Verfahren
Komplexität	+	++	+++
Allgemeine Beschreibung	Das bei jeder willentlich initiierten menschlichen Tätigkeit einsetzbare Prinzip zur Systematisierung, Verbesserung, Veredlung, Sicherung der Tätigkeitsformen	Weg zur Zielerreichung in Form einer Abfolge von Handlungsschritten und Zusammenführung verschiedener Techniken nach den Kriterien der Systematisierung, Ökonomisierung, Effizienzsteigerung und Wirksamkeit. Teilweise mit Ausrichtung auf bestimmtes Setting wie z. B. Einzel-, Gruppen-, Partnersetting	Inhaltliche Ausrichtung auf Störungsbilder, Klientel, Setting; Orientierung an theoretischer Grundlage
Kunsttherapie (KT), Beispiele	Technik der Bildbetrachtung wie Positionierung des Bildes im Raum/an der Wand, Kontextualisierung im Sinne des Einbezugs der Bilderfolge	Arbeit am Tonfeld©; Begleitendes Malen; Resonanzbildmethode; Messpainting; Progressiv-therapeutisches Spiegelbild; Lösungsorientiertes Malen©	Tiefenpsychologisch orientierte KT; Systemische KT; Traumakunsttherapeutischer Ansatz; Emotionsbasierte KT

Tab. 25-1: Begriffliche Differenzierung: Technik, Methode, Ansatz

Die Breite des methodischen Spektrums ergibt sich aus der Verknüpfung künstlerischer und therapeutischer Herangehensweisen sowie der ganzheitlichen Ausrichtung auf die schöpferischen Potenziale im Menschen, das Ansprechen der sinnlich-erlebnisorientierten Ebene bis hin zum abstrakt-geistigen Erfahrungsraum. Die beeindruckende Vielfalt kunsttherapeutischer Methoden macht auch den Umfang des zugrunde liegenden Wissens, das Spektrum der therapeutischen Fähigkeiten und die Komplexität des kunsttherapeutischen Arbeitsfeldes deutlich. Kunsttherapeutische Methoden und Programme sind teilweise urheberrechtlich geschützt und an eigene Fort- oder Weiterbildungscurricula geknüpft.

Diese Entwicklung findet ihren Niederschlag auch in einer zunehmenden Zahl an Methodenkompendien (→Kap. 27). Handbücher über kunsttherapeutische Methoden dienen als praxisnahe, anwendungsorientierte Nachschlagewerke bezüglich Material-

und Setting, zeitlich-räumlicher Bedingungen oder Zielstellung. Sie liefern nicht nur wertvolle Hinweise für Lernende und Praktizierende, sondern sorgen auch für die Vermittelbarkeit kunsttherapeutischer Behandlungspraktiken, z.B. für Menschen aus anderen Heilberufen.

Grundsätzlich ist das Interesse fachfremder Berufsgruppen an kunsttherapeutischen Methoden positiv zu bewerten. Es liegt aber auch eine Gefahr der Abnutzung oder Entkräftung darin, wenn dieses Wissen in Kontexten ohne Einbettung in einen therapeutischen Rahmen »nebenbei« angewendet wird. Die ubiquitäre Verfügbarkeit von Informationen aufgrund der Digitalisierung verführt leicht zu einer willkürlichen Modularisierung von Inhalten, die im schlechtesten Fall zu einer Art Patchwork von fragwürdiger therapeutischer Sinnhaftigkeit zusammengestellt werden.

Bei der Verbreitung kunsttherapeutischer Methoden ist bei aller »Schatzkisteneuphorie« eben auch darauf zu achten, dass dies nicht zu einem auf Methoden reduzierten Verständnis von Kunsttherapie (ver)führt. Den Begrenzungen eines methodisch-zielorientierten Vorgehens durch die Vielschichtigkeit therapeutischer Prozesse und Zielstellungen ist der folgende Abschnitt gewidmet.

25.3 Grenzen kunsttherapeutischer Methoden: Prozess- und Zielkomplexität

Die Methode verhält sich zur Therapie wie die Karte zum Gebiet. Die kunsttherapeutischen Methoden zeigen allgemeine Wege auf, sie dienen der systematischen Therapieplanung und helfen bei der effizienten Ausrichtung des Prozesses. Die Methode ist aber nicht gleichzusetzen mit der Realsituation der Therapie. In der Therapie haben wir es immer mit individuellen Fällen und idiosynkratischen Prozessen zu tun. Wenn wir uns zunächst einen unvoreingenommenen Überblick über die Eingangssituation verschaffen und unsere Methoden gut beherrschen, nehmen wir im richtigen Moment die richtige Karte im Sinne einer mentalen Landkarte zur Hand und verstehen es, diese auf die individuellen Gegebenheiten zu übertragen und zu nutzen. Oder mit den Worten des Semiotikers Korzybski (1994) gesprochen: »Die Landkarte ist nicht das Territorium, aber wenn die Landkarte der Struktur des Territoriums ähnlich ist, ist sie brauchbar« (S. 58).

Um die Komplexität des therapeutischen Territoriums zu verdeutlichen, sei auf das generische Modell der Psychotherapie von Orlinsky und Howard von 1986 verwiesen (→ Abb. 25.1). In diesem Modell wird die Therapie auf drei Ebenen kontextualisiert: Input, Prozess und Outcome. Die therapeutischen Methoden befinden sich auf der Prozessebene und sind sowohl Teil des Behandlungsmodells und Therapievertrags als auch der therapeutischen Maßnahmen und des Prozesses. Darüber hinaus stehen sie in direkter Wechselwirkung zu der therapeutischen Beziehung und den unmittelbaren Effekten. Im kunsttherapeutischen Setting ist die duale Beziehungsebene noch erwei-

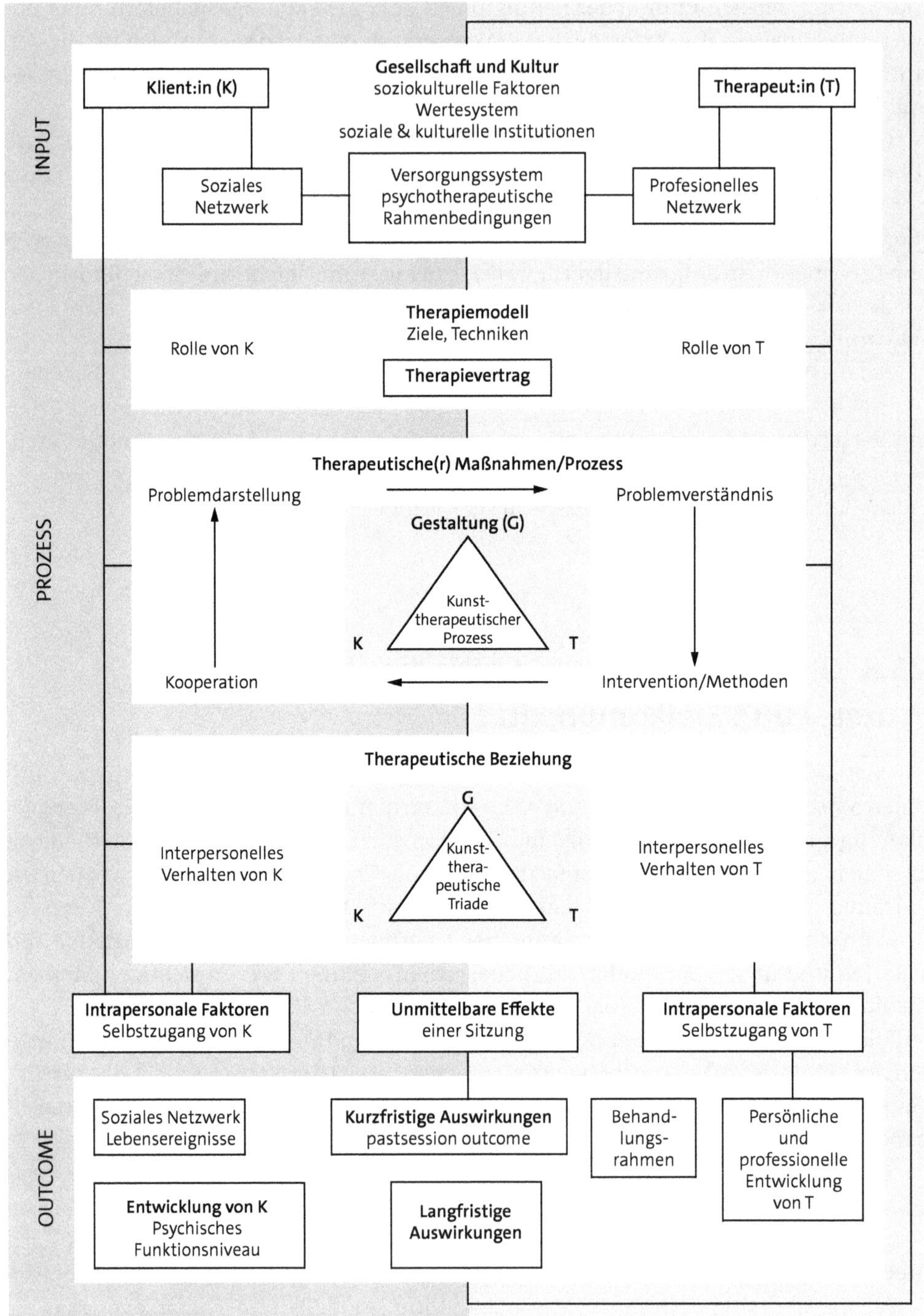

Abb. 25-1: Generisches Modell der Psychotherapie in Anlehnung an das Modell von Orlinsky und Howard (Orlinsky et al. 2004), vereinfachte Darstellung und ergänzt um kunsttherapeutische Faktoren durch J. Melches.

tert um die Gestaltung als drittes Element. Die kunsttherapeutischen Methoden sind, entsprechend dem Modell von Orlinsky und Howard, als *ein* Baustein in einem komplexen Wechselwirkungsgefüge zu verstehen und zu beherrschen. Zudem beinhaltet der kunsttherapeutische Prozess immer, auch bei methodengeleitetem und direktivem Vorgehen, die Dimension des sich frei entfaltenden, kreativen und nicht planbaren Gestaltungsprozesses.

Wichtig ist auch eine differenzierte Betrachtung der Zielorientierung kunsttherapeutischer Methoden. Dabei spielen Aspekte wie Zeitpunkt und Dauer eine Rolle. Zu Beginn einer Therapie sind die Ziele oftmals noch allgemein und vage oder sie stehen im Widerspruch zu anderen Zielen. Die Entwicklung konkreter, erreichbarer, bewusst gewählter Ziele ist selbst Teil des therapeutischen Prozesses. Deshalb werden hier Methoden benötigt, die geeignet sind, Ziele herauszuarbeiten.

Zudem sind Ziele nicht statisch, sie stehen nicht ein für alle Mal fest. Sie verändern sich im Laufe des Therapieprozesses unter dem Einfluss lebensgeschichtlicher und gesellschaftlicher Ereignisse und Veränderungen. Therapeutische Prozesssteuerung verlangt demnach eine kontinuierliche Abstimmung zwischen einem methodengeleiteten, zielorientierten Vorgehen und einer Herangehensweise, die offen ist für sich verändernde Ziele.

Aber auch bei offenbarer Klarheit über ein therapeutisches Ziel und die anzuwendende Methode können sich so etwas wie unerwünschte, unerwartete »Nebenwirkungen« ergeben. Beispielsweise kommt es vor, dass das Vorgehen – entgegen der methodischen Zielsetzung, psychische Ressourcen aufzuspüren, z. B. über die Imagination und Gestaltung eines inneren sicheren Rückzugsortes – kein positiv-stablisierendes Erleben auslöst, sondern Verunsicherung oder Blockaden auftreten.. Der Grund dafür liegt in der Wechselwirkung zwischen inneren Ressourcen und äußeren Belastungen. Biografische Erfahrungen von Not und Leid können die Herausbildung psychischer Widerstandskräfte forcieren. Im therapeutischen Prozess kann die Ansteuerung eines inneren sicheren Ortes (als Ressource) auch die ursprüngliche Leidenserfahrung aktivieren, die die Etablierung eines solchen Ortes hat notwendig werden lassen. Es ist zu einer Art Umkehrung des Prozesses gekommen. Therapeutische Prozesssteuerung verlangt hier ein rasches Umdenken, ein vertieftes Wissen um die zugrunde liegenden biografischen Details und eine souveräne Handhabung eines alternativen Vorgehens, das sich letztendlich nicht aus einzelnen therapeutischen Methoden ableiten lässt, sondern sich aus der therapeutischen Berufserfahrung als einer Art »informierter Intuition« ergibt.

Dies führt zu einer erneuten Betrachtung des Methodenverständnisses in der Kunsttherapie als eine Erweiterung des eingangs formulierten Methodenbegriffs.

25.4 Erweiterung des Methodenverständnisses um die Komponente Spiel

Zunächst mag es scheinen, als stünden sich Methode und Spiel als Konzepte diametral gegenüber. Genauer betrachtet geht aber jede Methode aus einer Art Spiel hervor: Erst das ungerichtete, absichtslose Probieren kann sich auf der Grundlage von genauer, dabei offener Beobachtung, zusammen mit bereits vorhergegangenen Erkenntnissen zu einer neuen methodischen Handlungsabfolge stabilisieren. Deshalb scheint es angezeigt, dass auch hochkomplexe, ausgefeilte Methoden einen Teil der Offenheit beibehalten, die ihnen ursprünglich zugrunde lag. Dies kann im konkreten Fall bedeuten, in altbewährte Methoden in Abhängigkeit von der Gesamtsituation Neues einfließen zu lassen. Im dynamischen Geschehen zwischen der Therapeutin und dem Patienten füllt sich die Methode mit Leben. Fühlt es sich für die Beteiligten dabei so an, als entspränge das Vorgehen einem kreativen Einfall, einem spontanen Impuls, dann kann die in diesem Moment zum Leben erweckte Methode ihre volle Wirkung entfalten.

Wenn wir davon sprechen, dass etwas »Spiel hat«, so meinen wir damit, dass es sich passgenau in seine Umgebung einfügt (wie ein Teil eines Puzzles), ohne dass wir ihm Gewalt antun müssen. Ganz ähnlich verhält es sich mit dem Zusammenspiel von Ziel und Methode: Beides ergibt sich im günstigsten Fall fast wie von selbst.

Zusammenfassend lässt sich bestätigen, das wir kunsttherapeutische Methoden brauchen, um effektiv und effizient handeln zu können. Sie sind das Handwerkszeug der Kunsttherapie. Gleichzeitig ist aber auch die Kompetenz gefragt, mit Methoden so umzugehen, dass sie organisch in den therapeutischen Prozess einfließen; situations- und kontextbezogen, unter Berücksichtigung des idiosynkratischen Charakters therapeutischer Prozesse und mit der vollen Präsenz im Augenblick. Ein spielerisch-flexibler Umgang mit Methoden kann auch eine Art Metaeffekt erzeugen: kann den Patientinnen ein Handlungs- und Problemlösemodell bieten.

Dies geschieht, so Titze (2015), immer auch auf der Basis der persönlichen Lebenserfahrung und der personengebundenen Aneignung therapeutischer Methoden und Ansätze, denn »Jeder Therapeut hat nicht nur eine Methode: er selber ist sie« (Carl Gustav Jung, zitiert nach Titze 2015, S. 11).

Literatur

Korzybski A (1994). Science and sanity: An introduction to non-aristotelian systems and general semantics (5th ed). New York: Institut of General Semantics.
Orlinsky, D, Ronnestad, M, Willutzki, U (2004). Fifthy years of psychotherapy process-outcome research: Continuity and change. In M. J. Lambert (Ed.), Bergin and Garfield's handbook of psychotherapy and behavior change (5. ed.) (pp. 307-389). New York: Wiley.
Titze D (2015). Das Echo des spontanen Bildes. In G Schmeer (Hg), Ein Leben eine Lehre. Wege zur Kunsttherapie und ein Didaktisches Konzept. Gratz: Erato Verlag; S. 15.
Wirtz MA (Hg) (2022). Dorsch. Lexikon der Psychologie (20. Aufl.). Bern: Hogrefe.

FLORA VON SPRETI[4]

26 Handwerk, Kunst und Psychotherapie

26.1 Zum Einstieg

Herkunft der kunsttherapeutischen Methoden. Die lapidarste Antwort auf die Frage nach der Herkunft des Wassers ist bekannt: Aus der Wasserleitung natürlich! In der Kunsttherapie ist es manchmal ähnlich – der wahre Ursprung einer Methode liegt manchmal im Dunkeln der Geschichte. Es ist nicht immer nachvollziehbar, aus welcher Quelle diese spezielle Methode stammt. Denn da viele schon vieles entdeckt, ausprobiert und weiterentwickelt haben und ihre kunsttherapeutischen Methoden durch Supervision und kollegialen Austausch stets erweitern und weitertragen, wird jeder Profi über sein ganz eigenes vertrautes Repertoire verfügen. Manche schon lang im Beruf stehende Kunsttherapeutin sieht sich daher nicht selten bei Vorgehensweisen, die sie schon seit Jahrzehnten in ihren Therapiestunden ganz selbstverständlich anwendet, plötzlich konfrontiert mit einem Hinweis auf den Erfinder dieser Vorgehensweise.

Genauso merkwürdig ist es, dass Pioniere der Kunsttherapie, die immer auch Schöpfer wesentlicher Grundlagen und einer Fülle hilfreicher Methoden waren, oft vergessen sind. Dadurch wird sich – ausgenommen ist die wissenschaftliche Literatur zur Kunsttherapie – das gewachsene, wertvolle Erbe im Laufe der Zeit, ohne seine historische Zuordnung, dem Zugriff professioneller Nutzer nicht entziehen können. Die Kunsttherapie könnte sich beim Thema »Methoden« vielleicht an der Medizin orientieren, die ihre genialen Pioniere über Jahrhunderte hinweg kennt und benennt. Doch dies hat in der Praxis der kunsttherapeutischen Disziplin eher wenig Tradition und ist stets eine Gratwanderung zwischen der Anerkennung von Gewachsenem und dem Autonomie- und manchmal auch Profitbestreben. Da Kunst, und darauf aufbauend auch die Kunsttherapie, ein freies Experimentierfeld hinsichtlich des Materials und einer damit zusammenhängenden methodischen Vorgehensweise ist, wird in diesem Kapitel bewusst von einem Urheberschutz der jeweiligen Methode abgesehen.

---

4 Dieses Kapitel ist eine Überarbeitung des Artikels »Hand-Werk Kunsttherapie« in Spreti et al. (2008), für den mir meine Kollegin Diana Jallerat wichtige Impulse gegeben. Ich danke ihr dafür.

Geschichtlicher Abriss. Orte künstlerischen Handelns durch Kranke finden sich seit Mitte des 19. Jahrhunderts in den damals sogenannten »Irrenanstalten« (Lombroso 1887; Morgenthaler 1921/1987; Prinzhorn 1922/1997). Dort entdeckten die Kranken aus eigenem Antrieb den künstlerischen Ausdruck als Mittel, sich Stimme und Entlastung zu verschaffen. Sie verarbeiteten alles, was sie finden konnten und was Ihnen hilfreich für das gestalterische Vorhaben erschien; so entstanden oft bizarre und eindrucksvolle bildnerische Objekte – Skulpturen, Bildgestaltungen und künstlerisch bestickte Kleidungsstücke. Die Erkenntnis, dass bildnerisches Handeln für die Patienten heilsam sein könnte, wurde einige Jahrzehnte später, vor allem durch Hans Prinzhorns (1922/1997) Werk »Die Bildnerei der Geisteskranken« bekannt und verbreitete sich bald weiter.

In der anthroposophischen Klinik Arlesheim/Schweiz bezog bereits 1921 die Ärztin Ita Wegmann Kunsttherapie in die therapeutische Behandlung der Patienten mit ein. Sehr viel später etablierte sich die Kunsttherapie als wichtiger Baustein des therapeutischen Vorgehens vornehmlich in Kliniken für Kinder- und Jugendliche, später aber auch im Erwachsenenbereich psychiatrischer Kliniken (Fuchs 2002b; Spreti 2012, Spreti 2022a,b).

Seit Mitte des 20. Jahrhunderts fand das Interesse für die Wirkung des Bildnerischen – anfangs als Teilbereich von Beschäftigungs- und Arbeitstherapie – in psychiatrische Institutionen Eingang. Wesentlich beteiligt an der Verbreitung dieser sogenannten »Außenseiterkunst« war auch der Leiter der Psychiatrischen Klinik in Gugging, Leo Navratil, der Ende der 1970er-Jahre erste Ausstellungen mit den Bildern seiner Patienten inszenierte. Auch gründete er 1980 ein »Zentrum für Kunst-Psychotherapie«, in dem circa 18 künstlerisch begabte Patienten einzogen und mit Unterstützung ihren gestalterischen Interessen nachkamen und für die damalige Kunstwelt ungewöhnliche und aufsehenerregende Werke produzierten. Das hatte zur Folge, dass damals viele Künstler, unter anderem Arnulf Rainer, Friederike Mayröcker oder Alfred Hrdlicka, nach Gugging pilgerten, um die Werke psychisch kranker »Kollegen« zu bewundern und – vielleicht mehr noch – um Anregung für die eigene Kunst zu finden. Die bildnerischen Werke seiner Patienten bezeichnete Navratil als »zustandsgebundene Kunst«, eine Bezeichnung, die wie auch andere Namen für die Kunst von psychisch Kranken später oft kritisiert wurden. Das Haus der Künstler, das ehemals von Navratil begründete »Zentrum für Kunst-Psychotherapie« im Gugginger Klinikgelände, wie auch das Museum gründete sein Nachfolger, Johann Feillacher. Auch Navratil wurde schon in den 1970er-Jahren mit dem Vorwurf konfrontiert, sich für die bildnerischen und schriftstellerischen Werke seiner Patientinnen zu interessieren, diese selbst aber in der Not ihrer psychischen Krankheit allein zu lassen. So gab es weitere Kritik an der »Vermarktung« der psychisch Kranken und ihrer Kunst (Klee 1979). Mitte des letzten Jahrhunderts, also circa 20 Jahre früher, wurde die von Dubuffet so benannte »L'art brut« zur innovativen und inspirierenden Kunstrichtung, der sich nicht wenige Künstler der Moderne anschlossen. Von der kreativen Energie der Kranken angeregt, erhielten Künstlerinnen manche Impulse zur eigenen künstlerischen Entwicklung. Woher diese Anregungen stammten, wurde von den Künstlern, die davon profitiert hatten, leider nur selten erwähnt. Das ist auch in der bildenden Kunst der Lauf der Welt.

Zu den Begriffen »Patient« und »Klient«. Wer aufgrund eines körperlichen oder psychischen Leidens in einer Klinik oder von einem Arzt behandelt werden muss, ist ein Patient. Erstaunlicherweise löst diese Benennung häufig eine gewisse Unsicherheit über die korrekte Bezeichnung einer Person im Zustand der Krankheit aus. Das Herumeiern zwischen den beiden Begriffen Klient und Patient entsteht vielleicht aus der irrigen Meinung, gerade in der Psychiatrie sei die Benennung »Patient« diskriminierend. Vielleicht könnte die Scheu vor der Bezeichnung Patient auch ein Relikt aus einer Zeit sein, in der Psychiatrie-Patienten einer menschenverachtenden und verbrecherischen Selektion ausgesetzt waren. Gerade nach diesen Verbrechen ist es wichtig, zu betonen, dass nicht nur der Herz – oder Lungenkranke das Recht hat, seine Erkrankung von der Gesellschaft akzeptiert zu wissen und sein Leiden auch ohne Diskriminierung benennen zu können, sondern dieses Recht hat auch der psychisch kranke Mensch. Daher sollte eine psychische Störung genau so wenig verschwiegen werden müssen wie jede Erkrankung des Körpers! Wichtig ist es, anzuerkennen, dass bei jeder Erkrankung Soma und Psyche, Körper und Seele zusammenwirken (Cranach und Siemen 2012; Hohendorf und Rotzoll 2018). Dabei ist ein Patient per definitionem nichts anderes als ein Erleidender, ein Erduldender, der sich in einer akuten oder chronischen somatischen und/oder psychischen Dysfunktion befindet.

> »Auch psychisches Kranksein ist kein Zustand im Kopf. Es lässt sich vielmehr als eine Einschränkung des Lebensraums eines Menschen auffassen, als eine Störung [...] seines Austauschs mit der Umwelt. Dabei wirken unbewusste, dysfunktionale Reaktions- und Verhaltensmuster als ›blinde Flecken‹ [...] im gelebten Raum, die zu charakteristischen Verzerrungen und Einseitigkeiten führen. Sie hemmen damit die Potenziale des Patienten und seine Entwicklung.« (Fuchs 2013, S. 129)

Unter Berücksichtigung eines methodischen Verständnisses der Kunsttherapie als klinische Behandlungsform wird in diesem Beitrag mit Ausnahmen der Begriff Patient benutzt.

Krank und/oder gesund? Ein Klinikaufenthalt aufgrund einer schweren Erkrankung erweist sich nicht selten als ein beängstigender Einschnitt in den eigenen Lebensraum. Liegt der Klinikeinweisung gar eine psychische Erkrankung zugrunde, gilt dies verständlicherweise noch verstärkt. Denn selbst im 21. Jahrhundert gilt eine Erkrankung mit der Vorsilbe »Psych-« für viele Menschen als Tabuthema. Trotz unzähliger Bemühungen der Betroffenen, vieler Ärzte, der sozialen Dienste und vieler Anti-Stigma-Initiativen, der aufgeklärten Angehörigen, Berührungsängste eines beträchtlichen Teiles der Bevölkerung gegenüber psychischer Krankheit (Spreti 2002) auszuräumen, gibt es von den ehemals Kranken Befürchtungen, nach Entlassung aus der Klinik dauerhaft als nicht zurechnungsfähig abgestempelt zu werden. So ist nur zu hoffen, dass auch diese Relikte einer belastenden, noch nicht so weit zurückliegenden Vergangenheit sich nun endlich auflösen werden.

Innerhalb des Reservates der psychischen Störungen findet sich aber doch eine kleine Enklave, die selbst von den »Normalen« gern und mit staunender Neugier betreten wird: Es ist der Ort, an dem es Kunst zu sehen gibt und der all das Fremde, Ungewöhnliche, Berührende bietet, was Kunst im Allgemeinen – und Kunst psychisch Kranker im Besonderen – erhoffen lässt (→Kap. 6). So kann das Bildnerische spätestens seit Dubuffet, der die »Außenseiterkunst« gesellschaftsfähig machte, für die »Gesunden« wie ein Passierschein in das manchmal geheimnisvolle, anregende, doch sonst unzugängliche Land der »Verrückten« wirken. Unzählige Künstler der Moderne profitierten, ebenso wie manche Kunsthändlerinnen und Sammler, von den Werken psychisch Kranker, die viele neuere Strömungen der bildenden Kunst, wie z. B. die Künstler des Dada, inspirierte (Brugger et al. 1997; Orchard und Schulz 2006). So gibt es auch manche kritische Fragen zu der professionellen Vermarktung von »Außenseiterkunst«. Vielleicht kann es auch erhellend sein, sich einmal etwas genauer mit den berufsmäßigen Nutzern der Kunst von psychisch Kranken zu befassen. Doch vielleicht bewirkt das Kunstwerk als »Drittes im Bunde« auf dem neutralen Boden eines verbindenden Kulturverständnisses, neue Begegnungsmöglichkeiten über die Grenzen von »gesund« und »krank«« hinweg möglich zu machen, und das ist vor allem den ehemals Betroffenen unbedingt zu wünschen! Auch das Leben mancher bedeutender Künstler war geprägt von schicksalhaftem Geschehen und psychischer Belastung. Aus innerem Drang, dem Trauma die Kraft des Schöpferischen entgegenzustellen, sind bedeutende künstlerische Werke entstanden, wie die Arbeiten von Francisco Goya, Vincent van Gogh, Edvard Munch, Ludwig Kirchner, James Ensor, Mark Rothko zeigen, um nur einige Beispiele zu nennen. Freud zitierte in seinem Aufsatz über Narzissmus (1914) Heinrich Heines Gedicht der »schaffenden Gottheit«: »Krankheit ist wohl der letzte Grund / Des ganzen Schöpferdrangs gewesen / Erschaffend konnte ich genesen / Erschaffend wurde ich gesund.« (zitiert nach Freud 1914, S. 152).

26.2 Wie wirkt künstlerisches Handeln und Kunsttherapie?

Inneres Überleben. 1938 schrieb die Künstlerin Friedl Dicker-Brandeis in Theresienstadt: »Dieses Leben hat mich mit dem Malen von tausend Toden losgekauft« (frei zitiert nach Chladková 1991, S. 22). Das Beispiel zeigt, dass sich bildnerisches Handeln als Rettungsanker in bedrohten und traumatischen Lebenssituationen erweisen kann. Auch wenn diese Geschichte immer wieder als Beispiel für die Stärke eines Menschen erzählt wird, verliert sie nichts von ihrer ergreifenden Wirkung und dem Schrecken über die Beispiele menschlicher Grausamkeit, die nach über 70 Jahren, auch im 21. Jahrhundert, weiter aktuell sind. Die Hoffnung auf ein friedliches Leben nach all dem, was

Menschen ihren Mitmenschen – darunter wehrlose Kinder und hilflose Greise – angetan haben, ist unvergessen. Die Hoffnung auf ein Lernen aus diesen Erfahrungen hat sich bis heute nicht erfüllt. Doch gibt es dieses beeindruckende und unvergessliche Beispiel über Selbstlosigkeit und wirkliche Menschlichkeit. Das Wirken von Friedl Dicker-Brandeis im Getto von Theresienstadt und im Vernichtungslager Auschwitz findet wohl kaum seinesgleichen. Die Kinder im Lager regte sie zur intensiven Beschäftigung mit dem Malen an, womit sie »zwar nicht deren Leben, aber deren Seelen« bewahren konnte.

> »Für die meisten im Lager gab es keine Zukunft, aber es gab eine Vergangenheit: An diese knüpfte die Lehrerin in der Existenz zwischen Leben und Tod an. Mit ihr schufen die Kinder Werke, die keiner Beschreibung bedürfen. [...] Über 5 000 Bilder entstanden hier unter ihrer Anleitung. Eine ihrer Schülerinnen erinnerte sich an sie mit den Worten: ›Sie war selbst die Medizin. Und bis heute ist mir das Geheimnis ihres Gefühls der Freiheit unfassbar. Es übertrug sich von ihr auf uns wie elektrischer Strom‹.« (Winkel o. J., o. S.)

Den eigenen Tod vor Augen, gelang es ihr, den Kindern mit dem Gestalten ihrer Erinnerungen aus der Zeit des Friedens einen Raum zu schaffen, der sie von dem Grauen des Gettos ablenkte. 1942 wurde die Künstlerin in Auschwitz ermordet.

In der Therapie: Gestalten zur Konfliktlösung. Ein Bild oder ein dreidimensionales Objekt kann bereits als eine Art gestalterischer Versuch zur Bewältigung eines Konfliktes gewertet werden. Die gestalterische Handlung lässt ein Werk entstehen, welches das Innere mit dem Äußeren verbindet und dadurch sichtbar machen kann, was dem Gestaltenden oft so verborgen, unzugänglich und daher auch fremd und unsagbar erscheint. So ist die Gestaltung in der Therapie von dem, der sie geschaffen hat, ausschließlich für sie selbst entstanden und allein ihr Eigentum! Ein Bild bewahrt immer sein Geheimnis, doch wird es auch häufig die eigene Geschichte der Betrachterin anrühren. Der Begriff Werk beinhaltet folglich, dass jede authentische formale Darstellung stets nur das bergende Gefäß der inhaltlichen und implizit innerpsychischen Bedeutung der Bildaussage sein wird. Dennoch kann das Bemühen des Patienten um eine bildnerisch befriedigende Darstellung bereits wie ein progressiver Schritt – heraus aus einer frühen regressiven Gestaltungstendenz – auf manche Bereiche der Persönlichkeit wirken. Die Beschäftigung mit dem Bildnerischen hat Einfluss auf mentale Fähigkeiten, stärkt Kognition und verarbeitet in der gestalterischen Auseinandersetzung oft symbolisch/metaphorisch das Erlebte und Erlittene. Der intensive bildnerische Prozess hat stets Einfluss auf die innere Gestimmtheit der Patientin. Das heißt, je intensiver die Malerin sich mit ihrem Bild und damit auch mit ihrem inneren Thema beschäftigt und sich zusätzlich um eine entsprechende äußere gestalterische Form bemüht, umso wirkungsvoller wird dies der Aktivierung von Selbstheilungskräften und Selbstwirksamkeit dienen.

Regression und Exploration. Die Aufforderung, in der Kunsttherapie aktiv zu werden und im gestalterischen Prozess Handlungs- und Beziehungskompetenzen zu entwickeln, stärkt unter tiefenpsychologischen und entwicklungspsychologischen Gesichtspunkten den Patienten in seiner Ich-Struktur. Damit begrenzt bildnerisches Handeln das Niveau der Regression. Auf dem Weg zu einem »bekömmlichen« Explorationsverhalten unter der zurückhaltenden Begleitung des Therapeuten übernimmt dieser die väterliche, triangulierende Funktion. Denn in der Unterstützung von Entdeckerfreude und Explorationslust wird Selbstständigkeit und Unabhängigkeit mehr gefördert als in der Wunscherfüllung mütterlicher Versorgung. Insofern handelt es sich eigentlich um ein Paradoxon, denn die große Mehrzahl der kunsttherapeutisch Tätigen sind Frauen. Vielleicht schlägt sich das bei den männlichen Patienten im Wunsch nach »männlichen« Werkstoffen wie Stein, Eisen/Stahl und Schweißgeräten nieder.

Individuation. Das übergeordnete Ziel eines (kunst-)therapeutischen Prozesses ist die Wiederherstellung der leiblichen Funktionalität. Das bedeutet die Gesundheit von Geist, Körper und Seele (Fuchs 2002a). Ist das erreicht, wird der Therapeut nicht mehr gebraucht, und der Patient ist im besten Fall nun fähig, sich im Leben wieder ohne therapeutisch-klinische Unterstützung zurechtzufinden. Rogers Modell der sogenannten »voll entwickelten Persönlichkeit« beschreibt eine gelungene Entwicklung folgendermaßen: Ein Individuum ist

> »offen gegenüber seinen eigenen Erfahrungen, die Selbststruktur [ist] kongruent [und] eine fließende Gestalt, die sich im Prozess der Assimilation neuer Erfahrung verändert. Das Individuum erfährt sich selbst als den Ort seiner Bewertung [...], es erlebt bedingungslose Selbstachtung. Jeder neuen Situation tritt das Individuum mit Verhalten gegenüber, das eine einmalige kreative Anpassung an das Neue des Augenblicks darstellt.« (Rogers 1991, S. 59)

Das ist ein hohes Ziel, und es zu erreichen, gelingt nicht nur den Kranken, sondern auch den sogenannten »Gesunden« nicht immer.

Die Frage nach dem sogenannten Widerstand mancher Patienten, die sich den Anregungen, Interventionen, Angeboten der Therapeutin entziehen, kann oft durch die genauere Betrachtung der Beziehung zwischen Patient und Therapeut und dessen therapeutische Haltung beantwortet werden. Erst einmal muss geklärt sein, was hinter der Verweigerung steckt. Hat der Widerstand mit dem Therapeuten zu tun, oder muss die Frage gestellt werden, ob die angebotene Therapie für diesen Patienten zu diesem Zeitpunkt wirklich hilfreich ist?

Experimentieren lernen. Zum Experimentieren in der Kunsttherapie gehört das gemeinsame Lernen in der Gruppe. Dabei spielt es keine große Rolle, ob es jetzt um die Bildgestaltung geht oder um unvermeidliche Beziehungserfahrungen im Minikosmos der Gruppe. Die beiden starken Säulen des kunsttherapeutischen Settings – das künstlerische Handeln und die Beziehung – geben den Rahmen, in dem neue, vielleicht ungewohnte Formen des Umgangs mit sich selbst, mit den anderen, mit der Gestaltung und damit vielleicht auch der Lebensgestaltung möglich machen. Das ungefährliche Probehandeln im Bild ermutigt zu einer angstfreieren bildnerisch-spielerischen Exploration der Welt, deren sicherer Raum der Ort ist, an dem die Kunsttherapie stattfindet. Die variable Platzwahl und eine kleine einsamere Ecke im Therapieraum bietet auch manchem soziophobischen Patienten die Möglichkeit, sich symbolisch aus dem Getümmel der Gruppe zurückzuziehen. Gerade bei großen Gruppen (plus 15 Patienten) kann dies zu einer gelingenden Integration des ängstlichen, paranoiden und manchmal auch aggressiven Kranken beitragen. (Ausführlicher zur Gruppenarbeit → Kap. 1.3.7.)

26.3 Psychiatrie, Kunst und Therapie

26.3.1 Institution Klinik: Wer darf was?

Die Institution »Klinik« ist ein komplexes System aus unterschiedlichen Strukturen und verschiedenen Interessenslagen, die sich verstehen lässt einerseits aus der Trägerschaft, den zuweisenden Instanzen mit ihren Zielvorgaben – Behandlungsaufträgen, Kostenzusagen/Tagessätzen, Behandlungszeiten und -inhalten etc. – und andererseits aus den Erwartungen der Patientinnen, ihren Hoffnungen auf Gesundung und Verbesserung ihres momentanen Krankheitszustandes. Aus all diesen Aufgaben, Vorgaben und Erwartungen ergeben sich die Behandlungsaufträge und die daraus resultierenden Therapieziele, an deren Erfüllung die Klinikmitarbeitenden wesentlichen Anteil haben. Eine wichtige Aufgabe einer Klinikleitung besteht daher in der weitsichtigen und konstruktiven Lenkung des Teams und der Beseitigung von Spannungsverhältnissen und Stolpersteinen im Umfeld der Klinik und des Personals. Denn die Erwartungen der Mitarbeitenden an die Leitung, die unter anderem die finanzielle und ideelle Anerkennung für die Arbeit am Patienten miteinschließen, prägen die Atmosphäre einer Klinik maßgeblich. Auf einer wertschätzenden Basis kann eine verlässliche Zusammenarbeit entstehen, die die Motivation und das Engagement des Personals für die gemeinsame Aufgabe fördert. Doch das ist nicht selbstverständlich in Zeiten, in denen Kliniken immer mehr auf großen finanziellen Gewinn ausgerichtet sind. Doch wird auch die Einzigartigkeit einer jeden Institution mit ihren besonderen Qualitäten, aber auch ihrer jeweils speziellen Dynamik immer ihre ganz eigene Prägung in der Kliniklandschaft zeigen.

Daher ist es eine erste professionelle Herausforderung, den eigenen Platz im Gefüge der Strukturen und Hierarchien zu kennen und ihn im vorgegebenen Rahmen auch auszufüllen. Der Stand inmitten eines multiprofessionellen Klinikteams und die Effektivität der eigenen fachlichen Tätigkeit fordern von jedem Teammitglied eine realitätsnahe, ehrliche und möglichst objektive (angstfreie) Reflexion des eigenen Tuns. Daneben nimmt im heutigen Klinikalltag das Qualitätsmanagement großen Raum ein und wirkt sich bis in die Details der täglichen Arbeitsleistung des einzelnen Mitarbeiters aus. Auch Kunsttherapeutinnen sind damit zeitaufwendig befasst und beklagen, wie auch viele ihrer Kollegen aus anderen ärztlich-therapeutischen Disziplinen, oft den Verlust an Zeit für die Betreuung der Patienten durch die ausufernden Kontrollmechanismen.

Zu einer Universitätsklinik gehören in der Regel alle medizinischen Fachbereiche. Um nur einige unter vielen zu nennen, sind da die Chirurgie mit all ihren unterschiedlichen Fächern, die Gynäkologie, Orthopädie, Augenheilkunde und innere Medizin, die Kardiologie, Dermatologie, Pneumologie, dann Neurologie, Psychiatrie und Psychosomatische Medizin. Die Konzeptionen der Abteilungen sind durch unterschiedliche Faktoren mitbestimmt, wie allgemeine Forschungsschwerpunkte, indikationsspezifische Spezialgebiete, besondere Interessenslagen der jeweiligen Klinikdirektoren – in der Psychiatrischen Klinik ist dies z.B. häufig die Depressions-, Demenz- und Schizophrenieforschung mit dem Schwerpunkt auch auf pharmakologische Forschungen. In der Psychiatrie und Psychosomatik unterscheiden sich bestimmte Behandlungsschwerpunkte von rein somatischen Abteilungen. Neben einer umfassenden medizinischen Versorgung und dem intensiven, ärztlichen Gespräch gehören hier zu einer effizienten klinischen Behandlung Gruppen- und Einzeltherapien mit unterschiedlichen therapeutischen Schwerpunkten, wie z.B. Psychotherapie, Kunsttherapie, Musiktherapie, Ergotherapie, Bewegungstherapie.

Dagegen ist die Strukturierung einer Station oder einer Abteilung in den meisten Kliniken ähnlich. Eine Abteilung wird in der Regel von einem Chefarzt geleitet; in Universitätskliniken sind die Leiterinnen der gesamten Teilbereiche die ärztlichen Direktorinnen. Oberärzte sind Fachärzte, die leitend für die fachlichen, organisatorischen wie personellen Geschicke einer Station verantwortlich sind. Ihnen untergeordnet sind die Stationsärzte, zuständig für die Belange jeweils einer Station. Neben den Assistenzärzten (das sind Ärzte in der Ausbildung zum jeweiligen medizinischen Facharzt), die sowohl somatisch wie zusätzlich psychotherapeutisch ausgebildet sein können, arbeiten in psychiatrischen und psychosomatischen Kliniken in der Regel Psychologen als Psychologische Psychotherapeuten oder als klinische Statistiker. Psychologen im Praktikum (die sogenannten PIPs) leisten nach Abschluss ihres Psychologiestudiums mit Master- oder Diplomabschluss in vielen psychiatrischen und psychosomatischen Kliniken einen Großteil der psychotherapeutischen Versorgung der Kranken. Sie sind ebenfalls einer leitenden Psychologin unterstellt. Sogenannte Fach- oder Ko-Therapeutinnen wie Ergo-, Bewegungs-, Musik- und Kunsttherapeutinnen sind ebenfalls einer leitenden Fachtherapeutin zugeordnet. Sie decken die tägliche therapeutische und soziotherapeutische Betreuung der Patienten ab. Nicht selten ist ein Kunsttherapeut im klinischen Kontext als einziger seiner Profession tätig und daher absoluter Einzelkämpfer. Überzeugungskraft, Teamfähigkeit, Experimentier- und Einsatzfreude sind dann gefragt sowie die Fähigkeit, mit allen Berufsgruppen adäquat, das heißt freundlich, interessiert und wertschätzend zu kommunizieren. Das erleichtert das Entstehen hilfreicher, klinisch-kollegialer Netzwerke (Matter 2013; Spreti 2012).

Der Stationsalltag selbst wird in vielen Bereichen vom Pflegepersonal gemanagt. Da das Pflegeteam oft die erste Anlaufstelle für die Patientinnen ist, kennt das Team sie in ihrem Alltagsverhalten am besten. Mit seinen hilfreichen Beobachtungen und Hinweisen zu jedem Patienten spielt das Pflegeteam auch in den Teambesprechungen eine wichtige Rolle. In manchen Kliniken übernehmen Pfleger zusätzliche ko-therapeutische Aufgaben und sind für spezielle Angebote wie Entspannungstraining, Bezugspflege und manch andere Stationsaktivitäten geschult und zuständig. Das Pflegepersonal ist der Stations- sowie der Pflegedienstleitung unterstellt. Doch handelt »die Pflege« im klinischen Alltag nach ärztlicher Anweisung, wie auch die Ärzte oft auf die Hinweise der Pflege angewiesen sind. In vielen Kliniken stehen Sozialarbeiter den Patienten in sozialrechtlichen Fragestellungen als unterstützende Instanz und nach Entlassung zur Seite. (Dies spielt eine besondere Rolle in der beruflichen Wiedereingliederung und einer sozialen Betreuung der schwer psychisch erkranken Patienten.)

26.3.2 Kellerkinder oder Atelierbesitzer – der Therapieraum

Chancen und Risiken von Therapieräumen. Da der Mensch in ständiger Wechselwirkung sowohl mit seiner sozialen wie auch dinglichen Umwelt steht, hat der Raum – seine Größe, seine Lage, seine Gestaltung und auch seine Funktionszuschreibung – Einfluss auf die therapeutische Atmosphäre und auf das Geschehen in der Therapie. Somit ist der Arbeitsraum eine wichtige Komponente des klinischen Settings.

In einigen Kliniken sind die Räume der Kunsttherapie gemeinsam mit der Ergotherapie häufig in einem Keller bzw. im Souterrain untergebracht. Dass in neueren Krankenhäusern die sogenannten Ko- oder Fachtherapien von Beginn an einen Platz im Baukonzept haben und bereits im Bauplan Räume mit Ateliercharakter und Tageslicht eingeplant wurden, kann vielleicht als Folge einer wachsenden Bedeutung der künstlerischen Therapien gewertet werden. Doch auch das fällt in den zunehmenden Einschränkungen auch im Pflege-, Therapeuten- und ärztlichen Bereich durch eine finanzielle Rentabilität, also der ertragreichen Nutzung einer Klinik als finanziell rentables Projekt, wie das auch die zunehmende Übernahme von Kliniken durch private, finanzorientierte Träger in den Bereich eines immer noch weiter wachsenden Kapitalismus. Die Art der Innengestaltung und wie viel Raum und Bewegungsmöglichkeit dem einzelnen Patienten zugestanden wird, ob ausreichend Fenster vorhanden sind, sodass am Tag keine künstliche Beleuchtung notwendig ist, wie viel Platz für Patienten, Material und Einrichtung zu Verfügung steht, hat Einfluss auf eine bekömmliche Atmosphäre in diesem Raum und damit auch auf die Stimmung der Patienten. Ob dadurch auch die Bereitschaft zur künstlerischen Tätigkeit steigt, wurde leider noch nicht ausreichend erforscht.

Es sei an dieser Stelle dennoch zur Gelassenheit aufgerufen, wenn die äußeren Bedingungen nicht so ideal sind, denn das Schlechte kann auch eine gute Seite haben. Ein kleines Beispiel aus der eigenen Berufspraxis mag dies vielleicht erläutern: Auf der geschlossenen Akutstation der Klinik war vor langer Zeit nach der erstmaligen Etablierung der Kunsttherapie in einer Universitätsklinik in den frühen 1980er-Jahren für die Kunsttherapie kein anderer Raum zu finden als der offene, nur durch ein lockeres Regalsystem zu den Gängen der Station hin abgegrenzter Speiseraum inmitten der Station. Durch lange, bis zum Boden hängende Wachstuchdecken, die am Morgen unter den prüfenden Augen der Pflege aufgelegt werden mussten, wandelte sich der Essensraum pünktlich um 9 Uhr früh in einen Kunstraum, der ebenso pünktlich um 11.30 Uhr mittags wieder zum Speiseraum mutierte. Die Kränkung der Kunsttherapeutin war anfangs unendlich, bis ihr klar wurde, dass dieser Raum für die Patienten sehr positiv besetzt war. Denn das tägliche Essen ist für viele eine sehr erfreuliche Abwechslung im langen Klinikalltag. Außerdem hatten alle Patienten von außen Einblick in den Raum und selbst sehr akut Kranke konnten die Kontrolle über das Geschehen behalten. Durch das Überprüfen der Situation und dem Überprüfbaren des geheimnisvollen Geschehens im Kunstraum war es den Teilnehmenden möglich, manch depressive Ängste oder paranoide Wahnvorstellungen bezüglich dieser – damals vielen noch gänzlich unbekannten – Therapieform im Zaum zu halten. Das In-den-Raum-Schauen dauerte oft einige Zeit, aber nach und nach nahmen die Patienten – manche tatsächlich bereits ab dem ersten Tag ihres stationären Aufenthaltes – an der Kunsttherapie teil. So erwies sich der für eine therapeutische Gruppe scheinbar total ungeeignete offene Raum als ideales psychiatrisches Kunstatelierprovisorium, und eine psychiatrische Akutstation wurde plötzlich von der Kunst total überschwemmt (Spreti 2005, 2012, 2022a,b).

Ein Raum für mehrere Therapeuten. Nutzen mehrere Fachkollegen gemeinsam einen Therapieraum, ergeben sich besondere Herausforderungen an die kollegiale Zusammenarbeit und die Teamfähigkeit des Einzelnen. Hier muss es einen intensiveren und offenen Austausch mit den Kollegen über die gemeinsamen oder unterschiedlichen Bedürfnisse und die konzeptionellen Vorstellungen zu einer sinnvollen Raumgestaltung geben. Dass ein Raum geprägt ist von den Produkten der vorhergehenden Therapie, wie z. B. ergotherapeutischen Objekten, Matten, Bällen, Musikinstrumenten oder Bildern, beeinflusst die nachfolgende Gruppe. Sie wird überflutet mit Gegenständen, die nichts mit der gerade stattfindenden Therapie zu tun haben. Das nimmt den Freiraum, die Entfaltungsmöglichkeiten und die Eigenständigkeit der aktuellen Teilnehmenden.

Der haltgebende Rahmen für eine Therapiegruppe, in dem sich gestalterische und innerpsychische Prozesse entfalten können, wird geschaffen durch die Balance von einerseits klar vorgegebener Struktur und andrerseits von der Möglichkeit, in einem »Raum der Freiheit« zu experimentieren. Strukturgebend sind unter anderem die immer gleichen Bedingungen und Abläufe der kunsttherapeutischen Sitzungen, z. B. der stets gleiche, fast ritualisierte Beginn, die stets gleiche Zeit für das Gestalten, die ausreichende Zeit für Bildbetrachtung, Besprechung und Abschied oder der feste Platz für das Material. »Das verlässliche Wiederfinden des Vertrauten« nennt Limberg (2008) einen stabilisierenden Faktor in der Kunsttherapie. Zum Hängen der bildnerischen Werke werden Wände oder dafür vorgesehene Flächen gebraucht; sie bieten den Bildern der Patientinnen einen neutralen und angemessenen Hintergrund.

26.3.3 Indikation zur Kunsttherapie

Ob zum Beispiel die Kunsttherapie ein obligatorisches Muss für die Patientinnen ist oder ob aus mehreren Alternativen, wie etwa Kunsttherapie, Musiktherapie oder Tanztherapie, frei gewählt werden kann, wird in Kliniken unterschiedlich gehandhabt. Entscheidungsfreiheit kann für Patienten mit einer schweren psychischen/psychosomatischen Störung überfordernd sein, denn viele von ihnen leiden an einer störungsbedingten Einschränkung ihrer Fähigkeit zur Entscheidung, wie z. B. depressive wie auch Psychose-Patienten. Für die Verordnung von Kunsttherapie fehlen bis jetzt allgemeingültige Richtlinien einer überprüfbaren Indikation. Vielleicht wird aber, das kann schmeichelhaft oder diskriminierend für die Kunsttherapie sein, auch davon ausgegangen, dass Kunsttherapie für jeden Patienten gut sei oder ihm jedenfalls nicht schaden könne. Immer aber verlangt es therapeutisches Geschick und Einfühlungsvermögen, den Hemmungen und Ängsten der Patientinnen vor einer Therapie, in der es um »Kunst« geht, verständnisvoll zu begegnen. Aber auch für den Kranken ist es wichtig, ihre oft strikte und scheinbar entwertende Ablehnung dieses »Kinderkrams« zu verstehen und zu versuchen, ihnen die Angst vor dem »Versagen« zu nehmen. Sind die Therapeuten dabei von ihrer Methode überzeugt und Profis in Empathie und beruflicher Kompetenz, wird ihr Engagement auch die Patienten motivieren. Die Bedeutung von Hemmnissen und Widerständen wird in → Kap. 1.3.6 ausführlicher dargelegt.

26.3.4 Setting

Abhängig von der konzeptuellen Ausrichtung einer psychiatrischen/psychosomatischen Klinik werden unterschiedliche Formate angeboten: geschlossene Gruppe, halboffene Gruppe, Einzeltherapie, offenes Atelier.

Geschlossene Gruppe. In der geschlossenen Gruppe beginnen und beenden die Patienten gemeinsam eine Therapieeinheit, z. B. über einen Zeitraum von 6 Wochen. Auch gibt es Kliniken – und dies speziell in der Psychosomatik –, in denen die Patientinnen alle Gruppentherapien, wie z. B. Gruppenpsychotherapie, Kunst-, Körper- und Ergotherapie, über die volle Zeit ihres Klinikaufenthaltes gemeinsam besuchen. Im Austausch mit den anderen Gruppentherapeuten kann hier das therapeutische Vorgehen unter den jeweiligen Fachtherapeuten zum Wohle des Patienten abgesprochen und gestaltet werden.

Halboffene Gruppe. Die halboffene Gruppe hat, wie die geschlossene Gruppe, einen festen Gruppenrahmen, das heißt feste Gruppenzeiten, gleichen Raum und gleiche Teilnehmerzahl. Bei einem Wechsel in eine andere therapeutische Gruppe oder bei Entlassung eines Kranken kann wieder ein neues Mitglied aufgenommen werden.

Einzeltherapie. Einzeltherapie wird in der Akutstation einer psychiatrischen Klinik eher weniger angeboten, was nicht nur – aber auch – ökonomische Gründe hat. Das dyadische Setting ist in der Psychiatrie nicht in jedem Fall indiziert. Wenn es aber z. B. darum geht, einen besonders belasteten Patienten (bei schweren Traumatisierungen oder intensiven Trauerprozessen) in geschützter Atmosphäre behutsam wieder an das lebendige Geschehen zu »gewöhnen«, kann der haltende Rahmen einer Einzeltherapie anfangs hilfreich sein. Nur sollte sich die Therapeutin immer auch fragen, warum und wie lange die Einzeltherapie einem Patienten Nutzen bringt und wann es sinnvoll ist, dem Kranken wieder die Gruppensituation zu ermöglichen. Die dyadische Beziehung bedarf immer einer sorgfältigen Reflexion (Supervision), da im Einzelsetting die Fallgruben der Solidarisierung, der Identifikation, der Abhängigkeit eher zu finden sind als in der Gruppensituation. Die Beziehung, besonders zu Patienten mit narzisstischer Persönlichkeits- oder Borderline-Störung, sollte daher stets gut durchdacht und reflektiert werden, damit sich durch eine Idealisierung des Therapeuten das übrige Team nicht subtil entwertet und ausgegrenzt fühlt und umgekehrt. (»Klassisch« depressive oder schizophrene Patienten verleiten eher nicht zur »Kollusion«, hier sind die Übertragungsphänomene von anderer Art.) Besonders wichtig sind in diesem Fall die kollegialen Absprachen mit der behandelnden Ärztin, dem Psychologen und Pflegeteam.

Das offene Atelier. Dies betrifft erst einmal den Ort, an dem sich die Kunst auch im begrenzten Raum einer Klinik frei entfalten kann. Hier bietet sich ein Frei-Raum außerhalb der Station, der den Patienten zu bestimmten Zeiten zu Verfügung steht, ohne dass es einer speziellen Verordnung bedarf. Eine Ausnahme sind Patienten, die sich noch auf der beschützten/geschlossenen Station einer psychiatrischen Klinik befinden. Die eher pädagogische Hilfestellung des Kunsttherapeuten im offenen Setting sowie die freie Entscheidung des Patienten, ob oder wann er das Atelier nutzen möchte (soweit es mit dem Behandlungsplan kompatibel ist), verlangt vom Kranken bereits eine gewisse Frustrationstoleranz, Eigenständigkeit und eine schon gefestigtere innere Struktur. Dabei fördert eigenständiges, künstlerisches Handeln Autonomie und Explorationsfähigkeit und eröffnet für manche auch nach der Entlassung aus der Klinik neue kreative Betätigungsfelder jenseits von stetiger therapeutischer Begleitung (Spreti 2022a,b).

26.3.5 Therapeutischer Kontakt

Beziehungsgestaltung. Wie für alle anderen psychotherapeutischen Verfahren gilt auch für die Kunsttherapie das übergeordnete Ziel, Wege zur seelischen Entlastung und Linderung des Leidens zu finden. Hierbei ist eine zentrale Aufgabe der Therapeutin, eine vertrauensvolle, konstruktive Beziehung zum Patienten zu schaffen. Eine solche Beziehungsgestaltung ist für Grawe (2009) der wichtigste Wirkfaktor für eine gelingende psychotherapeutische Behandlung. Buland und Gottschild (→Kap. 24) führen den Spielbegriff in Verbindung mit der therapeutischen Beziehungsgestaltung ein. Die Gestaltung einer Beziehung ist ein »Zusammenspiel « zwischen zwei Menschen und hat daher auch immer etwas Schöpferisches. Die Konstellation ihres Zusammenspiels ist stets einzigartig und jede Therapie hat damit ihre einmalige Besonderheit.

Die Therapeutin sollte Patienten in all dem, was diese positiv oder negativ in ihr auslösen, mit Akzeptanz und reflektierter Achtsamkeit begegnen. Eine beispielhafte und immer noch aktuelle Schilderung der zwischenmenschlichen Beziehungsgestaltung findet sich, bereits vor mehreren Jahrzehnten verfasst, bei Carl Rogers (1991):

> »Empathisch sein bedeutet, den inneren Bezugsrahmen des anderen möglichst exakt wahrzunehmen mit all seinen emotionalen Komponenten und Bedeutungen, gerade so, als ob man die andere Person wäre, jedoch ohne jemals die Als-ob-Position aufzugeben [...]. Verliert man diese Als-ob-Position, so befindet man sich im Zustand der Identifizierung.«

Das Einfühlen in die Person des Patienten und die Bemühung des »Verstehens« der fremden Lebenswelt des Anderen, ist die basale Voraussetzung für gelingende Beziehung.

Gesten. Menschen besitzen ein feines Empfinden für authentische Gesten und artifizielle Gestik (Flusser 1991). Ist eine Geste im Kontext des kulturellen Hintergrunds unangemessen, kann sie leicht als übertrieben und übergriffig wirken. Um angemessen auf die unterschiedlichen kranken Menschen zu reagieren und sie mit der Geste auch zu erreichen, sind auf der nonverbalen Ebene Sprache und kultureller Hintergrund des Gegenübers immer zu beachten. Welche große Bedeutung essenzielle Gesten für die Kunsttherapie und die Initiierung des therapeutischen Kontaktes zwischen Therapeut, Patient, Material und letztendlich dem entstehenden Werk besitzen, erschließt sich durch die zentrale Rolle, die dem Auge und der Hand in der Kunsttherapie zukommen.

Gestisches Handeln hat als Bestandteil der Beziehungstriade daher in der Kunsttherapie eine maßgebliche, leider aber oft unterschätzte Bedeutung. In der kunsttherapeutischen Praxis wird dies immer noch nicht genügend reflektiert, wie auch folgende Begebenheit zeigt: Eine junge, engagierte Praktikantin im zweiten Jahr ihres Kunsttherapiestudiums reagierte empört auf den Vorschlag ihrer Praxisanleiterin, die Patienten in der ersten Woche ihres dreimonatigen Praktikums nur aufmerksam wahrzunehmen und ihre Mimik, ihre Gestik und damit auch ihre Körpersprache achtsam in sich aufzunehmen. Den Gruppenteilnehmenden bei der Auswahl des Materials sorgsam zur Hand zu gehen und ihnen, wenn notwendig, das Gewünschte achtsam zu reichen, sei in der ersten Woche des Praktikums ebenfalls eine ihrer Aufgaben. Die Antwort der Studentin im Praktikum auf diese »Zumutung« war deutlich: »So habe ich mir das nicht vorgestellt, immerhin ist das nicht mein erstes Praktikum und so etwas kann jeder Anfänger machen. Das ist ja gar keine richtige Kunsttherapie, wenn ich nur einfachste Hilfsdienste machen darf und nicht mit den Patienten darüber sprechen darf, was ich in ihren Bildern sehe. Was Sie da vorschlagen, hat doch überhaupt nichts mit Therapie zu tun!« Da das Reden aber nicht die Essenz der Bildnerischen Therapie ist, sollte das Wissen um die Wirkung der Geste in der Kunsttherapie präsent sein. Die Geste des »Gebens« ist in der menschlichen Entwicklung eine der zentralen und unverzichtbaren frühen Handlungen, die das emotionale Überleben des Neugeborenen über die einfühlsame, sensible Berührung der Mutter sichert. Darüber hinaus zeigt eine behutsame, haltende und unterstützende Geste bei schwerer Krankheit wie auch im hohen Lebensalter ihre manchmal überlebenswichtige und fast immer angstmindernde Bedeutung.

Triangulierung. Als unübersehbares Unterscheidungsmerkmal zwischen Kunsttherapie und den verbalen Psychotherapien kann gelten, dass bei der Kunsttherapie ein bildnerisches Werk entsteht. Dessen gespeicherte Botschaften und die stete Verfügbarkeit eines bildnerischen Werkes erleichtern dem Kunsttherapeuten auch die Einfühlung in den Patienten und in seine psychische Gestimmtheit. Die primären Kommunikationsorgane zwischen Patient und Therapeut sind, anders als in der sprechenden Psychotherapie, nicht Ohr und Mund, sondern Auge und Hand – also nicht das Hören und Reden, sondern das Sehen und Handeln (→ Kap. 16) (Spreti 2022a,b). Die therapeutische Beziehung hat, wie in der psychodynamischen Psychotherapie, auch in der Kunsttherapie ihren wichtigen Stellenwert. Jedoch unterscheidet sich die Qualität der Beziehung aus bindungsrelevanter Sicht erheblich. Die Triangulierung, die mit dem Bildwerk ein drittes Element in die dyadische Beziehungskonstellation implantiert, verändert die therapeutische Beziehung zwischen Patient und Therapeut. Sie teilt sich durch drei und verliert dadurch etwas an der nicht selten stärkeren Abhängigkeit vom Therapeuten, die es in einer dyadischen Verbindung gibt. Auch der Blick von Patient und Therapeut trifft in der Kunsttherapie nicht direkt das Auge des Anderen, sondern der »optische« Begegnungsraum ist in diesem Fall das vom Patienten gestaltete bildnerische Werk. Somit eröffnet sich zwar ein besonderer und bereits triangulierter Begegnungsraum zwischen Patient, Therapeutin und dem Bild. Dadurch stellt sich eine »kühlende« Distanz ein zu dem emotional schon früh besetzten Beziehungsgeschehen eines intensiven Blickes in die Augen (Wurmser 2004). Das kann zu einem von Anfang an erwünschten eigenständigeren Handlungs- und Explorationsverhalten und damit auch zu einem Autonomiegewinn für den Patienten bewirken. Besonders gilt dies für die Einzeltherapie. Gruppentherapie besitzt bereits haltende, triangulierende Elemente neben dem gemeinsamen bildnerischen Handeln und dem daraus entstehenden Werk. Im multimodalen Behandlungskonzept einer Klinik zeigt sich, dass die handlungsorientierte Kunsttherapie in einem Gruppensetting den Vorteil einer autonomiefördernden und ressourcenstärkenden Methode aufweist.

Humor. Humor und wohlwollende Gelassenheit, sowohl im Hinblick auf die Zusammenarbeit im Team als auch in Bezug auf die Begegnungen mit den Patientinnen, sind wünschenswerte und fast unerlässliche Voraussetzungen für jeden Kunsttherapeuten. Wahrnehmen und akzeptieren – nicht nur die tragischen, sondern die nicht selten auch lustigen Geschehnisse eines Klinikalltags. Das kann Therapeutinnen und Patienten manchmal für einige Sekunden wohltuende Leichtigkeit und kurze Entlastung für beide schenken. Manche Patientinnen setzen, als könnten sie Gedanken lesen, die geheimsten Fantasien ihrer Therapeuten, ohne Rücksicht auf die klinische Hierarchie, in Wort und Tat um. So gab bei der Chefvisite ein wahnhafter Patient, der sich gegen das Abhören seiner Gedanken Kopfhörer aufgesetzt hatte, der jovialen Frage des leitenden Oberarztes: »Na, wie geht es uns denn heute?« eine durchaus nachvollziehbare Antwort: »Ja, Herr Ober-Doktor, mir geht es gut, aber wie es Ihnen wohl gehen mag, wissen nur die Götter – ich kann doch keine Gedanken lesen, wie Sie das bei ihren Patienten dauernd praktizieren.« Die dem Chef ergebene folgsame Meute der Assistenten, Pfleger, Therapeuten konnte ihre Heiterkeit kaum verbergen. Über die Station hallte, was auf einer Akutstation nicht so häufig zu hören ist, ein befreiendes Gelächter, in das der Oberarzt – nur a bisserl gekränkt – miteinstimmen konnte.

Vertrauen in die Ressourcen des Patienten. Für eine befriedigende und sinngebende Lebensgestaltung bedarf es einer gewissen psychischen und körperlichen Stabilität, um belastende und schicksalhafte Ereignisse im Leben unbeschadet zu überstehen. Ist der Mensch aber in seinen körperlichen und/oder psychischen Funktionen wesentlich eingeschränkt, reicht das Vertrauen in die eigenen Lebensstrategien, das zu einer positiven Veränderung des belastenden Zustandes führen könnte, nicht mehr aus. Doch da auch ein Patient in gesunden Zeiten bereits manche belastende Lebenssituationen meistern konnte, sollte das Wissen um diese Ressourcen dem Therapeuten Vertrauen in die kreative Kraft des Kranken geben. Luise Reddemann fragt in ihren Therapien die Patienten oft direkt nach den früheren Strategien, die ihnen schon einmal zur Bewältigung von Krisen geholfen haben (Reddemann 2005). Das Vertrauen in die Fähigkeiten seiner Patienten darf der Therapeut auch zeigen, jedoch ohne deswegen mit unangemessenem Optimismus schulterklopfend die offensichtlich schwierige Lebenssituation des Leidenden zu ignorieren und aus einem »Laisser-faire« heraus sinnvolle Unterstützung zu unterlassen. Die positive Grundhaltung wird sich dem Kranken meist ohne viele Worte vermitteln und ist in einer therapeutischen Haltung begründet, die neben der Akzeptanz auch die Würde des Patienten achtet (Reddemann 2009). Jeder Mensch – ob krank oder gesund – wird spüren, ob er mit Feingefühl und Wohlwollen in seinem gegenwärtigen So-Sein angenommen wird und ob sein Gegenüber sich in sein Leiden und seine Sicht der Dinge einfühlen kann oder ob er mit

Ratschlägen überfallen, mit allgemeingültigen Lösungsstrategien abgespeist und im schlimmsten Fall wie ein handlungsunfähiges Kleinkind mit übermäßiger »Bemutterung« in tiefe Regression verfrachtet wird. Reflektierte Akzeptanz und grundsätzliche Wertschätzung des Menschen überhaupt – ob gesund oder krank – sind in menschlichen Begegnungen Voraussetzung für gelingende Beziehungen. Dazu gehört ebenso die Authentizität des Therapeuten, denn sie bietet ein fassbares Gegenüber, das in reflektiertem Kontakt zu eigenen Affekten steht und sich selbst nicht scheut, seine Handlungen – auch in Anwesenheit der Patientin, sachlich und kritisch zu hinterfragen. Der Satz des Therapeuten: »Kann es sein, dass ich unaufmerksam war und Sie sich daher vernachlässigt fühlten? Was hätte Ihnen in diesem Augenblick wirklich geholfen?« könnte dem Kranken das Nachdenken über sein diffuses Unbehagen erleichtern.

26.3.6 Wenn Patienten die Kunsttherapie ablehnen

Verständnis zeigen. Nicht selten erleben Kunsttherapeutinnen, dass Patienten diese Form der Therapie zunächst ablehnen oder sogar diese höhnisch entwerten. Eine erste therapeutische Annäherung an den Patienten könnte darin bestehen, Verständnis für den Patienten zu haben. In seinem Erleben von Panik, Depression und Wahnvorstellung denkt er nicht primär an die Kunsttherapie als eine passende Behandlungsform seiner Beschwerden. Die Therapeutin sollte die Verweigerung der Teilnahme an der Therapie erst einmal gelassen und verständnisvoll akzeptierenn, ohne selbst den Glauben an die Wirksamkeit der Methode aufzugeben oder gar über die Abwertung des Patienten schwer gekränkt zu sein. Die Ablehnung der Kunsttherapie könnte erst einmal als Versuch gewertet werden, in einer konflikthaften Situation die eigene Haltung durchzusetzen und so vielleicht auch ihre durch die psychische Schwäche angeschlagene Würde zu wahren. Selbst wenn sich dieser Patient der therapeutischen Beziehung anfangs entzieht, bleibt der Kunsttherapeut, ohne die Entwertung des Kranken als eigene persönliche Niederlage zu werten, für seine Patientinnen weiter ein verstehender Ansprechpartner.

Die primäre therapeutische Aufgabe besteht nun darin, die Berührungsängste mit Kunst und auch mit Therapie nicht zu übergehen, sondern verstehend darauf zu reagieren. Um dennoch Motivation und Interesse am Gestalten zu fördern und Berührungsängste zu mildern, ist eine entspannte und annehmende Atmosphäre im kunsttherapeutischen Raum förderlich. Dazu gehört es, dem Teilnehmer Zeit zu lassen, der Einladung zum »gestalterischen Spiel« mit seiner eigenen Vorstellungskraft und dem von ihm selbst ausgesuchten Werkzeug und Material zu folgen. Vielleicht trägt dazu auch ein einfaches, nicht überforderndes Thema bei, wie z.B. »die Lieblingsfarbe«. Selbst wenn im klinischen Setting die Kunsttherapie, ähnlich wie Psychotherapie, eine obligatorische Behandlung ist, kann dieses »Muss« auch eine Chance für den Kranken sein, für sich etwas zu entdecken, was ihm vorher noch nicht bekannt war, und ihm neue Erfahrungen vermittelt. Auch Kunsttherapeuten haben hier einen weiten Handlungsspielraum: Sie werden sich z. B. – was ja sonst bei Verordnungen selten möglich ist – mit dem verweigernden Patienten erst einmal solidarisieren, denn es ist, aus der Sicht des Künstlers betrachtet, ausgesprochener Unsinn, einen Menschen zur Kunst zu zwingen. So wird selbstverständlich der Therapeut die Ablehnung auch verstehen und dem Patienten im Gestaltungsraum einen komfortablen Platz zum »Nichtstun« anbieten. Denn der Therapeut ist ja nicht derjenige, der die Verordnung widerrufen kann ... Das wird der Patient natürlich auch verstehen! »Bleiben Sie einfach bei uns sitzen, Sie müssen natürlich nichts gestalten. Sie können Sie von hier aus gut sehen, was hier geschieht. Nicht dass Ihnen langweilig wird! Wenn Sie mögen, können Sie mir dann auch ein wenig zur Hand gehen und die Farben ordnen« usw. Die Therapeutin wird sich auch weiter um ihren Nicht-Maler kümmern, z. B. ihm, der zum Malen »gezwungen« wurde, ein Glas Wasser anbieten, ein freundliches Wort im Vorbeigehen an ihn richten, ihn fragen, ob er vielleicht ein Kunstbuch anschauen möchte, bis ihm doch langweilig wird und er anfängt, ein wenig zu kritzeln auf dem kleinen Blatt Papier, welches der Therapeut dem Patienten mit einigen wenigen Stiften eigentlich nur »pro forma« hingelegt hatte.

Eigene Motivation motiviert Patienten. Auf welche Art und Weise sich Kunsttherapeuten mit der eigenen Methode identifiziert haben, hat sicher Einfluss darauf, wie auch Patienten die Kunsttherapie annehmen können. Falls die Therapeutin immer ein wenig gekränkt ist über zu viel Arbeit, zu viele Patienten, zu wenig Gehalt oder über die eher marginale Bedeutung seiner Profession im Klinikgefüge, wird auch »sein« Patient diese Haltung unbewusst übernehmen. Durch die geheime Entwertung der Kollegen, eine mangelnde Leidenschaft für seinen Beruf und mit der Unter-, aber auch Überschätzung seiner Rolle und Bedeutung im Klinikalltag, kann der Therapeut den Keim für Missstimmung und Konkurrenz unter seinen Patienten, aber auch unter den Kollegen erfolgreich pflanzen. Ist die Kunsttherapeutin hingegen begeisterte Anhängerin der Methode, ist sie kommunikationsfreudig und interessiert an Klinik und Patienten, kann selbst der gehemmte oder ablehnende Patient zum Schaffen ermutigt werden. Eine positive Einstellung eines Therapeuten vermittelt sich immer auch ohne Worte, zumal ein überzeugter Kunsttherapeut sich ganz sicher ist, dass es nichts Heilsameres für gerade diesen Kranken gibt, als das Bildnerische, die schöpferische Gruppe, mit ihrer oft heiter-verrückten Stimmung und der akzeptierenden, nicht leistungsorientierten Gruppendynamik. Diese Vorgehensweise gilt speziell für psychiatrische und psychosomatische Akutkliniken und muss in Rehabilitationskliniken manchmal anders gehandhabt werden. Dort geht es dem Träger neben der gesundheitlichen Wiederherstellung, vor allem um die Prüfung eines Rentenbegehrens und um die Wiederherstellung der Arbeitskraft. Dieser Auftrag betrifft Patient wie Therapeut und verlangt von beiden manchmal einen anstrengenden Spagat zwischen dem ethischen Ziel einer Therapie und den Anforderungen des realen Arbeitslebens.

Widerstand – was ist das? Die verborgenen und auch den Patienten häufig nicht bewussten Hintergründe des Widerstandes und der Ablehnung von Therapeut und

Methode zunächst einmal zu akzeptieren, schafft erst den Raum zur Eröffnung des kunsttherapeutischen »Spiels«. Die reflektierte Haltung des Therapeuten und das angstfreie Erkennen der eigenen Beteiligung am Widerstand bedeutet daher nicht selten den Beginn einer tragfähigen therapeutischen Beziehung. Doch als Therapeut aus einer Zurückweisung und der daraus resultierenden Kränkung die Flinte, das heißt Stift und Papier, gleich – also zeitgleich mit dem Patienten – ins Korn zu werfen, ist sicher nicht die passende therapeutische Reaktion, sondern könnte in der Gegenübertragung die Not des Patienten verdeutlichen. Da Widerstand zu leisten für jeden Menschen eine zunächst schützende Funktion als kreative Überlebensstrategie haben kann, die manch kritische Situation zu überwinden half, sollte die Sinnhaftigkeit der augenblicklichen Verweigerung zusammen mit dem Kranken zu einem passenden Zeitpunkt überprüft werden. Falls das möglich ist, könnte Widerstand in einem eleganten Vorgehen auch bildnerisch ergründet werden. Vielleicht kommt so der »Verweigerer« in der Kunsttherapie an.

Stellt sich die Therapeutin dem Patienten als Resonanzfeld – jenseits von Kränkbarkeit – zur Verfügung, kann bei zunehmender Stabilisierung des Kranken gemeinsam über die Angemessenheit (hemmende Funktion) des Widerstandes und seine Bedeutung in der aktuellen Situation nachgedacht werden. Ein solcher Umgang mit dem Phänomen Widerstand wird zur Entwicklung einer belastbaren therapeutischen Beziehung beitragen und damit manchem, auch berechtigten Widerstand genügend Raum bieten.

Ist der Einstieg in die Kunsttherapie-Gruppe für einen Patienten schwierig, sollte die Kunsttherapeutin Ihren Patienten mit zugewandter Geduld begegnen und ihm die Zeit zum ankommen lassen. Hauptsache, der Kunsttherapie-Aspirant sitzt erst einmal mit in der Gruppe, beteiligt sich vielleicht sogar schon ein wenig an den Gesprächen, räumt eventuell mit der Therapeutin die Farben auf, probiert den Stift aus und beginnt zu kritzeln, entdeckt im Farbkasten genau den blauen Farbton, der sein neues Auto schmückt, oder er entdeckt das Rosa, das die absolute Lieblingsfarbe seiner Enkelin ist – und, und, und. Es gibt unendlich viele Möglichkeiten des Einsteigens in die »Kunst«.

HERR K.

Herr K., ein älterer Herr, entwickelte nach einem gut behandelten Schlaganfall eine mittelgradige Depression und wurde von der neurologischen in die psychiatrische Klinik verlegt. Mit der »Psychiatrie« und besonders der Kunsttherapie konnte er sich partout nicht abfinden. Nachdem er einige Tage verächtlich die Zumutungen dieser »Kinderei« verweigert hatte und die Kunsttherapeutin stets mit einem »Hallo, Sie da, haben sie für diese Kindergarten-Arbeit etwa studieren müssen?« traktierte, entdeckte er im Schatzkoffer der Kunsttherapeutin einen ganzen Sack voller farbiger Knöpfe. Da er sich sichtlich langweilte, ordnete er die Knöpfe nach Größe und Farbe akribisch genau. »Den Saustall hier hätteńs doch wenigstens aufräumen können«, meinte er provokant. Die Kunsttherapeutin gab ihm absolut recht und dankte ihm für seine Unterstützung. »Wofür brauchen's die überhaupt«, fragte er dann missmutig, »damit kann man ja eh nix anfangen. Ham's vielleicht Nadel und Faden? Mir ist am Pyjama ein Knopf abgefallen, das schaut so gschlampert aus.« Es gab Nadel und Faden, und nachdem er den Knopf mühsam angenäht hatte, ließ er gnädig verlauten, dass ihm das Spaß gemacht habe, weil das ja im Gegensatz zu dem Kindergartengeschmier wenigstens etwas Nützliches gewesen sei. Am nächsten Tag kam er wieder in die Gruppe und wollte wieder »Knopf annähen«. Ja, warum nicht? So nähte er auf ein blaues Tuch in fantasievollen Formationen ungewohnte Knopfbilder. Dabei trainierte er zur Begeisterung seines Neurologen und des behandelnden Arztes, ohne es selbst zu merken, durch den Umgang mit Nadel und Faden seine krankheitsbedingt sehr eingeschränkte Koordinationsfähigkeit und Feinmotorik seiner Hand. »Mei, wenn des mei Frau seng dad, wos i da für an Schmarrn mach«, freute er sich sichtlich. Etwas zu tun, was in einer bewertbaren »Normalität« wohl sinnlos erscheinen musste, hingegen von Mitpatienten, Therapeuten und Besuchern sehr rasch als originelle, künstlerische Gestaltung anerkannt wurde, machte ihn, der Angst hatte, zu gar nichts mehr zu Nutze zu sein, sichtlich stolz.

26.3.7 Arbeit in der Gruppe

Die Gruppe bietet manche Gelegenheit zum Lernen über Gestaltungsprozesse, Interaktionen im Sinne eines Probehandelns und progressive Veränderungen in einem gemeinsamen – triangulierenden – Lernprozess (damit ist nicht nur die Unterstützung durch den Kunsttherapeuten, sondern auch der bildnerische Prozess selbst gemeint.) Zusätzlich birgt die zwischenmenschliche Begegnung und die Resonanz innerhalb der Gruppe das Potenzial neuer und erweiternder Beziehungserfahrungen (Spreti 2022a,b). Hier gibt es Raum für differenzierte, aber auch »unverschämt« ehrliche Rückmeldungen – manchmal unerwartete Bestätigungen des eigenen Tuns und oft auch kritische Rückmeldungen. Das verhilft zu korrigierenden Erkenntnissen über das eigene therapeutsche Handeln. Und über das, was als »krank« bezeichnet wird, und das, was allgemein als »gesund« gilt. Dennoch ist eine der vordringlichsten Aufgaben der Therapeutin, der Gruppe den haltenden Rahmen und ein verlässliches Gegenüber zu bieten. Auch sollte die entstehende Dynamik unter den Patienten nicht aus dem Blick verloren werden, um Konkurrenz, Machtspiele, aggressives und übergriffiges Verhalten in der Gruppe zu verhindern. (Dies ist manchmal notwendig bei akut manischen Patienten [bei der affektiven oder bipolare Störung] und bei schizophrenen Patienten [paranoide Psychose] und bei Kranken mit schwerer Borderline-Pathologie.)

Das Eingreifen der Therapeuten darf durchaus mit Humor geschehen und sollte trotz einer klaren und konsequenten Haltung nicht durch einen nur strengen, erziehenden oder gar befehlenden Ton geprägt sein. Die eigene therapeutische Rolle ist daher stets aufmerksam zu überprüfen und zu akzeptieren, das gruppendynamisches Geschehen immer auch transparent gemacht werden und so auch Inhalt von Supervision und/oder Intervision sein muss. Therapeutinnen stehen in ihrer Funktion als

Leiterinnen mit jedem Gruppenmitglied in einer besonderen Konstellation. Auch die Gruppenmitglieder finden sich in diesem mehr oder weniger intensiven Beziehungsgefüge eingebunden, das mit seinen kaum wahrnehmbaren Hierarchien und oft unausgesprochenen Platzkämpfen die Herausforderung einer jeden sozialen Gruppe erfüllt. Bei psychisch kranken Patienten gibt es daher häufig Themen, die schnell defensive oder aggressive Reaktionen anstoßen. Dies erklärt vielleicht, warum Gruppentherapie manchmal auch für den Therapeuten emotional sehr anstrengend sein kann. Dennoch fehlt es auch in der Gruppentherapie nicht an erheiternden Situationen. Vor allem, wenn in der Psychiatrie der psychotische Patient während der Kunsttherapie seine Fantasien unerwartet in die Tat umsetzt. Der Gruppe, die dies ungläubig, doch auch fasziniert beobachtet, schenkt er einen Augenblick des kindlichen Staunens. Das grüngefärbte Wasser aus dem Malbecher, das er dem Oberarztarzt diskret und vorsichtig über den gestärkten, blütenweißen Arztkittel leert, rinnt langsam über den Rücken des Erstaunten und soll, wie er treuherzig verkündet, dessen Wachstum fördern. Daraufhin erwachten ob dieser Aktion manche an diesem Tag besonders depressive, affekt- und antriebslosen Patienten der Kunsttherapie überraschend zu neuem Leben und mussten sich halbtot lachen, wie eine Patientin erklärte (Spreti 2022a,b). Diese »Spasseterln«, wie der Bayer sagt, können, trotz aller wahnhaften Symptomatik und der unbestrittenen Tragik einer schweren psychotischen Erkrankung, manchmal zu einer deutlichen Entlastung der gespannten, »irren« Atmosphäre auf einer solchen Station führen. Sie geben dem Ereignis einen Hauch von gegenseitigem Verstehen, der im haltenden Rahmen der Gruppe vom Therapeuten akzeptiert werden sollte. Auch der Humor also gehört zu den »Standbeinen« des Gruppen-Spiels (→Kapitel 24). Dennoch ist das gemeinsame gestalterische Handeln und die Veränderung der Gestaltung im Laufe des bildnerischen Prozesses – also die Entwicklung des Gestalteten unter den Augen bzw. im Beisein der Mitpatienten – eine wichtige Einübung in das »wirkliche« Leben. Im Probehandeln des bildnerischen Handelns erschließen sich für die teilnehmenden Patientinnen immer auch neue Lern- und Beziehungserfahrungen. Die Metaebene, also das »Als-ob« des Gestaltens, könnten daher auch unerwartete Impulse geben, da hier die kunsttherapeutische Gruppe einen Mikrokosmos bildet. So kann ein Umfeld entstehen, in der sich das Kontakt- und Beziehungsverhalten der Patienten, ebenso wie ihre Fähigkeiten zur Konzentration zur Handlungsplanung und zum Antrieb mit ihrer individuellen Struktur fast wie im wirklichen Leben abbildet. Da im gemeinsamen kreativen Tun funktionale und dysfunktionale Verhaltensweisen deutlich werden, können sie als Ressourcen anerkannt und gefördert oder als hemmende Hindernisse und regressive Strebungen verstanden, aber auch – je nach der augenblicklichen Verfassung des Kranken – verstehend benannt werden. Das kann im weiteren Prozess bildnerisch bearbeitet werden und trägt manchmal zu inneren Reifungsprozessen bei. Dazu ein kurzes Beispiel aus der psychiatrischen Klinik:

FALLBEISPIEL Herr S.

Der »gespannte« (das heißt kurz vor einem unkontrollierten, krankheitsbedingten emotionalen Ausbruch stehender) Patient Herr S. mit ausgeprägtem Suchtverhalten im Rahmen einer paranoiden Störung, kam deutlich aggressiv und rauchend in den Gestaltungsraum und drückte seine Zigarette auf dem Bild einer Patientin aus. Daraufhin nahm die manische junge Frau ihm blitzschnell und furchtlos die ganze Packung Zigaretten aus seiner Gesäßtasche und tauchte sie in das Wassergefäß, das vor ihr auf dem Tisch stand. Bevor der Überraschte aggressiv reagieren konnte, meinte sie manisch-begeistert, dass sie beide gemeinsam mit dem nun nassen Tabak, der eine so wunderbare goldbraune Farbe habe, das Bild zu einem echten Kunstwerk machen könnten. Und Zigaretten habe sie selbst nach dem Malen sowieso mehr als genug. Der verblüffte Patient ließ sich zum Erstaunen der ganzen Gruppe darauf ein. Am Ende der gemeinsamen Aktion – die Kunsttherapeutin hatte das »neue Paar« aufmerksam im Blick – nahm die mitfühlende Patientin nach der kurzen wilden Gestaltungsaktion ihren neuen, bis dato kaum zu beruhigenden Malpartner an die Hand und zog ihn in den gegenüberliegenden Raucherraum. »Jetzt brauch' ma a Zigarettl«, meinte sie einfühlsam, »sonst gibts für uns zwei no a Beruhigungsspritzerl!« Manchmal sind die Patienten halt die einfallsreicheren Therapeuten …

26.3.8 Anfang und Ende einer Therapiestunde

Vermeintlich kleine Unterschiede der gewohnten Struktur zu Beginn und zum Ende der Therapiestunde haben immer Bedeutung. Die in jeder Klinik unterschiedlichen Üblichkeiten schon vor Beginn einer Stunde – ob die Patienten z. B. aus einem Wartebereich vom Therapeuten abgeholt werden oder ob sie zur festgelegten Zeit selbst den Therapieraum aufsuchen – können im Empfinden der Patienten bereits Abneigung gegen oder Zustimmung zur Kunsttherapie auslösen. Den verschiedenen Reaktionsweisen könnten vergessene positive oder negative Erfahrungen mit Gruppen (Kindergarten, Schule, Berufsleben, Glaubensgemeinschaften) zugrunde liegen, die unbewusst wieder aktiviert werden. Und so geht es weiter: Wer setzt sich wohin, gibt es feste Plätze, oder kann sich jeder dahin setzen, wo es ihm an diesem Tag gefällt? Ist das Material vorher bereits auf den Tischen verteilt? Suchen sich die Patienten selbst aus dem Schrank oder dem offenen Regal aus, was sie möchten, oder übergibt der Therapeut das, was von ihm vorgesehen ist? Welche Bedeutung hat für den Therapeuten die Übergabe des Materials oder auch der Umgang der Patienten mit Farbe, Stift und Pinsel usw. Daher spielt natürlich auch die Verabschiedung eine wichtige Rolle. Wird der einzelne Patient am Ende persönlich verabschiedet, findet der Therapeut noch Zeit, an jeden ein freundliches Wort zu richten, oder strömen die Teilnehmenden nach »getaner Arbeit« ohne besonderes Ritual wortlos aus dem Raum? Jedes Geschehen im kunsttherapeutischen Raum – das Verhalten aller Beteiligten in Bezug zum Raum, sei es zu Mitpatienten, zur Therapeutin oder im Umgang mit sich selbst – bestimmt die Atmosphäre und die Akzeptanz dieses Ortes. Dazu gehört auch, dass die Patienten nicht im Hau-Ruck-Verfahren aus dem Raum gescheucht werden, weil aus verschiedenen Gründen keine Zeit mehr bleibt für eine ausreichende Verabschiedung.

Jede therapeutische Handlung sollte daher im Nachhinein reflexiv überprüft werden. Sich als Therapeut in seinen Handlungen authentisch zu zeigen und bereit zu sein, eigene Fehler zu erkennen und zu korrigieren, ist manchmal nicht einfach durchzuhalten, versteht sich aber im psychotherapeutischen Kontext dennoch fast von selbst.

Da jede Gruppen- und jede Einzelbegegnung mit Patienten von ganz unterschiedlichen Einflüssen geprägt ist, die häufig auch außerhalb der Kunsttherapie liegen, wird es in der therapeutischen Situation immer eine gewisse Unvorhersehbarkeit geben. Dies erfordert auch vom Kunsttherapeuten einerseits Flexibilität und andrerseits eine strukturierte und bestimmte Haltung.

Im Laufe eines jeden therapeutischen Werdegangs wird sich im klinischen Setting der eigene professionelle, kongruente Umgang mit dem jeweiligen kunsttherapeutischen Raum ergeben. Dass dazu auch die Ausgewogenheit zwischen Nähe und Distanz in der therapeutischen Beziehung gehört, versteht sich von selbst. Eine genügende Fürsorge des Therapeuten für sich selbst, ist hier genauso wichtig wie fürsorgliches, therapeutisches Handeln für die Patienten. Kunsttherapeutinnen sollten sich stets bewusst sein, dass in einer Gruppe zu manchen Patienten durch die oft tiefgehende, gestalterische Information und den verstehenden verbalen oder nonverbalen Austausch und über dadurch ausgelöste innere Prozesse unwillkürlich eine intensivere therapeutische Begegnungsebene entstehen kann. Das sollte nur Einem dienen, und das ist die Wiederherstellung der befriedigenden Lebenswelt des Kranken. Eine kurze Reflexion nach jeder Gruppenstunde erleichtert es dem Therapeuten, die notwendige therapeutische Distanz zum Wohle des Kranken wiederzuerlangen. Ebenso schafft ein wiederkehrendes vertrautes Anfangs- und Endritual in der Gruppentherapie, unterstützt durch das Einhalten der Zeitstruktur, den sicheren, verlässlichen Rahmen für die Patienten.

Regelmäßiger Austausch mit Kollegen oder in der Supervision fördert bekanntermaßen die Einsichtsfähigkeit des Therapeuten in eigene Verstrickungen mit Patienten und Gruppe.

26.3.9 Abschied: Ende der Therapie

Vertrauensbildung steht zu Beginn eines therapeutischen Prozesses immer an erster Stelle – sei es im klinischen oder auch ambulanten Rahmen. Dabei geht es in der Kunsttherapie zunächst darum, eine entspannte Atmosphäre zu schaffen, die eine psychische Stabilisierung des Patienten fördert. Erst dann kann über Rahmenbedingungen und die Wünsche und Vorstellungen des Kranken bezüglich seiner Genesung gesprochen werden. Ein weiteres wichtiges Thema ist der Zeitpunkt des Abschiedes von der

Klinik, von Ärzten, Therapeuten und der Gruppe. Je nach Art des Gruppensettings kann Abschied für die Kunsttherapie ganz unterschiedlich gestaltet werden. Doch eines ist beim Abschiednehmen immer gleich – die Trennungssituation des Patienten muss ernst genommen werden. Außerdem sollte für den Abschied in der Gruppe, aber besonders in der Einzeltherapie, eine ausreichende Anzahl von Stunden eingeplant werden.

Trennungssituationen rufen bei manchen Kranken Erinnerungen an verletzende und manchmal traumatische Erfahrungen wach. Der Klinikabschied kann zur Wiederbelebung der schmerzlichen Erfahrungen beitragen und, trotz aller zur Schau getragenen Freude über die Entlassung, den Behandlungserfolg infrage stellen. Das gilt vor allem für traumatisierte Patienten und/oder für die Schwerkranken einer Akutpsychiatrie. Geschlossene Gruppen haben den Vorteil, dass vor allem Beginn und Ende einer Therapie sehr bewusst mit allen Teilnehmenden gestaltet werden können. Auch in halboffenen Gruppen wird der Abschied einer Patientin gewürdigt, und ein feststehendes Ritual zu diesem Anlass erweist sich für die Gruppe, den Patienten und den Therapeutinnen als hilfreiches und tröstliches Prozedere.

In der Einzeltherapie sollte der Abschied in den letzten Stunden immer wieder Thema sein und die Gestaltungen und der verbale Austausch sollten sich vordringlich mit innovativen Plänen und progressiven Schritten in »der Zeit danach« befassen. Regressionsfördernde Themen und schwerwiegende biografische Ereignisse werden in der ausgehenden Therapie möglichst nicht mehr angesprochen und nicht noch schnell bearbeitet – das würde den Klinikaufenthalt mit Sicherheit verlängern. Weiterentwicklung und optimistische Zukunftsgestaltung stehen ganz im Vordergrund der Abschiedsphase. Für Palliativ-Patienten gestaltet sich die Abschiedsphase in ganz besonderer Weise – dazu sei auf die Literatur hingewiesen (z. B. Keresztessy 2008).

26.4 Die Materialien in der Kunsttherapie

26.4.1 Katalogisierung von Materialien

Die Kunsttherapie bedient sich der Materialien der bildenden Kunst. Es kommen meist »klassische« Materialien zum Einsatz, wie z. B. als wichtigstes Element Farben in ihrer unterschiedlichen Beschaffenheit, Papiere, Pappen, verschiedene Collagematerialien, Ton, Stein und all das, was die Natur uns schenkt an Fundstücken, die sich zum Gestalten eignen. Manches Gefundene lässt sich zur Freude der Patientinnen – nicht selten mit erstaunlichem Bezug zur eigenen Lebensgeschichte – in ein bildnerisches Werk integrieren.

Bekanntermaßen gehört es zur kunsttherapeutischen Tradition, unter verschiedenen Gesichtspunkten eine Katalogisierung von Materialien vorzunehmen: hinsichtlich ihrer materiellen Beschaffenheit, ihrer sensorischen Qualitäten, des Grads ihrer

Herausforderung für den Patienten bei der Bearbeitung sowie ihrer vermuteten Einflussnahme auf den Therapieprozess (z.B. Leutkart et al. 2004). Beim Bemühen, die vom Patienten gewählten Materialien unter diagnostischen Gesichtspunkten zu deuten, dominiert in den entsprechenden Darstellungen ein eher auf die vermeintlichen Defizite gerichteter Blick (z.B. Schottenloher 1995). Daraus resultierend existieren Handlungsempfehlungen zum Einsatz oder zur Meidung bestimmter Materialien bei bestimmten Krankheitsbildern. Ob der Versuch, Materialien im Sinne einer Intervention zu nutzen, sich auf den therapeutischen Prozess und den Genesungsprozess des Patienten positiv auswirkt, ist im einfachsten Fall zu hinterfragen, besser noch zu erforschen. Ansonsten bleiben all diese Überlegungen nur unbelegte Vermutungen.

Eine bis jetzt unbeantwortete Frage stellt sich hier: Begrenzt eine solche Vorgehensweise den Freiraum, den die vielfältigen Materialien für den Schaffenden bereithalten, und wird der von der Krankheit sowieso schon enge Handlungsspielraum damit nochmals eingeschränkt? Den Kranken in der fremdbestimmten Situation eines Aufenthaltes in einer Psychiatrischen/Psychosomatischen Klinik selbstständig entscheiden zu lassen, welches Material er wählen möchte, bietet ihm Raum, sich im geschützten Rahmen der Therapie erstmals wieder selbst zu erproben. Entscheidungsmöglichkeit stärkt Differenzierungsfähigkeit. Der Mut, auch das Scheitern am Material zu erproben und vor allem auch auszuhalten, fördert Wachstum und Autonomie des psychisch kranken Menschen.

Das Material, das in der Kunsttherapie angeboten wird, transportiert über seine speziellen Eigenschaften und besondere Beschaffenheit fraglos sensorische Botschaften, die Rückbezüge zu körperlichen wie seelischen Empfindungen hervorrufen können. Damit verfügt alles, was angeboten wird, über synästhetische Qualitäten und könnte in seiner Wirkung vom Gestaltenden auch so beschrieben werden (Dannecker 2003, 2010). In der Regel hat nahezu jeder Mensch zu Farben, Lehm, Stein oder auch zu anderen Naturmaterialien in seiner Biografie eine bestimmte Affinität und hat dazu eventuell auch entsprechende Erinnerungen gespeichert. Insofern kann das Material – Grundlage jeden manifestierten Werkes – als Brücke zwischen Innen- und Außenwelt gelten. Im künstlerischen Prozess findet eine Wechselbewegung statt, zwischen den durch das Material ausgelösten Sinneswahrnehmungen und dem, was in der künstlerisch-bildnerischen Tätigkeit intuitiv entsteht. Die dominierenden Sinnesbereiche, die zunächst angesprochen werden, sind wieder einmal – wie beim zwischenmenschlichen Kontakt auch – der visuelle und der taktile Sinn. Der Tastsinn z.B. ergänzt, was das Auge allein nicht leisten kann. Die enge Verbindung zwischen diesen beiden Bereichen, die im bildnerischen Gestalten aktiviert werden und deren Wirkung auf das gesamte Nerven-Hirn-Synapsen-System, erscheint nun aufregend schlüssig.

26.4.2 Die Materialien

In der Auswahl der vorgestellten Materialien beschränken wir uns im Folgenden auf die bewährten Werkstoffe, die im klinischen Rahmen Verwendung finden. Hier sind Materialien häufig durch Faktoren wie Kosten, Räumlichkeiten und Sicherheitsbedingungen bestimmt und sicherlich auch von der persönlichen Materialgeschichte und -erfahrung des jeweiligen Kunsttherapeuten. Gezielte künstlerisch-therapeutische Projekt- und auch Forschungsarbeiten zu bestimmten Fragestellungen erweitern in manchen Kliniken das Materialspektrum.

Farben sind ohne einen Untergrund, auf dem das Material für die Kunst in Szene gesetzt wird, nicht denkbar. Da die sogenannten Trägermaterialien die Basis für das entstehende Werk bilden und mit ihrer Beschaffenheit auch den gestalterischen Prozess und das schöpferische Erleben mitbestimmen, kommt dem Papier und den Leinwänden eine buchstäblich tragende Rolle zu, die im Folgenden als Erste kurz vorgestellt werden.

Papier. Spätestens seit der Erfindung des Buchdrucks ist Papier zum unverzichtbaren Trägermedium für Bilder und Schriften geworden (Wagner 2010). Bekannt waren unterschiedliche Arten von Papieren in den verschiedenen Zeitepochen und Hochkulturen (z. B. Papyrus bei den Ägyptern, geschöpftes Papier aus Pflanzenfasern und Stofffetzen im asiatischen Raum). Seit Gutenberg wurde Papier in Europa zur verfügbaren Ware und entwickelte sich in der Neuzeit und sodann im digitalen Zeitalter zum (wertlosen) Konsumgut. Wie dem Künstler, stellt sich auch in der Kunsttherapie die Frage, welche Papierqualität zu welchem Zweck zur Auswahl stehen sollte. Papier unterscheidet sich durch seine Tönung, die Struktur der Oberfläche, wie Rauheit, Glätte, Körnung oder Beimischung (bei geschöpftem Papier z. B. durch Rückstände von Pflanzenresten) und seine Prägung. Dies alles wird sowohl visuell als auch haptisch von den Gestaltenden erfasst. Die Oberflächenstruktur wirkt sich auch auf das Bild selbst aus, denn sie steht in Wechselwirkung mit dem verwendeten Farbmaterial. In Abstimmung mit den Zeichen- und Malmaterialien genügen z. B. zwei bis drei verschiedene Farbtönungen wie Weiß, Chamois und Grau. Neben hochwertigen sollten ebenso einfachere Papiere (Papierreste) für Skizzen, Farbproben etc. angeboten werden. In der bildenden Kunst wurde seit Anfang des 20. Jahrhunderts – initiiert durch Braque und Picasso – Papier selbst zunehmend als Gestaltungsmaterial genutzt. Tapeten, Zeitungspapiere, Plakate dienten als innovatives Material für Collagen. Das Collagieren ist bei den meisten Patienten sehr beliebt, da die Fantasie durch das bereits Vorhandene angeregt wird (Bildausschnitte aus Illustrierten, Kunstkarten oder aus verworfenen, eigenen Gestaltungen) und sich die Angst vor dem leeren Blatt durch die ausgesuchten Teile verringert.

Das Falten und Knicken von Papieren, wie z. B. die Kunst des Origami aus Japan, ist ebenfalls eine Methode, mit Papier umzugehen, die zunehmend auch in den europäischen Raum Eingang findet.

Leinwände. Leinwände bzw. bespannte Keilrahmen als Trägermedium stehen in der Hierarchie der Wertigkeiten bei manchen Patientinnen in hohem Ansehen. Viele verbinden mit dem Ölbild eine professionelle künstlerische Tätigkeit und damit drängt die Kunst das oftmals nicht so beliebte Wort Therapie etwas in den Hintergrund. Leinwände spielen im Kunsttherapiealltag im Allgemeinen keine herausragende Rolle (aufwendiges Prozedere, hoher Anleitungsbedarf, höhere Kosten), sondern werden eher im Rahmen von gezielten Projekten, wie zur Gestaltung der Stationen oder repräsentativen Ausstellungen eingesetzt.

Formate. Ein entscheidender Punkt, der im therapeutischen Alltag aus unerfindlichen Gründen oft in den Hintergrund tritt, ist die Bestimmung des Formats und seiner unterschiedlichen Wirkung. Quadrat, Rechteck, Kreis oder das Format DIN A4, A3, A2 oder gar A1 und die damit verbundene Wirkkraft auf das Befinden der Patientin und ihre kreative Ausdrucksfähigkeit spielt in der Kunsttherapie eine relevante Rolle. Das Format bildet den impliziten Rahmen für jedes gestalterische Geschehen. Zunächst sollte die Entscheidung, welches Papierformat angeboten wird, durchdacht und bewusst, je nach Befinden des Patienten, getroffen werden. Dazu gibt es einige einfache und dennoch zu beachtende Kriterien:

- Schweregrad der psychischen Störung (das gilt besonders für die Kunsttherapie in der Psychiatrie)
- Tagesverfassung des Patienten
- Die zu gestaltende Thematik
- Fähigkeit des Patienten, eine große Papierfläche zu überschauen und zu strukturieren
- Zeitrahmen für die Gestaltung

Der Therapeut wird die Patienten bei der Auswahl ihres Formates unterstützen und eventuell das Format auch bestimmen. Der Kranke braucht als sicheren Rahmen für seine Gestaltung ein Papierformat, das für ihn zu bewältigen ist. Ihm über einen bestimmten Zeitraum stets das gleiche Format anzubieten, macht es möglich, das Vertraute, schon Bekannte, das dem Patienten Sicherheit gibt, wiederzufinden (Limberg 1998). Das Format steht außerdem in Relation zu den Fähigkeiten des Gestaltenden und auch zu den wirtschaftlichen Gesichtspunkten der klinischen Institution. Teure und/oder große Papierformate waren noch nie eine Garantie für Gesundheit und kein Kriterium für eine gelungene Gestaltung.

Die Achtung vor der Realität und dem Wert des angebotenen Materials selbst sollte vielleicht auch vom Therapeuten vorgelebt und nicht der Realität einer vom Konsum geprägten Wirklichkeit angepasst werden. Es gilt einzuschätzen, wann ein großes Format angemessen sein und eine besondere Materialqualität dem Patienten – mit z. B. einer Selbstwertproblematik – besondere Wertschätzung vermitteln kann. Und dies nur, wenn diese Geste der speziellen Zuwendung vom Kranken auch angenommen, wertgeschätzt und verstanden werden kann.

Farben. Die Rohstoffe für Farben wurden früher ausschließlich aus Pflanzenextrakten und Mineralien gewonnen, heute werden hauptsächlich synthetische Stoffe zur Farbgewinnung genutzt. Der Rohstoff wird zu Farbpigmenten verrieben und dann mit unterschiedlichen biologischen und/oder chemischen Bindemitteln für den Auftrag oder Abrieb (z. B. gepresste Kreiden) auf unterschiedlichen Bildträgern gemischt. Als besonders edler Rohstoff für Violett- und Blautöne gilt Lapislazuli, der aus dem Stein gleichen Namens gewonnen wird. Die daraus extrahierte Farbe, das Blau, und deren auffällige Verbreitung als Lieblingsfarbe vieler Patienten, hat wohl mit einer unbewussten Wertehierarchie der Farben zu tun. Blau ist – einmal etwas laienhaft betrachtet – die Farbe des Himmels und des Meeres (tragend oder verschlingend) und wird in der Farbsymbolik als königliche oder göttliche Symbolfarbe beschrieben. Dazu kommt die schützende und mit der »Mutter« assoziierte Bedeutung der Farbe Blau. In den christlichen Religionen wird über die Jahrhunderte auf Bildern und Skulpturen der Mantel der Gottesmutter stets in blauer Farbe gehalten.

Schon im 15. Jahrhundert wurden Farben zur möglichst naturgetreuen Darstellung realer Materialien benutzt (Wagner 2013). Die Bedeutung und Beschaffenheit einer Farbe trat völlig hinter der dargestellten Form zurück. Mithilfe der Farbe erschuf der Maler im Bild die Illusion einer realen Materialität. Das betraf die Darstellung von menschlicher Haut, von Textilien, Pelzwerk, Metallen, Pflanzen, Früchten, Tieren, das heißt von allem, was damals in Natur und Kultur als abbildbar und abbildungswert befunden wurde. Das erklärt unter anderem, warum die Malerei zu dieser Zeit ein hochprofessionelles und angesehenes Handwerk war. Eine grundlegende Wandlung des Materialverständnisses trat erst mit Beginn der Aufklärung ein: An dessen Stelle rückte die Bedeutung des Geistigen und die intellektuelle Auseinandersetzung mit der Welt und allem, was dazugehörte. In der bildlichen Darstellung die künstlerische Idee zu verwirklichen, war nun das neue Ziel des Künstlers.

Mit der Moderne veränderten die Maler den Einsatz von Farbe. Sie erkundeten immer mehr das Material an sich und nutzten es als Mittler, um mit Farbgebung und Struktur des Auftrags, die teils von der Realität abwich (z. B. grünliche Gesichter bei Kirchner, starke Komplementärkontraste bei Seurat), emotionale Inhalte des Sujets zu transportieren bzw. bestimmte Wahrnehmungsprozesse zu initiieren. Der Aspekt des Handwerks »Malerei« trat zunehmend hinter eine Hinwendung zur sogenannten freien Kunst zurück. Nun wurde es möglich, alle Facetten des Materials Farbe auszuprobieren. Das führte dazu, dass beispielsweise auch die klassische Vorgehensweise mit Kombination von Farbe und Pinsel teilweise nicht mehr galt und Farbe direkt auf die Leinwand gegossen wurde, wie z. B. beim Action Painting.

Ebenfalls war das Interesse groß an nicht akademischer Kunst. Die Künstler entlehnten neue bildnerische Impulse in der Formsprache ihrer Darstellungen teils von primitiven Kulturen oder auch psychisch Kranken (Prinzhorn 1922/1997). Viele Maler der Moderne ließen sich von diesen Werken anregen und es gingen ganze Kunstrichtungen, wie z. B. der Dadaismus und die L'art brut, daraus hervor. Mit der Malerei der Moderne und der Überwindung einer realistischen Darstellung hin zu expressiven Gestaltungen traten die Strukturen des Malprozesses deutlich hervor und sagten in ihrem Ausdruck und Duktus manches über die Gestimmtheit des Malers aus. In den Reaktionen der Patienten in der Kunsttherapie zeigt sich oft noch etwas von diesem Wertekonflikt einer hohen Kunst (handwerklich offensichtlich aufwendig) und der (scheinbar weniger handwerklich anspruchsvollen) modernen Kunst, wie z. B. dem Action Painting oder der »art informe«. So drückt sich in dem häufigen Satz »Ich kann nicht malen« möglicherweise das implizite Verständnis von handwerklich anspruchsvollen, weil realistischen Bildern aus. Die Patienten an die unterschiedlichen Möglichkeiten der Verwendung von Farben heranzuführen und mit ihnen das passende Material für ihre Vorstellungen zu finden, ermöglichen die heutige Freiheit des Ausdrucks. So zählen zu den Farben natürlich nicht nur die klassischen Ölfarben (die in der Therapie so gut wie nie genutzt werden, da sie teuer und aufwendig in der Verarbeitung sind), sondern Acryl-, Tempera-, Aquarellfarben und ebenso Pastellkreiden, Ölpastellkreiden sowie Farbstifte.

Abfallstoffe. Die Trennungslinie zwischen Kunst und Alltag lockerte sich weiter und auch Alltagsgegenstände bzw. Abfall hielten im 20. Jahrhundert Einzug in die Kunst. Marcel Duchamp in Frankreich, als einer der Vorbilder für Alltagsgegenstände in der Kunst, sorgte für Furore. Braque und Picasso brachten Materialien wie Tapeten und Holzstücke in ihre Collagen mit ein. Kurt Schwitters folgte mit seinen Materialbildern bzw. Assemblagen der Idee, Abfall und Alltag in der Kunst aufzugreifen und in neue Zusammenhänge zu bringen. So wurden der Alltag und damit auch die Gesellschaft in die Kunst mit einbezogen.

Abfallstoffe oder Industrieprodukte transportieren Informationen und Bezüge zur gesellschaftlichen wie individuellen Situation. Sie verweisen sowohl auf gesellschaftskritische als auch auf biografische Themen und Entwicklung. Von den Gestaltungen der großen Meister der Moderne, wie z. B. Picasso und Braque, ließ sich auch die Kunsttherapie anregen und übernahm die Idee, gebrauchte Materialien wie Zeitungsausschnitte und alte Tapeten als bereicherndes Material in Gestaltungen zu integrieren. Damit erweitert sich auch das Spektrum bildnerischer Darstellungsmöglichkeiten für Menschen, die Berührungsängste gegenüber z. B. den Farben oder Tonerde haben.

Die Papier- und Farbreste aus der kunsttherapeutischen Werkstatt regen die Fantasie der Patientinnen und die Lust zum Weiterverarbeiten an. Getrocknete Acrylfarbenpaletten z. B. bieten interessante Möglichkeiten zu einer neuen, gegenstandslosen Bildgestaltung. Genauso können aussortierte Bilder oder Farbversuche zu neuen Bildcollagen zusammengesetzt werden und dem Patienten überraschende bildnerische Ergebnisse und damit unerwartete Erkenntnisse bieten. Die Nutzung des Gebrauchten kann die Gewissheit stärken, dass es tatsächlich Dinge gibt, die scheinbar keinen Wert haben, aber dennoch durch die achtsame Wahrnehmung plötzlich zu kostbaren Versatzstücken der Gestaltung werden. Das knüpft nicht selten an manche selbstentwertenden Gefühle der Kranken an. Ein unendliches Feld, das viel therapeutisches Potenzial bietet.

FALLBEISPIEL Herr M.

Herr M., ein junger Patient der Psychiatrischen Akutstation, von Beruf Florist, hatte aufgrund seiner Erkrankung seine Arbeit verloren. Auf der kargen »Geschlossenen« vermisste er seine geliebte Tätigkeit des Blumenbindens. Doch fand er Abhilfe, indem er aus allem, was er auf der Station an Weggeworfenem fand, die schönsten Kreationen schuf und jeden, der ihm nahestand, regelmäßig mit einem kleinen »Blumen«-Strauß beglückte. Hingegen verloren alle Gummibäume, Zimmerlinden auf der Station und überhaupt sämtliche, jahrelang gegen Wassermangel und Staub resistent gebliebenen Pflanzen auf geheimnisvolle Weise ihre Blätter und verendeten. Auch die Reinigungsdamen auf der Station beschwerten sich über das plötzliche Verschwinden ihrer rosafarbenen, lindgrünen und hellblauen Putztücher. Doch machte die unbeschwerte Kreativität des jungen Mannes viele Mitpatienten fröhlich und all jene aus dem Behandlungsteam, die ebenfalls ihren Humor und die Freude am schöpferischen Handeln nicht verloren hatten.

Textilien. Textilien, die von jeher fest in der Tradition des Kunsthandwerkes verwurzelt waren, fanden als Gestaltungsmaterial seit Mitte des vorigen Jahrhunderts vermehrt Eingang in die Kunst. Da Textilien stets auch Informationen zum sozialen und ökonomischen Stand einer Person kommunizieren, verweisen sie auch auf alltags- und lebensgeschichtliche Bezüge ihrer Benutzer. Mit unterschiedlichen Bearbeitungstechniken – vernähen, verweben, verflechten usw. – lassen sich auch in der Kunsttherapie diese Materialien für Collagen nutzen und bieten ein breites Experimentierfeld der Verarbeitung und der Verbindungen zu unvermutet erinnerten, persönlichen Themen der Patienten.

Erde, Ton und Lehm. Lehm und Tonerde sind in vielen Kulturen eng mit dem Schöpfungsgedanken verknüpft. Im antiken Ägypten, in der Genesis des Alten Testaments und neben vielen anderen Bezügen zu archaischen Mythen, galt Lehm als nahezu heilige Substanz. In der Antike wurde das weibliche Geschlecht mit Erde, Lehm und Ton assoziiert. Ton ist ein Urmaterial und wurde schon in prähistorischer Zeit zum Formen von Figuren und Gefäßen verwendet. Aus welchem Material Adam geformt wurde, wissen wir wohl alle aus dem Alten Testament. In ihrer Bedeutungszuschreibung fanden Erde und Ton im Laufe der Jahrhunderte doch sehr unterschiedliche Bezüge. Tonerde wurde und wird noch heute zur Herstellung von Alltagsgegenständen wie auch zum Schaffen künstlerischer und kunsthandwerklicher Objekte verwendet. Trotz seiner vielfältigen Nutzungsmöglichkeiten wird Ton im Zusammenhang der Wertehierarchie von Materialien erstaunlicherweise eher als wenig kostbar gewertet.

Bei der Bearbeitung von Ton kommt es in der Kunsttherapie zwischen Patient und Therapeut manchmal zu einem kleinen Gerangel um die gestalterische Funktion des darzustellenden Objektes. Viele Patientinnen möchten gern etwas Praktisches und Alltagstaugliches aus Ton herstellen (Aschenbecher waren in der Akut-Psychiatrie der Renner), der Kunsttherapeut aber favorisiert eher die ausdruckszentrierte, in der Werteskala »höher stehende«, figürlich-abstrakte Darstellung, die vielleicht zu gar nichts

Nutze ist. Aber ist es vielleicht nicht entscheidender, in welchen Schritten etwas entsteht und wie der Patient das Material annimmt, wenn es ihm der Therapeut in die Hand gibt? Wie berührt die Hand den Ton? Was verrät vielleicht sein Gesicht, sein Blick beim ersten Kontakt mit dem Material? Wie entsteht die Form? Hat jemand gleich eine bestimmte Idee oder gibt er sich dem Tasten hin und die Form entsteht nach und nach? Lässt sich über die Motorik auch die Stimmung erkennen? Über welche Formbildungskräfte verfügt er? Nutzt er Ton zur dreidimensionalen Darstellung oder bleibt er im Zweidimensionalen und was bedeutet das? Fragen über Fragen, zu denen uns der Gestaltende allein durch sein Handeln Antwort gibt.

Stein. Stein wird hinsichtlich seiner Widerstandskraft, seines Härtegrades und, denken wir an Marmor, auch seiner Kostbarkeit bewertet (Raff 2008). Das Bearbeiten von Stein mit unterschiedlicher Festigkeit, seiner Oberflächenstruktur und Färbung ist variationsreich. Das Steinhauen ist in seiner Bearbeitung immer mit Materialverlust verbunden. Speckstein, in der Kunsttherapie am meisten eingesetzt, ist ein sehr weicher Stein und lässt sich auch leicht von bildhauerisch Unkundigen bearbeiten; die Kosten für diesen Stein sind außerdem überschaubar. Dennoch erfordert das Bearbeiten von Stein viel Geduld und Sorgfalt. Die Bereitschaft, sich mit dem Widerstand des Materials auseinanderzusetzen und sich ihm gegebenenfalls auch anzupassen, erfordert vom bildhauernden Patienten Flexibilität, Geduld, Frustrationstoleranz und damit genügend Impulskontrolle.

Die innere Vorstellung über das, was entstehen soll, ist vor allem am Stein nicht leicht umzusetzen und verlangt vom Gestaltenden, sich den Gegebenheiten des Materials unterzuordnen und daher das innere Bild des fertigen Objektes immer wieder neu zu formulieren. Diese Fähigkeit ist in sozialen Alltagsbezügen von Bedeutung und kann in der künstlerisch-therapeutischen Tätigkeit besonders gut eingeübt werden. In dieser Hinsicht unterscheidet sich der Anspruch von manchen gestalterisch tätigen Patienten in der Kunsttherapie, die ein möglichst der Realität entsprechendes bildnerisches Werk schaffen wollen. Es sollte möglichst wenig auffällige Hinweise zur Persönlichkeit ihres Schöpfers zeigen und weicht daher sehr deutlich vom Credo des modernen, professionellen Künstlers ab.

Steine können aber auch wie wertvolle Fundstücke als Gestaltungsmaterial für die Kunsttherapie einfach nur gesammelt werden. Natürlich geht es beim Sammeln nicht um zentnerschwere Felsbrocken, sondern um kleine, bescheidene Kieselsteine, die es überall gibt. Ist der Stein nicht immer auch ein Symbol für unser Ich, unsere Seele? In der griechischen Mythologie warfen Deukalion und Pyrrha nach der Sintflut Steine hinter sich, um neue Menschen zu schaffen. Das Glück beim Sammeln hat jeder, der für die Geschenke der Natur empfänglich ist schon erlebt, und die Freude beim Entdecken eines besonders geformten oder auch eines seltenen, farbigen Steines kann groß sein – viel größer, als es dem realen Wert eines kleinen Kiesels entspricht. Der Stein als Fundstück, das im Sinne einer Reliquie mit einem Erinnerungsgehalt für eine bestimmte Gegend oder für eine besondere Zeit gelten kann, weist auch durch seine geologische Entstehungsgeschichte auf eine vergangene Zeit zurück. Ein Kieselstein kann, mit eingeritzten Zeichen versehen, Träger einer geheimnisvollen Botschaft werden und manche fantasieanregende Information aus der Vergangenheit transportieren.

Andere Naturmaterialien. Suchen, Finden und Sammeln ist ein urmenschliches Bedürfnis und reicht bis in die Anfänge der Menschheitsgeschichte zurück. Für die meisten ist daher die Suche nach Fundstücken aus der Natur nicht nur eine entspannende, sondern auch eine sehr beliebte Beschäftigung. Gesammelte Natur, seien es Blätter, Rinden, Gräser, Blüten, Sand, Moos, Zapfen oder Kiesel, die wie ein gefundener Schatz sorgsam bewahrt und dann als zentrales Objekt in eine Gestaltung eingearbeitet oder zu einer eigenen dreidimensionalen Komposition zusammengefügt werden, schenken der Patientin Anregung zum Spüren, Spielen und Weiterdenken und geben dem daraus entstandenen bildnerischen Werk einen zusätzlichen visuellen und haptischen Reiz.

Die Geschenke von Mutter Natur in die Kunsttherapie mit einzubeziehen, kann im sterilen Rahmen eines Krankenhauses dem Patienten eine wohltuende Erweiterung seines momentan kargen Lebensraumes schaffen und einen ersten Zugang zum Experimentieren mit dem Ungewohnten bieten. Schon das Sammeln selbst kann wertvoll sein, denn die Patienten gehen mit offenen Augen durch die Landschaft, nehmen Dinge wahr, denen sie sonst keine Beachtung schenken. Für Kranke, die z.B. in der Akutstation der Psychiatrischen Klinik untergebracht sind und die sich noch nicht frei bewegen können, wird der Kunsttherapeut die Fundstücke mit in die Therapiestunde bringen und den Patienten einen Blick in das für sie gerade unerreichbare Draußen eröffnen. Der Therapeut wird durch das Mitgebrachte außerdem seine Erinnerungen und Assoziationen und die Freude, die er einst selbst beim Finden dieser Dinge empfand, an die da drinnen weitergeben.

Kunst am Computer. Eine Technisierung künstlerischer und sozialer Prozesse könnte dem Potenzial einer handlungs-, werk- und beziehungsorientierten Therapieform, die sich über bildnerisches Handeln definiert, beim ersten Überdenken eher entgegenstehen. Wahrscheinlich würde eine eigenständige Beschreibung über die Basis, aus der diese Methode sich entwickelt hat, mehr Klarheit über die Kriterien ihrer Wirksamkeit schaffen. Das Thema regt in jedem Fall dazu an, die vielen Stränge dessen, was Kunsttherapie beinhalten kann, wahrzunehmen, interessiert und kritisch zu hinterfragen und neue Einsatzformen innovativer Methoden zu diskutieren.

Da der Computer in der heutigen Zeit als das Kommunikationsmedium überhaupt gilt, ist eine neugierige und experimentierfreudige Grundhaltung, die auch die Ströme der gesellschaftlichen und technischen Entwicklungen mit aufnimmt, sicher begrüßenswert. Und sicher ist die Diskussion über Fluch und Segen dieser Entwicklung in keiner Weise abgeschlossen. Andererseits wirft die zunehmende Vereinnahmung aller Lebensbereiche durch digitale Medien die Frage nach der Sinnhaftigkeit und der Gefahr des zunehmenden Verlustes der Individualität auf. Vielleicht könnten bereits bestehende Forschungsergebnisse zur Lösung dieser Frage genutzt werden, um an die wichtige Unterscheidung von Funktionieren und (Er-)Leben zu erinnern und deren Auswirkungen auf eine positive, förderliche Entwicklung von Lebewesen überhaupt.

Schon in den 1950er-Jahren hat Harry Harlow (1958) in seinen Experimenten nachgewiesen, dass nicht nur die Befriedigung der Grundbedürfnisse wichtig für das Überleben ist, sondern ebenso sozialer Kontakt und körperliche Nähe. Bei seinen Experimenten handelte es sich um Versuche, die die Bindungstheorie stützen, aber stark umstritten sind, z. B. hielt Harlow Affenbabys in völliger Isolation.

Nicht oder kaum eingesetzte Materialien. Ich habe bewusst diejenigen Materialien dargestellt, die für den Klinikalltag praktikabel erscheinen. Neue Medien wie Film, Fotografie oder Computermalerei habe ich nicht berücksichtigt. Diese Medien kommen bis jetzt noch relativ wenig zum Einsatz. Doch gerade die Fotografie besitzt genügend therapeutisches Potenzial und wäre im Methodenkatalog sicher eine Bereicherung. Laut Dannecker greifen Kunsttherapeuten vornehmlich weiter auf die gängigen Materialien zurück, obwohl auch digitale Medien zunehmend Eingang in die kunsttherapeutische Werkstatt finden (Dannecker 2010). Mit der Materialbeschreibung wird kein Anspruch auf Vollständigkeit erhoben, und vor allem kann es kein Gebot sein, was verwendet werden darf und was nicht. Der Freiraum sollte in der Kunsttherapie erhalten bleiben, und dem fantasievollen Einsatz allem in der Kunsttherapie Verwendbaren sind (fast) keine Grenzen gesetzt. Vertrauen in den kreativen Erfindergeist und in die schöpferischen Kräfte des Patienten kann »der Beginn einer wunderbaren Freundschaft« – sprich therapeutischen Beziehung – sein.

26.4.3 Viel hilft viel oder ist weniger mehr? Die Materialvielfalt

Zum Abschluss eine kontrovers diskutierte Frage: Wie groß sollte die Materialvielfalt im kunsttherapeutischen Setting sein und wie viel reichhaltige, unterschiedliche Angebote an Farben, Stiften, Kreiden, Papieren, Leinwänden usw. müssen in der klinischen Kunsttherapie den Patienten zur Verfügung stehen?

Die heutige große Materialfülle in kunsttherapeutischen Ateliers hätte manch bedeutenden, doch mittellosen Künstler der klassischen Moderne vor Neid erblassen lassen. Doch zur »Materialität« gibt es verständlicherweise sehr unterschiedliche Positionen. Reduktionistische Ansätze, wie sie z. B. bei Limberg (2008) zu finden sind, begründen einleuchtend den Unterschied zwischen Kreativitätsförderung und therapeutischer Zielsetzung. Dabei verweist Limberg auf den Kreativitätsbegriff nach Winnicott. Sie betont, dass Menschen in einer krisenhaften Situation mit einer großen Vielfalt unterschiedlichster Materialien überfordert sein könnten. Kunsttherapeuten sollten ihre Erwartungen an das Material als unbedingt kreativitätsförderndes Medium also überprüfen und daran denken, dass eine große Menge an Materialien vor allem sehr belasteten Patienten eben nicht wohltut. Sie kann den Erwartungen von »Mehr wirkt auch mehr« – nicht entsprechen. Vielmehr bedarf es zum Aufbau einer tragfähigen therapeutischen Beziehung anfangs auch erst einmal eines einzigen Gestaltungsmaterials. So sei das »verlässliche Wiederfinden« des stets Gleichen – sowohl des Materials als auch dessen Verwendung – nicht selten die Basis einer gelingenden Therapie. Darauf aufbauend könnten sich im kunsttherapeutischen Prozess Impulse zu Veränderung und Progression entwickeln.

Die Entscheidung, welches Material für wen gut ist, kann auf Erfahrungswerten basieren. Doch auch die Patienten selbst wissen oft, was ihnen guttut, und diese Entscheidung sollten wir ihnen auch in den meisten Fällen vertrauensvoll überlassen. Ihre verbliebenen Kompetenzen anzuerkennen und zu fördern, verlangt vom Therapeuten, sein Vorgehen danach auszurichten, den Schritt zu Autonomie und Selbstachtung zu ermöglichen.

Für Materialvielfalt wiederum könnten die unterschiedlichen Sinnesreize sprechen, die die verschiedenen Materialien bieten. Der Patient kann auswählen, wechseln, ausprobieren und verwerfen, was ihm und seinem Gestaltungsimpuls entspricht. Die Voraussetzung dafür ist eine ausreichende Stabilität und eine genügend strukturierte und reflektierte Persönlichkeit. Für die Zusammenstellung des Materialpools ist es sicher hilfreich, zu haptischen Grundqualitäten wie hart, weich, fließend, pastos, staubig-trocken, matschig eine Materialauswahl anzubieten, die auch in der professionellen, bildenden Kunst Verwendung findet und die differenzierte und erweiternde Erfahrungsspielräume zulässt.

26.4.4 Übergabe des Materials an den Patienten

In der Übergabe des Materials an den Patienten durch die Therapeutin initiiert sich der Kontakt zwischen Patient, Material und Therapeutin. Damit ist der erste Schritt zu einer triangulierten Beziehung getan. Die Geste des Gebens und des Empfangens mit gleichzeitigem erstem Blickkontakt zu Beginn der Therapie hat in ihrer beziehungsstiftenden Qualität eine wichtige Funktion und bedarf seitens des Therapeuten der achtsamen Wahrnehmung. Vilém Flusser (1991) schenkt der Bedeutung der Geste bei der Übergabe der Materialien viel Aufmerksamkeit. Die gestische Begegnung sei nicht nur der pragmatische Akt, sondern in der Triade eine wichtige Basis für die Initiierung des therapeutischen Prozesses.

Auch der Tastsinn, der durch das Gestische aktiviert wird, und seine immense Bedeutung für Schöpfung und Rezeption von Kunst rücken zunehmend ins Blickfeld von Forschung und Kunstbetrachtung. »Prière de toucher« ist der Titel eines Bildes von Marcel Duchamp. Er fordert den Betrachter auf, sein Bild zu berühren, ganz im Gegensatz zu den üblichen Hinweisschildern in Kunstmuseen »Bitte nicht berühren«. Im Basler-Tinguely-Museum fand 2016 eine Ausstellung mit gleichnamigem Titel statt, die dem Thema »Tastsinn der Kunst« gewidmet ist. Eng verwandt mit dem Ertasten der Gegenstände ist der Blick, also das Erschauen der Dinge, um sich damit die Welt zu eigen zu machen – eine frühe und prägende Erfahrung des Menschen. Ebenso wie eine Berührung des Patienten in der Therapie sehr zurückhaltend gehandhabt werden sollte – ausgenommen bei der Begrüßung und beim Abschied –, sollte auch der Blickkontakt, je nach Krankheitsbild, sorgsam dosiert werden. Patienten mit akuter paranoider Psychose z. B. werden den Blick des Anderen krankheitsbedingt oft als eindringend und gefährlich empfinden; sie können sich bei einer zu direkten Kontaktaufnahme durch den Blick vom Anderen nicht abgrenzen. Das gilt nicht nur für psychotische Patienten. In der psychoanalytischen Literatur wird die Bedeutung des Auges bei unterschiedlichsten Störungsbildern stets betont (Wurmser 2014).

Doch niemand kann erwarten, sofort »von der Muse geküsst« zu werden und mit dem, was ihm da gegeben worden ist, auch sofort etwas anfangen zu können. Gestalten ist, wie bekannt, häufig mit Versagensangst und Hemmung verbunden und die Scheu vor unbekanntem Material kann eine hindernde Schwelle sein. Daher ist es immer angebracht, dem »Kunsttherapie-Neuling« zu zeigen, was es mit den vielen unterschiedlichen Stiften, mit Pinseln und Farben, Papieren usw. für Möglichkeiten gibt und welcher unerwartete Raum zum Ausprobieren und Experimentieren sich da eröffnen kann.

Dies bedeutet keinesfalls, dass eine Materialkunde im Sinne eines »Unterrichts« erfolgen sollte (was manche Patienten sich hin und wieder wünschen), es geht darum, mit welchem »Zug« das Spiel um Raum, Rahmen, Material und Beziehung in der Kunsttherapie eröffnet wird. Dass hier die Authentizität des Therapeuten und seine Kenntnis des Angebotenen für den Patienten spürbar sein muss, wird den Fortgang der Therapie beeinflussen.

26.4.5 Erklären und Unterstützen bei der Gestaltung

Es ist sinnvoll, gemeinsam mit den Patientinnen die verschiedenen Möglichkeiten der angebotenen Gestaltungsmaterialien und die unterschiedlichen Anwendungsarten einer materialgerechten Anwendung zu erkunden. In der Kunsttherapie darf die Therapeutin dem Patienten auch mit praktischer Anregung zur Seite stehen und ihn nicht im Sinne einer falsch verstandenen abstinenten Haltung sehenden Auges im verzweifelten Kampf mit Farbe, Papier, Stein oder was auch immer in den sicheren Untergang seiner befürchteten Unfähigkeit stoßen. Und um die Bosheit auf die Spitze zu treiben, sei die Fantasie erlaubt, dem Patienten, der dem Therapeuten ohnehin schon mit seiner ewigen Jammerei auf die Nerven geht, in der Krankendokumentation absolute Handlungsunfähigkeit zu attestieren.

Da es in der Kunsttherapie das Wunder einer positiven, ressourcenorientierten Diagnostik gibt, ist sich der Therapeut zwar der Not seines Patienten bewusst und wird die Schwere der Störung keineswegs herunterspielen. Doch wird er trotz der pathogenen Anteile des Kranken auf dessen intakte und gesunde Persönlichkeitsstrukturen fokussieren. Dies wird immer progressive Entwicklung und wachsende Autonomie wirksamer fördern als eine noch so einfühlsame, störungsorientierte Vertiefung des Elends. Aus diesem Grund ist wohldosierte Hilfestellung nicht als defizit-, sondern immer als ressourcenorientierte therapeutische Intervention zu verstehen. Dass jedoch dem

Patienten in der Kunsttherapie auch die Erfahrung des bildnerischen Schiffbruchs zugestanden werden muss (Titze 2008a), ohne als Therapeut selbst sofort konfliktscheu einzugreifen, versteht sich von selbst. Alles kann auch die beste Kunsttherapeutin dem Patienten nicht ersparen, und die Abhärtung für das Leben draußen kann mit dem liebevollen, doch unerbittlichen Therapeuten im Sinne des Probehandelns in der Kunsttherapie besonders gut geleistet werden. Zu viel wohlgemeinte, aber nicht wohltuende, unreflektierte Unterstützung verhindert die selbstständige Überwindung des Widerstandes und das Auffinden eigener Lösungen.

Um aber dem verunsicherten und ängstlichen Patienten eine erste, für ihn akzeptable bildnerische (innerpsychische) Äußerung zu ermöglichen, zu der er stehen kann, ohne sich wegen seiner mangelnden Darstellungsfähigkeit zu schämen, braucht es eine empathische Anleitung zum Umgang mit Material und dessen Anwendung. Dem Auge des Kunsttherapeuten wird – neben der authentischen, bildnerischen Darstellung und der verbalen oder auch nonverbalen Würdigung des Erreichten – auch das Konflikthafte und Problematische in der Gestaltung des Patienten nicht entgehen. Doch all das, was im Bild gelungen ist, bietet auch in der Realität die hoffnungsvolle Aussicht auf das Gelingen. Progressive Entwicklung im Bild kann vom Kunsttherapeuten auf eine verbale Ebene gehoben werden, um den Kranken dabei zu unterstützen, das Dargestellte auch mental zu entschlüsseln. Das bedeutet aber nicht, dass vom Therapeuten im Bild alles benannt, gedeutet und totgequatscht werden muss. Gefährdende und destruktive Darstellungen werden nicht schöngeredet. Da es aber auch im schrecklichsten bildnerischen Szenario durchaus künstlerisch interessante Aspekte und daher intakte Bereiche gibt, kann dieses dem Gestaltenden durchaus als bildnerische Ressource mitgeteilt werden. Neben der vorsichtigen Anregung des Therapeuten, kompositorisches oder farbliches Ungleichgewicht im Bild gestalterisch neu zu formulieren, zu optimieren oder zu ergänzen, kann der Maler selbst auch destruktive Bildaussagen in eine manchmal durchaus überraschende, neue kreative Bildbotschaft wandeln, ohne dass der Therapeut diese sprachlich benennen muss. Doch bedarf es in der Regel keiner weiteren verbalen Intervention, da der bildnerische Prozess selbst – und das ist eine der Stärken der bildenden Kunst – in der zurückhaltenden und achtsamen Begleitung des Therapeuten das eigentlich Wirksame in der Kunsttherapie ist.

26.5 Ausbildung in Kunsttherapie

Grundlagen. Um im klinischen Alltag auf Dauer mit Zufriedenheit und kreativer Energie (kunsttherapeutisch) tätig zu sein und den Einstieg auch für Berufsanfänger in das neue Arbeitsfeld zu erleichtern, sind einige grundlegende Voraussetzungen nötig: So ist ein kunsttherapeutisches Studium in einem vom Berufsverband anerkannten Ausbildungsinstitut – idealerweise einer Hochschule für Kunsttherapie oder einer Kunstakademie mit Aufbaustudium »Kunsttherapie« – das absolute Muss und wird in den ersten Monaten der Professionalität auch dem Anfänger professionelles Selbstvertrauen und Sicherheit geben. Dazu gehört ein Basiswissen über psychische Störungen und eventuell auch eine Ahnung über die vom Psychiater eingesetzten Medikamente, über psychologische Schulen und Verfahren und eigene Selbsterfahrung. Die Bereitschaft, sich bereits während der Ausbildung einer anerkannten tiefenpsychologischen Therapie zu unterziehen, ist für die zukünftige Kunsttherapeutin wie auch für Psychotherapeuten notwendig. Denn in der Kunsttherapie sind neben des Bildnerischen auch psychodynamisch-analytisch geprägte Erfahrungen wichtig. Das Kennenlernen der beiden zugrunde liegenden psychologischen Konzepte bildnerischer Therapie – Kunst und Psychoanalyse – am eigenen Leib zu erfahren, ist bekanntermaßen Inhalt fast jeder anerkannten Ausbildung. Keinesfalls muss die Eigentherapie eine kunsttherapeutische Selbsterfahrung sein. Die Wirkweise der Methode wird in der Ausbildung, die einen bestimmten Selbsterfahrungsanteil im »Dienste der Lehre« beinhaltet, sowie im künstlerischen Grundstudium, das meist die Basis des kunsttherapeutischen Aufbaustudiums bildet, bereits geübt. Bildnerische Erfahrung, die immer auch eine implizite Selbstreflexion sein wird, sollte eine zentrale Rolle in der persönlichen Entwicklung des zukünftigen Kunsttherapeuten spielen. Denn um in einer therapeutischen Beziehung die entstehenden psychodynamischen Prozesse einschätzen und vom Patienten Öffnung und Vertrauen erwarten zu können, sollte dieser auch sicher sein dürfen, dass auch die Therapeutin von den eigenen »dunklen« Seiten weiß.

Aber auch in Sachen Gestaltung sollte der Therapeut natürlich das Handwerk beherrschen. Das Wissen um Komposition, Gestaltungstechniken, Farbwirkung und -aussage und eine professionelle gestalterische Kompetenz sind Voraussetzung für verstehende Bildbetrachtung sowie eine behutsame bildnerische Anregung, die an den gestalterischen Prozess im Bilde des Patienten anknüpft.

Kunstgeschichte oder Psychopathologie? Das Interesse des angehenden Kunsttherapeuten für die medizinischen Hintergründe psychischer Krankheit schließt das Wissen über die verschiedenen psychiatrischen/psychosomatischen Krankheitsbilder mit ein. In Teamsitzungen und im Austausch über die Gestaltungen der Patienten mit ärztlichen und psychologischen Kolleginnen erleichtert die Fähigkeit, eine Gestaltung, auch bezogen auf das Krankheitsbild, sprachlich präzise in die Teambesprechungen mit einzubringen. Dabei ist überzogenes Deuten oder ehrgeiziges »Aufspüren« der in der Gestaltung verborgenen »Geheimnisse« bzw. der unerkannten Traumata absolut fehl am Platz. Dagegen ist die Übersetzung von Malerei in die Sprache eine wichtige Aufgabe des Kunsttherapeuten. Diese Fähigkeit der achtsamen Einfühlung in die bildnerische innere Welt der Patientin erfordert neben der grundständigen Kenntnis der medizinisch-psychologischen Fachsprache den geschulten künstlerischen Blick. Durch eine einfühlsame und doch möglichst objektive und nicht interpretierende Beschreibung des Dargestellten kann das im Bild Geschaute für das Behandlungsteam zu einer verstehbaren Bildaussage werden. Als Fundament ihrer Arbeit verfügen Kunsttherapeutinnen selbstverständlich über eigene bildnerische Erfahrungen mit ausreichender bildnerischer Praxis. Nur aus theoretischem Wissen und einer nicht selbst gelebten Erfahrung des Bildnerischen kann die entlastende, stabilisierende und autonomiestärkende Wirkung des Gestaltens einem Patienten kaum überzeugend vermittelt und vor allem »die Magie des Malens« den Leidenden nicht nahegebracht werden. Hermann Hesse bekennt 1924 in einem Brief an seinen engen Freund Rudolf Schott:

> »Die kleine Palette voll reiner unvermischter Farben, voll hellster Leuchtkraft, sie war mein Trost, mein Arsenal, mein Gebetbuch und meine Kanone, mit der ich nach dem Tode schoss. Mit ihr habe ich schon tausendmal Magie getrieben und den Kampf mit der blöden Wirklichkeit gewonnen.« (zitiert nach Michels 1987)

Hierarchien in der Klinik. Die Fähigkeit, sich in oft ungewohnt enge hierarchische Strukturen einer Klinik einzufügen, ist für die »freiheitsliebenden Künstler« unter den Kunsttherapeuten sicherlich eine Herausforderung. Denn mit dem eigenen bildnerischen Medium therapeutisch zu arbeiten, bedeutet auch, nicht mehr nur allein nach dem künstlerischen Selbstverständnis zu leben, sondern bereit zu sein, diese Identität – ohne sie aufzugeben – zugunsten einer neuen Art sozialer Verantwortung zu erweitern und zu nutzen (Rech 1997). Der frühere Rektor einer renommierten deutschen Hochschule für Kunsttherapie – selbst Künstler und späterer Kunsttherapeut – wurde gefragt, wie er damit leben kann, neben seinen vielen Aufgaben als Leiter einer großen Institution nur noch wenig Zeit zu haben für seine eigene künstlerische Tätigkeit. Er antwortete wie folgt: »Ich verstehe mich selbstverständlich weiter als Künstler – die Hochschule ist jetzt mein wichtigstes Kunstprojekt!« Sein Verständnis der künstlerischen Identität imponiert – einmal Künstler, immer Künstler! – Künstlerisch zu handeln, in einem erweiterten Sinn, trifft genau den Kern der Kunsttherapie und bedeutet keinen Abschied vom Künstler-Sein!

PHILIPP MARTIUS

26.6 Gibt es eine medizinische Indikation zur Kunsttherapie?

Die Frage des Titels kann an sich ganz kurz und knapp beantwortet werden: Nein! Im Sinne eines evidenzbasierten Vorgehens stehen uns keine systematischen Veröffentlichungen zur Verfügung, die die Frage nach der Wirkung (und der möglichen Nebenwirkung) einer kunsttherapeutischen Methode bei einer spezifischen seelischen (oder körperlichen) Befindlichkeit beantworten.

Da aber kunsttherapeutische Angebote in der Psychotherapie, in der Psychosomatik und in der Psychiatrie weit verbreitet sind (Martius et al. 2008; Spreti et al. 2012c), sieht sich zumindest der klinisch tätige Arzt oder Psychologe täglich vor genau dieser Frage aus seiner Praxis: Als erstes möchte nämlich der Patient in der Klinik wissen, warum er »zum Malen muss«, wo er doch »noch nie« malen konnte! Aber auch die von ihm angstvoll angesprochenen Kollegen und Mitarbeiter des Teams wissen diese Frage nicht anders zu beantworten als mit: »Das gehört hier zum Programm dazu!« oder: »Schauen Sie doch erst mal!« oder: »Das hat noch niemandem geschadet.« Bei dieser Sachlage verwundert es nicht, dass es im ambulanten Setting meist nur dann zu einer Zusammenarbeit zwischen Medizin und Kunsttherapie bei der Behandlung eines Patienten kommt, wenn dieser es selbst wünscht.

Woher kommt also eine medizinische Indikation zur Kunsttherapie? Begründen lässt sich dies vielleicht am ehesten mit dem Bezug auf ein wissenschaftliches Konzept der Psychosomatik: Die Medizin besitzt eine eigene Semiotik, eine Sprache der Zeichen. Thure von Uexküll brachte diesen Gesichtspunkt als Biosemiotik in den wissenschaftlichen Diskurs ein (Uexküll 2011). Demnach sollen auch biologische Prozesse mithilfe der Semiotik als kommunikative Prozesse verstanden werden können. Die Semiotik oder »Zeichenlehre«, die auf den Amerikaner C. S. Peirce (1991) zurückgeht, spricht von Kommunikation als dreigliedrigem Prozess, der die Verbindung zwischen einem Zeichen und einer bezeichneten Sache herstellt und dafür aus drei Komponenten bestehen muss: dem Zeichen, dem Interpreten und dem repräsentierten Objekt. Genau diese Konstellation finden wir in der Medizin durch die Trias von (seelischen oder körperlichem) Symptom, (psychotherapeutischem) Helfer oder betroffener Person und (psychosomatischem) Konfliktgeschehen. Auch der kunsttherapeutische Prozess nimmt zunächst ein Zeichen (die Gestaltung) auf. Dieses wird von einem oder mehreren Interpreten (Kunsttherapeut und Patient oder die Gruppe) angeschaut. Dabei richtet sich der Blick in der Regel auf seine stellvertretende Funktion: Das Zeichen kann als repräsentierendes Objekt in vielerlei Bedeutung (z. B. die seelische Befindlichkeit, den psychosozialen Konflikt, die Qualität der therapeutischen Beziehung) verstanden, erkannt werden. So ergibt sich der Anschluss an die Behauptung von Peirce, dass Erkenntnis eine Vermittlung oder Mediation darstellt, durch die eine konsistente Meinung über eine real wahrgenommene Tatsache entsteht.

Auf dieser sehr abstrakten Ebene ergibt sich demnach eine medizinisch gedachte Indikation zur Kunsttherapie, wenn über die Bildung von Zeichen ein kommunikativer Prozess über nicht verstandene oder verstörende »Themen« des Patienten unterstützt werden kann.

Was im engeren, konkreten Sinn die medizinische Indikation zur Kunsttherapie sein kann, ergibt sich im Rahmen dieses Buches aus vielen der diesem Beitrag vorangestellten Kapitel: Kunsttherapie knüpft an dem Menschen natürlich gegebene Bewältigungsstrategien an. Kunsttherapie ermöglicht psychotherapeutische Zugangsweisen, diagnostische Einsichten und Erfahrungen der Selbstwirksamkeit. Kunsttherapie transzendiert die unmittelbare Lebenswelt und ermöglicht neue Bezüge zu sich und anderen auf verschiedenen Bezugsebenen Kunsttherapie ermöglicht konkrete »embodied cognition« Kunsttherapie bietet spezifische Möglichkeiten, sich auf sich, den Therapeuten und (in einer kunsttherapeutischen Gruppe) auf die Mitpatienten zu beziehen durch den Kontakt, die Gestaltung, das Handeln. Kunsttherapie bietet schließlich ein unerschöpfliches Repertoire, auf Wünsche und Bedürfnisse, Ängste und Schmerzen, Fähigkeiten und Beeinträchtigungen der Patienten einzugehen.

Literatur

Brugger I, Gorsen P, Schröder KA (1997). Kunst & Wahn. Ausstellungskatalog Kunstforum Wien. Köln: Dumont.

Chládková L (1991). Ghetto Theresienstadt. Prag: Naše vojsko.

Cranach MV, Siemen HL (2012). Psychiatrie im Nationalsozialismus – die bayerischen Heil- und Pflegeanstalten zwischen 1933 und 1945. München: Ouldenburg.

Dannecker K (2003). Das Material in der Kunsttherapie. In: R Hampe (Hg), Trauma und Kreativität – Therapie mit künstlerischen Medien. Dokumentation zur 13. Jahrestagung der IGKGT an der Universität Salzburg. Bremen: Universität Bremen.

Dannecker K (2010). Psyche und Ästhetik – Die Transformationen der Kunsttherapie. Berlin: Medizinisch-wissenschaftliche Verlagsgesellschaft.

Flusser V (1991). Gesten. Versuch einer Phänomenologie. Düsseldorf: Bollmann.

Freud S (1914). Zur Einführung in den Narzissmus. GW X. Frankfurt a. M.: S. Fischer; S. 137–170.

Fuchs T (2002a). Leib, Raum, Person. Entwurf einer phänomenologischen Anthropologie. Stuttgart: Klett-Cotta.

Fuchs T (2002b). Der Raum in der Kunsttherapie. In: R Hampe R (Hg), Generationenwechsel – Aspekte der Wandlung und Innovation in den kreativen Therapien. Universität Bremen; S. 21–29.

Fuchs T (2013). Leib und Lebensraum – Das eingebettete Selbst in der Psychotherapie. *Psychotherapeutenjournal, 2:* 124–31.

Grawe K (1994). Psychotherapie im Wandel. Von der Konfession zur Profession. Göttingen: Hogrefe.

Harlow H (1958). The nature of love. *American Psychologist, 13:* 673–85.

Hohendorf G, Rotzoll M (2008). In der Anstalt – Einblick in die Psychiatriegeschichte im 20. Jahrhundert. In: P Martius, F von Spreti, P Henningsen (Hg), Kunsttherapie bei psychosomatischen Störungen. München: Elsevier; S. 4–12.

Keresztessy M (2008). Lebensspuren – Abschiedsspuren. In: P Martius, F von Spreti, P Henningsen (Hg), Kunsttherapie bei psychosomatischen Störungen. München: Elsevier; S. 85–193.

Klee E (1979, 9. März). Mit Pille und Pinsel. Das Krankenhaus als Kunstakademie? Ausbeutung schizophrener Menschen für den Markt? Kunst aus Manie oder Depression. *Die Zeit.*

Leutkart C, Wieland E, Wirtensohn-Bader I (2004). Kunsttherapie – aus der Praxis für die Praxis. Dortmund: Verlag modernes leben.

Limberg R (1998). Kunsttherapie bei frühen Störungen – Strukturbildung und Identitätsentwicklung mit den Mitteln der Kunst. Aachen: Shaker Verlag.

Limberg R (2008). Gesundheitsfördernde Reize in der Kunsttherapie. Zu den Bedingungen salutogenetischer Lernprozesse. In: R Hampe (Hg), KunstReiz – Neurobiologische Aspekte künstlerischer Therapien. Berlin: Frank & Timme.

Lombroso C (1887). Genie und Irrsinn in ihren Beziehungen zum Gesetz, zur Kritik und zur Geschichte. Leipzig: Reclam.

Martius P, Spreti F von, Henningsen P (Hg) (2008). Kunsttherapie bei psychosomatischen Störungen. München: Elsevier.

Matter B (2013). Ausbildungsinstitute für Kunst- und Ausdruckstherapien. In: W Rössler, B Matter (Hg), Kunst- und Ausdruckstherapien. Ein Handbuch für die psychiatrische und psychosoziale Praxis. Stuttgart: Kohlhammer.

Mechler-Schönach C, Spreti F von (2005) FreiRaum. Zur Praxis und Theorie der Kunsttherapie. *Psychotherapeut* 50(3): 163–178.

Menzen K-H (1994). Heilpädagogische Kunsttherapie – Methode und Praxis. Freiburg: Lambertus.

Menzen K-H (2009). Grundlagen der Kunsttherapie. München: Reinhardt.

Michels V (1987). Hermann Hesse, sein Leben in Bildern und Texten. Frankfurt a. M.: Suhrkamp.

Morgenthaler H (1921/1987). Ein Geisteskranker als Künstler. Adolf Wölfli. Bern: Bircher.

Orchard K, Schulz I (2006). Merzgebiete: Kurt Schwitters und seine Freunde. Sprengel Museum Hannover, Ausstellungskatalog. Köln: Dumont Buchverlag.

Peirce CS (1991). Naturordnung und Zeichenprozess. Schriften zur Semiotik und Natur-Philosophie. Frankfurt a. M.: Suhrkamp.

Prinzhorn H (1922/1997). Bildnerei der Geisteskranken. Wien: Springer.

Raff T (2008). Die Sprache der Materialien – Anleitung zu einer Ikonologie der Werkstoffe. München: Waxmann.

Rech P (1997). Vortrag auf der Tagung der IGKGT (IAACT) anlässlich der Ausstellung »Kunst und Wahn« in Wien.

Reddemann L (2005). Imagination als heilsame Kraft. Stuttgart: Klett-Cotta.

Reddemann L (2009). Vortrag auf der Jahrestagung der Deutschsprachigen Gesellschaft für Psychotraumatologie DeGPT am 9. Mai 2009 in Bielefeld.

Schottenloher G (1995). Kunst- und Gestaltungstherapie – eine praktische Einfuhrung. Munchen: Kösel.

Spreti F von (2002). Zwei Staatsbürgerschaften: gesund und krank. *Kunst und Therapie,* 15–21.

Spreti F von (2005). Künstler, Patient, Künstler. In: Hochschule für Bildende Künste Dresden, D Titze (Hg), Aus der Mitte. Reihe: Die Kunst der Kunsttherapie. Dresden: Sandstein Verlag.

Spreti F von (2012). Die Vermessenheit des Kunsttherapeuten, ein Bild in Sprache zu übersetzen. In: Hochschule für Bildende Künste Dresden, D Titze (Hg), Zeichen setzen im Bild. Zur Präsenz des Bildes im kunsttherapeutischen Prozess. Dresden: Sandstein Verlag; S. 208–14.

Spreti F von (2022a). Die Akutstation. In: F von Spreti, M Rentrop, H Förstl (Hg), Kunsttherapie bei psychischen Störungen. München: Elsevier.

Spreti F von (2022b). Die Mittwochsgruppe. In: F von Spreti, M Rentrop, H Förstl (Hg), Kunsttherapie bei psychischen Störungen. München: Elsevier.

Titze D (2008a). Das gegenwärtige Produkt. Ein Plädoyer. *Kunst & Therapie, 2:* 11–19.

Titze D (2008b). Wandlungsprozesse der Bilder. In: Institut für Weiterbildung im Arbeitskreis Gestaltungstherapie/Klinische Kunsttherapie und katholischen Fachhochschule für Sozialwesen Berlin (Hg), Konvergenzen – Divergenzen – Transformationen. Das Merken und Wirken im kunsttherapeutischen = gestaltungstherapeutischen Prozess. Berlin.

Uexküll T v (2011). Psychosomatische Medizin. Theoretische Modelle und klinische Praxis (7. Aufl.). Herausgegeben von R Adler, W Herzog, P Joraschky et al. München: Elsevier.

Wagner M (Hg) (2010). Lexikon des künstlerischen Materials. München: Beck.

Wagner M. (2013). Das Material der Kunst. Eine Geschichte der Moderne. München: Beck.

Winkel J (o. J.). Dicker-Brandeis, Friedl (Stichwort). In: Theresienstadt 1941–1945. Ein Nachschlagewerk. Verfügbar unter http://www.ghetto-theresienstadt.de/pages/d/dicker brandeisf.htm

Wurmser L (2004). Die Maske der Scham. Stuttgart: Kohlhammer.

Wurmser L (2014). Scham und der böse Blick. Stuttgart: Kohlhammer.

DIANA JALLERAT

27 Methoden, Methoden, Methoden …

27.1 Einleitung

Die Frage nach den spezifischen Methoden in der Kunsttherapie wird von Studierenden der Kunsttherapie wie auch von interessierten Kollegen anderer therapeutisch-ärztlicher Disziplinen verhältnismäßig häufig gestellt. So geht es immer wieder um die Frage, was man als Kunsttherapeutin wann, wie genau, womit und warum als konkretes Vorgehen in der Therapie auswählt, um nachweisbare, evidenzbasierte Erkenntnisse zur Wirksamkeit zu erhalten. Hier spielt auch das Bedürfnis der angehenden oder bereits praktizierenden Kunsttherapeutinnen nach Sicherheit und Überschaubarkeit des Geschehens eine Rolle. Doch Methoden können keinesfalls wie ein Medikament bei bestimmten krankheitsbedingten Problemstellungen eingesetzt werden.

Noch immer ist die Vorstellung auch in der Medizin und den Geisteswissenschaften von der Funktionsweise des Menschen durch das dualistische Menschenbild (das seinen Ursprung schon bei Descartes hatte) von Wenn-dann-Kategorien geprägt. Das wirkt sich auch in der Kunsttherapie aus. Der Ruf nach konkreten kunsttherapeutischen Manualen oder gar Trainings zur spezifischen Vorgehensweise bei der Behandlung von verschiedenen Störungsbildern ist somit nachvollziehbar. In der Landschaft der Kunsttherapie haben einige Autorinnen aus der Praxis heraus und vor dem Hintergrund ihres bezugstheoretischen Rahmens und ihres Ausbildungsweges konkrete Herangehensweisen entwickelt, die als methodische Vorgehensweise vielfach bewährt sind.

Daneben gibt es eine große Sammlung, vielmehr eine Schatzkiste, an Ideen zu künstlerisch-symbolischem Handeln zu verschiedenen Themenfeldern und Zielrichtungen. Hier kann man jedoch noch nicht von Methode im engeren Sinne sprechen. Diese Anregungen zu ästhetischem Handeln klingen manchmal schlicht (dennoch sind sie nicht weniger wirkungsvoll) wie »Malen Sie einen Fluss«, und manchmal klingen sie leicht und entpuppen sich als hochkomplex wie »Malen Sie Ihre beste Freundin/Ihren besten Freund« (Ameln-Haffke 2014, S. 182). Je nach Klientel kann Letzteres eine Überforderung sein und gleich ablehnende Gefühle auslösen, weil der ungeübte Erwachsene womöglich gleich Versagensängste hegt. Sowohl der Klient oder im klinischen Rahmen der Patient als auch die wohlmeinende Kunsttherapeutin erfahren vermutlich eine Irritation in dieser Situation. Was also tun, damit kunsttherapeutische Behandlung erfolgreich wird?

Dieses Kapitel versteht sich als nützliche und überblickshafte Handreichung für Kunsttherapeutinnen und Interessierte anderer Professionen, die die Frage beschäftigt: Welche methodischen Arbeitsweisen und Interventionen gibt es in der Kunsttherapie? Was braucht es über die Methode hinaus, damit kunsttherapeutisches Handeln hilfreich für den Patienten bzw. Klienten in seinem Entwicklungsprozess werden kann?

Zum Sprachgebrauch: Im folgenden Text werde ich regelhaft von Kunsttherapeutinnen sprechen, da die überwiegende Zahl der Kräfte in diesem Beruf weiblich ist. Natürlich sind Männer genauso wichtig und ebenso gemeint. Bei den Begriffen Patient und Klient nehme ich ausschließlich die männliche Form, damit es einfacher lesbar ist. Bei den Methoden, die im klinischen oder psychotherapeutischen Kontext entstanden und beschrieben sind, verwende ich den Begriff Patient. Dort, wo das Setting sowohl klinisch als auch in anderen Anwendungsfeldern sein kann, spreche ich auch von Klient. In den Abschnitten zu den Methoden spreche ich je nach Begründer oder Begründerin in der männlichen oder weiblichen Form von Therapeut oder Therapeutin.

27.2 Viele bunte Steinchen im Kaleidoskop und die Suche nach Ordnung

Richtungen, Ansätze, Anwendungsfelder und methodische Zugänge sowie verschiedene Zielgruppen und Settings gibt es in der Kunsttherapie mittlerweile so viele, dass es sowohl den alten Häsinnen als auch den jungen Hüpfern schwerfällt, den Überblick zu bewahren. Aus welcher Richtung man auch schaut, ergibt sich ähnlich wie in einem Kaleidoskop aus den gleichen schönen bunten Steinchen immer ein etwas anderes, immer jedoch reizvolles Bild *der* Kunsttherapie. Zunächst werden in diesem Kapitel die bunten Steinchen – die einzelnen Methoden – betrachtet, dann die Hülle, in denen sie sich zu Bildern bewegen können, also das, was es für das gelungene Zusammenspiel von Methode und Therapieprozess braucht.

In den letzten 25 Jahren hat sich eine beachtliche Forschungskultur in der Kunsttherapie entwickelt. Dank der vielfältigen Forschungsergebnisse und dem darüber hinaus unermüdlichen Einsatz der Pionierinnen, Lehrenden sowie unzähligen Praktikerinnen, die sich in berufspolitischer Hinsicht über Jahre engagieren, hat sich die Kunsttherapie als Behandlungsansatz in zahlreichen klinischen Feldern und Therapiestandards etablieren können. Dennoch bedarf es einer stringenten Weiterentwicklung der kunsttherapeutischen Forschung, zu der es interessante Ansätze und Überlegungen gibt (z. B. Elbing und Oster 2018; Schulze 2018), die der »schöpferisch-therapeutischen leib-seelischen Praxis« (Hennigsen 2018, S. 118) gerecht wird.

Die Zahl der Veröffentlichungen aus der Praxis für die Praxis ist mittlerweile zu einem reichen Schatz an Büchern angewachsen. In diesen findet man viele kreative und wirkungsvolle Anregungen zum Einsatz bei verschiedenen Themenfeldern, Zielsetzungen, Klientel und Settings sowie zu Materialerfahrungen (um nur einen Bruchteil zu nennen: Ameln-Haffke 2014; Baer 2014; Dahm-Puchalla 2012; Kaster 2009; Leutkart et al. 2004; Trüg und Kersten 2013; Vopel 2009; Wieland und Keßler 2008).

Was braucht es zu diesem Thema der Methoden also eigentlich noch, könnte man sich fragen. Beim Lesen vieler dieser differenzierten und einfallsreichen sowie erprobten Praxisbücher fällt auf, dass in manchen Veröffentlichungen zwar konkrete Handlungsanweisungen zum methodischen und thematischen Vorgehen zu finden sind, diese manchmal jedoch eher isoliert vom kontinuierlichen therapeutischen Prozess im jeweiligen besonderen Anwendungsfeld, des Settings, der Zielgruppe und der jeweiligen therapeutischen Entwicklung dastehen.

27.3 Versuch einer Ordnung

27.3.1 Richtungen und Ansätze

Ebenso wie die Psychotherapie ist auch die Kunsttherapie in unterschiedliche Richtungen und Ansätze differenziert. Die Richtungen und Ansätze von Kunsttherapie sind geprägt von den unterschiedlichen psychologischen/psychotherapeutischen, philosophischen, kunsthistorischen, pädagogischen und den Bezugstheorien zu Gesundheit, Krankheit, Entwicklung, Verhalten, Erleben und Gestalten. Diesen Bezugstheorien liegen unterschiedliche Menschenbilder zugrunde, die in Wechselwirkung mit der philosophischen, soziologischen, naturwissenschaftlichen, psychologischen und auch künstlerischeren Theorie- und Begriffsbildung zu sehen sind. Aus diesen Ansätzen in der Kunsttherapie leiten sich verschiedene Vorgehensweisen ab, die in unterschiedlichen Kontexten bzw. Anwendungsfeldern und Settings zum Einsatz kommen. Manche Ansätze bieten ein recht klar umrissenes Methodenportfolio. Dezidierte methodische Vorgehensweisen gibt es beipsielsweise in der anthroposophischen Kunsttherapie, der pädagogischen Kunsttherapie (z. B. Arbeit am Tonfeld® nach Deuser), in der humanistischen Kunsttherapie (z. B. Begleitetes Malen und Lösungsfokussierte Maltherapie® nach Egger), in der analytisch-psychologischen Kunsttherapie (Malen aus dem Unbewussten nach Riedel), in der gestaltorientierten Kunsttherapie (z. B. Geführtes Zeichnen nach Hippius Gräfin Dürkheim bzw. Ortrud Deuser) oder der systemisch-tiefenpsychologisch orientierten Kunsttherapie (z. B. Resonanzbildmethode® nach Schmeer)
sowie in der psychotherapeutisch-psychiatrischen Kunsttherapie (z. B. das progressive therapeutische Spiegelbild nach Benedetti, das Squiggle-Spiel nach Winnicott und z. B. die Sandspieltherapie nach Kalff).

Daneben gibt es die Ideen, Kunsttherapie in unterschiedliche psychotherapeutische Vorgehensweisen oder auch klinische Settings einzupassen, beispielsweise Kunsttherapie im Rahmen der DBT von Borderline-Patienten (Guddat und Voelzke-Neuhaus

2021), Kunsttherapie in der psychologischen Praxis (Schuster 2014), in der Psychoonkologie die kurze strukturierte Kunsttherapie (KSKT®) von Hopf (2014), Förderung emotionaler Kompetenzen durch Kunst (FeKK®) von Ameln-Haffke (2014) und noch viele weitere.

27.3.2 Begrifflichkeiten

Methode. Als Methode in der Kunsttherapie lassen sich klar beschriebene und strukturierte Rahmenbedingungen und künstlerisch-therapeutische Abläufe bezeichnen, die sowohl nachvollziehbar lehrbar als auch lernbar sind. Dabei richtet sich der Einsatz von Methoden nach einer vorher formulierten Zielsetzung, die sowohl nach einem übergeordneten Ziel als auch nach den Feinzielen eines Patienten oder Klienten richten können. Methoden entwickeln sich teils aus Erfahrungen und Beobachtungen in den therapeutischen Anwendungsfeldern und der Systematisierung der aus den Erfahrungen gewonnenen Erkenntnissen. Aus einem therapeutischen Vorgehen in vielen Einzelfällen entwickelt sich eine bewährte Handlungsabfolge, eine Methode. Im Idealfall ist diese Methode wissenschaftlich evaluiert.

Interventionen. Das lateinische Verb »intervenieren« meint dazwischengehen, eingreifen. Das Ziel des Eingreifens ist es, einem möglicherweise entstehenden Problem vorzubeugen oder zu dessen Eingrenzung beizutragen. Im kunsttherapeutischen Kontext können Interventionen auf ganz unterschiedlichen Ebenen stattfinden. Interventionen können kleine, minimale Gesten sein, wie eine Handreichung von Material, eine verbale Formulierung oder auch das Angebot einer konkreten künstlerischen Handlungsweise bzw. eines methodischen Vorgehens. So fällt der Einsatz von Methoden auch in den Bereich von Interventionen.

Themenanregungen. In vielen kunsttherapeutischen Praxisbüchern wird der Begriff der Methoden mit Themenanregungen vermischt oder auch gleichwertig gebraucht, was manchmal etwas zur Verwässerung bis hin zur Verwirrung führen kann. Themen können als relativ offene oder auch ganz konkrete Aufforderungen zu einem bildnerischen Ausdruck verstanden werden (z. B. »Malen Sie ein Stimmungsbild« oder »Malen Sie einen Baum«).

Material. Entsprechend dem therapeutischen Setting ist das Material in der Kunsttherapie der Vermittler zwischen innen und außen. Das Material selbst gibt den Raum frei für die Materialisierung des Eindrucks und des Ausdrucks eines Individuums im Dialog mit sich selbst und seiner umgebenden Welt. Diese Dynamik, sprich: die Wechselbewegung eindrücklicher Sinneserfahrungen mit dem Material, aber auch die erlebte Atmosphäre (Beziehungsgestaltung, Räumlichkeit, persönliche Gestimmtheit etc.) im kunsttherapeutischen Setting wird für den Schaffenden selbst sowie für den Betrachter (z. B. im therapeutischen Setting die Gruppe und die Therapeutin) anschaulich im Prozess der Kreation und dann natürlich auch im fertiggestellten Werk.

Im Verständnis dieses Beitrages wird die Kunsttherapie auf die Materialien der bildenden Kunst begrenzt.

Der Einsatz der Materialien ist im kunsttherapeutischen Setting natürlich in Wechselwirkung mit der Methodenwahl verknüpft, und hinter mancher Art des kreativen Materialgebrauchs und den damit verbundenen formalen Aspekten entsteht schon eine Verbindung zu einem existenziellen Thema. Es geht darum, die Patienten in den Möglichkeitsraum des symbolischen Probehandelns einzuladen und die Freude am Experimentieren und Spielen (wieder) entdecken zu lassen. Dies bedeutet, sich auf eine gemeinsame Entdeckungsreise der vielfältigen Anwendungsarten von Material zu machen. Wie entlastend kann es da sein, zunächst praktische Anregungen und Inspiration zu erhalten.

Im Folgenden werden beispielhaft neun Methoden beschrieben, die als besonders glitzernde und edle Steine im Kaleidoskop der Kunsttherapie erscheinen.

27.4 Kunsttherapeutische Methoden

Die dargestellten Methoden haben sich in den letzten Jahrzehnten aus den Erfahrungen der Pionierinnen und Pioniere der Kunsttherapie entwickelt und sich in ihrer strukturierten Vorgehensweise bewährt. Zunächst wird der jeweilige theoretische Hintergrund beleuchtet und dann das Setting sowie die Vorgehensweise dargestellt. In diesem Rahmen kann kein Anspruch auf Vollständigkeit der Darstellung aller Methoden erfüllt werden. Ich habe eine Auswahl von Methoden getroffen, die in unterschiedlichen Anwendungsfeldern zum Einsatz kommen können und die ich selbst in klinischen und ambulanten Settings angewendet habe.

27.4.1 Gezeichnete Schnörkel als Brücke zum anderen – das Squiggle-Spiel

Als Kinderarzt und Psychoanalytiker für Kinder und Jugendliche verfasste Winnicott (1896–1971) ein umfassendes Grundlagenwerken zur kindlichen Entwicklung, dem kindlichen Spiel und der Kinder- und Jugendpsychotherapie. In seiner Praxis in London-Paddington behandelte Winnicott über Jahre hinweg Kinder wie Familien und beschäftigte sich eingehend mit der Entwicklung des kindlichen Spiels und der damit zusammenhängenden Entwicklung der Kreativität. Das Konzept des sogenannten Übergangsobjektes stammt von Winnicott ebenso wie die Beschreibung des Übergangsraumes (Winnicott 2002).

Theoretischer Hintergrund. In seinen Büchern finden sich viele Fallbeispiele, die seine theoretischen Überlegungen und Konzeptionen nachvollziehbar und äußerst lesenswert machen. Seine Auffassung von Psychotherapie beschreibt Winnicott als ein Aufeinandertreffen der Welt des Therapeuten und der des Klienten. Die Aufgabe des Therapeuten sieht Winnicott darin, das Kind, gegebenenfalls auch den Erwachsenen, wieder zum Spiel hinzuführen, da im Spiel wesentliche Prozesse des Probehandelns und der Entwicklung gemacht werden können (Winnicott 2002, S. 49). Die Wichtigkeit des Spiels sieht Winnicott für die menschliche Entwicklung darin, dass sich im Spiel Handeln zeigt, das im Idealfall die Verbindung zwischen innerer und äußerer Realität zeigt und auch gleichzeitig vorbereitet. Spielen geschehe im Übergangsraum zwischen dem Individuum und dem Anderen. Die Kraft des Spieles bestehe darin, dass sich der Mensch frei und kreativ entfalten kann und über das Spiel wesentliche Anteile seines Selbst entdeckt und seine Persönlichkeit weiter ausbildet (Winnicott 2007, S. 66). Als essenzielle Voraussetzung für die Arbeit als Psychotherapeut sieht Winnicott die Fähigkeit, dass der Psychotherapeut spielen kann (S. 66). Ist die Fähigkeit des Spielens verloren gegangen, so sei die gesunde Entwicklung gestört. Das sogenannte Squiggle-Spiel (Squiggle = Schnörkel) entwickelte Winnicott als einen möglichen Einstieg in das gemeinsame Spiel mit Kindern und Jugendlichen, quasi eine Einladung zur Kontaktgestaltung in der Behandlung.

Das Setting. Patient und Therapeut sitzen über Eck oder auch gegenüber und gestalten nacheinander auf einem gemeinsamen Blatt. Dies kann zur besseren Unterscheidung der Bildelemente mit unterschiedlichen Stiftfarben von Patient und Therapeut geschehen. Der Therapeut beginnt mit einem gezeichneten kleinen Schnörkel und lädt den Patienten dazu ein, anschließend auch etwas auf das Blatt zu zeichnen. Daraus entwickelt sich ein abwechselnder zeichnerischer Akt, aus dem etwas Gemeinsames entstehen kann. In der Regel wird dabei kaum gesprochen. Aus der Dynamik des Miteinanders heraus ergibt sich, wann sich das Spiel seinem Ende neigt.

Diese Methode ist für den Patienten anregend im Hinblick auf sein Entdeckungs- und Spielverhalten, beziehungsstiftend, kommunikationsfördernd und aufschlussreich für seine Kreativitätsförderung und Handlungsweisen. Alle leiblichen Aspekte werden berührt. Für den Therapeuten ist es darüber hinaus auch diagnostisch interessant. Die entscheidenden und zur Gesundung führenden Momente sieht Winnicott in dem Moment, wo Verwunderung, Überraschung im Gestaltungsprozess für den Patienten auftauchen (Winnicott 2007, S. 63).

27.4.2 Sandspieltherapie

Etwa zeitgleich entwickelte sich, ebenfalls in England, die Sandspieltherapie, die ihren Namen jedoch erst etwas später erhielt. Die Begründerin dieser Art der Kindertherapie war die Ärztin und Kindertherapeutin Margaret Lowenfeld (1890–1973). Sand als ein

Material, das die Erde symbolisiert, auch in ihrem zeitgeschichtlichen Prozess von Werden und Vergehen, steht im Zentrum dieser Therapieform. Sie kann im weitesten Sinne auch als eine Form von künstlerischer Therapie bezeichnet werden. Deshalb soll sie als ein eigenes Verfahren Erwähnung finden.

Lowenfeld legte dieser Therapieform einen Kunstbegriff zugrunde, der Kunst als den Selbstausdruck des inneren Erlebens beschreibt. Zeitgeschichtlich steht dies in Zusammenhang mit der damaligen Konstituierung des Expressionismus und der tiefenpsychologischen bzw. analytischen Auseinandersetzung mit menschlichem ästhetischen Ausdruck. Daneben verstand Lowenfeld das kindliche Spiel als Kontaktaufnahme mit seiner Umwelt sowohl als Aneignung als auch als Verständnisprozesses der Lebenswelt. Entsprechend betitelte sie ihren Ansatz zunächst als »World technique« (Deutsche Gesellschaft für Sandspieltherapie, o. J.).

Das Kind drücke sein emotionales Erleben im Spiel aus und somit habe das Spiel eine Brückenfunktion ähnlich dem reflektierenden Sprachgebrauch der Erwachsenen. Im Spiel, in dem das Kind Entspannung, Unterhaltung und auch Lebensfreude erlebe, erfahre es auch Heilung.

Im deutschsprachigen Raum hat die Schweizer Kindertherapeutin Dora Kalff (1904–1990) den Ansatz von Lowenfeld weiter ausgearbeitet und als sogenanntes Sandspiel (Kalff 2017) bekannt gemacht.

Theoretische Bezüge. Dabei bezog sich Kalff in ihren theoretischen Überlegungen auf die analytische Psychologie von C. G. Jung. Nach Kalff entstehen in den spielend gestaltenden Prozessen intrapsychische Dialoge zwischen dem Ich und dem Selbst, deren Brücke zur Verständigung der Symbolausdruck im Spiel ist. Im Spiel werden die Selbstheilungskräfte angeregt, und der Individuationsprozess schreitet konstruktiv darüber fort, sodass die verschiedenen Dimensionen der menschlichen Existenz und Entwicklung zunehmend leiblich Integration erfahren und weniger als sich widerstreitende Instanzen gegenüberstehen. Der Prozess der Integration spiegelt sich in der Art der Gestaltung wider. Als heilsames Element wird angenommen, dass sich Kinder wie Erwachsene immer mehr ihren unbewussten Welten, die Spiegel der Beziehung zwischen Innen- und Außenwelt sind, über und in dem Akt der Symbolisierung (des Spiels) zuwenden können. So geschieht immer weniger Verdrängung und an die Stelle dessen tritt Gewahrwerdung und Integration in Form von psychophysisch-sozial-mentalem Einheitserleben.

Das Setting. Diese Methode für Kinder und Jugendliche wird überwiegend im Einzelsetting durchgeführt. Zur Ausstattung des Raumes gehören ein Sandkasten, meist auf einem Wagen mit Rollen montiert in der Höhe eines Tisches (72 cm) und in der Breite des Blickfeldes (49 cm), die Kastenhöhe ist 7 cm. Das Innere des Kastens ist in strahlendem Azurblau ausgestrichen, sodass neben dem Sand auch die Imagination von Wasser als Element in den Gestaltungen buchstäblich einfließen kann. Ein tatsächlicher Zugang zu Wasser am Waschbecken ist ebenfalls vorgesehen, da dieses im Sandspiel den Zusammenhalt des Sands ermöglicht. Mittlerweile gibt es auch die Möglichkeit eines speziellen gewachsten Sandes, der Formgebung ohne Wasser ermöglicht und dennoch seine rieselnde Eigenschaft behält. Darüber hinaus gibt es offene Regale, in denen die Spielfiguren und Objekte für die Patienten oder Klienten sichtbar und auswählbar sind. Das Spiel kann nach freiem Spiel mit den Objekten im Sand erfolgen oder auch nach Themenstellung, die der Archetypenlehre von Jung folgen. Neben dem symbolischen Ausdruck in der Spielanordnung wird das In-die-Hand-Nehmen und Formen des Sandes und der Szenerie, das Handeln, als heilsam angesehen. Die gestaltende Erfahrung wird als die innere Voraussetzung für Veränderungen in der Außenwelt gesehen.

Die Rolle der Therapeutin besteht darin, dass sie eine Kundige der Symbole aus Märchen, Literatur, Religion und Mythen ist und sie selbst Symbolbildungsprozesse vollzogen hat. Daneben braucht es eine therapeutische Haltung, die dem Patienten eine Atmosphäre der freien Entfaltung seiner Kreativität ermöglicht und die Schutz bietet auch für die Zuwendung zu den Schattenseiten, das heißt den Raum für etwaig Konflikthaftes eröffnet zum Durchleben. Ebenso braucht es eine zuversichtliche Offenheit der Therapeutin, die Potenziale und positiven Kräfte des Patienten zu erkennen. Dafür ist es notwendig, dass die Therapeutin mit ihren eigenen unterschiedlichen Selbstanteilen durch Selbsterfahrung in Kontakt ist. Mit aufmerksamem Blick, Intuition und Verständnis der verschiedenen Ebenen begleitet die Therapeutin den Spielprozess, hält sich mit verbalen Deutungen und Interpretationen jedoch zurück. Dies geschieht aus dem Wissen und der Annahme, dass die Veränderung nicht durch die intellektuelle reflektierende Einordnung des Spiels geschieht, sondern durch die gestaltende Lebenserfahrung im Kosmos des Sandkastens als Repräsentation der Brücke zwischen Innen- und Außenwelt.

27.4.3 Gemeinsam Fortschritt gestalten – das progressive therapeutische Spiegelbild

Die Methode des progressiven therapeutischen Spiegelbildes wurde von dem Psychiater und Psychotherapeuten Gaetano Benedetti (1920–2013) in den 1980er Jahren in der Arbeit mit schizophrenen Menschen in der psychiatrischen Universitätsklinik in Basel entwickelt. Benedetti verfügte neben seiner fachlichen Expertise über eine überaus feine Beobachtungsgabe und hohe Empathiefähigkeit. In den vielen Jahren seiner Arbeit mit psychisch schwer kranken Menschen engagierte sich Benedetti äußert kreativ, um Kontakt und Dialog zu ermöglichen, wo kein verbaler Austausch mehr möglich war. Sein Ziel war es, den kranken Menschen als Gegenüber Kommunikation und Antwort zu bieten und über differenzierte kleinschrittige, meist zeichnerische Interventionen zur Rekonstruktion der Ich-Grenzen des Gegenübers beizutragen, um damit Linderung zu ermöglichen und Heilung zu unterstützen. Seine Haltung war dabei geprägt von einem großen Respekt vor dem menschlichen Sein und von dem Verstehenwollens auch fremder Erlebniswelten mit dem Bewusstsein, dass das Zeichnen und

Malen für viele psychisch kranke Menschen ein Bewältigungs- und Selbststrukturierungsversuch ist.

Theoretischer Hintergrund. Es bestehen Bezüge zwischen Benedettis Ansatz der individuellen Psychotherapie zu der analytischen Psychologie Jungs und psychoanalytischen Konzepten der Ärztin und Psychoanalytikerin Margaret Mahler zur kindlichen Entwicklung und Individuation. Benedettis Überlegungen und theoretischen Konzepte zu seiner vielschichtigen und effizienten Methode des progressiven therapeutischen Spiegelbildes (PTS) beziehen sich auf die Prozesse in der kindlichen Entwicklung, wie sie Mahler (1978) formulierte. Benedetti geht davon aus, dass es in der Behandlung von psychotischen Menschen die duale-symbiotische Phase zwischen Patient und Therapeut braucht, damit der Patient aus diesen Erfahrungen nachreifen bzw. sich wieder restrukturieren kann. Die Interventionen des Therapeuten sollen ihn schrittweise (progressiv) dazu einladen und befähigen, sich aus der Symbiose zu lösen, um dann den Schritt in die Triangulierung zu wagen. Damit werde Realitätsbezug wieder hergestellt und Identität rekonstruiert. Dabei sieht Benedetti die Rolle des Therapeuten unter anderem darin, dass er sich mit seinem ganzen Wissen und seiner Persönlichkeit auf Augenhöhe zur Verfügung stellt und sich in die Welt des Patienten hineinbegibt. Benedetti (1992) spricht sogar von Identifizierung bzw. Spiegelung, was bedeutet, dass der Therapeut alles, was da ist, erst einmal wie ein Spiegel auch in seinen Zeichnungen zeigt. Darüber kommt der Therapeut zum Verständnis für das Erleben des Patienten. Aus dem Verständnis des Ausdrucks des Patienten heraus setzt der Therapeut dann Impulse zur Positivierung. Nur durch die symmetrische Gestaltung der Beziehung zum Patienten erhält der Therapeut im besten Fall die Legitimation des Patienten, ihm kleine Veränderungen im symbolischen Handeln vorzuschlagen, das bildliche Geschehen zu positivieren (Peccicia und Benedetti 1989, S. 192). Das lindernde bzw. heilende Moment bei dieser Herangehensweise wird darin gesehen, dass durch die wechselseitige Gestaltung ein gemeinsamer ästhetischer Prozess zwischen Therapeut und Patient entsteht und auch der Patient sich mit dem Therapeuten über die symbolische Ebene des Zeichnens identifiziert, was in der Bildgestaltung und der daraus resultierenden Ich-Stärkung sichtbar und nachvollziehbar wird. Gemeinsam mit dem Kunsttherapeuten Maurizio Peccicia entwickelte Benedetti das Setting des PTS (Peccicia und Benedetti 1989), bei dem Patient und Therapeut gemeinsam im Wechsel zeichnen.

Das Setting. Beim PTS handelt es sich um ein Einzelsetting. Therapeut und Patient sitzen sich gegenüber. Zwischen Ihnen liegen ein Pauspapier und Zeichenstifte. Der Patient beginnt zu zeichnen. Anschließend erhält der Therapeut das entstandene Bild des Patienten. Der Therapeut legt ein Pauspapier über die Zeichnung des Patienten und zeichnet das nach, was er vorfindet. Der Patient schaut zu und es entwickelt sich eine spannende Atmosphäre. Das Bild wird zum sogenannten Übergangsraum zwischen Patient und Therapeut, hier können sich neue Entwicklungen manifestieren. Der Therapeut verinnerlicht also zunächst das vom Patienten Gezeichnete und zeichnet dann ein neues gestalterisches Element, projiziert also etwas von sich auf die Bildfläche, und lädt damit den Patienten – nicht verbal, sondern nur durch das Prozessgeschehen – auch zur Annahme und Verinnerlichung des erhaltenen Gestaltimpulses ein und damit zur Integration. Dadurch findet schrittweise Veränderung statt. Der Patient erhält nun wieder das Bild des Therapeuten und er legt ebenfalls ein Pauspapier darüber und zeichnet wieder nach. Im Idealfall lässt sich der Patient darauf ein, das, was der Therapeut dazu gezeichnet hat, in das nächste Bild zu integrieren. Vielleicht vermag er dieses aber auch noch nicht und reagiert mit Abwehr in Form von Ignorieren des therapeutischen Impulses. In diesem Fall stimmt der Therapeut sein zeichnerisches Verhalten wieder auf den Patienten ab, zeichnet wieder einen variierten Impuls hinzu. Der Prozess kann über einen längeren Zeitraum und in kontinuierlichen Sitzungen stattfinden, bis das gesetzte Ziel der individuellen Kunst-Psychotherapie erreicht ist.

27.4.4 Malend verstehen – Begleitendes Malen

Theoretischer Hintergrund. Auch das Begleitende Malen, zu dem als erste Helena Schrode (1995) publizierte, geht in seinen theoretischen Bezügen auf tiefenpsychologische und psychoanalytische Wurzeln zurück.

Ähnlich wie bei Benedetti wird die Beziehung und Handlung symmetrisch dahingehend gestaltet, dass Patient und Therapeutin gleichzeitig Malen. Es wird angenommen, dass die parallele und aufnehmende Gestaltungsweise mit kleinschrittigen bildnerischen Interventionen dem Patienten eine hilfreiche Unterstützung in seinem therapeutischen Prozess ist. Für die Kunsttherapeutin in diesem Setting bedeutet dies, dass sie sich ebenso in die malerische und symbolische Welt des Patienten einfindet, dessen Duktus und Ausdruck nachempfindet. Sie beobachtet, ordnet ein und leitet daraus gestalterische Interventionen auf ihrem eigenen Bild ab (z. B. den Duktus intensiviert, ein Motiv variiert). Dabei hat sie das übergeordnete Ziel, den Erfahrungs- und Lösungsraum des Patienten durch neue Angebote zu erweitern. Mit dieser anfänglichen Aufnahme des Ausdrucks des Patienten und der anschließenden therapeutischen Anreicherung erfährt der Patient zunächst, dass die Therapeutin ihm folgt und dann ein Angebot einer ergänzenden Erfahrung auf der Bildebene macht. Dieses vollzieht sich auch auf der Beziehungsebene, indem eine nährende dialogische, fast symbiotische Atmosphäre angeboten wird und dann zu einer Triangulierung über das Neue, was gestalterisch auf dem Therapeutin-Bild hinzukommt, erweitert wird. Die Therapeutin bewegt sich aus der Symbiose heraus und öffnet zur Triangulierung. Als Grundlage für die bildnerischen Interventionen der Therapeutin sind drei wichtige Aspekte zu nennen. Einmal bedarf es eines hohen Empathievermögens, sich in das Gesehene und leiblich Erfasste der Patientengestaltung einzufinden. Diese führt zu Gegenübertragungsreaktionen der Therapeutin, die wichtig sind, innerlich zu reflektieren, bevor sie dazu übergeht, auszuwählen, auf welches Bildelement sie formal oder inhaltlich wie reagiert und ihre Gegenübertragung einfließen lässt (Schrode 1995,

S. 147). Die der gewählten Intervention zugrunde liegende Intention könnte man als heilsame Asymmetrie bezeichnen. Die Methode des begleitenden Malens wurde für die klinische Kunsttherapie im psychosomatischen Kontext entwickelt.

Das Setting. Auch diese Herangehensweise ist als Einzelsetting konzipiert. Patient und Therapeutin haben jeweils ein eigenes Blatt in der gleichen Größe. In der Regel benutzen sie die gleichen Farbarten. Der Patient beginnt zu malen, meist ohne konkrete Themenstellung, sondern aus sich heraus. Die Therapeutin beobachtet das Geschehen und beginnt dann mit ihrem eigenen Bild. Sie beendet es auch, wenn der Patient seinen Schaffensprozess beendet. Anschließend findet die Bildbetrachtung statt. In das Gespräch, das sich an den Möglichkeiten des Patienten orientiert, fließen die Erfahrungen des Gestaltungsprozesses, des Erlebens der bildnerischen wie settinggebundenen Beziehungsdynamik, die Assoziationen zu dem Erlebten und dem Visualisierten ein. Der Vorteil ist, dass Patient und Therapeutin auch manchmal schwierige Themen der Übertragung und Gegenübertragung über die Bilder und deren Betrachtung kommunizieren können.

27.4.5 Lösungen finden am Bild im Hier und Jetzt – Begleitetes Malen/Personenorientierte Maltherapie

Seit den 1960er Jahren entwickelte die Schweizer Kunsttherapeutin Bettina Egger (* 1943) ihre maltherapeutischen Methoden. Sie bezeichnet es selbst als eines ihrer prägendsten biografischen Lebensereignisse, dass ihr Vater ihr ermöglicht hatte, direkt bei Arno Stern (* 1924) in Paris in seinem Malort »Atelier de Jeudi« eine Ausbildung zur Malbegleiterin zu machen (Egger 2017b). Aus dem von Arno Stern entwickelten Malspiel, das er ausdrücklich nicht als Therapie verstand, entwickelte Egger (2017a) aus den Erfahrungen ihrer eigenen Tätigkeit in der Schweiz später die kunsttherapeutische Methode des Begleiteten Malens. Später benannte sie es in Personenorientierte Maltherapie um.

Theoretischer Hintergrund. Neben dem Malort beschäftigte sich Egger mit der humanistischen Psychologie und der Klientenzentrierten Gesprächsführung von Carl Rogers (1902–1987), einem in den 1960er Jahren konzeptualisierten, damals revolutionären Psychotherapieansatz. Die Konzeptualisierung der Persönlichkeitsentwicklung nach Rogers und seine umfassenden Forschungen zur therapeutischen Haltung und der daraus abgeleiteten Interventionen integrierte sie in ihre maltherapeutische Haltung und Vorgehensweise. Zentraler Punkt ihres methodischen Ansatzes ist die Annahme, dass das Malen an sich heilsam ist und die Lösung immer über das Bild entsteht, über das Handeln am Bild, nicht über ein sich anschließendes reflektierendes Deuten. Der Klient oder Patient erhält keinen Malauftrag oder Malthema. Es wird davon ausgegangen, dass in jedem Klienten/Patienten Bilder schlummern, die gemalt werden wollen. In der therapeutischen Haltung tritt die Kunsttherapeutin den Patienten oder Klienten sowie deren Bildern und künstlerischem Handeln mit unbedingter Wertschätzung, Kongruenz und Empathie gegenüber und fokussiert im Vertrauen auf die Selbstaktualisierungstendenz des Menschen (Rogers 2008) und auf dessen Ressourcen. Ähnlich wie im Malort ist die Kunsttherapeutin zunächst teilnehmende Beobachterin des Prozesses. Jedoch schreitet sie mit wohlabgestimmten Interventionen kunsttherapeutisch verbalisierend ein, wenn sie z. B. Zögern, Zweifeln oder erhöhte Erregung im Malprozess des Klienten/Patienten wahrnimmt. Dahinter steht die Annahme, dass sich in diesen Irritationen des Klienten/Patienten wesentliche Veränderungschancen alter und nicht mehr förderlicher Verhaltens-, Denk- und emotionaler Muster zeigen. Am Bild besteht die Möglichkeit, im Sinne des Probehandelns neue Muster auszuprobieren und zu kultivieren.

Das Setting. Das klassische Setting dieser Methode leitet sich aus der Beschaffenheit des Malortes nach Stern ab. Es kann sowohl in der Gruppe als auch im Einzelsetting stattfinden. Malwände sind fest an den Wänden montiert, an denen leicht auch großformatige Papiere aufgehängt werden können. Häufig malen die Menschen im Stehen, kehren sich den Rücken zu. In der Mitte des Raumes steht eine »Farborgel«, ein schmales Brett, in das Gläser eingelassen sind, in denen feinabgestimmte Farbtöne in der Reihenfolge von Hell nach Dunkel enthalten sind. Diese Farben sind eine Art hochwertiger Gouachefarben, denen eine spezielle Mischung von Pigmenten und Bindemittel zugrunde liegt. Alle Teilnehmenden der maltherapeutischen Gruppe haben freien Zugang zu den Farbtönen mit ihrem hohen Aufforderungscharakter. Ebenso sind Pinsel in guter Qualität vorgesehen. Es kann aber genauso gut mit den Händen im direkten Kontakt zur Farbe und zum Papier gemalt werden. Die Maltherapeutin oder Malbegleiterin steht oder bewegt sich in angemessenem Abstand zu den Malenden im Raum und beobachtet die Prozesse. Sie wendet sich denen zu, zu denen sie ihr therapeutisches Wissen und ihre Intuition leitet. Im Gruppensetting ist natürlich darauf zu achten, dass die Aufmerksamkeit gleich verteilt ist.

27.4.6 Begreifen, Berühren – Lebenswelt Gestalten: die Arbeit am Tonfeld®

Theoretischer Hintergrund. Im Setting etwas ähnlich anmutend wie das der Sandspieltherapie (vgl. Kap. 26.5.2) entwickelte der Pädagoge, Psychologe und Germanist Heinz Deuser in den 1970er Jahren die Arbeit am Tonfeld®, eine Methode, bei der mit Ton gearbeitet wird. Aus seinen eigenen Beobachtungen und den Erkenntnissen der Wahrnehmungs- und Entwicklungspsychologie kam Deuser zu seiner theoretischen Begründung.

In der Annahme, dass der Tastsinn der zentrale Sinn ist, mit dem wir die Welt buchstäblich begreifen und leiblich erfahren, begründete Deuser seine Herangehensweise.

In jeder Geste, die wir als Menschen machen, sieht er die erlebten Bezüge zwischen Individuum und Welt gespiegelt; insofern sind diese auch durch ebensolche veränderbar. Die Erfahrungen sind präverbal, sie setzen früh ein, im Prinzip gleich mit der Geburt. Ist es doch die Berührung des anderen, die uns als Erstes begegnet, mit der wir aus dem Mutterleib ins Leben kommen. Das haptische Erleben und die haptische Aktion/Handlung implizieren immer Bewegung, und zwar in zwei Richtungen. Der Mensch wird von der Welt/Umwelt berührt und begreift sie auch aktiv. Auf diesem Bewegungskontinuum befindet sich der Mensch immer in einer Dynamik der Vorwärtsbewegung »auf zu« und des Rückbezugs auf sich selbst, des »Halts« (Deuser 2020). Entwicklung und Erfahrungen entstehen im Begegnungsraum vom Ich zur Welt und der Welt zu Mir.

Deuser sieht das Tonfeld als eine symbolische Repräsentation der Welt. In der Gestaltung dieses Feldes, in dem sowohl in die Fläche als auch in die Vertikale (z. B. Aufschichtung der Tonerde) gestaltet werden kann, erlebt der Klient schaffend einen Bezug zur äußeren Welt als auch zu sich selbst. Im Prozess der Gestaltung erfährt er eine psychomotorische Nachreifung. Ebenso kann er im Prozess Neues ausprobieren, was später auf das wahre Leben und den Weltbezug übertragen werden kann. Hier kann man von Probehandeln sprechen. Das, was im Tonfeld entsteht, könnte man als materialisierte Bewegung bezeichnen. Dabei zeigt sich auf der phänomenologischen Ebene das Sein und der Weg zur Veränderung im Dialog zwischen Ich – Weltbezug – Mir.

Setting. Für die Arbeit mit dem Ton braucht man einen rechteckigen Kasten, der so hoch ist, dass Kinder wie Erwachsene bequem hineingreifen können, und der tief genug ist, um mit den Händen auch in den Ton graben zu können. Dieser Kasten ist randvoll mit weicher, geschmeidiger Tonerde plan gefüllt. So findet der Klient eine Tonfläche vor, die ihn einlädt, seine eigenen Spuren zu hinterlassen. Neben dem Kasten befindet sich eine Schale mit Wasser, in die der Klient leicht hineingreifen und die Konsistenz der Tonerde entsprechend seinen Bedürfnissen ändern kann.

Der sogenannte Tonfeldbegleiter hat eine umfassende Ausbildung/Weiterbildung gemacht, in der er zunächst die Arbeit mit Kindern und Jugendlichen kennenlernt und unter Supervision anwendet. Die Ausbildung für die Arbeit mit Erwachsenen baut darauf auf.

Wie der Name schon sagt, begleitet der Tonfeldbegleiter mit achtsamer Beobachtung und dem Wissen um die kindliche Entwicklung die Erkundungen und Gestaltungsprozesse des Klienten. Dabei richtet sich sein Augenmerk auf die Themen, die ihn leiblich beschäftigen und die psychomotorisch buchstäblich spielend, erfahrend durchgearbeitet und entwickelt werden. Mit seinem Wahrnehmen und gegebenenfalls behutsamen verbalen Interventionen unterstützt der Begleiter die Klienten in der Wahrnehmung ihres Tuns.

Erwachsene werden dazu angeregt, mit geschlossenen Augen zu gestalten, weil Erwachsene dadurch mehr Freiheiten und Spontaneität haben, ihren Tastsinn jenseits von Intellektualisierung zu entfalten.

In der Regel findet diese Arbeit im Einzelsetting statt. Typische Einsatzfelder dieser Methode finden sich in der ambulanten Begleitung, in der Jugendhilfe, in schulischen Kontexten und anderen pädagogisch-therapeutischen Einrichtungen.

27.4.7 Malen aus dem Unbewussten / Intuitives Malen

Das Malen aus dem Unbewussten/Intuitive Malen geht auf die 1935 geborene Ingrid Riedel zurück. Sie studierte Literaturwissenschaften, Theologie und Sozialpsychologie und promovierte in den beiden letztgenannten Fächern. Sie ist Lehranalytikerin am C. G. Jung-Institut in Zürich, Psychotherapeutin und Gastprofessorin an zahlreichen Universitäten. Mit ihrem umfangreichen Wissensschatz und den mit Leben gefüllten Bezügen zu den genannten Geistes- und Sozialwissenschaften hat sie zahlreiche lesenswerte Schriften veröffentlicht. Ihren maltherapeutischen Ansatz hat sie, teils gemeinsam mit Christa Henzler, immer weiter und differenzierter über die Jahre ihres Schaffens ausgearbeitet.

Theoretischer Hintergrund. Die vielfach erprobte kunsttherapeutische Methode basiert auf der Analytischen Psychologie nach C. G. Jung. Dabei ist der Kerngedanke, dass Heilung geschehen kann, wenn der Mensch wieder mit seinen schöpferischen Kräften in Kontakt kommt. Im malerischen Gestalten kann der Mensch wieder eine Verbindung zwischen bewussten und unbewussten leiblichen Inhalten knüpfen. Verdrängtes oder Schattenseiten werden integriert oder erhellt, das heißt zugänglich gemacht. Dies führt zu einer zum Positiven gewendeten Lebensrealität in der Innen- wie in der Außenwelt. Die Veränderung vollzieht sich auch hier erst auf der Gestaltungsebene, was sowohl durch formale Aspekte wie den Bildaufbau, die Strichführung (Duktus) und die Farbigkeit als auch durch inhaltliche Veränderungen wie die Symbolfindung sichtbar wird. Wirkungsvoll für den Individuationsprozess wird das Malen als ganzheitlich leiblicher Prozess angesehen, indem, wie im Gestaltungsspiel auch, alle Sinne angesprochen werden und die Manifestation von Lebensbewegung im Bild sichtbar wird. Das Bild mit seinen Symbolen bildet das Gefäß für die Emotionen und spiegelt alle Regungen wider (Riedel 2018). Mit der Sichtbarwerdung findet auch im nächsten Schritt ein Zugang zur Versprachlichung statt. Dies macht die Reflexion über den Entstehungsprozess des Bildes möglich, was die Integration hilfreich unterstützt. Ist diese vollzogen, so kann auch die Veränderung in der Welt außerhalb des Bildes und der Therapie eintreten (Riedel und Henzler 2016).

Das Setting. Das intuitive Malen kann als ein Element in die tiefenpsychologische Psychotherapie eingebettet sein. So ist es in diesem Fall meist ein einzeltherapeutisches Setting. Darüber hinaus kann das intuitive Malen im kunsttherapeutischen Ateliersetting eingesetzt werden. Die Haltung der Kunst- bzw. Psychotherapeutin ist geprägt von stiller und zugleich aktiver, einfühlender Zuwendung zum Gestaltenden. Sie erlebt die

Wendungen und Gestaltungen in den Bildern mit, ohne sich in den Schaffensprozess einzumischen. Die Therapeutin zeichnet das Vertrauen und Wissen um die Kraft der gestaltenden Prozesse aus. Insofern tariert sie den verbalen Zugang zu den Bildern aus und weiß aufgrund ihrer fachlichen Expertise und ihrer Intuition, in der sie mit sich und dem Unbewussten des Patienten verbunden ist, wann der Zeitpunkt der Besprechung des entstandenen Bildes hilfreich und sinnvoll ist für den Patienten. Als Malmaterialien kommen sowohl flüssige, pastose als auch trockene Farbarten zum Einsatz.

27.4.8 Geführtes Zeichnen

Die Methode des geführten Zeichnens geht auf die Psychologin Maria Gräfin Hippius (1909–2003) zurück und wurde von Ortrud Deuser (1993) weiter ausgearbeitet und publiziert. Maria Gräfin Hippius war mit Graf Dürkheim Begründerin des Zentrums für Initiatische Therapie im schwarzwälderischen Todtmoos/Rütte.

Theoretischer Hintergrund. Die theoretischen Grundlagen für das Konzept des Geführten Zeichnens lassen sich in der Gestaltpsychologie finden und im Krankheits- und Gesundheitsverständnis von Viktor von Weizsäcker (1886–1957) sehen. Dieser ging davon aus, dass Medizin immer den ganzen Menschen im Blick haben muss und dass sich Krankheit und Gesundheit im ganzen Leib zeigen. Innere Bewegungen (wie z. B. Emotionen) zeigen sich in äußeren Bewegungen wie Gesten, Körperhaltungen. Wahrnehmen und Verhalten finden gleichzeitig und sich beeinflussend statt. Insofern spricht Viktor von Weizsäcker vom Gestaltkreis, da sich alles gegenseitig beeinflusst, alles miteinander in Beziehung steht. Hiermit entwickelte von Weizsäcker ein Alternativmodell zum mechanistischen Menschenbild von Descartes.

Beim Geführten Zeichnen wird davon ausgegangen, dass innere Bewegung in motorische Bewegung gewandelt wird und sich z. B. in Zeichen und Malbewegungen manifestieren kann. Die Bewegungsimpulse entstehen aus dem Seinszustand zwischen Unbewussten und Bewusstsein (Deuser 1993, S. 130). Die Zeichenspuren sind Spuren im Übergangsraum zwischen Selbst und Welt. Die Formn, die sich aus diesem Zustand ergeben, werden von Deuser mit Bezug auf C. G. Jung als Archetypen eingeordnet. In jedem Zeichenprozess- und Zeichenprodukt kann sich die Spannweite der leiblichen Regungen zeigen, so kann ein Kreis als vollkommene Form, die Ganzheit und Ausgewogenheit vermittelt, empfunden werden oder auch als begrenzend und einengend (S. 126). Je nach innerem Thema des Zeichnenden und dessen Dynamik zwischen Ich-Wahrnehmung und Verbindung zum Unbewussten findet die Einordnung des Gezeichneten auf der Geraden zwischen den Polen statt (S. 126). Das Unbewusste wird anknüpfend an Jung als eine unerschöpfliche Quelle von kreativer Entwicklung und Lebensbewältigung verstanden, die im Zeichnen durch Duktus, Formfindung nachvollziehbar und eingeordnet werden können. Der Begriff des Geführten Zeichnens meint das Vertrauen und innere Wissen um den Prozess, das in der Zeichen-Bewegung und der Hingabe an Impulse, die währenddessen aufkommen, eine Ordnung zwischen allen Bewusstseinsebenen hergestellt wird. So entstehen serielle Schöpfungen, die über sogenannte Urformen (S. 125) ganze Geschichten von und über den Zeichnenden erzählen.

Das Setting. Auch diese Methode ist im Prinzip als Einzelsetting konzipiert. Der Klient/Patient und die Therapeutin/Begleiterin sitzen sich an einem ausreichend großen Tisch gegenüber. Vor dem Klienten liegt ein großes Papier, das ausladende Mal- und Zeichenbewegungen mit beiden Armen ermöglicht. Im ersten Schritt findet eine kurze Einleitung in den Zeichenprozess mittels einer Atem-, Wahrnehmungs-, Konzentrations- oder Mediationsanregung statt. Diese hat zum Ziel, dass der Klient/Patient seine Aufmerksamkeit auf sich richten kann. Wenn möglich, schließt er die Augen und achtet darauf, dass seine Füße fest den Boden berühren. Die Zeichenbewegung soll aus dem Schultergelenk kommen, das führt dazu, dass eine Aufrichtung stattfindet und die Arme vom Blatt gehoben werden.

Als Malstifte werden Grafitstifte oder Rötelkreide oder auch Kohlestifte angeboten. Es wird in der Regel beidhändig gezeichnet. Der Zeichner folgt beim Zeichnen seinen Impulsen, die auch in Verbindung mit der Atmung stehen. Der Blattwechsel erfolgt, wenn Zäsuren in der Mal-Atem-Bewegung entstehen. Der Zeichner lässt wenn möglich seine Augen zu und die Therapeutin/Malbegleiterin legt die neuen Blätter jeweils vor ihn. Der Prozess endet, wenn die Impulse versiegen. Es kann während des Malens gesprochen werden, jedoch wird Sprechen vor allem von der Therapeutin sehr reduziert eingesetzt, nur zur kurzen Ermutigung oder mit haltgebenden Bemerkungen oder kurzen Absprachen zur Handreichung von Papier oder Kreide. Anschließend werden die entstandenen Zeichnungen in der Reihenfolge ihrer Entstehung aufgehängt und einzeln wie auch in Verbindung mit den anderen Zeichnungen betrachtet und in ihrer Phänomenologie eingeordnet zum Erleben.

27.4.9 Das Andere als Spiegel unseres Selbst – die Resonanzbildmethode©

Eine der Pionierinnen der Kunsttherapie in Deutschland ist die Ärztin, Psychologin und Psychotherapeutin Gisela Schmeer (* 1926). Über 60 Jahre erarbeitete sie einen systemisch-tiefenpsychologischen Ansatz in der Kunsttherapie und formulierte unter anderem wesentliche Beiträge zu kunsttherapeutischen Gruppentherapie.

Theoretischer Hintergrund. Die Resonanzbildmethode© entwickelte Schmeer aus der Erfahrung und Therapie im Gruppenkontext. Der Kerngedanke stammt aus der Systemtheorie: Der Erfahrungschatz einer Gruppe ist größer als die Summe der Teilnehmer. Über das Gestalten und die verbalen wie nonverbalen Interaktionen ergeben sich in der Gruppe vielfach neue Lösungen. Diese entstehen aus der Resonanz zum anderen und erzählen gleichzeitig etwas über den Wahrnehmenden selbst. In der Vorgehensweise bezieht sich Schmeer neben der Systemtheorie auch auf die analytische Psychologie. So führt sie die Gruppenteilnehmenden zunächst stringent zu sich selbst zurück.

Das Setting. Schon das vorgeschlagene Setting bietet den Rahmen für genau diesen Schritt zum Selbstbezug. Der Kunsttherapieraum soll frei sein von äußeren Reizen, schlicht und klar in der Gestaltung, sodass die Initiative für das Gestalten der Teilnehmenden aus dem Inneren kommen kann (Schmeer 2006). Schmeer spricht in diesem Zusammenhang von Initialbild, das erste Bild, das im Gruppenprozess von jedem Einzelnen entsteht. Als Materialien hierfür eigenen sich alle Malmaterialien. Nachdem dieses Bild in einer vorgegebenen Zeit entstanden ist, stellt jeder Teilnehmer sein Bild mit maximal drei Sätzen vor.

Anschließend erhalten die Teilnehmer ein deutlich kleineres Format als das des Initialbildes; Schmeer (2013) hat das Format auf 18 × 21,5 cm festgelegt. Die Teilnehmenden werden dann dazu aufgefordert, sich alle Initialbilder nochmals anzuschauen und darauf zu achten, bei welchem Bild eine Resonanz entsteht. Resonanz meint in diesem Zusammenhang das Zurückschwingen des Bildes eines anderen auf den Betrachter. Dabei können die dargestellte Themen, die formal-ästhetischen Kriterien oder auch die Gesamtkomposition auf den Betrachter zurückschwingen. Dieses bringt der Betrachter dann in seine eigene Resonanzzeichnung zu dem gewählten Bild ein. Die Resonanzzeichnung wird mit einem schwarzen Stift spontan in einem kurzen Zeitraum ausgeführt. Dabei kommt es manchmal dazu, dass innerhalb einer Gruppe zu einem Initialbild mehrere Resonanzbilder entstehen, die ganz unterschiedlich in ihrer Perspektive zum Originalbild sind. Die Resonanzbilder werden zu den entsprechenden Initialbildern dazugehängt, und dann erzählen die Teilnehmenden, was sie wie an dem ausgewählten Initialbild angesprochen hat und welche Intention sie in ihr Resonanzbild gelegt haben. So entstehen viele verschiedene Perspektiven auf ein und dasselbe Bild. Durch die Gemeinsamkeit und die Variationen des eigenen Bildthemas lassen sich die eigenen Themen leichter verstehen und Lösungen sind unter Umständen schneller zugänglich.

Ein Resonanzbild lässt sich jedoch nicht nur auf gemalte Bilder gestalten, sondern kann auch eine Reaktion auf gruppendynamische Strömungen sein bzw. Auskunft über die Beziehungen im Gruppensystem geben. Hierzu kann die Aufgabe gestellt werden, das zu zeichnen, was jemand in der aktuellen Gruppe wahrnimmt. Die entstandene Zeichnung offenbart oft biografische Themen, die sich in der Gruppendynamik remanifestieren und so zum Bearbeiten beitragen können. Unterschwellige Konflikte können in den Zeichnungen deutlich und zugänglich werden (Schmeer 2006). Die Intensität, die durch diese dialogische künstlerische Herangehensweise entsteht, trägt zur intensiven Verbindung in der Gruppe bei, und das Wissen und Erproben von Lösungsstrategien erweitert den Erfahrungs- und Handlungsraum exponentiell.

Gertraud Schottenloher (1995) hat eine ähnliche methodische Vorgehensweise formuliert, bei dem sogenannte Antwortbilder auf ein Initialbild gemalt werden (S. 91). Die Bilder werden dann gemeinsam ebenfalls in der Gruppe nacheinander besprochen.

27.5 Methode und Beziehungsgestaltung

Nachdem diese neun methodischen Zugänge quasi als Edelsteine im Kaleidoskop vorgestellt wurden, steht im nächsten Abschnitt – um im Bild des Kaleidoskops zu bleiben – die Röhre im Fokus, also das, was den vielen bunten Steinchen Halt und den entsprechenden Raum gibt, damit sie sich kunstvoll formieren können. Das bedeutet, es wird darum gehen, die Rahmenbedingungen zu beleuchten, die hilfreich und auch Voraussetzung sind für gelingende, wirkungsvolle kunsttherapeutische Interventionen und methodische Prozesse.

27.5.1 Blick in die Nachbarlandschaft der psychotherapeutischen Forschung

Werfen wir einen Blick auf die Forschungsergebnisse zu den Einflussfaktoren, die wesentlich sind für das Gelingen von (psycho-)therapeutischen Prozessen, um daraus auch für die Kunsttherapie wesentliche Erkenntnisse abzuleiten. In verschiedenen Metaanalysen zu übergeordneten Wirkfaktoren von Psychotherapie konnte gezeigt werden, dass gelungene Psychotherapien zu 15 % zurückzuführen sind auf eine positive Erwartungshaltung der Patienten (das bedeutet, sie nehmen an, dass Psychotherapie hilft), zu 15 % auf die verwendeten Techniken und Vorgehensweisen (Methoden), zu 30 % auf die Qualität der therapeutischen Beziehungsgestaltung und zu 40 % (!) auf außertherapeutische Ereignisse (z. B. positive Veränderung der Lebensumstände) (Narcoss 2002). Diese und ähnliche Erkenntnisse aus anderen Metastudien mahnen zur Bescheidenheit und guter Gewichtung der Interventionen.

27.5.2 Der gekonnte Einsatz kunsttherapeutischer Methoden

Als Kunsttherapeutinnen haben wir Einfluss auf die Beziehungsgestaltung, der Mitgestaltung der Erwartungshaltung sowie den Einsatz von angemessenen Methoden für das jeweilige Anwendungsfeld und für den individuellen Klienten bzw. Patienten. In der kunsttherapeutischen Triade haben wir die Möglichkeit, gleichzeitig an verschiedenen Seiten im Dreieck anzusetzen. geschilderte Gewichtung der Variablen für gelingende Therapie legt folgende Schlussfolgerung nahe: Kunsttherapeutinnen können auf der Beziehungsebene ansetzen und eine »therapeutische Allianz« (Roth und Strüber 2014, S. 355) zu den Patienten aufbauen, damit sie ihre (oft skeptische) Erwartungshaltung überprüfen, verändern und das Therapieangebot annehmen können und die damit eingesetzten Methoden und Themenvorschläge ausprobieren möchten.

Gelingende psychotherapeutische wie kunsttherapeutische Beziehung ist dadurch geprägt, dass Therapeutinnen ihr Gegenüber in seinen biosoziopsychologischen Zusammenhängen verstehen und erkennen. Konkret würde dies unter anderem bedeuten, dass Kunsttherapeutinnen die Hintergründe der Beschwerden kennen, ebenso die biologischen Aspekte, die sozialen Bedingungen sowie die psychologische Erklärung dafür. Allem voran braucht die Therapeutin jedoch Kenntnis darüber, in welchem inneren psychischen Reife- und Konstitutionszustand sich ein Patient befindet. Dies entscheidet darüber, welche Interventionen und Methoden angemessen sind und wofür er aufnahmefähig sein könnte.

In Kenntnis der unterschiedlichen Wirkfaktoren und damit verbundenen Anforderungen an die Kunsttherapeutin, für den Patienten hilfreich zu sein, ist das Angebot von Material und Methode fein abzustimmen auf die Zielsetzungen des Gegenübers, auf seinen Erfahrungs- und Motivationshintergrund mit dieser Therapieform sowie auf die Phase des therapeutischen (Gruppen-)Prozesses.

Besonders im klinischen Feld von Psychiatrie und Psychosomatik hat sich ein eklektisches Vorgehen etabliert; dieses ist häufig dann gefordert, wenn es sich um heterogene Gruppen handelt. Die Kunsttherapeutin ist dort meist Allrounderin.

In der ambulanten Praxis besteht die Notwendigkeit und auch Möglichkeit der ausführlichen kunsttherapeutischen Diagnostik. Die kunsttherapeutischen Methoden werden je nach Diagnose auf den Patienten abgestimmt. Die Kunsttherapeutin hat natürlich die Freiheit, sich auf eine bestimmte Vorgehensweise zu spezialisieren.

Literatur

Ameln-Haffke H (2014). Emotionsbasierte Kunsttherapie. Methoden zur Förderung emotionaler Kompetenzen. Göttingen: Hogrefe.

Baer U (2014). Gefühlssterne, Angstfresser, Verwandlungsbilder. Kunst- und Gestaltungstherapeutische Methoden. Neukirchen-Vlyn: Semnos Verlag.

Benedetti G (1992). Psychotherapie als existentielle Herausforderung. Göttingen: Vandenhoek & Rupprecht.

Dahm-Puchalla, A (2012). Mit Gefühlen kunsttherapeutisch Arbeiten. Neukirchen-Vluyn: Semnos Verlag.

Deuser O (1993). Geführtes Zeichnen. In: P Baukus, J Thies (1993), Aktuelle Tendenzen der Kunsttherapie. Stuttgart: Gustav Fischer; S. 126–230.

Deuser H (2020). Die Wissenschaft der Kunsttherapie: Zum Selbstverständnis präverbaler Arbeit der Kunsttherapie – Reflexionen auf Themenspektren und Fundierungen am Beispiel der »Arbeit am Tonfeld«. GMS J Art Therapy. Verfügbar unter https://www.egms.de/en/journals/jat/2020-2/jat000009.shtml

Deutsche Gesellschaft für Sandspieltherapie (DGST) (o. J.). Geschichte der Sandspieltherapie (Homepage der DGST). Verügbar unter https://www.sandspiel.de/index.php/therapeutisches-sandspiel/geschichte

Egger B (2017a). Personenzentrierte Maltherapie. Wie der Malprozess Gedanken und Gefühle klären kann. Göttingen: Hogrefe.

Egger B (2017b). Über mich (Homepage der Autorin). Verfügbar unter https://www.bettina-egger.ch/de/home/ueber-mich/

Elbing U, Oster J (2018). Kunsttherapie-Forschung im Spannungsfeld zwischen Gegenstandsangemessenheit und Wirkungsnachweis. In: F von Spreti, P Martius, F Steger (Hg), KunstTherapie. Wirkung – Handwerk – Praxis. Stuttgart: Schattauer; S. 411–417.

Guddat S, Voelzke-Neuhaus M (2021). Kunsttherapie im Rahmen der DBT. Skillsatelier für Borderline-Patienten. Stuttgart: Klett-Cotta.

Hennigsen P (2018). Kunsttherapeutisches Handeln. In: F von Spreti, P Martius, F Steger (Hg), KunstTherapie. Wirkung – Handwerk – Praxis. Stuttgart: Schattauer; S. 185–188.

Hopf A (2014). Wer gestaltet mein Leben? Die kurze strukturierte Kunsttherapie (KSKT®). Entwicklung und Evaluation einer auf Collage basierenden kunsttherapeutischen Intervention in der Psycho-Onkologie. Universität Witten/Herdecke.

Kalff D (2017). Sandspiel. Seine therapeutische Wirkung auf die Psyche. München: Reinhardt Ernst Verlag.

Kaster A (2009). Stärkekarten, Glückssteine und Lebensbühnen. Neukirchen-Vlyn. Affenkönig Verlag.

Leutkart C, Wieland E, Wirtensohn-Baader I (2004). Kunsttherapie aus der Praxis für die Praxis. Dortmund: verlag modernes Leben.

Norcross J (2002). Psychotherapy: Relationships at work. Therapist contributions and responsiveness to patients. Oxford: Oxford University Press.

Mahler M (1978). Die psychische Geburt des Menschen. Frankfurt a. M.: S. Fischer.

Peccicia M, Benedetti G. (1989). Das progressive therapeutische Spiegelbild. Eine neue Methode in der Psychotherapie der Psychosen. *Neurologie und Psychiatrie, Schweiz 3*: 189–194. https://www.researchgate.net/publication/265124494_Das_progressive_therapeutische_SpiegelbildEine_neue_Methode_in_der_Psychotherapie_der_Psychosen

Riedel I (2018). Malen aus dem Unbewussten. In: F von Spreti, P Martius, F Steger (Hg), KunstTherapie. Wirkung – Handwerk – Praxis. Stuttgart: Schattauer; S. 301–309.

Riedel I, Henzler H (2016). Maltherapie auf Basis der Analytischen Psychologie C. G. Jungs (Erweiterte Neuausgabe). Ostfildern: Patmos.

Roger CR (2008). Eine Theorie der Psychotherapie, der Persönlichkeit und der zwischenmenschlichen Beziehung (Personzentrierte Beratung & Therapie). München: Ernst Reinhardt Verlag.

Roth G, Strüber S (2014). Wie das Gehirn die Seele macht. Stuttgart: Klett-Cotta.

Schmeer G (2006). Die Resonanzbildmethode. Visuelles Lernen in der Gruppe. Stuttgart: Klett-Cotta.

Schmeer G (2013). Kunsttherapie im Gruppensetting. In: W Rössler, B Matter (Hg), Kunst- und Ausdruckstherapien. Ein Handbuch für die psychiatrische und psychosoziale Praxis. Stuttgart: Kohlhammer; S. 244–256.

Schottenloher G (1995). Kunst- und Gestaltungstherapie. Eine Einführung. München: Kösel.

Schrode H (1995). Klinische Kunst- und Gestaltungstherapie. Stuttgart: Klett Cotta.

Schulze C (2018). Zur forschungsmethodischen Orientierung in der Kunsttherapie. In: F von Spreti, P Martius, F Steger (Hg), KunstTherapie. Wirkung – Handwerk – Praxis. Stuttgart. Schattauer; S. 401–409.

Schuster M (2014). Kunsttherapie in der psychologischen Praxis: Mit therapeutischem Praktikum und Selbsterfahrungsanleitungen. Heidelberg: Springer.

Trüg E, Kersten M (2013). Praxis der Kunsttherapie – Arbeitsmaterialien und Techniken (3. Aufl.). Stuttgart: Schattauer.

Vopel KW (2009). Kunsttherapie für die Gruppe. Spiele und Experimente. Salzhausen: iskopress.

Weizsäcker V von (1997). Der Gestaltkreis. Theorie der Einheit von Wahrnehmen und Bewegen. Frankfurt a. M.: Suhrkamp.

Wieland E, Kessler W (2005). Plastisches Gestalten in der Kunsttherapie. Dortmund: verlag modernes lernen.

Winnicott DW (2002). Vom Spiel zur Kreativität (10. Aufl.). Stuttgart: Klett-Cotta.

Winnicott DW (2007). Die therapeutische Arbeit mit Kindern. Die Technik des Squiggle oder Kritzelspiels. Karlsruhe: Geradi.

Teil VII

Kunst und Mensch

JÜRGEN WERTHEIMER

28 Löwenmensch und Venus – Prolog

Als ich ihn zum ersten Mal sah, bedeutete er mir nicht viel. Ein Wesen, halb Mensch halb Löwe, mittelgroß, etwas verblichen in einer Vitrine. Erst allmählich und auf vielen Umwegen sollte ich in den Bann dieses merkwürdigen Mischwesens gelangen. Ein von vielen als sensationell eingeschätzter Fund von Tübinger Archäologen im Jahr 2008 brachte den Stein ins Rollen. Man fand ein kleines, kugeliges Figürchen, keine 6 Zentimeter hoch, bis dato die früheste Darstellung eines menschlichen Wesens, einer Frau. Mit einem Mal geriet ein abgelegenes Tal der Schwäbischen Alb ins Zentrum des Interesses der Weltöffentlichkeit. Man entdeckte in ihm einen Ursprungsort kultureller Entwicklung, mittlerweile durch den Titel »Weltkulturerbe« sogar von der UNESCO gewürdigt. Und man fragte sich dennoch gleichzeitig, warum hier, ausgerechnet hier, Hinterlassenschaften früher Menschen in so großer Zahl gefunden wurden: figurale Darstellungen von Menschen und Tieren, Musikinstrumente und eben auch der sogenannte »Löwenmensch«, gerade mal 20 Kilometer von der »Venus« entfernt.

Die Höhlen entlang zweier kleinräumiger Nebenflusstäler der Donau als Ursprungsort der Entwicklung des Menschen zum Kulturwesen? Nahezu unvorstellbar.

Hier also lag er, hier fand man ihn. Die Hand der jungen Ausgräberin schwebte in der Luft und pendelte sich vor einem Schild mit der Aufschrift »Aurignacien, 1u 35.185 ± 270« ein. Als man im Jahre 2012 noch einmal an dieser Stelle nachgegraben hatte, waren Hunderte kleiner und kleinster Splitter aus der Mähne des Löwen genau an dieser Stelle gefunden worden. 38000 Jahre, nachdem das Tierwesen aus irgendeinem Grund gerade dort deponiert worden war, und 84 Jahre, nachdem man die Figur aus der Erde geholt hatte. Den Kopf der »Venus« fand man nie.

Abgesehen von Fragen der Echtheit setzt ein Fund dieser Art natürlich viele weiterreichende Fragen in Gang, Fragen, die sich auch Archäologinnen stellen, die sie aber, um ihre Seriosität zu wahren, nie wirklich beantworten.

Beispielsweise die nach der Herkunft des fremdartigen Wesens. Niemand kann sie bisher beantworten. Natürlich kann die Figur hier auf der Schwäbischen Alb hergestellt worden sein. Mammutelfenbein war damals keine Mangelware – Bäume waren es durchaus. Als karg, baumlos, ohne romantische Schatten muss man sich die kleinen, etwas geschützten Täler jenseits der Alpengletscher vorstellen. Ein paar Dutzend Menschen darin, wenige, diese jedoch relativ nah beieinander. Ab und an mögen fremde Menschen in diesen harten, aber dennoch bevorzugten Lebensraum eingedrungen sein. Woher sie kamen? Keiner weiß es. Ob sie den Löwen mitbrachten – wer möchte versuchen, es zu beweisen oder zu widerlegen? Doch man sollte die Möglichkeit nicht ausschließen.

Man sollte überhaupt keine Möglichkeit ausschließen. Ständig werden neue Menschenarten entdeckt, und die Vorstellung von »dem« modernen Menschen und »den« Neandertalern gehört der Vergangenheit an. Die jüngsten Funde der im südlichen Sibirien beheimateten Denisova-Menschen zeigten dies mit überraschender Deutlichkeit und brachten die alte Systematik ins Wanken. Völlig neue, bislang unbekannte menschliche Lebensformen traten in Erscheinung, und wir tun gut daran, uns der Vorläufigkeit all unserer bisherigen Annahmen zu versichern.

Nein, wenn wir von der Zeit zwischen 40 000 und 35 000 Jahren vor unserer Zeit sprechen, stehen wir noch ganz am Anfang. Und all unsere Gewissheiten sind nur gestundet. Jahrzehntelang, bis in die jüngste Vergangenheit, wurde jeder, der mit der Annahme einer möglichen Vermischung von modernen Menschen und Neandertalern auftrat, als heilloser Dilettant betrachtet. Die Nichtvermischung des modernen Menschen mit dem Neandertaler galt als unumstößliches Dogma, und das Schema des gedrungenen, in allem plumpen Neandertalers, der dem fragileren, schmalgliedrigeren modernen Menschen gegenübergestellt wird, dominiert auch heute noch die Lehrbücher. Inzwischen, genauer gesagt seit 2010, als man bei den Forschungen in den Genlabors unter Svante Pääbo einen Durchbruch erzielte, weiß man definitiv, dass sich Neandertaler und moderne Menschen im Verlauf der vielen Jahrtausende, in denen sie nebeneinanderher lebten, natürlich auch gelegentlich vermischten. Und dass wir alle bis zu einem gewissen Grad Produkte dieser Vermischung sind. Mögen es nun 3, 5 oder 10 Prozent sein – die Neandertaler sind nie wirklich ausgestorben, sondern leben in uns fort.

Wir drücken uns die Nasen platt an den Vitrinen, hinter denen sie magisch oder nüchtern ausgeleuchtet hausen, und stellen ihnen unsere höchst gegenwärtigen Fragen. Wir sehen Ritzungen an den Armen und Beinen und sagen: Tattoos. Wir sehen ein Männchen mit dünnen Stelzenbeinchen und einem Schnabel anstelle eines Mundes und sagen: Aha, Schamanismus. Wir sehen einen Vogel und sagen »Seele«, ein kugeliges weibliches Wesen und sagen »Mutter« oder »Muttergöttin«, oder wir sehen einen knorrigen Elfenbeinstrunk mit breitem Grinsen im Gesicht und sagen »Löwe«, »Löwenmensch«, »Löwenmann« oder »Löwenfrau«.

Schon beim Versuch, das Geschlecht des Wesens zu bestimmen, drängen sich unsere Bedürfnisse in den Vordergrund, und wir sehen, was wir sehen wollen. In den 1970er-Jahren entbrannte unter dem Einfluss der feminischtischen Theorie ein lebhafter Streit um die Frage, ob es sich um einen Löwenmann oder um eine Löwenfrau handele. Und man war überzeugt, dass man eine Frau vor sich habe – plötzlich wurden Brüste entdeckt. Mittlerweile will niemand mehr etwas von ihnen wissen. Auch die Bestimmung des primären Geschlechts erwies sich als unerwartet diffizil. Vor Kurzem schien man geneigt, der Frage auszuweichen und von einem Misch- oder Zwischenwesen zu sprechen. Wie auch die Sprachregelung durch den Begriff des »Löwenmenschen« die Genderfrage politisch korrekt umgeht. Seit der umfassenden Restaurierung 2013 ist man sich wieder sicher: Der Löwenmensch ist ein Löwenmann.

Mann, Frau, Löwe, Bär? Mensch mit Tiereigenschaften oder Tier mit Menschenmerkmalen? Eine eindeutige Bestimmung scheint ausgesprochen schwierig zu sein.

Ganz offenbar ein Zwischenwesen, eine undefinierbare Mixtur aus unvereinbaren Elementen.

Sicher ist: Am Anfang der kulturellen Emergenz stand die Migration und damit fast zwangsläufig die Begegnung mit Neuem, mit unbekannten Fremden. Das Vergleichen, Abgrenzen, Feststellen von Ähnlichkeiten und Unterschieden unterwerfen unser Gehirn besonderen Herausforderungen, provozieren es, spornen es an. Aus dem Halbschlaf der Gewohnheiten aufgeschreckt, produziert es in ein paar Jahren mehr als in Jahrhunderten zuvor. Gedanken, Gefühle geraten in Aufruhr und Bewegung: Die Menschen um den Löwenmenschen mussten sich neu erfinden. Die kleine Elfenbeinfigur war Zauberstab und Medium, Placebo und Gift in einem. Nur so kann man seine Existenz erklären.

Kunst entsteht nie um des bloßen Zeitvertreibs willen. Sie ist immer das Resultat eines Grenzgangs entlang des äußersten Rands der Erfahrungsmöglichkeiten. Wenn damals am Rande der Gletscher, bei Dauerfrost, ständig auf der Suche nach Essbarem und bedroht von gefährlichen Tieren, ein Wesen wie der Löwenmensch mühsam geschnitzt wurde, bedeutet dies, dass es für seine Hersteller von großer, ja existenzieller Bedeutung jenseits alles bloß Dekorativen war. Ihre Worte sind für immer verloren, von ihren Gefühlen wissen wir gar nichts und ihre Körper haben sich fast spurlos aufgelöst. Es gibt mehr Artefakte als menschliche Überreste. Wir haben mehr Knochen von menschenartigen Wesen, die vor 2 oder 3 Millionen Jahren lebten, als von unseren unmittelbaren Vorfahren. Auch Neandertalerreste sind extrem selten. Ganz offenbar gab es nur in sehr seltenen Fällen Beisetzungen, wie wir sie von späteren Zeiten gewöhnt sind. Vielleicht überließ man die Toten den Tieren. Vielleicht dachte man über eine Seele noch gar nicht nach, über ein Jenseits noch weniger. Vielleicht sind Gottheiten und Geister erst unsere Erfindung? Nur bedingt legitim erscheint mir jedenfalls der Versuch, von überlebenden Naturvölkern der Gegenwart (Aborigines, Indianer, Inuit etc.) auf unsere Vorfahren rückzuschließen. So als ob ein Leben in der Monade der Geschichtslosigkeit möglich wäre. Es ist ein schmaler Grat zwischen Fremdartigkeit und Ähnlichkeit, auf dem wir uns bewegen. Weder ist es angebracht, die Mechaniken unseres sogenannten »westlichen« Denkens in die Welt von damals zu projizieren, noch aber auch krampfhaft nach schamanistischen und animistischen Stammesritualen zu suchen.

Nach allem, was wir wissen, ist die Phase um 38 000 vor unserer Zeit eine Schwelle der kulturellen Evolution, in der figurale Darstellungen der unterschiedlichsten Art, Malerei, Musikinstrumente in großer Dichte aufgefunden werden, sodass es mehr als legitim ist, von einem solchen Evolutionsschub zu sprechen. Für mich steht außer Frage, dass die erwähnten Begegnungen mit dem Fremden, die manifeste Migration, als *eine*, vielleicht *die* zentrale Begründung für diese Signale der Emergenz zu nennen sind.

Ein zweiter Faktor verdient es, durchaus in logischer Verbindung mit dem ersten, hier erwähnt zu werden. Auch bei diesem Aspekt herrschte aufseiten der »seriösen« Wissenschaft äußerste Skepsis, bevor eine Flut neuer Forschungsergebnisse bewies, dass das Feld der Epigenetik nichts mit Esoterik (wie manche tatsächlich witzelten), noch auch mit Fantasy zu tun hat, sondern jeder wissenschaftlichen Überprüfung standhält. Das Prinzip ist einfach und plausibel, die Konsequenzen dramatisch.

Sogenannte »epigenetische Marker« reagieren auf Umwelteinflüsse wie traumatische Erlebnisse, auf extremen Stress und umwälzende Erfahrungen und verändern dauerhaft die Aktivierbarkeit einzelner Abschnitte der DNA, die unser Erbgut bestimmt. Die Vorsilbe »epi« steht dabei für »neben« oder »zusätzlich«, weil diese Marker wie Schalter funktionieren, die an oder bei den Genen sitzen und sie kontrollieren, stimulieren, diverse DNA-Sequenzen aus- oder abschalten. Da Zellen in ihrem biochemischen Zustand regelrecht »einfrieren« können, sprechen Biologinnen von der Epigenetik als dem Gedächtnis der Zellen. Das Epigenom, also die Gesamtheit der epigenetischen Schalter einer Zelle, sei – so Stammzellenforscher Rudolf Jaenisch – »die Sprache, in der das Genom mit der Umwelt kommuniziert«.

So schreiben sich Erfahrungen und Geschichten von Individuen oder Gruppen in die DNA regelrecht ein und können das Verhalten, aber auch die biochemische Performance ganzer Gruppen substanziell verändern. Solche Veränderungen erfolgen rasch und umfassend, sie machen jene Schübe erklärbar, deren Relikte Gegenstand unseres Staunens und unserer Bewunderung sind. Besonders interessant ist dabei die Tatsache, dass die Zellstruktur etwas wie eine Historie der Erfahrungen und ihrer Verarbeitung schreibt. Wer Traumata am besten und kreativsten bewältigt, bestimmt die Verläufe, das heißt: Nicht die physisch Starken, sondern die klugen, flexiblen, auf eine empfindsame Art Belastbaren schreiben die Geschichte.

Insgesamt stellt sich der Löwenmensch wie auch die Venus als Medium, Reflektor und Chiffre eines Umsturzes dar. Wenn alles in Bewegung gerät, wächst das Bedürfnis nach einem Bezugspunkt, einer Art beweglicher Verbindlichkeit. Zugleich repräsentiert der Löwe wie kein zweites Objekt die Sehnsucht des Menschen nach seiner anderen, mit dem Aufbau kultureller Ordnung verlorenen Verbindung zum Tier. Allein die Art und Weise, wie sich in ihm der Prozess der Ablösung und der Verschmelzung begegnen, wie beide Bewegungen sich umspielen, reflektieren, zeigt den Grad und die Intensität der Veränderung, was die Position des Menschen in Relation zu seiner Umwelt angeht. Er beginnt sich aus ihr herauszuschälen, von ihr abzulösen – und dieser Ablösungsprozess wird zum ersten Mal zugleich Thema.

Tier – Mensch – Gott: Im Ansatz beginnt sich eine Konstellation dieser Art abzuzeichnen. Ob sich der Mensch zum Gott über die Schöpfung macht oder noch das Tier der eigentliche Gott der Welt ist, kann und soll hier nicht entschieden werden. Auch in den Höhlen und Felsendomen von Altamira und Lascaux wird sich hoffentlich niemand die Frage stellen, was genau »gemeint« ist. Wir sehen gewaltige Tierleiber und Köpfe ineinander, übereinander gemalt, sehen wenige, ganz wenige menschenartige Wesen spärlich dazwischen gestellt. Tiere dominieren diese Welt. Doch der Schöpfer und Gestalter, der Bezähmer dieser Welt, ihr Bändiger und artistischer Dompteur ist – der Mensch. Der Mensch mit dem Pinsel, dem Blasrohr für Pigmente in der Hand. Er kreiert eine artistische Parallelwelt, in der nur er gebietet und herrscht, zum Leuchten und Verlöschen bringt. Er fertigt ein Kunstgehege, das keine Luft und Wärme braucht, in dem er die »rohen« Kräfte zum Stillstand, allenfalls zu geregelter Bewegung bringt.

Zugegeben, die Welt der Bilder stand den Menschen in den Höhlen der Schwäbischen Alb noch nicht zur Verfügung. Doch der Schritt, die Tiere beliebig und kunstvoll zu verkleinern, zu vergrößern, sich mit ihnen zu paaren und sich von ihnen zu trennen, war vielleicht ein erster Schritt auf dem Weg in eine neue Dimension der Autonomie.

Wenn wir doch wüssten, welche Hände diese Figuren gemacht haben, bevor man sie hier in diesem Höhlenbauch beerdigte. Wenn sie jetzt nach 35 000 langen sprachlosen Jahren vor uns stehen, generieren sie Dutzende von Geschichten, die ihre sein könnten. Aber nicht müssen. Mit dieser Ungewissheit müssen wir leben.

MECHTHILD NEISES-RUDOLF

29 Paula Modersohn-Becker – die Rolle des »Weibes« in der Malerei vor 100 Jahren und danach?

29.1 Weiblichkeitsentwürfe

Weiblichkeitsentwürfe waren vor 100 Jahren Konstrukte in einer patriarchalen Gesellschaft, partiell gilt dies bis heute, dabei geht es immer auch um Wesensaussagen über das, was männlich und was weiblich ist.

Das Konstrukt von weiblich und damit auch männlich bündelt die in einer Gesellschaft herrschenden Vorstellungen über die Geschlechter und ihre Differenzen. Inzwischen ist in unserer Gesellschaft auch die Diskussion über das, was divers ist, angekommen. Der Wirklichkeitsentwurf in solchen Vorgaben erzeugt auch Wirklichkeit. In diesem Bezugsrahmen entwickeln Individuen in einer Gesellschaft ihre Selbstdefinition als Frau oder als Mann oder als Divers. In der Gegenbewegung ist es ein Versuch der Abgrenzung vom herrschenden Geschlechtsrollenklischee, das benutzt wird, um Männer und Frauen einzuschätzen und sich zu ihnen in Beziehung zu setzen, so als könne ein normatives Eichmaß für die Bestimmung des Unweiblichen und Unmännlichen mitgeliefert werden (Heigl-Evers und Boothe 1997). Als weiblich gelten die – und nur die – Frauen, die den Vorstellungen des jeweiligen soziokulturellen Umfeldes von »Weiblichkeit« entsprechen. Auf diese Weise entstehen Paradoxien wie das Attribut »unweibliche Frau« oder der Begriff »Mannweib«. Oder der Begriff Weib wird grundsätzlich zur Abwertung benutzt, wie die sogenannten »Malweiber«, also die Frauen um 1900, die malten in einer Zeit, in der Frauen in der Kunst nicht zum Studium zugelassen waren (Behling und Manigold 2021). Symbole des Weiblichen ziehen sich seit Jahrhunderten durch unsere Kultur; betrachtet man diese Symbole, so trifft man auf vielfältige Darstellungen von Frauen, sei es als Schwangere, Gebärende oder in ihrer Rolle als Mutter. Die Frau als Gegenstand der Betrachtung entspricht unseren Sehgewohnheiten. Die Frau als Betrachterin und darstellende Künstlerin entwickelte sich im vorletzten Jahrhundert gegen viele Widerstände.

Paula Modersohn-Becker (1876–1907) ist eine dieser Künstlerinnen, die in ihrer Zeit mutig Neues wagten. Heute gilt sie als Vorläuferin der Moderne (Schneede 2021). Anhand Ihrer Biografie lässt sich aufzeigen, mit wie viel leidenschaftlicher Kreativität, aber auch Selbstzweifel und Einsamkeit und, je nachdem welche Perspektive eingenommen wird, auch mit Egoismus und Eigensinn sie ihren Weg als Frau und Künstlerin sucht.

29.2 Paula Modersohn-Becker, eine Frau der vorletzten Jahrhundertwende

29.2.1 Herkunftsfamilie

Der Großvater väterlicherseits war Paul von Becker, Sprach- und Literaturwissenschaftler an der Hochschule in Odessa. Dort wurde er zum kaiserlich-russischen Staatsrat ernannt und geadelt. Dieses Adelsprädikat hatte die Familie, die 1862 nach Dresden umzog, nicht mehr. Einer der Söhne, Carl Becker, geboren 1841 in Odessa, war Ingenieur, sprach mehrere Sprachen, war in Europa weit gereist mit Aufenthalten in Paris und London und hatte als Beamter eine Laufbahn mit erwartetem Aufstieg vor sich.

Der Großvater mütterlicherseits war Adolph von Bültzingslöwen, Offizier von Beruf. Eine der Töchter, Mathilde, geboren 1852 in Lübeck, hatte den Schulabschluss der sogenannten Höheren Töchterschule und heiratete mit 20 Jahren den 11 Jahre älteren Carl Becker. Entsprechend den Rollenmodellen ihrer Zeit wird die Mutter als heiter, liebevoll-anteilnehmend und mit der Gabe, ein soziales Netzwerk aufzubauen, beschrieben, während der Vater als streng, mit hohem Verantwortungsbewusstsein gilt, gelegentlich auch hart und direkt in seinem Urteil. Aus beruflichen Gründen zog die Familie 1888 nach Bremen, wo der Vater eine Anstellung als Bau- und Betriebsinspektor bei der Preußischen Eisenbahnverwaltung annahm. Eine Zäsur für die Familie war, als der Vater mit 54 Jahren vorzeitig pensioniert wurde wegen Schließung des Bremer Eisenbahnbetriebsamtes; seine Versuche, wieder im Beruf Fuß zu fassen, scheiterten.

Hervorzuheben ist ein Onkel, der Bruder des Vaters, Oskar Becker. Dieser verübte 1861 im Alter von 22 Jahren, als er Jura-Student war, ein Attentat auf den preußischen König, Wilhelm I., und verletzte ihn dabei mit zwei Schüssen nur leicht. Die Begründung seiner Tat sah er darin, dass der König von Preußen der Einigung Deutschlands im Weg stünde. 1866 wurde er auf die Fürsprache von Wilhelm I. hin begnadigt. Danach lebte er in Belgien und den USA und starb im Alter von 29 Jahren in Alexandria. Die Rolle des Onkels in der Familiengeschichte bleibt randständig, vielleicht ein Tabuthema in der Familie, und inwieweit die Weiterführung des Adelsprädikats damit zusammenhing, bleibt ebenfalls offen.

29.2.2 Kindheit und Jugend

Paula Becker ist das dritte Kind in der Familie und die Geschwister (zwei ältere und vier jüngere) werden in dichter Reihe geboren. Eine besonders enge Beziehung besteht zu Herma, der jüngsten Schwester, die mit ihr Paris-Aufenthalte teilt und ihr schon früh Modell sitzt. Als 10-Jährige (1886) erlebt Paula Becker den Tod der 11-jährigen Cousine beim Spiel in einer Sandgrube, wo diese verschüttet wird. Später schreibt sie dazu an Rainer Maria Rilke: »Mit ihr kam der erste Schimmer von Bewusstsein in mein Leben« (Stamm 2011, S. 13).

In Paula Beckers Leben spielt eine Tante eine Rolle, die Halbschwester des Vaters, verheiratet mit einem wohlhabenden britischen Kaufmann. Auf deren Landgut bei London hält sie sich im Jahr 1892 auf. Dabei geht es um das Erlernen der Haushaltsführung, aber auch von Tennis, Reiten, Klavierspiel und Englisch – im Sinne einer standesgemäßen Ausbildung.

In diese Zeit fällt die erste offensichtliche Leidenschaft und Liebe für das Zeichnen, was die Verwandten wahrnehmen und unterstützen mit privaten Skizzenstunden, den sogenannten Sketching hours, und späteren Kursen an der Londoner »School of Arts«, eine der Kunstschulen zur Vorbereitung auf die Aufnahmeprüfung an der staatlichen Kunstakademie.

Die Leidenschaft und Begabung der 16-Jährigen für das Zeichnen wird auch für die Lehrer offensichtlich. Die Kehrseite in dieser Zeit sind Kopfweh, Müdigkeit, Schwindel und melancholische Stimmungen – die Diagnose der Eltern lautet »Heimweh«, und so ist die Rückreise nach Hause früher als geplant.

Deutlich wird ihre Schwierigkeit, sich in einen vorgegebenen familiären Rahmen einzufügen und in Beziehungen mit anderen eine zugewandte Basis zu etablieren. Veränderungen und Erfahrungen durch ihre Pubertät und Adoleszenz werden nicht thematisiert. Dabei fällt auf, dass von keiner Schwärmerei für oder eine Verliebtheit in einen Mann berichtet wird, auch nicht für einen Lehrer oder eine Lehrerin. Ob dieses Nicht-Benennen dem prüden Zeitgeist, den sozialen Rollen in der Familie oder ihrer persönlichen Entwicklung geschuldet ist, bleibt offen.

Ab Sommer 1893, auf Veranlassung des Vaters, folgt eine 2-jährige Lehrerinnen-Ausbildung in Bremen. Jetzt wäre die Zeit, eine bezahlte Stelle als Gouvernante anzunehmen, aber Paula Becker entwickelt die Symptome, die sie bereits während ihres England-Aufenthaltes hatte: Kopfschmerz, Übelkeit, Schwindel. Initiativ und unterstützend ist immer wieder ihre Mutter, so kann Paula Becker in Berlin einen 6-wöchigen Kurs an der »Zeichen- und Malschule des Vereins der Berliner Künstlerinnen und Kunstfreundinnen« besuchen und lebt in der Familie von Bültzingslöwen. In ihrer Ausbildung kommt erstmalig das Aktstudium hinzu, bisher ein Privileg der männlichen Künstler; daneben gibt es die Landschaftsklasse und Malklasse.

Paula Becker ist als 21-jährige in Berlin, eine Zeit, in der sich die Stadt zur Kunstmetropole entwickelt und ein inspirierendes Umfeld bietet. Wieder ist es die Mutter, die erreicht, dass ihre Tochter den Unterricht in Berlin im Herbst fortsetzen kann. Der Vater wird mit diesem Projekt überrumpelt; von ihm liegt ein Brief vom 11. Mai 1896 vor, in dem er sich kritisch über ihr »niedliches Talent zum Zeichnen« äußert (Bohlmann-Modersohn 2007, S. 35) und sich besorgt zeigt um Ihre ökonomische Selbstständigkeit. »Die Energie, es zu etwas Ordentlichem zu bringen«, traut er ihr gleichwohl zu (S. 35).

Frauen zu dieser Zeit haben ausschließlich Zugang zu Privatschulen mit entsprechenden Kosten; unterrichtet wird von Männern und Frauen und der Status der Zweitklassigkeit haftet diesen Schulen an. Dieser Zugang zu einer Ausbildung gilt für Frauen der vorletzten Jahrhundertwende generell und ist damit Privileg des Adels und Großbürgertums mit entsprechenden finanziellen Mitteln und der Offenheit für Aufenthalte fern der Familie, damals z. B. eine Hürde für die Hebammen-Ausbildung in Deutschland, und eine Ausbildung als Ärztin war nur im Ausland möglich.

29.3 Paula Modersohn-Becker, Malerin der Moderne

29.3.1 Künstlerin und Frau

In das Jahr 1895 fällt eine Ausstellung der »Künstlergemeinschaft Worpswede«, Paula Becker ist tief beeindruckt, während das allgemeine Publikum ablehnend reagiert. Nach Worpswede – dem Dorf im Moor mit dem besonderen Licht – gibt es seit 1897 regelmäßige Kontakte, Beginn ist der Familienausflug anlässlich der Silberhochzeit ihrer Eltern. Die zweite Reise dorthin mit ihrer Berliner Studienkollegin Paula Ritter löst anhaltende Glücksgefühle in ihr aus und festigt die Begeisterung für das Malen der Menschen und Landschaften dort. Sie ist im Malkittel von frühmorgens bis spät in die Nacht unterwegs und spricht von »Göttertagen«. Den Künstlern begegnet sie mit großem Interesse an ihrer Kunst und sucht den Austausch über die eigene Arbeit. Diese Künstlergemeinschaft, die in Worpswede lebt und arbeitet, interessiert sie. Otto Modersohn, als Mitbegründer der Worpsweder Künstlergemeinschaft 1897, Hans am Ende, Heinrich Vogeler und Fritz Overbeck gehören dazu, und außerdem Fritz Mackensen, bei ihm hatte die junge Frau Unterricht, eine Vermittlung über familiäre Kontakte.

Der Natur begegnet Paula Becker begeistert und sieht darin Männer und Frauen, so in einem Brief vom 24. Juli 1897 (Bohlmann-Modersohn 2007, S. 51 f.): mächtige großartige Kiefern, die sie »meine Männer« nennt; Birken, die »zarten, schlanken Jungfrauen«, einige davon mit männlich kühnem, starkem, geradem Stamm, diese nennt sie »meine modernen Frauen« und schließlich Weiden mit knorrigen Stämmen und silbrigen Blättern bezeichnet sie als »meine alten Männer«. Bilder, die die Frage aufwerfen, ob weiblicher Aufbruch nur über männliche Identifikation gelingen kann. Alte Frauen werden in der Natur nicht wahrgenommen, werden aber später Gegenstand von Porträts. Wenige Monate später beschreibt sie selbst, welchen Preis ihre künstlerische Begabung hat: »Ich arbeite mit einer Leidenschaft, die alles andere ausschließt.

Ich komme mir oft vor wie ein Hohlzylinder, in welchem der Dampfkolben mit rasender Geschwindigkeit auf und ab geht« (zitiert nach Bohlmann-Modersohn 2007, S. 49–53).

Im September 1898 mietet Paula Becker ein Zimmer in Worpswede, Bruder Kurt begleitet sie auf ihrer Reise dorthin. Am Nachmittag besuchen beide Heinrich Vogeler. Der wohlhabende Bremer Kaufmannssohn lebt dort auf dem Barkenhoff, und noch am Abend schreibt sie einen Brief an ihre Tante, Cora von Bültzingslöwen: »Ich genieße mein Leben mit jedem Atemzug, und in der Ferne glüht, leuchtet Paris« (Bohlmann-Modersohn 2007, S. 64). Damit ist schon der nächste Schritt vorweggenommen und wird auch realisiert: Am 1. Januar 1900 kommt Paula Becker in Paris an. Sie erhält Unterricht an der bekannten Privatakademie Colarossi. Ihre Einschätzung von den Künstlerinnen und den Künstlern und ihrer Arbeit ist geprägt von einer Haltung, wie man/frau sie bis heute findet:

> »Zwischen den Weiblein morgens gibt es viel rauhe Haare und ungeputzte Stiefel, einige kluge Köpfe und wenig Talent. Sie arbeiten mehr wie das Herdenvieh, ohne Ahnung, worauf es ankommt. [...] Abends um sieben Uhr, bei den Männlein, geht´s noch komischer zu. [...] Die Unterhaltungen der Herren sind oft eigenartig [...]. Im Ganzen wird hier aber sehr viel besser gearbeitet, das heißt mit wenig Auffassung, aber richtiger als bei den Fräuleins. Im Ganzen sitzt aber mehr Gesundheit und Kraft dahinter. Und was bei den Männern etwas raudihaft wirkt, wirkt bei den Mädchen gleich so unschön. Wir haben es, glaube ich, doch schwerer.« (zitiert nach Bohlmann-Modersohn 2007, S. 91)

Clara Westhoff, ihre Freundin aus Worpswede, ist zu dieser Zeit ebenfalls in Paris, sie setzt ihre Ausbildung an der Academie Julian fort; beide belegen einen Anatomiekurs an der Ecole des Beaux Arts – für Frauen eine außergewöhnliche Möglichkeit (Behling und Manigold 2021). Die Beziehung der Freundinnen ist getragen von Herzlichkeit und Zuneigung und sie sammeln einen kleinen Kreis von Künstlern überwiegend aus Deutschland um sich. Gemeinsame Unternehmungen in Paris und dem Umland beflügeln sie, und die Erfahrungen in den Museen, bei Kunsthändlern und Begegnungen mit den Künstlern und ihren Kunstwerken beeinflussen die weitere künstlerische Arbeit. In Paris findet in diesem Frühjahr die Weltausstellung statt, und Paula Becker, die in Briefkontakt mit dem Ehepaar Modersohn geblieben ist, bewegt Modersohn, zusammen mit einer kleinen Gruppe nach Paris zu reisen. Tragisch ist, dass kurz nach der Ankunft eine Nachricht über den Tod von Helene Modersohn kommt. Sie ist am 14. Juni 1900 nach langer Erkrankung an Tuberkulose gestorben, das Ehepaar hat die 3-jährige Tochter Elsbeth. Otto Modersohn reist am nächsten Tag ab.

29.3.2 Künstlerehe und Mutterschaft

Aus Paris schreibt Paula von Stimmungen: »Ich bin seit Tagen traurig, tieftraurig und ernst. Ich glaube, die Zeit des Zweifels und des Kampfes wird kommen« (zitiert nach Bohlmann-Modersohn 2007, S. 100). In Bremen angekommen ist sie krank: Mattigkeit, Kopfweh und Schlafstörung. Der Hausarzt wird konsultiert, der Ruhe verordnet. Otto Modersohn besucht sie und liest ihr vor, was sie gerne hat, dennoch drängt sie bald wieder nach Worpswede und danach, künstlerisch tätig zu sein.

Im Mai 1901 heiratet die damals 25-jährige Paula Becker den arrivierten Maler Otto Modersohn, 36 Jahre alt. Dieser wurde an der Kunsthochschule in Düsseldorf ausgebildet, er setzt mit seinem Werk die Traditionen des 19. Jahrhunderts fort, sein Werk wird auf ca. 12 000 Bilder geschätzt.

Die Ehe bewahrt sie davor, sich ihren Lebensunterhalt in einem der wenigen Frauenberufe der Zeit verdienen zu müssen, beide Ehepartner sehen das realistisch. Paula Modersohn-Becker versucht nun, ihre Pflichten als Hausfrau und Stiefmutter eines kleinen Mädchens mit ihrer künstlerischen Arbeit zu vereinen. Sie malt aber nicht zu Hause, sondern in einem eigenen Atelier in Worpswede, dem »Lilienatelier« im Brünjes-Hof. Dieser Ort gibt ihr den gewünschten Freiraum, sich ganz auf ihre künstlerische Arbeit zu konzentrieren. Modersohn ist ihr Förderer, aber auch ihr Kritiker; seine direkte und korrekte Haltung erinnert im Blick von außen an ihre Erfahrungen mit ihrem Vater. Wiederholt wird von beiden das gleiche Motiv gemalt: die Birken in der Moorlandschaft, das Schützenfest mit Karussell oder Elsbeth im Garten. Lässt man die Bilder auf sich wirken, dann sind es ihre ausdrucksstarken Darstellungen, die ansprechen und berühren.

Zum gesellschaftlichen Leben des Paares gehört mit Carl Hauptmann, Rainer Maria Rilke, Clara Westhoff (Rilkes spätere Ehefrau) und dem Ehepaar Hoetger in Paris ein illustrer Freundeskreis. Es wird gemeinsam gereist und es werden Besuche gemacht und Ausstellungen besucht. Die kleine Familie erfährt Bestätigung und Unterstützung von Paula Modersohn-Beckers Eltern, die sich sehr wohlwollend auf Otto Modersohn beziehen und in Zeiten der Abwesenheit dessen Tochter Elsbeth versorgen.

In ihrer künstlerischen Arbeit lässt sich Paula Modersohn-Becker von Künstlern inspirieren, wie Cézanne und Gauguin, deren Werken sie in Paris begegnet. Diese Einflüsse wie auch die Mumienmalerei, die sie im Louvre kennenlernt, zeigen sich in ihren expressiven Porträts. Worpswede wird ihr zu eng und die Wintermonate zu lang und trist. Die Ehe wird zur Enttäuschung, auch im sexuellen Erleben, angedeutet in dem folgenden Zitat: »5 Jahre neben ihm, ohne daß er mich zur Frau machte, das war Tierquälerei« (Bohlmann-Modersohn 2007, S. 249). Paula beginnt, sich zurückzuziehen, auch der gemeinsame Austausch über das Malen, die Kunst, wird enttäuschend, und Paula fühlt sich in ihrer Entwicklung behindert (Bohlmann-Modersohn 2007). 1906 wächst ihr Entschluss zur Trennung, sie verlässt Modersohn und geht erneut nach Paris. Am 17. Februar 1906, kurz vor ihrer Abreise nach Paris, schreibt sie an den Freund Rainer Maria Rilke: »Und nun weiß ich gar nicht, wie ich mich unterschreiben soll. Ich bin nicht Modersohn und ich bin auch nicht mehr Paula Becker. Ich bin ich, und hoffe es immer mehr zu werden. Das ist wohl das Endziel von allem unserem Ringen« (Modersohn und Werner 2017, S. 12).

Im Jahr 1906, in dem sie versucht, unabhängig zu werden, entstehen ausdrucksstarke Selbstbildnisse und Akt-Selbstdarstellungen, die als die Ersten der Kunstgeschichte gelten – damit verstößt sie zu ihrer Zeit gegen jede Konvention. Es ist auch ein außerordentlich produktives Jahr, allein 90 Bilder entstehen 1906 und 1907. Ihren Schaffensmotor beschreibt sie in einem Brief an Marie Hill von Juni 1899: »Ich habe jetzt nur den *einen* Gedanken, mich in meiner Kunst zu vertiefen, ganz in ihr aufzugehen, bis ich annähernd das sagen kann, was ich empfinde, um dann vielleicht *noch* mehr in ihr aufzugehen« (Modersohn zitiert nach Unger 2007, S. 15). Mit dieser Haltung stemmt sie sich auch gegen die Kritik ihres Ehemannes, »alles lieber eckig, hässlich, bizarr, hölzern zu machen. Die Farbe famos – aber die Form? Der Ausdruck! Hände wie Löffel, Nasen wie Kolben, Münder wie Wunden, Ausdruck wie Cretins« (Behling und Manigold 2021, S. 25). Nach dem Trennungsbrief aus Paris und intensiver Korrespondenz reist Otto Modersohn ihr nach, Freunde setzen sich für den Fortbestand der Ehe ein.

1907 kehrt Paula Modersohn-Becker zusammen mit ihrem Ehemann nach Worpswede zurück. Das Ehepaar hatte sich versöhnt und Paula wurde schwanger. Am 2. November bringt sie dort ihre Tochter Mathilde zur Welt. Nach einer als schwer beschriebenen Geburt wird Paula ärztlicherseits Bettruhe verordnet. Es bleibt offen, ob die Geburt sehr lange dauerte, ob die Kindslage problematisch war, ob der Blutverlust groß war oder ob eine Infektion auftrat. Als sie erstmalig im Wochenbett aufstehen darf, die Geburt sollte gefeiert werden, stirbt sie 18 Tage später, am 20. November 1907, an einer Embolie.

Die Bestürzung im Freundeskreis ist groß, und dies gilt in besonderer Weise für ihren Ehemann, der das Schicksal zum zweiten Mal erleben muss, als Vater eines Neugeborenen allein zurückzubleiben. Schon bald sichten Otto Modersohn und Heinrich Vogeler als erste das hinterlassene Werk in ihrem Atelier und sind überwältigt vom Umfang und vom Ausdruck – ihr Werk umfasst mehr als 750 Bilder und über 1000 Skizzen.

Paula Modersohn-Becker verkaufte zu Lebzeiten nur vier Bilder an Freunde (Schneede 2021). Die Rezeption der Künstlerin ist nicht abgeschlossen, auch wenn vieles der umfangreichen Korrespondenz, die sie mit ihrer Familie, mit Freunden und Freundinnen führte, inzwischen publiziert vorliegt (Modersohn und Werner 2017; Stamm 2011; Unger 2007). Zahlreiche Biografien, neben Dissertationen, Romanen und Filmen (Schochow 2016), widmen sich ihrem Leben und ihrem künstlerischen Werk und zeigen facettenreiche Blickwinkel der Betrachter auf ihre Persönlichkeit, ihre Handlungsweise und Kreativität (Bohlmann-Modersohn 2007; Brenken 2017; Schneede 2021). Dieses umfangreiche Material hilft, ihrem Lebensweg und ihren Beziehungen in der Familie und im sozialen Umfeld nachzugehen. Ihr Ringen um ihre künstlerische Leidenschaft und Anerkennung lässt sich nur erahnen, wie auch ihr Weg als Frau, als beruflich Selbstständige, als Geliebte und Mutter.

29.4 Frau-Sein und Künstlerin heute

Auf der Ebene bewusster Botschaften ist es heute den Geschlechtern erlaubt, selbstständig zu leben, für Lohn zu arbeiten und am kulturellen Leben teilzunehmen. Für das letzte Jahrhundert war es richtiger zu sagen, dass den Mädchen dieser Weg erlaubt ist, während er von Jungen erwartet wird. Das Beispiel von Paula Modersohn-Becker zeigt, wie sehr diese Erlaubnis oder Möglichkeit an die finanziellen Möglichkeiten der Herkunftsfamilie geknüpft waren. Darüber hinaus braucht es noch eine Familie, die Begabungen erkennt und bereit ist, zu unterstützen, besonders wenn sie außerhalb von Gelderwerb und Status liegen.

In der heutigen Gesellschaft trifft die Doppelorientierung der Frau auf Familie und Beruf im Beschäftigungssystem noch immer auf Strukturen, die an der männlichen »erwerbsarbeitszentrierten Normalbiografie« ausgerichtet sind und die die Frauen vor das Problem der Vereinbarkeit stellen. Individuelle berufliche Lebensplanung findet ihre Grenzen, wo gesellschaftlich ein Dasein für andere in der Zuständigkeit für die Versorgung von Kindern nahegelegt wird (Bilden und Diezinger 1993). Paula Modersohn-Becker lebte privilegiert in einer Zeit, in der Haushaltshilfen selbstverständlich waren, so auch im Modersohn'schen Haushalt, und dazu ein Ehemann, der die Kunst seiner Frau schätzte und mit einem eigenen Atelier unterstützte und Aufenthalte in Paris ca. 16 Monate über 5 Jahre finanzierte.

Es bleibt abzuwarten, welche Erwartungen dieses Jahrhundert an Mädchen und Frauen richten wird; der Einfluss der Pandemie auf das Geschlechterverhältnis und die Rollen von Frauen und Müttern sind noch nicht absehbar. Mädchen und Frauen leiden generell häufiger an Angstkrankheiten, Trennungsangst oder Ängstlichkeit allgemein. Angst entsteht, wenn Selbstbehauptung verboten ist oder zu gefährlich erscheint und ist in Zeiten der Pandemie deutlich gestiegen. Aus dem Adgredere wird dann der Rückzug und die Flucht. Adgredere ist der Wortstamm von Aggression, das Heranschreiten und im guten Sinne Zugreifen. Musfeld (1997) formuliert es als Aufgabe im Sinne einer neuen Weiblichkeit, Streit auch mit Lust und Aggression auch mit Liebe zu verbinden. Immer geht es um eine Gratwanderung zwischen den eigenen Wünschen und den gesellschaftlichen Ansprüchen und Lösungen für die damit verbundenen innerpsychischen Konflikte. Paula Modersohn-Becker warf sich selbst Egoismus vor oder hörte diesen Vorwurf von Freunden und Familie, wenn sie das Malen als einzig wichtig in ihrem Leben betonte, Aufenthalte in Paris durchsetzte oder auch den Kochkurs vor der Ehe abbrach. Bei allen Kontroversen gab es aber auch den klaren inneren Kompass, dass es so sein muss und seine Richtigkeit hat. Mit alldem lehnte sie das Rollenangebot ihrer Zeit für eine Frau ab und brachte Kompromisse dafür, das heißt, sie lebte mit sehr beschränkten finanziellen Mitteln in Paris, ertrug Einsamkeit und eine ziellose Sehnsucht in sich. Es bleibt die Frage, was die Ehe abgesehen von der notwendigen Versorgung für sie bedeutet hat, sicherlich war es in den ersten Jahren ein für sie wichtiger Austausch zwischen Künstlern.

Auch heute gilt noch, dass unter den bestehenden gesellschaftlichen Bedingungen berufliche Erfolge und die Selbstdefinition über Leistungen und Fähigkeiten in diesem

Bereich weitgehend männliches Terrain und damit lebensgeschichtlich überwiegend an den Vater geknüpft sind. So lautet das typische Tochterdilemma »Wie kann sie ihrem Vater ähnlich und dennoch eine Frau sein?« – Wie gelingt eine Identifizierung mit Differenz? (Seiffge-Krenke 2017) Findet eine Selbstdefinition primär über Familienbezug und Mutterschaft statt, steht dies unter der Spannung, einerseits zwar weibliche Potenz zu repräsentieren, andererseits aber mit spezifischen Einschränkungen und Abhängigkeiten konfrontiert zu sein. Die unbewusste Gleichung für Frauen lautet nach wie vor: Weiblichkeit = Bindung = Familie.

Die wichtigen Lebenslinien und Entscheidungen für eine Frau lauten auch im 21. Jahrhundert: Lebe ich ein konventionelles Leben mit Mann und zwei Kindern, vielleicht sogar zurückgezogen in der Provinz? Oder folge ich meinen beruflichen Ambitionen, lebe in Metropolen und folge eventuell einem Partner oder einer Partnerin? Diese beiden Pole werden auch in dem Briefwechsel zwischen Ilse Aichinger und Ingeborg Bachmann deutlich, zwei Frauen im männlich dominierten Literaturbetrieb, beide gehören in den 1950er Jahren zur Gruppe 47. Bachmann sehnt sich in Briefen nach einer Familie und ist in Sorge, kinderlos zu bleiben (Fußl und Berbig 2021). Auch Paula Modersohn-Becker sehnte sich nach einem Kind, einem eigenen Kind. Dies lässt sich aus ihrem Bild »Selbstbildnis am 6. Hochzeitstag«, datiert auf den 5. Mai 1906, schließen. Das signierte Datum entspricht dem 5. Hochzeitstag, an dem die Künstlerin nicht schwanger war, der Halbakt aber drückt die Sehnsucht nach Mutterschaft aus.

Im Beruf finanzielle Unabhängigkeit zu erreichen, ist für Literaten und Maler schon immer ein Problem gewesen, und der Blick auf die Wenigen, die von ihrer Kunst leben können oder wohlhabend geworden sind, sollte die Realität dessen, was häufig ist, nicht verdecken. So wird die Geschichte über Paul Gauguin aus dem Jahr 1886 erzählt, dass er mittellos von Paris in die Bretagne flieht, mit seinem Schüler Meijer de Haan, und bei der Abreise hinterlässt er über 100 Bilder als Gegenleistung für die Schulden im Hotel (Schaber 2021). Künstler und Künstlerinnen, die auf den Erfolg hoffen, möchte man mindestens zwei Leben wünschen, damit Zeit bleibt, die Rezeption der eigenen Kunst mitzuerleben. Auch Paula Modersohn-Becker wäre die Erfahrung der Anerkennung ihres künstlerischen Weges jenseits der Konventionen zu wünschen gewesen.

Literatur

Behling K, Manigold A (2021). Die Malweiber, unerschrockene Künstlerinnen um 1900 (5. Aufl.). Berlin: Insel.

Bilden H, Diezinger A (1993). Historische Konstitution und besondere Gestalt weiblicher Jugend – Mädchen im Blick der Jugendforschung. In: Krueger H-H (Hg), Handbuch der Jugendforschung (2. Aufl.). Opladen: Leske und Budrich; S. 201–222.

Bohlmann-Modersohn M (2007). Paula Modersohn-Becker – eine Biographie mit Briefen (8. Aufl.). München: btb.

Brenken A (2017). Auf den Spuren von Paula Modersohn-Becker. Hamburg: Ellert & Richter.

Fußl I, Berbig R (Hg) (2021). »Halten wir einander fest und halten wir alles fest!« Der Briefwechsel Ingeborg Bachmann – Ilse Aichinger und Günter Eich. Berlin: Suhrkamp.

Heigl-Evers A, Boothe B (1997). Der Körper als Bedeutungslandschaft: die unbewusste Organisation der weiblichen Geschlechtsidentität. Bern: Hans Huber.
Modersohn A, Werner W (Hg.) (2017). Paula Modersohn-Becker – Otto Modersohn. Der Briefwechsel. Berlin: Insel.
Musfeld T (1997). Im Schatten der Weiblichkeit Edition Discord, Tübingen
Schaber S (2021, 2. Dezember). Hitzköpfe unter sich. FAZ, Nr. 281, S. R5.
Schneede U (2021). Paula Modersohn-Becker, die Malerin, die in die Moderne aufbrach. München: C. H. Beck.
Schwochow Ch (Regisseur) (2016). »Paula – Mein Leben soll ein Fest sein« (Film). Aschaffenburg: Pandora Film Verleih.
Seiffge-Krenke I (2017). Die Psychoanalyse des Mädchens. Stuttgart: Klett-Cotta.
Stamm R (Hg.) (2011). Paula Modersohn-Becker – Briefwechsel mit Rainer Maria Rilke (8. Aufl.). Berlin: Insel.
Unger C (Hg.) (2007). Paula Modersohn-Becker. »Kunst ist doch das Allerschönste« – Briefe einer jungen Künstlerin. Frankfurt a. M.: Insel.

NICOLE GIESE-KRONER

30 Sichtbarkeit von Frauen in der bildenden Kunst heute

Künstlerinnen gab es zu allen Zeiten, doch öffneten sich die Kunstakademien und Kunsthochschulen in Deutschland für Frauen bis auf wenige Ausnahmen erst mit der Einführung des Frauenwahlrechts ab 1919. Obwohl weibliche Künstlerinnen aus der Kunst des 20. Jahrhunderts nicht mehr wegzudenken sind, ist ihre öffentliche Wahrnehmung unverhältnismäßig niedrig.

Immer wieder gab es in den letzten Jahren in der deutschen Ausstellungslandschaft Wiederentdeckungen von bedeutenden Künstlerinnen des 20. Jahrhunderts, die lange Zeit »vergessen« worden sind. Zu nennen sind darunter insbesondere:

- Hilma af Klint (1862–1944), schwedische Malerin: Sie war sehr lange unbekannt und hat in den letzten Jahren die Kunstgeschichtsschreibung revolutioniert: Denn es wird diskutiert, ob nicht sie und nicht Wassily Kandinsky die erste Person war, die die abstrakte Kunst erfand.
- Lotte Laserstein (1898–1993), deutsch-schwedische Malerin, die als bedeutende Vertreterin der Neuen Sachlichkeit gilt. Sie musste vor den Nationalsozialisten ins schwedische Exil flüchten und geriet fast in Vergessenheit. »2003, zwanzig Jahre nach Lasersteins Tod und 70 Jahre nach ihrem Gang ins Exil, realisieren die Macherinnen des Verborgenen Museums, Elisabeth Moortgat und Marion Beckers, gemeinsam mit Anna-Carola Krausse schließlich die erste Retrospektive und leiten die Wiederentdeckung von Lotte Laserstein und ihrem Werk, das 10 000 Arbeiten umfasst, ein. Ausstellungen in Schweden, Frankfurt und Kiel folgen. 2019 wird Laserstein in einer großen Retrospektive in der Berlinischen Galerie gewürdigt [...].« (Radelhof et al., o. J., o. S.)
- Toyen (1902–1980), tschechische Malerin: Sie malte surrealistisch, war eine Pionierin in der künstlerischen Avantgarde und Gründungsmitglied der Surrealistengruppe der ehemaligen Tschechoslowakei. Sie war mit Kollegen wie Salvador Dalí, Yves Tanguy, Max Ernst, René Magritte, Paul Klee und Man Ray eng befreundet und stellte gemeinsam mit ihnen aus. Dennoch war sie bisher kaum bekannt.
- Lee Krasner (1908–1984), amerikanische Malerin mit russisch-jüdischen Wurzeln: Sie war eine Pionierin des abstrakten Expressionismus in den USA. Ihre Werke wurden 2019 in einer großen Retrospektive in der Schirn Kunsthalle Frankfurt nach mehr als 50 Jahren erstmals wieder in Europa gezeigt. Lee Krasner gehört zu den wenigen Künstlerinnen, denen das New Yorker Museum of Modern Art eine Retrospektive gewidmet hat (1984). Über einen Zeitraum von mehr als 50 Jahren erfand

sich Krasner immer wieder neu und hinterfragte ihr Schaffen, was in der enormen Energie ihres Werkes zum Ausdruck kommt. Allerdings stand ihre künstlerische Bedeutung zeitlebens im Schatten ihres Ehemanns Jackson Pollock. Ein Schicksal, das sie mit vielen Künstlerinnen teilte.

Bei Kunstschaffendenpaaren erinnern wir uns häufig nur an den männlichen Part, denn die Frauen stellten die eigene Karriere oftmals zugunsten ihres Partners zurück.

Fast 100 Jahre, nachdem Frauen in Deutschland durch die Zulassung zum Kunststudium die Professionalisierung ermöglicht wurde, sind Künstlerinnen in der Kunstwelt noch immer unterrepräsentiert. Zwar sind mittlerweile über 60 % der Absolventinnen und Absolventen von Kunsthochschulen weiblich, bei den meisten Museumsausstellungen oder in Sammlungen sind jedoch immer noch sehr viel weniger weibliche Künstlerinnen vertreten – ganz zu schweigen von People of Color oder nichtbinären Menschen (Mackenroth und Kennedy 2020). Wenn es um Vertretungen in Galerien geht, sehen die Zahlen nicht optimistischer aus. Das Verhältnis von männlichen zu

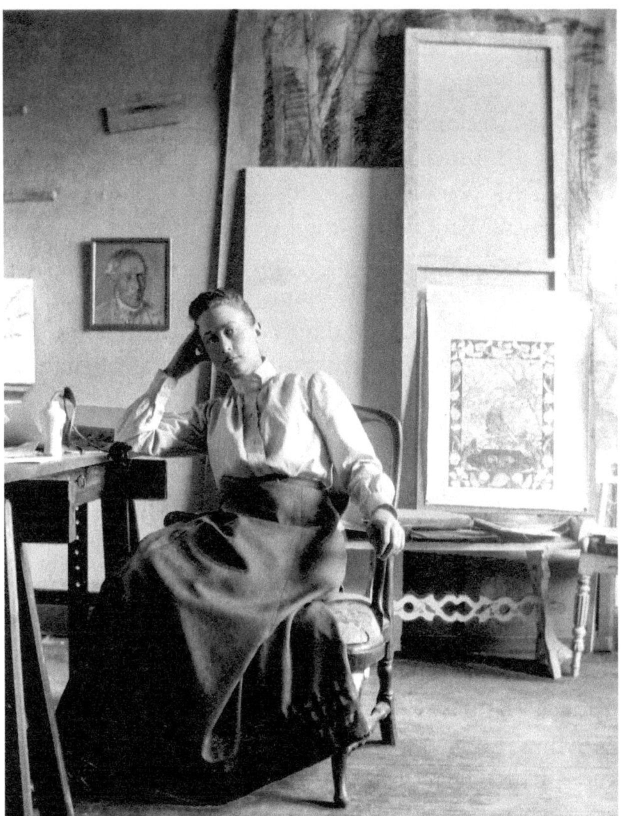

Abb. 30-1: Hilma af Klint, 1885.

weiblichen Kunstschaffenden liegt derzeit bei ca. drei zu eins (Hart und Sussmann 2017). Die Zahlen zeigen also, dass eine ungefähre Gleichstellung in der Kunstwelt noch in weiter Ferne liegt.

Mit dem Kunstkompass, der seit 1970 erscheint, kürte das »Capital Magazin« im November 2021 zum 51. Mal die größten Gegenwartskünstlerinnen und -künstler aus einer Datenbank mit über 30 000 Namen. Ein möglichst objektives Punktesystem, gespeist aus Ausstellungsteilnahmen, Rezensionen, Ankäufen, Auszeichnungen etc., bewertet die Resonanz der Kunstschaffenden in der Kunstwelt. Das aktuelle Ranking zeigt, dass weibliche Künstlerinnen in der Branche zunehmend an Bedeutung gewinnen, aber weiterhin schwächer vertreten sind: Nur drei der zehn Kunstschaffenden sind weiblich und die erste wird erst auf Platz vier genannt. Die Liste führt bereits zum achtzehnten Mal Gerhard Richter an. Dahinter liegen wie in den Vorjahren Bruce Nauman, Georg Baselitz, Rosemarie Trockel, Cindy Sherman, Olafur Eliasson, Tony Cragg, Anselm Kiefer, William Kentridge und Imi Knoebel.

Immerhin gehören zu den Kunstschaffenden mit dem höchsten Punktezuwachs im Jahr 2021 gleich acht Künstlerinnen. Darunter die 92-jährige Yayoi Kusama, die auch das Ranking der »Stars von Morgen« anführt, gefolgt von Alicja Kwade und Anne Imhof. Damit setzt sich der Trend der letzten Jahre fort, dass Frauen deutlich in der Gunst von Museen und Kunstmarkt aufholen, ebenso bei den erzielten Preisen für ihre Werke (Luckwaldt 2021).

Ein bedeutendes Ereignis für die Reputation von weiblichen Kunstschaffenden auf der internationalen Kunstbühne stellt die jüngste Kunstbiennale von Venedig im Jahr 2022 dar. Die italienische Kuratorin Cecilia Alemani zeigt über 90 % Kunst von Frauen in der viel gelobten Hauptausstellung »The Milk of Dreams«.

> »Die im Science-Magazin veröffentlichte Studie ›Quantifying reputation and success in art‹ hat gezeigt, dass das Netzwerk für den Erfolg in der Kunst mindestens so wichtig ist wie das Schaffen selbst. Schlägt man eine männliche Künstlerbiografie auf, sind es mitunter die Netzwerke, die sehr transparent sind [...].« (Mackenroth und Kennedy 2020, S. 4)

Das bis heute älteste und europaweit größte Netzwerk für Künstlerinnen aller Kunstgattungen ist die GEDOK, Verband der Gemeinschaften der Künstlerinnen und Kunstfördernden e. V., mit heute mehr als 2750 Mitgliedern in 23 deutschen Städten. Es wurde 1926 in Hamburg von der deutschen Jüdin Ida Dehmel (1870–1942) gegründet.

In den letzten 10 Jahren etablieren sich immer mehr Netzwerke, die sich für die Sichtbarkeit, Chancengleichheit und Professionalisierung von Künstlerinnen einsetzen. Saloon (Berlin, Dresden, Hamburg, München u. a.), And She Was Like: BÄM! (Köln), Soup du Jour (Berlin) und das fair share! (Berlin) sind aktuell wachsende Initiativen von bildenden Künstlerinnen, Kunsthistorikerinnen und anderen Kulturschaffenden, welche Kooperation und Diversität leben.

»Auch außerhalb dieser Vereinigungen gilt es den Frauen, sich zu vernetzen und einander zu unterstützen. Noch haben Männer es uns voraus, sich Karrierechancen zuzuschieben, Frauen agieren da oft zögerlicher – nicht zuletzt wegen der deutlich geringeren Chancen, auf die sie selbst hoffen können. Wenn wir dieses Muster aufbrechen, ist das Ergebnis immer ein Mehr für alle.« (Mackenroth und Kennedy 2020, S. 4)

Daher gilt für alle Künstlerinnen wie für alle Frauen der Leitspruch: Bildet Banden!

Literatur

Luckwaldt S (2021, 20. Oktober). Kunstkompass: Das sind die größten Künstler von 2021. In: Capital. Verfügbar unter https://www.capital.de/leben/kunstkompass-das-sind-die-groessten-kuenstler-von-2021

Mackenroth J, Kennedy B (2020). I Love Women In Art. 100 Künstlerinnen vorgestellt von Frauen aus Kunst & Kultur. München: Pool Positions.

Hart K, Sussman AL (2017). Do women dealers represent more women artists? In: Artsy. Verfügbar unter https://www.artsy.net/article/artsy-editorial-women-dealers-represent-women-artists-crunched-numbers

Radelhof S, Rinklebe L, Wischnewski M (o. J.). Lotte Laserstein. Die Menschenmalerin. Verfügbar unter https://www.lostwomenart.de/artist/lotte-laserstein/

GERD RUDOLF

31 James Ensor: Der Künstler als Subjekt in der Gesellschaft seiner Epoche

31.1 Die besondere Situation des Künstlers

Menschen werden durch ihre Geburt in die Welt geworfen, in ihrer anfänglichen Hilflosigkeit durch ihre Eltern aufgefangen und gehalten und nach und nach geprägt durch die Soziokultur ihrer Familie und ihrer Epoche. Mit diesen vorgegebenen inneren und äußeren Bedingungen müssen sie sich von klein auf auseinandersetzen, um im Laufe der Jahre nach und nach ihre Identität zu entwickeln und ihren Platz in der Familie und später auch in der Gesellschaft zu finden.

Dabei spielen ihre Anlagen, Begabungen und Interessen eine wichtige Rolle. Diese werden in der Familie möglicherweise bewundert und gefördert oder sie werden übersehen, schlimmstenfalls auch missbilligt. Auch vonseiten der Gesellschaft, in der sie leben, kann ihnen Akzeptanz, Bewunderung, Förderung oder auch Desinteresse oder Zurückweisung zuteilwerden.

Unvermeidlich entwickelt sich eine Dynamik der Beziehung zwischen dem Einzelnen, seiner Familie und seiner zeittypischen Soziokultur. Besonders eindrucksvolle Lebensbeschreibungen bietet die belletristische Literatur Ende des 19., Anfang des 20. Jahrhunderts. Hier finden sich faszinierende Darstellungen von dramatischen Lebens- und Entwicklungsgeschichten einzelner Menschen vor dem Hintergrund ihrer Epoche, so wie z. B. Leo Tolstoi, Thomas Mann oder Theodor Fontane sie beschrieben haben.

Ein besonderes Interesse weckten immer schon solche Menschen, die sich über eine spezielle, z. B. künstlerische Begabung definierten und die in ihrer Identitätsentwicklung von klein auf von dem Bedürfnis geleitet wurden, etwas zu gestalten. Was unterscheidet künstlerisch begabte Menschen, die ihr Erleben durch Formen und Farben ausdrücken, von solchen, die das mit den Mitteln der Sprache tun? Sprachliche Kommunikation ist vordergründig das Selbstverständliche. Ein Bild hingegen ist die verschlüsselte Aussage einer Künstlerin, die damit menschliche Situationen in Atmosphären und Stimmungen zum Ausdruck bringt. Dort wo Menschen abgebildet sind, spürt der Betrachter deren emotionale Verfassung und Handlungsbereitschaft in ihrer Körpersprache und erkennt darin typische Aussagen des Künstlers über das Wesen des Menschen. Darauf wiederum antwortet er mit seinem eigenen emotionalen Erleben.

Wie eng ist künstlerische Begabung verknüpft mit besonderer Empfindsamkeit oder auch mit psychischer Labilität? Kann jemand, der als durchschnittlich normal eingeschätzt wird, die Feinfühligkeit und Kreativität aufbringen, etwas künstlerisch auszudrücken, das hinter den Dingen liegt? Wie groß ist folglich die Schwierigkeit von künstlerisch Tätigen und durchschnittlichen Menschen, einander zu verstehen und wertzuschätzen?

Die künstlerische Gestaltung als Hinweis auf etwas nicht Sagbares wird heute auch psychodiagnostisch und kunsttherapeutisch genutzt, um bei einem Patienten die Lücke zu schließen zwischen dem, was er mit Worten nicht sagen, vielleicht aber bildhaft gestalten kann. Auf diesem Umweg kann Kunsttherapie dorthin führen, wo jede Psychotherapie sich ereignet, in einen Raum der zwischenmenschlichen Begegnung und von dort aus zu einer Erfahrung des eigenen Selbst, das heißt zu Selbstreflexion und Einsicht, den Voraussetzungen jeder therapeutischen Veränderung. In weiter zurückliegenden Epochen gab es freilich weder Psychotherapie noch Kunsttherapie. Zudem war die Situation von Künstlern oft prekär; sie lebten mit Ausnahme weniger Stars eher am Rande der Gesellschaft, die sich oft schwertat, das künstlerisch Innovative wertzuschätzen.

Damit kommen wir zu dem eigentlichen Thema, nämlich zu der Frage, was bildhafte Aussagen einer Künstlerin über ihre Persönlichkeit und ihre Lebenssituation aussagen können, wenn wir sonst nur wenige Berichte über ihr Leben besitzen.

31.2 Psychodynamische Aspekte des Künstlerischen

Die Identität eines Menschen gründet nicht zuletzt auf angeborenen Fähigkeiten und zeichnet sich oft schon früh im Leben ab. Bei manchen Kindern steht von klein auf das Wissenwollen im Vordergrund, bei anderen sind es motorisch-körperliche Aktivitäten, bei wieder anderen wird die Neigung, etwas zu gestalten, zu malen, zu bauen schon früh erkennbar. Bei manchen von ihnen wird dieser schöpferische Zugang zur Welt zunehmend die persönliche Identität prägen, wobei die vorrangige Ausrichtung auf eine künstlerisch selbstgestaltete Realität erkennbar wird.

Jede menschliche Motivation kann versuchsweise psychodynamisch interpretiert werden. So gesehen wäre die Ausrichtung eines Menschen auf Geschäft und Gewinn möglicherweise geeignet, Verlustängste zu bewältigen; die Ausrichtung auf Verstehen- und Wissenwollen könnte sich dazu eignen, gegen die beunruhigende Rätselhaftigkeit der Welt anzukämpfen; sportlich-körperliche Aktivitäten gewähren eine narzisstische Genugtuung; ordnende administrative Tätigkeiten versuchen, einem befürchteten drohenden Chaos entgegenwirken usw.

Bei einer künstlerischen Tätigkeit ist die Frage nach der dahinterstehenden basalen Motivation nicht leicht zu beantworten. Die Person muss es einfach tun: Malen, gestalten; sie tut das meist von klein auf, ohne erklären zu können, weshalb und wozu.

Nicht selten hat es den Anschein, dass künstlerisches Gestalten die Aufgabe hat, sich der eigenen Identität zu versichern, die zusammen mit einem Werk immer wieder erschaffen werden muss. Vielleicht handelt es sich auch um die innere Auseinandersetzung zwischen einer psychisch fragilen und einer kreativen, gleichsam reparativen Seite der Persönlichkeit. Das bedeutet freilich auch, dass diese innere Auseinandersetzung in eine psychische Krise und Krankheit münden kann, die das individuelle Selbstsein infrage stellt – die aber auch mithilfe der Kunst bewältigt werden kann. Diese möglichen Entwicklungslinien sollen am Beispiel des Malers James Ensor (1860–1949) untersucht werden.

31.3 James Ensor: lebensgeschichtliche Entwicklung und »früheste Erinnerung«

Ensors biografischer Hintergrund wird nur in Umrissen deutlich: Geboren 1860, wächst er an der belgischen Nordseeküste auf, wo seine Mutter in einem kleinen Ort am Meer ein Geschäft, offenbar eine Art Andenkenladen, betreibt. Sein Vater ist ein wohlhabender englischer Herr, der keiner Beschäftigung nachgeht und im 17. Lebensjahr des Malers vermutlich an einer Alkoholproblematik verstirbt. Die Art der Beziehung zwischen den Eltern bleibt unklar. Ensors Verhältnis zu den Eltern ist offenbar distanziert, es heißt, die Großmutter habe zu Hause das Regiment geführt.

Aus psychotherapeutischer Sicht ist es zentral wichtig, die Psychodynamik einer Persönlichkeit im Blick auf ihre lebensgeschichtlich prägenden Erfahrungen zu verstehen. Freilich sind Eindrücke sehr früher Lebensjahre nicht als Erinnerungen an konkrete Ereignisse abgespeichert, es sind vielmehr frühe emotionale Prägungen, die erst sehr viel später interpersonell interpretiert werden. In diesem Kontext werden von Patientinnen häufig »früheste Erinnerungen« aus Zeiten berichtet, in denen das unreife Gehirn des Kleinkindes noch nicht imstande ist, szenische oder gar sprachliche Interaktionen zu erinnern und zu verstehen. Es handelt sich vielmehr um zurückdatierte Erklärungen für aktuelles leidvolles Erleben. Ensor liefert dafür ein eindrucksvolles Beispiel:

> »Eines Nachts, als ich in meinem erleuchteten Zimmer lag, bei offenen Fenstern, die auf das Meer hinausgingen, stürzte ein großer Meeresvogel, vom Licht angelockt, vor mir zu Boden und stieß dabei gegen meine Wiege. Ein unvergesslicher Eindruck, wahnsinnig, schrecklich. Ich sehe noch die grausige Erscheinung und spüre noch immer den Anprall des seltsamen schwarzen Vogels.« (Becks-Malorny 2016, S. 34)

Für die menschliche Psyche ist es offenbar entlastend, Erklärungen zu (er)finden, die imstande sind, heutige Missempfindungen auf frühere Belastungsereignisse zurückzuführen. Viele Eltern kennen Dunkelängste ihrer alleingelassenen Kleinkinder, die häufig einem bedrohlichen Tier (z. B. dem Krokodil unter dem Bett) gelten. Wenn einfühlsame Eltern die Tür ein wenig offenlassen, sodass das Kind Stimmen und Licht wahrnehmen kann, ist das Böse und das Gefühl des Ausgeliefertseins meist rasch verschwunden. Ensors »Erinnerung« ist eine Fantasie der kindlichen Ungeborgenheit und des Bedrohtseins, die nicht als konkretes Ereignis zu verstehen ist, sondern als eine später entstandene Erklärung für sein Erleben von Einsamkeit und Bedrohtheit, das sein Leben begleitete.

Ensors Fantasie von dem ängstigenden Zusammenprall mit dem bedrohlichen schwarzen Vogel spiegelt die fehlende Erfahrung von Geborgenheit (auf dem Arm oder an der Brust der Mutter) und stattdessen das Erleben des Ausgeliefertseins an bedrohliche Situationen, so wie Patienten mit traumatisierenden Erfahrungen und persönlichkeitsstrukturellen Störungen sie berichten. Menschen, die Ensor später malen wird, sind immer wieder amorphe Menschenmassen oder bedrohliche einzelne Personen.

Wahrscheinlich litt Ensor von Kind an unter der in seiner Familie herrschenden Beziehungslosigkeit, die ihn später mehr und mehr zum Außenseiter und Einzelgänger werden ließ. Es wird berichtet, dass er sich von einem Moment zum andern in ungezügelten Ausbrüchen entladen oder tagelang in Schweigen versinken konnte. Wie wird er sich künftig als männliches Wesen gegenüber Männern und Frauen positionieren, welche sexuelle Identität wird er entwickeln? Dazu gibt es freilich wenige konkrete biografische Informationen. So werden wir versuchen, seine vielfältigen und widersprüchlichen künstlerischen Aussagen als Hinweise auf seine innere Verfassung zu lesen.

31.4 Ensors künstlerische Entwicklung

Betrachtet man Ensors künstlerisches Schaffen im lebensgeschichtlichen Überblick, so werden in den verschiedenen Lebensabschnitten unterschiedliche Akzente sichtbar:

Ensor besucht ab dem 16. Lebensjahr eine Kunstakademie in Ostende, danach die Akademie in Brüssel; er fühlt sich künstlerisch der Avantgarde zugehörig. Seine frühen Gemälde, entstanden zwischen dem 16. und 21. Lebensjahr, wirken handwerklich gekonnt. Es sind atmosphärisch ernste Bilder von Strand und Meer sowie Interieurs; sie zeigen eine bürgerliche, stille Welt, in einem impressionistischen Stil eindrucksvoll gestaltet, häufig in düsteren Farben gehalten.

Zwischen dem 22. und 28. Lebensjahr tauchen in seinen Bildern unbehagliche Themen auf: Zwei alkoholkranke Männer starren vor sich hin; eine »verzweifelte Dame«, in dunklen Farben, kaum zu erkennen, sie könnte auch eine Tote sein; ein maskierter Mann kommt bedrohlich durch die Tür; ein Mädchen hantiert mit einer Puppe (oder ist es ein Baby?); zwei nackte Kinder bei der Toilette; ein realistisches Selbstbildnis des Malers, aber bekleidet mit einem bunten Frauenhut mit Federn. Wir erfahren wenig darüber, wie der junge Mann in seinen frühen Jahren lebt. Was treibt ihn um? Seine Kunst findet offenbar wenig Resonanz. Nach seiner Ausbildung lebt er wieder in der Familie mit Mutter und Großmutter, offenbar hat er keine Partnerschaft, über seine sexuelle Orientierung ist nichts bekannt. Die Bilder dieser Zeit signalisieren eine spürbare Beunruhigung. Sie könnte der ungewissen sexuellen Identität eines jungen Mannes gelten, der sich gelegentlich mit weiblichen Attributen schmückt. Frauen scheinen unnahbar, verzweifelt oder tot; Männer nähern sich bedrohlich; wie verführerisch sind Kinder?

Ende seiner 20er Lebensjahre finden sich in seinem Werk zunehmend auch religiöse Themen, z. B. »Der Einzug Christi in Jerusalem«, ein riesengroßes farbenkräftiges Gemälde (2,52 × 4,30 m), das in der Menschenmenge bereits maskenhafte Gesichter und Totenschädel, ein wichtiges Stilmittel seines späteren Schaffens, erkennen lässt. Das Bild »Die trostreiche Jungfrau« zeigt den Künstler selbst, der zu Füßen der Jungfrau kniet – eine Darstellung, die im Kontrast zu seinen sonstigen Bildern naiv und geradezu kitschig fromm erscheint. Wiederholt trägt der Christus in seinen Bildern die Gesichtszüge des Malers – Ausdruck von naiver Frömmigkeit, von Grandiosität oder der Identifikation mit dessen Leiden?

Zwischen dem 30. und 40. Lebensjahr ist Ensor ungemein produktiv. Es entstehen großformatige Bilder von Menschenmassen, die sich durch die enge Stadt drängen; ferner sozialkritisch-comichaft karikierende Bilder, sie zeigen einfältige Richter, sadistische Ärzte, die Patienten quälen; gefährliche Köche, die Menschenköpfe servieren, während die Gäste sich erbrechen; Höflinge, die im Kronleuchter verbrannt werden. Eine Reihe von Gemälden, entstanden zwischen seinem 32. und 34. Lebensjahr, zeigen geschlachtete Tiere und Gemüse, die auffallend fleischhaft nackt, gleichsam erotisch aufgeladen wirken. Kreidezeichnungen aus der gleichen Epoche lassen bei genauem Hinsehen zahllose winzige badenden Figuren, comichaft in allen möglichen, zum Teil auch erotischen Positionen oder aggressiven Aktivitäten erkennen.

Zu Ensors Markenzeichen aber werden schließlich jene intensiv farbigen und szenisch gestalteten Gemälde, in denen alle Menschen Masken tragen oder als Skelette auftreten. Unter dem Schutz ihrer Masken bewegen sich die menschlichen Wesen, Frauen, Männer, aber auch die Skelette wie befreit; das Leben als ein permanenter Karneval, der Tod ist immer dabei. Diese Bilder, entstanden zwischen dem 31. und 39. Lebensjahr des Malers, wirken besonders vital und beeindrucken künstlerisch durch ihre lebhafte Farbigkeit, trotz ihrer ängstigenden Themen. Zugleich gibt es aber aus dieser Epoche, dem 35. Lebensjahr des Malers, auch ein naturalistisches Selbstporträt, in dem der Künstler umringt ist von »Dämonen, die mich quälen« (Herold 2021, S. 75).

31.5 Ein psychisch kranker Künstler?

Künstler nehmen sich die Freiheit, in ihren Werken etwas darzustellen, das eine Erweiterung des menschlichen Selbstverständnisses bedeutet, auch wenn dieses abstoßend und verletzend wirkt: »So sind Menschen!«

Ensor wird im Nachhinein als begabter Künstler, aber auch als einzelgängerisches Genie beschrieben, dessen Bilder nicht realistisch, sondern meist bühnenhaft inszeniert sind, sodass z. B. in einem Stilleben von Gemüse und Fischen »sexuell konnotierte Formen verlebendigt und erotisch aufgeladene Assoziationen geweckt werden« (Herold 2021, S. 120). Menschen erscheinen häufig karikiert oder treten als Menschenmassen in Erscheinung, in späteren Werken haben sie Masken als Gesichter und befinden sich in der Gesellschaft von Skeletten. Speziell in seinen sehr farbig-lebendigen Maskenbildern gefiel es dem Künstler, »das Publikum zu verletzen, das mich so schlecht aufgenommen hatte […], die scheinheiligen, berechnenden, trügerischen Feiglinge, die durch meine verächtlichen Veränderungen vernichtet werden« (Herold 2021, S. 97).

So verwundert es nicht, dass das Publikum seinerseits diese Kunst mit Begriffen wie »wahnhaft«, »entfremdet infantil«, »psychopathisch« belegt, das heißt, sie als Ausdruck einer psychischen Störung des Malers interpretiert.

Es ist nicht zu übersehen, dass hier ein einsamer Mensch in seiner Kunst um die eigene psychische und sexuelle Identität als Mann und um seine Rolle als »Apostel einer neuen Sprache« (Ensor 1935/1999, S. 76) ringt, sich gequält fühlt (man weiß nicht genau, durch welche Symptomatik und welche psychische Störung) und vergeblich eine Position in der Gesellschaft seiner Zeit sucht. Jedes künstlerische Tun wendet sich immer auch an die Welt mit dem Anliegen, sich mitzuteilen und eine Resonanz zu finden, was aber diesem offensichtlich schwer beziehungsgestörten Maler in keiner Weise gelingt. Er bleibt lebenslang an seine Elternfamilie gebunden und lebt keine nahe Beziehung (oder er hat eine von manchen vermutete Beziehung gut verborgen). Vor dem Hintergrund einer schwierigen Biografie, eines einsamen Lebens und einer offenbar sehr fragilen Persönlichkeitsstruktur formuliert der Künstler seinen abschließenden Bewältigungsversuch in den mittleren Lebensjahren, dass er sich in die Einsamkeit verbannt habe.

Das alles macht es sehr wahrscheinlich, dass es sich bei diesem künstlerisch hochbegabten Mann um einen psychisch leidenden, weitgehend beziehungsunfähigen Menschen mit einer sehr fragilen Identität handelte, der den Anspruch hatte, seinen Mitmenschen auf provokante Weise die Augen zu öffnen für die Missstände des bürgerlichen Lebens. Die meisten seiner Zeitgenossen erlebten seine Kunst überwiegend als Affront und wendeten sich von ihm ab.

Offensichtlich hat der Künstler diesen seinen Kampf mit etwa 40 Jahren aufgegeben oder seine malerische Kreativität ist erloschen. So verbrachte er seine zweite Lebenshälfte als zurückgezogener, wunderlicher älterer Mann, der nur noch gelegentlich malte, sich vor allem für Musik interessierte, Harmonium spielte (angeblich nur die schwarzen Tasten verwendend) und für dieses Instrument komponierte. Später entstandene Grafiken (z.B. »Die Liebestonleiter«), in zarten Farben gehalten, wirken nicht mehr provokativ, sondern eher zart, geradezu blass.

So wäre es womöglich für Ensor geblieben, wenn er mit 60 gestorben wäre. Er wurde jedoch 89 Jahre alt und erfuhr paradoxerweise im Nachhinein, je älter er wurde, zunehmend Anerkennung in der internationalen Kunstszene für sein ursprünglich wenig beachtetes künstlerisches Schaffen, das im Kontext einer neuen Epoche nun plötzlich als höchst aussagekräftig galt. Ihm, der stets am Rande der Gesellschaft gelebt hatte, wurde nun groteskerweise der Titel »Baron« verliehen, und man zählte ihn fortan zu den »Malerfürsten« seines Landes und seiner Zeit, ehe er, einsam wie zuvor, aber allgemein respektiert, hochbetagt verstarb. Ein nachträglicher, aber wohl auch fragwürdiger Triumph nach einem langen Leben des künstlerischen Unverstandenseins und der menschlichen Einsamkeit.

Literatur

Becks-Malorny U (2016). Ensor. Die Masken, der Tod und das Meer. Köln: Taschen.
Ensor J (1935/1999). Discours de Monsieur le Baron James Ensor. In: Écrits, S. 76.
Herold I, Holten J (Hg.) (2021). James Ensor. Berlin: Deutscher Kunstverlag.

FLORIAN STEGER

32 Ein Arzneimittelskandal in der DDR – kunsttherapeutische Auseinandersetzung der Frauen

In den Jahren 1978 und 1979 erkrankten in der DDR infolge einer kontaminierten Anti-D-Immunprophylaxe (Rhesusprophylaxe) mehrere Tausend Frauen an Hepatitis C. Die Verabreichung dieser verunreinigten Prophylaxe schädigte die betroffenen Frauen somatisch und psychisch schwer. Viele leiden bis heute an den Folgen dieser Erkran-

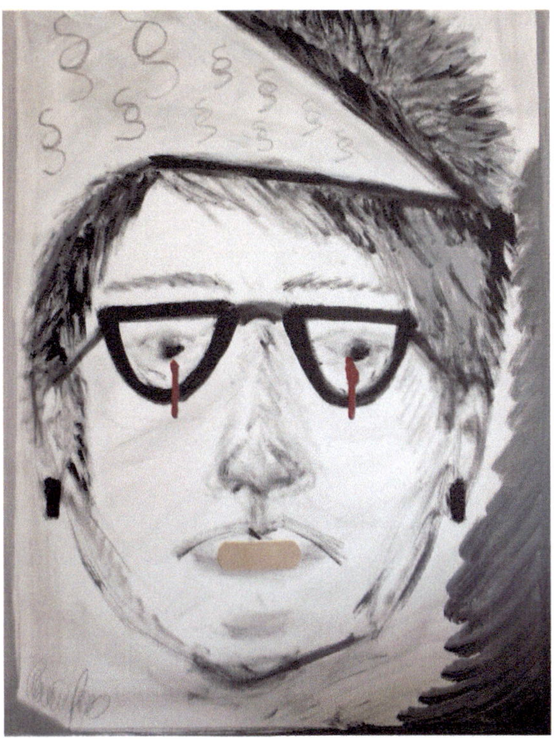

Abb. 32-1: Einschnitt mit Folgen. *Monika (damals 22 Jahre alt, 1. Kind), Juli 2018, Acryl, 50 x 70 cm, Malerei, Selbstporträt: »Mich zu sehen ... der Krankheit ins Gesicht zu sehen, zu spüren, zu leiden. / Was die Straftat aus mir und meinem Leben gemacht hat, wie mich ›dieses‹ zerfrisst. / Alles Schöne, alle Freude aus meinem Leben ist weg ... / Mein Dasein ist grau, leblos und tot. / Wut und Verachtung führen mich.«*

kung, sofern sie noch nicht – unter anderem aufgrund eines Leberzellkarzinoms – gestorben sind. Zudem trugen die von der SED-Diktatur ergriffenen Maßnahmen zur gesundheitlichen Versorgung (Zwangsbehandlung, klinische Forschung) dazu bei, dass viele Betroffene Unrecht erlitten haben.[5]

32.1 Was war geschehen?

32.1.1 Zur Anti-D-Immunprophylaxe

In den 1960er Jahren wurde das Immunserum für die Rhesusprophylaxe in Großbritannien und in den USA entwickelt. 1969 wurde das Serum im Westen eingeführt.

Bereits 1940 hatten Karl Landsteiner (1868–1943) und Alexander Solomon Wiener (1907–1976) das Erythrozyten-Antigen-System entdeckt. Sie hatten Blut von Rhesusaffen – daher auch der Name – in Kaninchen injiziert und einige Wochen später Antikörper im Serum der Kaninchen gefunden. Diese hatten mit den Erythrozyten der Rhesusaffen reagiert und teilweise auch mit menschlichen Erythrozyten. Landsteiner

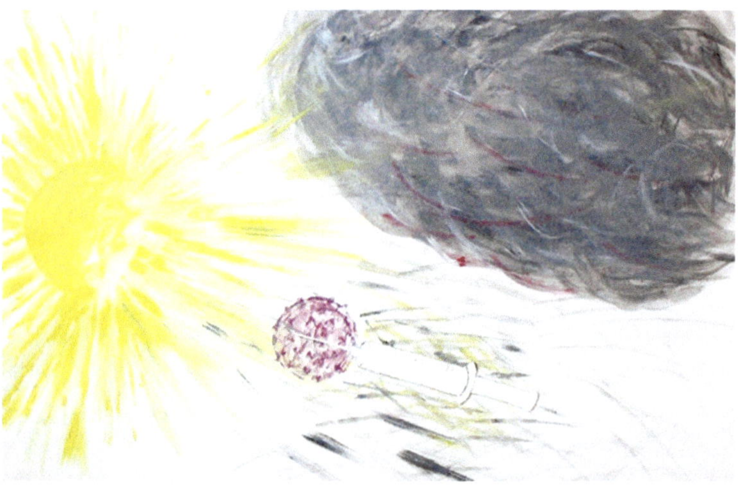

Abb. 32-2: Vom Sonnenschein bis ungewollten, verpfuschten Leben.
Margit (damals 26 Jahre alt, 2. Kind), Juli 2017, Acryl, 50 x 70 cm, Collage: »Bis zur Spritze war alles so, dass ich Wünsche mir erfüllen konnte (Urlaub, Familie). Nach der Spritze ging es runter: Alles wurde schwarz, Familie verloren, keine Urlaube mehr, Arbeit verloren – krank.«

---

5 Eine frühere Fassung dieses Beitrags ist bereits publiziert als: Steger F (2020). Hepatitis C nach Rhesusprophylaxe. Schwerwiegende Folgen für die von einer Arzneimittelstraftat in der DDR Betroffenen. *Psychodynamische Psychotherapie, 19:* 227–237. Für diesen Sammelband wurde das Manuskript überarbeitet und gekürzt.

und Wiener bezeichneten diejenigen Menschen, mit deren Erythrozyten die Kaninchenseren reagierten, als »Rhesus-positiv«, die anderen als »Rhesus-negativ«. Rhesusnegative Frauen, die ein Rhesus-positives Kind erwarten, bilden Antikörper gegen diese Rhesus-positiven Erythrozyten. Wird die Frau in der Folge erneut schwanger, kann es zu einer lebensbedrohlichen Antigen-Antikörper-Reaktion kommen. Daher erhalten Frauen bis heute während und unmittelbar nach der Schwangerschaft sowie nach einem Schwangerschaftsabbruch oder einer Fehlgeburt eine Rhesusprophylaxe mit Anti-D-Immunglobulinen. Dadurch kann eine lebensbedrohliche Antikörperreaktion vermieden werden.

32.1.2 Kontamination

1970/1971 war in der DDR diese Rhesusprophylaxe von der Arbeitsgruppe des Obermedizinalrats Dr. Wolfgang Schubert entwickelt worden, dem Ärztlichen Direktor des Bezirksinstituts für das Blutspende- und Transfusionswesen Halle (Saale). Das Serum wurde für die ganze DDR exklusiv dort produziert. Für die Herstellung bekam Schubert von anderen Bezirksinstituten der DDR humanes Plasma geeigneter Spender.

Im April 1978 wurde er über die Erkrankung von fünf Blutplasmaspendern informiert. Alle waren zuvor mit den Erythrozyten einer Antigen-Spenderin immunisiert worden, die schon im Dezember 1977 über Völlegefühl mit Schmerzen unter dem rechten Rippenbogen und Appetitlosigkeit geklagt hatte. Auch die betroffenen Blutplasmaspender zeigten ähnliche Symptome einer Hepatitis. Von zwei Spendern hatte das Institut in Halle (Saale) im März 1978 Blutplasma erhalten, das bereits in die Produktion von zwei Chargen mit je ca. 1000 Ampullen (6 und 7) des Anti-D-Immunglobulins eingegangen war. Schubert ließ das Material der beiden Chargen testen. Zu diesem Zeitpunkt war nur ein Test auf das Hepatitis-B-Virus möglich, das Hepatitis-C-Virus wurde erst 1988 beschrieben. Die Tests fielen zwar negativ aus, doch weder eine Hepatitis A noch eine sogenannte Non-A-non-B-Hepatitis (später: Hepatitis C) konnten ausgeschlossen werden. Trotz dieser suspekten Ergebnisse wurde das Blutplasma aus Neubrandenburg für die weitere Produktion genutzt. Schubert hatte das für die Freigabe zuständige Staatliche Kontrollinstitut für Seren und Impfstoffe über das verdächtige Material informiert, welches daraufhin eine Verwendung abgelehnt und einen Import aus dem Ausland ausgeschlossen hatte. Schubert wurde jedoch gleichzeitig für die Lieferung des Impfstoffes verantwortlich gemacht und befand sich daher in einer schwierigen Situation, da er einen Produktionsengpass kommen sah. So entschloss er sich, die Chargen 6 und 7 zu der neuen Charge 15 umzuarbeiten. Kontaminiertes Plasma gelangte darüber hinaus in weitere sieben Chargen, dies vor allem wegen kontaminierter Waschflüssigkeit. Das Bezirksinstitut reichte die Chargen anschließend beim Kontrollinstitut ein, ohne darauf hinzuweisen, dass die verdächtigen Plasmen darin verarbeitet worden waren. Nach der Freigabe erreichte das kontaminierte Anti-D-Immunglobulin die Bezirke der DDR.

32.1.3 Erste Erkrankungen

Ende 1978 wurden erste Erkrankungen infolge der Rhesusprophylaxe gemeldet. Frauen klagten über ähnliche Symptome wie zuvor die Plasmaspender.

Dies wurde bald durch weitere Meldungen bestätigt. Das Gesundheitsministerium setzte eine Expertenkommission ein. Nach Sperrung der verdächtigen Chargen im Januar 1979 kontrollierten Mitarbeitende des Kontrollinstituts und des Instituts für Arzneimittel die Produktion in Halle (Saale). Es ergab sich, dass bei der Produktion neuer Chargen die Waschflüssigkeit aus der vorherigen Charge verwendet worden war. Dadurch waren mehrere Chargen kontaminiert worden: Diese ließ das Kontrollinstitut nun auch sperren.

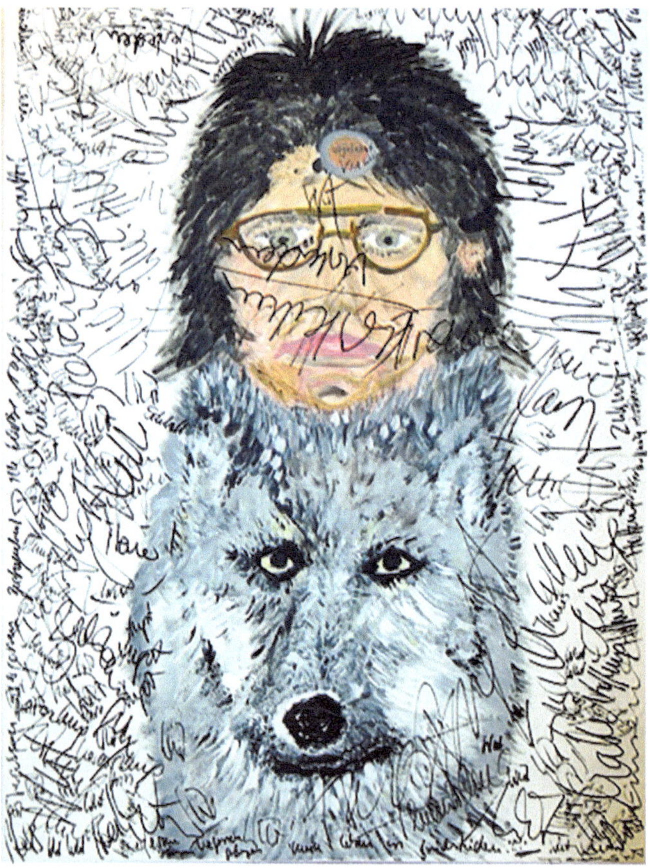

Abb. 32-3: Angst. *Monika (damals 22 Jahre alt, 1. Kind), Juli 2017, Acryl, 50 x 70 cm, Malerei: »Meine Angst nach der Spritze – Isolation, Wut, Aggression, Gewalt, Diskriminierung, Ausgrenzung, Hass, Unfassbarkeit, Willkürlichkeit der Ämter, Erniedrigung, Entmenschlichung, Depressionen, Verzweiflung, Resignation, Suizid! Aussage: Wie mein Leben durch Wut, Hass und Angst ›übermächtig‹ überschattet wird! Mein Leben ist zerstört … ich habe keine Hoffnung mehr … Ich habe WUT!!!«*

32.1.4 Folgen

Der Gesundheitsminister der DDR, Obermedizinalrat Professor Dr. Ludwig Mecklinger (1919–1994), ließ alle betroffenen Frauen erfassen und durch eine Zwangsbehandlung medizinisch kontrollieren. Zudem erstattete er Anzeige gegen Schubert und den Leiter der Technischen Kontrollorganisation des Bezirksinstituts für Blutspende- und Transfusionswesen Halle (Saale). Die Generalstaatsanwaltschaft der DDR nahm daraufhin die Ermittlungen auf. Aus den Strafprozessunterlagen lässt sich rekonstruieren, dass die Staatsanwaltschaft Kenntnis von der unterbliebenen ordnungsgemäßen Untersuchung der Spender in Neubrandenburg hatte. Insbesondere die Rolle des Kontrollinstituts wurde von der Staatsanwaltschaft vernachlässigt. Stattdessen wurde dessen Leiter und ein Mitarbeiter als Sachverständiger und Gutachter eingesetzt. Das Sachverständigengutachten sollte vor allem die Schuld Schuberts belegen. Ein von Schuberts Verteidiger vorgeschlagenes neutrales Gutachten lehnte die Staatsanwaltschaft ab. Auch die Frage nach einer Mitverantwortung des Ministeriums für Gesundheitswesen wurde

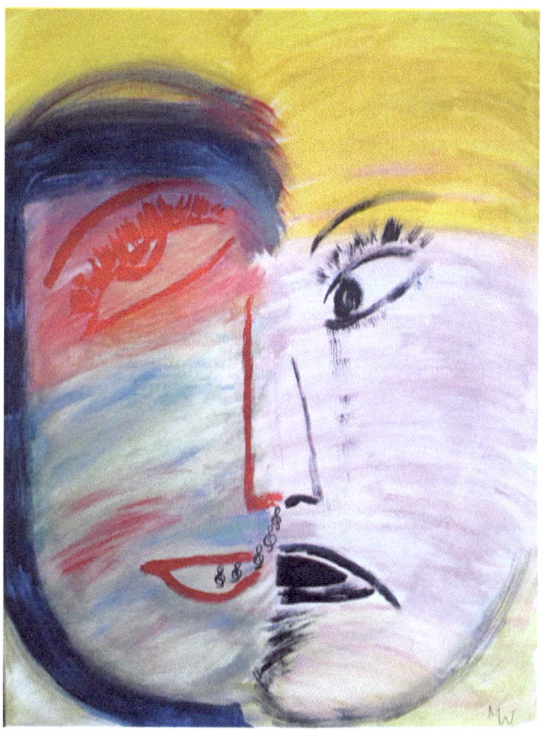

Abb. 32-4: Maske. *Monika (damals 22 Jahre alt, 1. Kind), Juli 2018, Acryl, 50 x 70 cm, Malerei, Selbstbildnis (nach Arzneimittelstraftat): »Wie sehe ich mich, hinter einer Maske das Leben zu bewältigen, ohne zu sagen, wie es mir geht, was ich fühle und empfinde. / Diese Maske, warum? Allein mit mir und meinem Empfinden, den Mund gestopft, damit keiner die wahre Seite sieht. / Gestopft, alles bleibt drin. Bin ich allein mit meinen Gefühlen? / Ich möchte niemanden damit belasten! / Honig im Kopf tut nicht gut, warum ich?«*

nicht gestellt. Nach dem Bekanntwerden der ersten Infektionen hatten Ärzte aus den Krankenhäusern dafür plädiert, den Impfstoff zu importieren, anstatt weiterhin Ampullen aus dem Bezirksinstitut für Blutspende- und Transfusionswesen Halle (Saale) zu verwenden. Das Ministerium für Gesundheitswesen hatte dies abgelehnt und verwies darauf, die folgenden Chargen seien von der Expertenkommission als unbedenklich eingestuft worden. Diese Einschätzung sollte sich kurz darauf als unzutreffend erweisen. Schubert und der Leiter der Technischen Kontrollorganisation des Bezirksinstituts wurden letztlich in einem Prozess unter Ausschluss der Öffentlichkeit verurteilt. Die Betroffenen erfuhren erst viele Jahre später von diesem Prozess. Auch das Ministerium für Staatssicherheit war durch die Berichte inoffizieller Mitarbeiter im Gesundheitswesen über die Vorgänge informiert und überprüfte Schubert im Rahmen einer Operativen Personenkontrolle, die dann 1981 eingestellt wurde.

32.1.5 Zwangsbehandlung

Nach Bekanntwerden der Erkrankungen legte der Gesundheitsminister der DDR fest, alle betroffenen Frauen seien schriftlich zu einer Blutuntersuchung aufzufordern und zu untersuchen. Die Kreisärzte wurden dafür verantwortlich gemacht, die behandelnden Ärzte sorgfältig auszuwählen und vorzubereiten. Den Frauen blieb zumindest zu Beginn die Möglichkeit der freien Arztwahl verwehrt. Sie wurden zwangsbehandelt. Sofern die Frauen bei der Untersuchung Symptome einer Hepatitis oder erhöhte Blutwerte aufwiesen, wurden sie von ihren Familien unmittelbar und ohne Information getrennt und in Krankenhäusern isoliert.

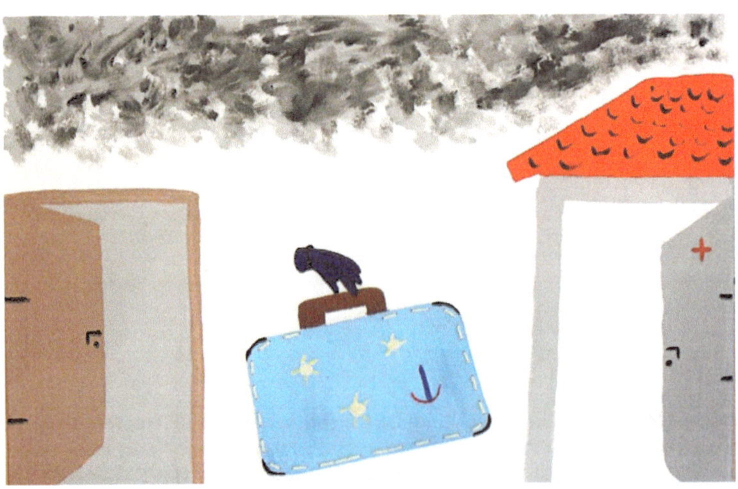

Abb. 32-5: Als ich fortging. *Birgit (damals 19 Jahre alt, 1. Kind), Juli 2017, Acryl, 50 x 70 cm, Collage: »Vertuschter Skandal ... / Das Herausreißen aus einer intakten Familie auf dem Weg des Leidens und der Entbehrungen.«*

Viele Frauen schildern es als ein belastendes Erlebnis, plötzlich von ihrem Neugeborenen und ihrem Partner, ohne zu wissen warum, zum Teil wochenlang getrennt worden zu sein. Verweigerten sie sich dem Krankenhausaufenthalt, wurden sie, zum Teil auch unter Drohung, von Mitarbeitenden der Hygienekommissionen davon überzeugt. Die Trennung der Frauen von ihrem Kind wirkte sich gravierend auf das Mutter-Kind-Verhältnis aus und belastete die Betroffenen psychisch erheblich.

Dazu kamen die wachsende Angst und Unsicherheit in Bezug auf ihre Erkrankung, über welche sie und ihre Angehörigen kaum Informationen erhielten. Das Gesundheitsministerium wollte, dass die Ereignisse der Öffentlichkeit verborgen bleiben, und hatte an die behandelnden Ärzte Materialien herausgegeben, dass die Betroffenen beruhigen sollte. Als Ursache der Erkrankungen wurde dort menschliches Versagen bei der Herstellung angegeben. Die fehlende Aufklärung über die Ereignisse und die möglichen Folgen der Erkrankung entsprachen nicht den Vorgaben der ärztlichen Informationspflicht. Zwischen dem Ministerium für Gesundheitswesen und der Generalstaatsanwaltschaft bestand eine Absprache über Geheimhaltung. So wussten viele Betroffene hiervon sehr lange Zeit nichts. Es ist durchaus vorstellbar, dass es betroffene Frauen gibt, denen bis zum heutigen Tag der Zusammenhang zwischen ihrer Erkrankung und der kontaminierten Rhesusprophylaxe nicht bewusst ist.

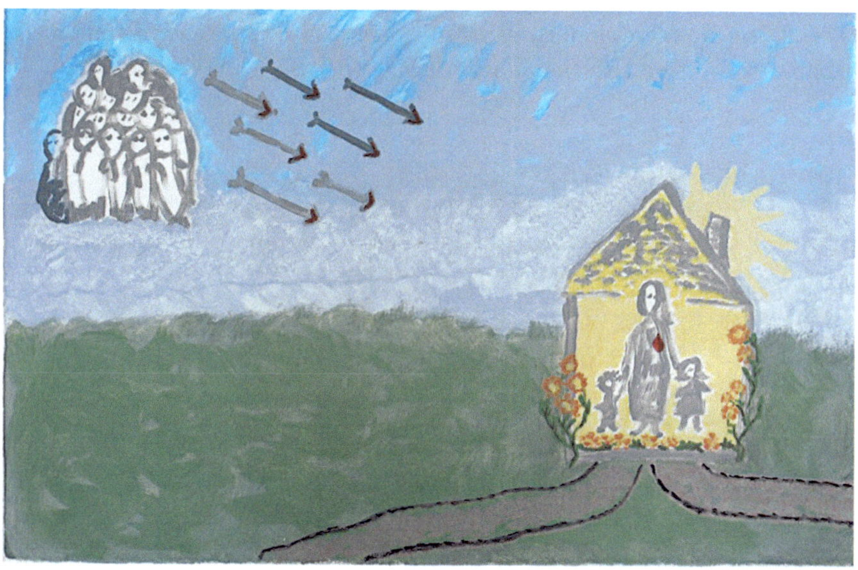

Abb. 32-6: Gesellschaftliche Diskriminierung nach der Arzneimittelstraftat.
Christine (damals 24 Jahre alt, 2. Kind), Juli 2017, Acryl, 50 x 70 cm, Malerei: »Auswirkung der Arzneimittelstraftat auf mein Leben: Leider ist es Realität, dass es in unserer Gesellschaft viele Mitmenschen gibt, die ihre Haltung ändern, wenn sie von einer ansteckenden Erkrankung erfahren – aus Angst! Unkenntnis, Dummheit? / Wie es dazu kam, ist dabei egal. / Isolation kann sehr schnell entstehen – der Alltag wird zur Kraftprobe. Angst kann das Leben bestimmen – vor Verschlimmerung der Krankheit, aber auch vor Vereinsamung. Durch eine Spritze wurden Körper und Seele jeder Frau verwundet und der Lebenslauf beeinflusst!«

32.1.6 Forschung

Bereits im März 1979 hatte der Minister für Gesundheitswesen angewiesen, die Betroffenen in die Dispensairebetreuung einzubeziehen, in deren Rahmen häufige Blutentnahmen und Leberbiopsien stattfanden (Dispensaire: ambulante Behandlung in einer Poliklinik).

Das Ministerium für Gesundheitswesen hatte an diesen Erkrankungen ein hohes wissenschaftliches Interesse und deshalb angeordnet, Blutproben der betroffenen Frauen und infizierter Kontaktpersonen nach Berlin zu schicken. Mit den Veröffentlichungen der Forschungsergebnisse verfolgten einzelne Ärzte vor allem einen persönlichen Forschungsgewinn und strebten nach Anerkennung in der internationalen Fachwelt. Die betroffenen Frauen wurden über diese Forschung kaum informiert; von einer Einwilligung nach Informed Consent kann in der Regel nicht ausgegangen werden. Zudem sind die häufigen Untersuchungen vor dem Hintergrund der dabei erfolgten medizinischen Forschung kritisch zu betrachten, da sie primär der Forschung an einer Erkrankung, nicht der Therapie dienten.

Viele betroffene Frauen äußern heute die berechtige Sorge, dass ihre Krankheit nach wie vor für die medizinische Forschung genutzt wird. Und in der Tat werden bis heute Ergebnisse der klinischen Forschung an diesen Frauen international veröffentlicht. Es ist ethisch geboten, die betroffenen Frauen hierüber angemessen aufzuklären, denn eine Forschung am Menschen ist nur dann statthaft, wenn die Betroffenen eingewilligt haben. Die Grenzen zwischen klinischer Versorgung und Forschung müssen

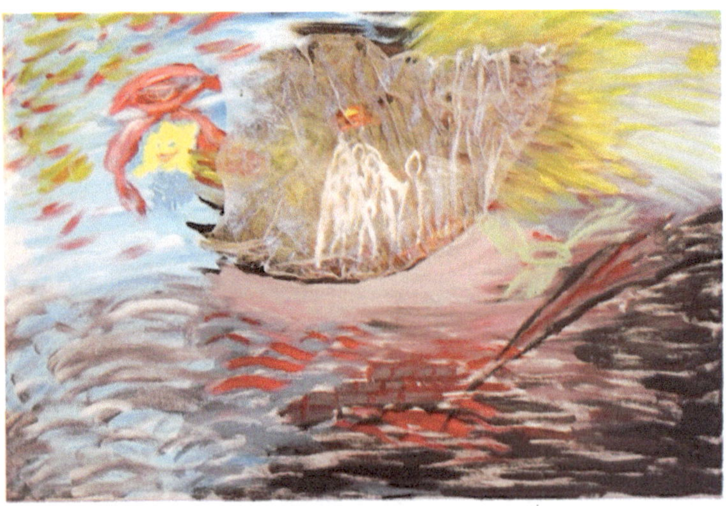

Abb. 32-7: Durcheinander – Versteckt. *Monika (damals 22 Jahre alt, 1. Kind), Juli 2017, Acryl, 50 x 70 cm, Collage: »Vertuschter Skandal: / Aus dem Leben gerissen ohne Begründung, / gezielte, angesagte Vertuschung und die Folgen für mich: / Isolierter Rückzug – ohne die Gefühle zu zeigen – eine Stütze, / angefragte Forschung, auch am Kind, / aus dem Leben gerissen – Betrug, / keine Kommunikation der Götter in Weiß – Isolierung – kein Gefühl nach außen.«*

klar definiert und auch eingehalten werden. Geschieht dies nicht, werden internationale Regeln verletzt, die bei den Betroffenen einmal mehr den Eindruck der Ohnmacht verstärken.

32.2 Belastungen und Auseinandersetzung

Den betroffenen Frauen widerfuhr im Rahmen der medizinischen Versorgung erhebliches Unrecht. Die Infektion ist auf eine Arzneimittelstraftat zurückzuführen, die ärztliche Behandlung erfolgte unter Zwang. Bis heute leiden die Betroffenen darunter, dass sie etwas in sich haben, wofür sie nichts können. Damit hat die weibliche körperliche Integrität Schaden genommen. Hieraus sind erhebliche somatische sowie psychische Belastungen für das weitere Leben entstanden.

Zwar lässt sich das Virus therapeutisch, vor allem mit Interferon, unter die Nachweisgrenze senken. Doch zum einen war das Interferon erst spät verfügbar, zum anderen hat es Nebenwirkungen. Die psychischen Folgen dieser Arzneimittelstraftat wiegen schwer: Getrennt vom Neugeborenen zwangsbehandelt zu werden, ohne lange Zeit zu wissen warum, stellt ein belastendes Lebensereignis dar. Zudem sind viele Frauen ohne entsprechende Aufklärung respektive Einwilligung Teil einer klinischen Forschung geworden. Schließlich hat auch der staatliche Umgang mit den Betroffenen bei vielen das Leben schwer belastet.

Einige Frauen haben bemerkenswert Ressourcen mobilisieren können. Sie haben eigene kreative Zugangswege freimachen können, um das ihnen widerfahrene Leid bildlich zum Ausdruck zu bringen. Hiervon zeugen Bilder einiger Frauen, die sich im Deutschen Verein Anti-D HCV-Geschädigter e.V. zusammengeschlossen und unter Anleitung einer Kunsttherapeutin in zwei Workshops diese Bilder geschaffen haben. Der erste Workshop fand im Juli 2017 statt. Daraus entstand eine Bild-Dokumentation, in welcher sich auf jeder Doppelseite links ein Bild und rechts eine Überschrift mit Informationen zum Bild und der betroffenen Frau befinden. Die Bilder hinterlassen einen tiefen Eindruck, wie sehr das Leben von diesem Unrecht bestimmt war und teilweise noch heute bestimmt wird. Der zweite Workshop fand 2018 im 40. Jahr nach der Arzneimittelstraftat statt und nahm das Thema des Selbstporträts auf.

Den betroffenen Frauen bin ich einmal mehr dankbar, dass sie mir nicht nur durch viele Gespräche Einblick in ihr Schicksal gewährt, sondern auch diese Bilder für die wissenschaftliche Aufarbeitung zur Verfügung gestellt haben. Ihre beeindruckenden Bilder begleiten so gewissermaßen meine nüchterne wissenschaftliche Rekonstruktion in diesem Beitrag und geben berührende sowie erfahrungssatte Einblicke in ihre individuellen Erinnerungen.

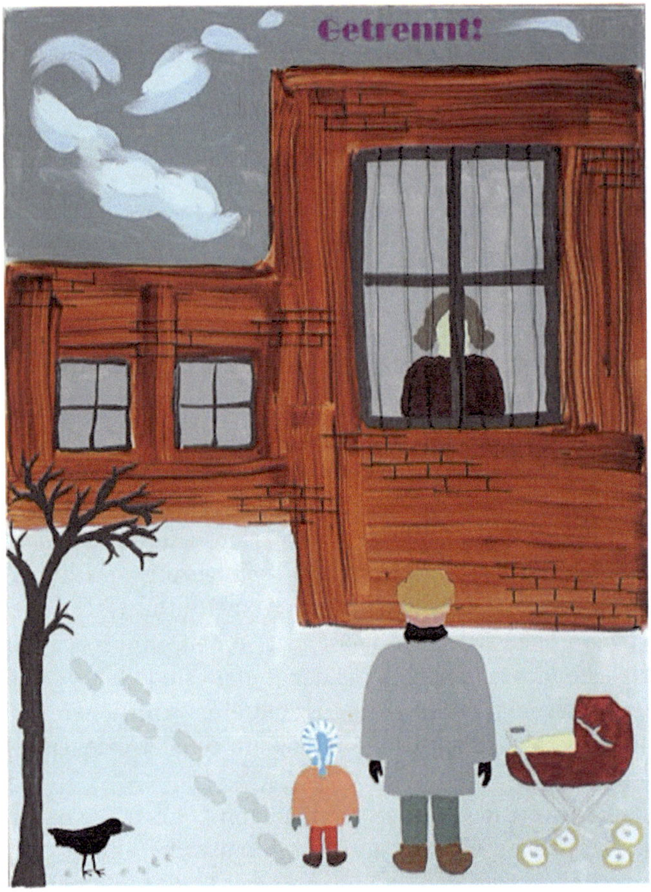

Abb. 32-8: Getrennt! *Eva (damals 30 Jahre alt, 3. Kind), Acryl, 50 x 70 cm, Collage: »›Vertuschter Skandal‹ – Auch wir Frauen, die keinerlei ›Entschädigung‹ nach dem Anti-DHG erhalten, leiden unter den posttraumatischen Schädigungen! / Wir sind alle Opfer einer Arzneimittel-Straftat durch die Politik der ehemaligen DDR! / Wichtig im Bild: Die Gitter am Fenster sollen die Trennung vom Neugeborenen und der Familie darstellen.«*

32.3 Anerkennung

Angemessene Anerkennung und auch Rehabilitation blieben den Frauen lange Zeit verwehrt. Ein Teil der betroffenen Frauen hatte in der DDR geringe Ausgleichszahlungen erhalten. Denn der Minister für Gesundheitswesen hatte die Infektionen als Impfschadensfälle kategorisiert und festgelegt, diese entsprechend der Zweiten Durchführungsbestimmung zum »Gesetz zur Verhütung und Bekämpfung übertragbarer Krankheiten beim Menschen« (GÜK) vom 27. Februar 1975 einzustufen. An dieser Einstufung hielt die Bundesrepublik fest. Die Betroffenen erhielten Leistungen nach dem

Bundesseuchengesetz in Verbindung mit dem Bundesversorgungsgesetz. Nach einem jahrelangen Kampf der Betroffenen um eine öffentliche Anerkennung erließ die rot-grüne Bundesregierung im Jahr 2000 das Anti-D-Hilfegesetz. So konnten einem Teil der Frauen eine Einmalzahlung sowie monatliche Renten gewährt werden. Jedoch ist bis heute der Tatsache nicht Rechnung getragen worden, dass es sich um eine Arzneimittelstraftat handelt. Dieses Versäumnis müsste dringend korrigiert werden. Zudem ist die psychische Dimension dieser Unrechtserfahrung nach wie vor nicht angemessen gewürdigt.

Zum Jahresbeginn 2020 trat eine Novellierung des Anti-D-Hilfegesetzes (AntiDHG) in Kraft, das eine Verbesserung der materiellen Situation der geschädigten Frauen und deren Kontaktpersonen vorsieht: Betroffene Frauen sowie infizierte Kontaktpersonen haben Anspruch auf finanzielle Hilfe. Diejenigen, die trotz Verringerung der Viruslast noch unter Sekundärschädigungen leiden, behalten ihre monatliche Rente. Zudem

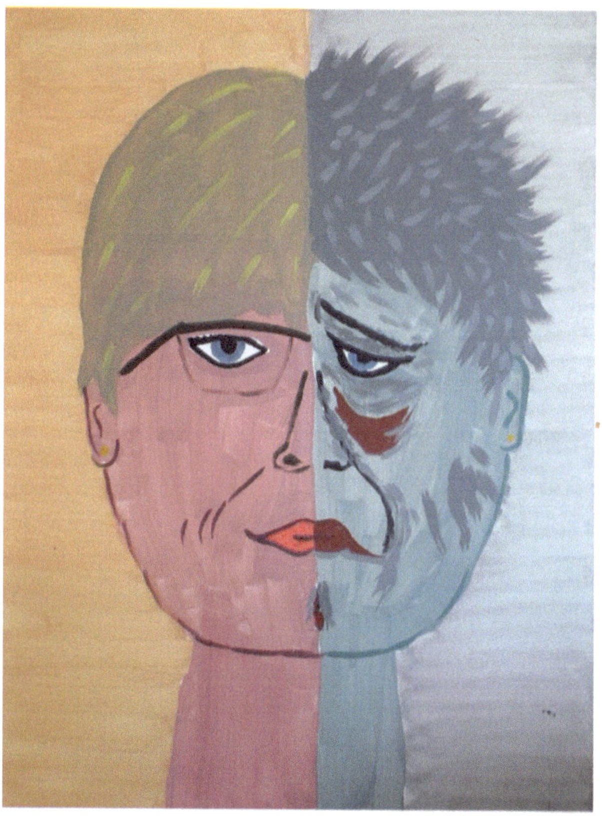

Abb. 32-9: Zweigeteilt. *Eva (damals 30 Jahre alt, 3. Kind), Juli 2018, Acryl, 50 x 70 cm, Malerei, Selbstporträt: »Die Zerrissenheit meines Inneren soll dargestellt werden. Die eine Seite als Maske – alles ist gut. Die andere Seite – die tragischen Gesichtszüge – mein inneres, verborgenes Innenleben. Meine Verbitterung darüber, dass trotz wissenschaftlicher Beweisführung die Politiker unsere politisch bedingte Schädigung nicht als Arzneimittelstraftat anerkennen.*

erhalten auch alle Frauen, denen die Rente herabgesetzt oder entzogen wurde, auf Antrag erneut eine Rente in einer dem Grad der Schädigung entsprechenden Höhe. Und dennoch bleiben Fragen ungeklärt.

Diese Arzneimittelstraftat ist ein weiteres Beispiel für die politisierte Medizin der DDR.
Keineswegs ist Schubert als einziger dafür verantwortlich, dass Tausende Frauen nach der Gabe einer kontaminierten Rhesusprophylaxe an Hepatitis C erkrankten. Er hätte zwar die Möglichkeit gehabt, den verunreinigten Impfstoff nicht einzusetzen. Doch ist auch zu bedenken, dass Schubert Arzt in einem Gesundheitssystem war, das Druck auszuüben wusste. Der Staat hätte bei diesem Lieferengpass investieren und das fehlende Serum mit Devisen im Westen kaufen müssen, was in der DDR nicht sein durfte. Zum Schluss bleibt kritisch zu fragen, wie ein Staat wissentlich Tausende Frauen mit Hepatitis C infizieren lassen kann, nur um das Gesicht eines scheinbar funktionierenden Gesundheitssystems zu wahren.

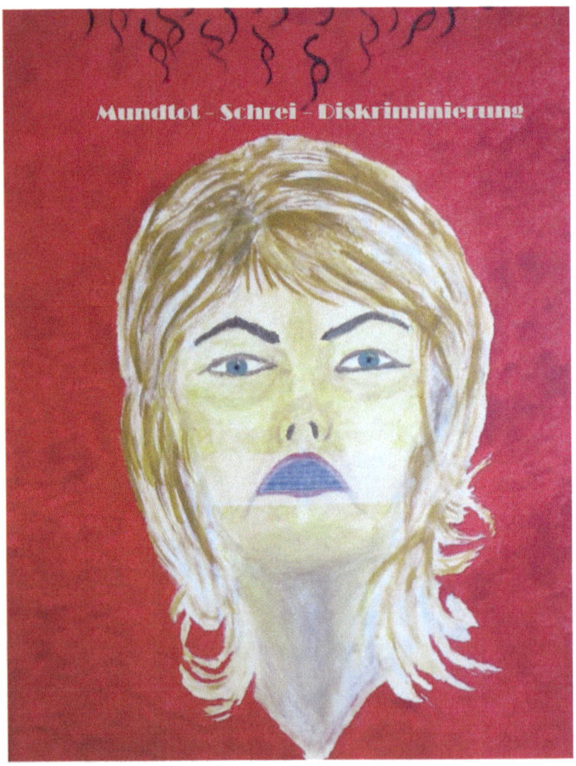

Abb. 32-10: Mundtot – Schrei – Diskriminierung. *Margit (damals 19 Jahre alt, 1. Schwangerschaft – Fehlgeburt in der 16. Woche), Juli 2018, Acryl, 50 x 70 cm, Malerei, Selbstporträt: »40 Jahre: Suche nach Gerechtigkeit und Anerkennung der Arzneimittelstraftat, Schrei der Verzweiflung, / Wut, Machtlosigkeit, Ohnmacht – mundtot gemacht / Regierung: ›nichts sehen‹ ›nichts hören‹ ›nichts sagen‹ / Wirrwarr der Paragraphen, / Rot steht für Wut, Blut, nicht unterkriegen lassen von der Politik und den Behörden«*

Literatur zur Vertiefung

Steger F, Wiethoff C, Schochow M (2017). Vertuschter Skandal. Die kontaminierte Anti-D-Prophylaxe in der DDR 1978/1979 und ihre Folgen (Studienreihe der Landesbeauftragten für die Unterlagen des Staatssicherheitsdienstes der ehemaligen DDR in Sachsen-Anhalt, Sonderband). Halle: Mitteldeutscher Verlag.